ALERGIA & IMUNOLOGIA
Aplicação Clínica

ICHC-FMUSP

ALERGOLOGIA E IMUNOLOGIA

Outros Livros de Interesse

- A Didática Humanista de um Professor de Medicina – Decourt
- A Questão Ética e a Saúde Humana – Segre
- A Saúde Brasileira Pode Dar Certo – Lottenberg
- Alergia e Imunologia na Infância e na Adolescência 2a ed. – Grumach
- Alergias Alimentares – De Angelis
- Antibióticos e Quimioterápicos para o Clínico 2a ed. – Walter Tavares
- As Lembranças que não se Apagam – Wilson Luiz Sanvito
- Artigo Científico - do Desafio à Conquista - Enfoque em Testes e Outros Trabalhos Acadêmicos – Victoria Secaf
- A Vida por um Fio e por Inteiro – Elias Knobel
- Células-tronco – Zago
- Coluna: Ponto e Vírgula 7a ed. – Goldenberg
- Como Ter Sucesso na Profissão Médica - Manual de Sobrevivência 4a ed. – Mário Emmanual Novais
- Dicionário de Ciências Biológicas e Biomédicas – Vilela Ferraz
- Dicionário Médico Ilustrado Inglês-Português – Alves
- Dor – O que Todo Médico Deve Saber – Drummond
- Epidemiologia 2a ed. – Medronho
- Fitoterapia – Bases Científicas e Tecnológicas – Viana Leite
- Gestão Estratégica de Clínicas e Hospitais – Adriana Maria André
- Guia de Consultório - Atendimento e Administração – Carvalho Argolo
- Imunologia Clínica – Júlio Cesar Voltarelli
- Imunologia da Mucosa Intestinal - Da Bancada ao Leito – Elia e Siffert
- Manual do Clínico para o Médico Residente – Atala – UNIFESP
- Medicina: Olhando para o Futuro – Protásio Lemos da Luz
- Medicina, Saúde e Sociedade – Jatene
- Memórias Agudas e Crônicas de uma UTI – Knobel
- Nem só de Ciência se Faz a Cura 2a ed. – Protásio da Luz
- O que Você Precisa Saber sobre o Sistema Único de Saúde – APM-SUS
- Prescrição de Medicamentos em Enfermaria – Brandão Neto
- Série Atualizações Pediátricas – SPSP (Soc. Ped. SP)
- Vol. 7 - Alergia, Imunologia e Pneumologia – Leone
- Tratado de Alergia e Imunologia – ASBAI
- Um Guia para o Leitor de Artigos Científicos na Área da Saúde – Marcopito Santos

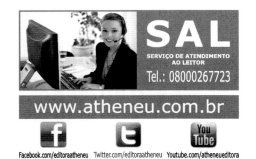

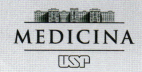

ALERGIA & IMUNOLOGIA
Aplicação Clínica
ICHC-FMUSP

Coordenador

Jorge Kalil

Editores

Antonio Abílio Motta

Rosana Câmara Agondi

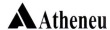

EDITORA ATHENEU

São Paulo —	*Rua Jesuíno Pascoal, 30*
	Tel.: (11) 6858-8750
	Fax: (11) 6858-8766
	E-mail: atheneu@atheneu.com.br
Rio de Janeiro —	*Rua Bambina, 74*
	Tel.: (21) 3094-1295
	Fax.: (21) 3094-1284
	E-mail: atheneu@atheneu.com.br
Belo Horizonte —	*Rua Domingos Vieira, 319 – conj. 1.104*

Projeto gráfico: *Triall Composição Editorial Ltda.*

Produção editorial/capa: *Equipe Atheneu*

Dados Internacionais de Catalogação na Publicação (CIP)
(Câmara Brasileira do Livro, SP, Brasil)

Alergia & imunologia clínica : aplicação clínica / coordenador Jorge Kalil ;
editores Antonio Abílio Motta, Rosana Câmara Agondi. -- São Paulo :
Editora Atheneu, 2015.

Bibliografia
ISBN 978-85-388-0665-3

1. Alergia 2. Alergias - Diagnóstico 3. Doenças imunológicas 4.
Imunologia 5. Imunologia clínica 6. Medicina preventiva I. Kalil, Jorge.
II. Motta, Antonio Abílio. III. Agondi, Rosana Câmara.

	CDD-616.97
15-07954	NLM-QW 900

Índice para catálogo sistemático:

1. Alergia e imunologia : Medicina 616.97

MOTTA A.A. AGONDI R.C. KALIL J.

Alergia & Imunologia – Aplicação Clínica – ICHC-FMUSP

© *Direitos reservados à Editora ATHENEU – São Paulo, Rio de Janeiro, Belo Horizonte, 2015.*

Coordenador e Editores

Coordenador

Jorge Kalil

Professor Titular da Disciplina de Imunologia Clínica e Alergia da Faculdade de Medicina da Universidade de São Paulo (USP). Diretor Geral do Instituto Butantã. Presidente da International Union Immunology Society (IUIS).

Editores

Antonio Abílio Motta

Doutor em Medicina pela Faculdade de Medicina da Universidade de São Paulo (FMUSP). Assistente da Disciplina de Imunologia Clínica e Alergia da FMUSP. Assistente do Serviço de Imunologia Clínica e Alergia do Hospital das Clínicas da Faculdade de Medicina da Universidade de São Paulo (HC-FMUSP).

Rosana Câmara Agondi

Mestre em Medicina pela Faculdade de Medicina da Universidade de São Paulo (FMUSP). Doutora em Ciências pela FMUSP. Especialista em Alergia pela Associação Brasileira de Alergia e Imunopatologia (ASBAI). Assistente do Serviço de Imunologia Clínica e Alergia do Hospital das Clínicas da Faculdade de Medicina da Universidade de São Paulo (HC-FMUSP).

Colaboradores

ADRIANA TEIXEIRA RODRIGUES

Especialista em Alergia pela Associação Brasileira de Alergia e Imunologia (ASBAI).

ALEXANDRA SAYURI WATANABE

Mestre em Ciências pela Disciplina de Alergia e Imunopatologia pela Faculdade de Medicina da Universidade de São Paulo (FMUSP). Médica Responsável pelo Ambulatório de Anafilaxia do Hospital das Clínicas da Univerdsidade de São Paulo (HC-FMUSP). Diretora Científica Adjunta da Associação Brasileira de Alergia e Imunologia (ASBAI).

ANA KAROLINA BARRETO BERSELLI MARINHO

Mestre em Ciências pela Disciplina de Alergia e Imunopatologia da Faculdade de Medicina da Universidade de São Paulo (FMUSP). Médica Colaboradora do Serviço de Imunologia Clínica e Alergia do Hospital das Clínicas da Universidade de São Paulo (HC-FMUSP).

ANA PRÍSCIA FERNANDES DE CASTRO MEDEIROS

Especialista em Alergia e Imunopatologia pela Associação Brasileira de Alergia e Imunologia (ASBAI).

ARIANA CAMPOS YANG

Doutora em Ciências pela Disciplina de Alergia e Imunopatologia da Faculdade de Medicina da Universidade de São Paulo (FMUSP). Assistente do Serviço de Imunologia Clínica e Alergia do Hospital das Clínicas da Faculdade de Medicina da Universidade de São Paulo (HC-FMUSP).

BRUNO CARNEVALE SINI

Mestre em Ciências pela Disciplina de Alergia e Imunopatologia da Faculdade de Medicina da Universidade de São Paulo (FMUSP).

CARLA BISACCIONI

Mestre em Ciências pela Disciplina de Alergia e Imunopatologia da Faculdade de Medicina da Universidade de São Paulo (FMUSP). Especialista em Alergia e Imunologias pela Associação Brasileira de Alergia e Imunologia (ASBAI).

CLÓVIS EDUARDO SANTOS GALVÃO

Doutor em Medicina pelo Departamento de Patologia da Faculdade de Medicina da Universidade de São Paulo (FMUSP). Assistente do Serviço de Imunologia Clínica e Alergia do Hospital das Clínicas da Universidade de São Paulo (HC-FMUSP).

CRISTINA MARIA KOKRON

Doutora em Medicina pela Escola Paulista de Medicina da Universidade Federal de São Paulo (EPM-Unifesp). Especialista em Alergia e Imunopatologia pela Associação Brasileira de Alergia e Imunologia (ASBAI). Coordenadora do Ambulatório de Imunodeficiências Primárias do Serviço de Imunologia Clínica e Alergia do Hospital das Clínicas da Faculdade de Medicina da Universidade de São Paulo (HC-FMUSP). Vice-coordenadora do LIM-60, HC-FMUSP.

CYNTHIA MAFRA FONSECA DE LIMA

Especialista em Alergia pela Associação Brasileira de Alergia e Imunologia (ASBAI). Doutoranda da Disciplina de Imunologia Clínica e Alergia da Faculdade de Medicina da Universidade de São Paulo (FMUSP). Docente da Escola de Medicina da Universidade Anhembi Morumbi-SP.

LAILA SABINO GARRO

Doutora em Ciências pela Disciplina de Alergia e Imunopatologia da Faculdade de Medicina da Universidade de São Paulo (FMUSP). Especialista em Alergia pela Associação Brasileira de Alergia e Imunologia (ASBAI).

LUIZ AUGUSTO MARCONDES FONSECA

Assistente do Serviço de Imunologia Clínica e Alergia do Hospital das Clínicas da Faculdade de Medicina da Universidade de São Paulo (HC-FMUSP).

MARCELO VIVOLO AUN

Especialista em Alergia pela Associação Brasileira de Alergia e Imunologia (ASBAI). Doutorando da Disciplina de Imunologia Clínica e Alergia da Faculdade de Medicina da Universidade de São Paulo (FMUSP).

MARICE GUTERREZ ROSO

Ex-Estagiária do Serviço de Imunologia Clínica e Alergia do Hospital das Clínicas da Faculdade de Medicina da Universidade de São Paulo (HC-FMUSP). Especialista em Alergia e Imunopatologia Clínica pelo HC-FMUSP. Alergista pela Associação Brasileira de Alergia e Imunologia (ASBAI).

MARISA ROSIMEIRE RIBEIRO

Mestre em Ciências pela Disciplina de Alergia e Imunopatologia da Faculdade de Medicina da Universidade de São Paulo (FMUSP). Especialista em Alergia pela Associação Brasileira de Alergia e Imunologia (ASBAI).

MYRTHES TOLEDO BARROS

Doutora em Medicina pela Universidade Federal de São Paulo (Unifesp). Assistente da Disciplina de Alergia e Imunologia da Faculdade de Medicina da Universidade de São Paulo (FMUSP). Assistente do Serviço de Alergia e Imunologia do Hospital das Clínicas da Faculdade de Medicina da Universidade de São Paulo (HC-FMUSP).

NATHALIA PORTILHO COELHO

Especialista em Alergia pela Associação Brasileira de Alergia e Imunologia (ASBAI). Assistente do Serviço de Alergia do Hospital do Servidor Público do Estado de São Paulo-Francisco Morato de Oliveira (HSPE-SP).

OCTÁVIO GRECCO

Mestre em Medicina pela Disciplina de Alergia e Imunopatologia da Faculdade de Medicina da Universidade de São Paulo (FMUSP). Assistente do Serviço de Imunologia Clínica e Alergia do Hospital das Clínicas da Faculdade de Medicina da Universidade de São Paulo (HC-FMUSP).

PAULA REZENDE MEIRELES DIAS

Especialista em Alergista pela Associação Brasileira de Alergia e Imunologia (ASBAI).

PEDRO GIAVINA-BIANCHI

Professor-associado e Livre-docente da Disciplina de Imunologia Clínica e Alergia da Faculdade de Medicina da Universidade de São Paulo (FMUSP). Assistente do Serviço de Imunologia Clínica e Alergia do Hospital das Clínicas da Faculdade de Medicina da Universidade de São Paulo (HC-FMUSP).

PRISCILA MEGUMI TAKEJIMA

Especialista em Alergia e Imunopatologia pela Associação Brasileira de Alergia e Imunologia (ASBAI). Mestranda em Ciências do Programa de Alergia e Imunopatologia da Faculdade de Medicina da Universidade de São Paulo (FMUSP).

VIOLETA RÉGNIER GALVÃO

Médica Especialista em Alergia e Imunologia Clínica pela Associação Brasileira de Alergia e Imunologia (ASBAI). Pós-graduanda da Disciplina de Imunologia Clínica e Alergia da Faculdade de Medicina da Universidade de São Paulo (FMUSP). *Research Fellow* na Disciplina de Alergia e Imunologia Clínica do Brigham and Women`s Hospital, Harvard Medical School, Boston, EUA.

Apresentação

Este livro foi programado e elaborado visando dar ao médico generalista e alergista uma visão geral e atualizada da Imunologia e das doenças imunoalérgicas.

Todos os colaboradores são *experts* em suas áreas de atuação e ligados à Disciplina de Imunologia Clínica e Alergia da Faculdade de Medicina da Universidade de São Paulo (FMUSP) e/ou ao Serviço de Imunologia Clínica e Alergia do Hospital das Clínicas da Faculdade de Medicina da Universidade de São Paulo (HC-FMUSP).

São abordados os seguintes temas: Fundamentos da Imunologia; Papel Imunobiológico da IgE; Imunizações; Atopia; Abordagem do Paciente Alérgico; Rinossinusites; Asma; Tosse; Conjuntivites; Prurido Cutâneo; Urticária; Angioedemas; Dermatite de Contato; Dermatite Atópica; Reações Adversas a Fármacos; Alergia Alimentar; Alergia ao Látex; Alergia a Venenos de Himenópteros; Alergia Ocupacional; Imunodeficiências: 1ª e 2ª; Anafilaxia; Crise de Asma; Angioedema Agudo; Alergias e Autoimunidade; Testes Alérgicos: *in vivo* e *in vitro*; Imunoterapia em Alergia e Terapêutica Monoclonal nas Doenças Alérgicas.

Prefácio

A alergia é uma resposta não esperada do sistema imunológico frente a uma substância (antígeno) de natureza orgânica ou inorgânica; esse antígeno, em contato com o sistema imunológico, pode sensibilizar esse sistema e, uma vez sensibilizado, o organismo, dependendo de certas condições, desenvolve ou não uma doença alérgica.

As doenças imunoalérgicas podem se manifestar em todos os sistemas do corpo humano, mantendo interface com as mais diversas especialidades da clínica médica.

As doenças alérgicas no mundo vêm, com o passar dos anos, aumentando progressivamente. Uma explicação para esse aumento é a teoria da "hipótese da higiene" associada à melhoria das condições sanitárias em geral, à melhoria dos programas de vacinação e ao tratamento das doenças infectocontagiosas. Os países mais desenvolvidos apresentam um número maior de doenças alérgicas que os menos desenvolvidos, favorecendo essa hipótese, em que o controle e a prevenção de doenças infectocontagiosas, de uma população, levariam ao aparecimento de doenças alérgicas (desvio do perfil imunológico Th1 para o perfil Th2).

Outra explicação para o aumento na prevalência de doenças alérgicas seria que a cada ano novas indústrias químicas surgem desenvolvendo novas substâncias, usadas nas mais variadas aplicações como nas indústrias alimentícias, farmacêuticas e de cosméticos, aumentando a possibilidade de sensibilização a elas.

A imunologia teve um grande avanço, sobretudo a partir da metade do século XIX com Pasteur e sua equipe, com a introdução do tratamento para algumas doenças infectocontagiosas, produzindo soros heterólogos e vacinas para sua prevenção.

No século XX, em 1960, Medawar propôs a teoria do *self* e *non self* fornecendo as bases da imunologia "moderna" e, em 1963, Gell e Coombs propuseram uma classificação para as doenças imunoalérgicas. Até hoje, essa classificação é usada com poucas modificações, e ambos foram agraciados com o Nobel de Medicina. Em 1966, o casal Ishisaka, estudando a rinite por pólen (polinose), identificou o anticorpo IgE, responsável pelas doenças atópicas, anafilaxia e outras doenças alérgicas.

No século XXI, as indústrias farmacêuticas têm se destacado com novos tratamentos para doenças autoimunes, neoplásicas e alérgicas, fabricando novos produtos, como drogas antineoplásicas, vacinas orais para alergias, imunobiológicos e anticorpos monoclonais.

O clínico geral deve conhecer as principais doenças imunoalérgicas, que podem ter alta morbidade; além disso, algumas evoluem como doenças crônicas e, se reconhecidas e tratadas precocemente, podem evitar a morbimortalidade associada.

A especialidade *Alergia* iniciou-se no Brasil no século XX, década de 1950, trazida dos Estados Unidos pelo Professor Ernesto Mendes, que organizou o primeiro Serviço de Alergia e Imunopatologia do Estado de São Paulo, no Hospital das Clínicas da Faculdade de Medicina da Universidade de São Paulo, atualmente denominada Disciplina de Imunologia Clínica e Alergia da Faculdade de Medicina da Universidade de São Paulo (FMUSP) e Serviço de Imunologia Clínica e Alergia do Hospital das Clínicas da Faculdade de Medicina da Universidade de São Paulo (HC-FMUSP), tendo como primeiro titular o Professor Jorge Kalil.

Esperamos que esta publicação seja útil tanto na atividade acadêmica como na profissional dos leitores.

Por fim, gostaríamos de agradecer ao Professor Jorge Kalil, à Editora Atheneu e aos colaboradores, sem os quais esta publicação não seria possível.

Os Editores

Sumário

PARTE 1

Introdução 1

Capítulo 1   Introdução 3
- Pedro Giavina-Bianchi
- Jorge Kalil

PARTE 2

Imunologia 7

Capítulo 2   Fundamentos da Imunologia.. 9
- Antonio Abílio Motta
- Rosana Câmara Agondi

Capítulo 3   Papel Biológico da IgE 21
- Myrthes Toledo Barros
- Bruno Carnevale Sini

Capítulo 4   Imunizações 39
- Jorge Kalil
- Ana Karolina Barreto Berselli Marinho

PARTE 3

Alergia 55

Capítulo 5   Atopia 57
- Ana Príscia Fernandes de Castro Medeiros
- Carla Bisaccioni

Capítulo 6   Abordagem do Paciente Alérgico 65
- Priscila Megumi Takejima
- Rosana Câmara Agondi

Alergia & Imunologia Aplicação Clínica

PARTE 4
Alergias Respiratórias 77

Capítulo 7 Rinossinusite 79
- Clóvis Eduardo Santos Galvão

Capitulo 8 Asma 91
- Rosana Câmara Agondi
- Pedro Giavina-Bianchi

Capítulo 9 Tosse 105
- Marice Guterrez Roso
- Rosana Câmara Agondi

Capítulo 10 Conjuntivites 125
- Adriana Teixeira Rodrigues
- Clóvis Eduardo Santos Galvão

PARTE 5
Alergias Cutâneas 143

Capítulo 11 Prurido Cutâneo Crônico...145
- Octávio Grecco
- Antonio Abílio Motta

Capítulo 12 Urticária 169
- Rosana Câmara Agondi
- Antonio Abílio Motta

Capítulo 13 Angioedemas..187
- Antonio Abílio Motta
- Rosana Câmara Agondi

Capítulo 14 Dermatite de Contato..203
- Antonio Abílio Motta
- Octávio Grecco

Capítulo 15 Dermatite Atópica 217
- Ariana Campos Yang
- Paula Rezende Meireles Dias

PARTE 6

Outras Manifestações Alérgicas 225

Capítulo 16 Reações Adversas a Fármacos 227

- Antonio Abílio Motta
- Marcelo Vivolo Aun

Capítulo 17 Alergia Alimentar 243

- Ariana Campos Yang
- Paula Rezende Meireles Dias

Capítulo 18 Alergia ao Látex 253

- Laila Sabino Garro
- Violeta Régnier Galvão
- Pedro Giavina-Bianchi

Capítulo 19 Reações Alérgicas Causadas por Venenos de *Hymenoptera* 263

- Alexandra Sayuri Watanabe

PARTE 7

Alergia Ocupacional 273

Capítulo 20 Alergia Ocupacional 275

- Clóvis Eduardo Santos Galvão
- Cynthia Mafra Fonseca de Lima

PARTE 8

Imunodeficiência 291

Capítulo 21 Imunodeficiências Primárias 293

- Cristina Maria Kokron
- Myrthes Toledo Barros

Capítulo 22 Imunodeficiências Secundárias 327

- Luiz Augusto Marcondes Fonseca

PARTE 9

Urgências em Alergia 339

Capítulo 23 Anafilaxia 341

- Marcelo Vivolo Aun
- Carla Bisaccioni

Alergia & Imunologia Aplicação Clínica

Capítulo 24   Crise de Asma...351
- Marcelo Vivolo Aun
- Pedro Giavina-Bianchi

Capítulo 25   Angioedema Agudo...359
- Marcelo Vivolo Aun
- Antonio Abílio Motta

PARTE 10
Alergias e Autoimunidade 365

Capítulo 26   Alergias e Autoimunidade 367
- Myrthes Toledo Barros
- Octávio Grecco

PARTE 11
Testes Alérgicos 389

Capítulo 27   Testes Alérgicos *in vivo*...391
- Marisa Rosimeire Ribeiro
- Nathalia Portilho Coelho

Capítulo 28   Testes Alérgicos *in vitro*..413
- Cristina Maria Kokron

PARTE 12
Tratamento Específico 423

Capítulo 29   Imunoterapia Alérgeno-específica..425
- Alexandra Sayuri Watanabe
- Clóvis Eduardo Santos Galvão

Capítulo 30   Terapêutica Monoclonal nas Doenças Alérgicas.....................433
- Rosana Câmara Agondi
- Pedro Giavina-Bianchi
- Jorge Kalil

Índice Remissivo ....

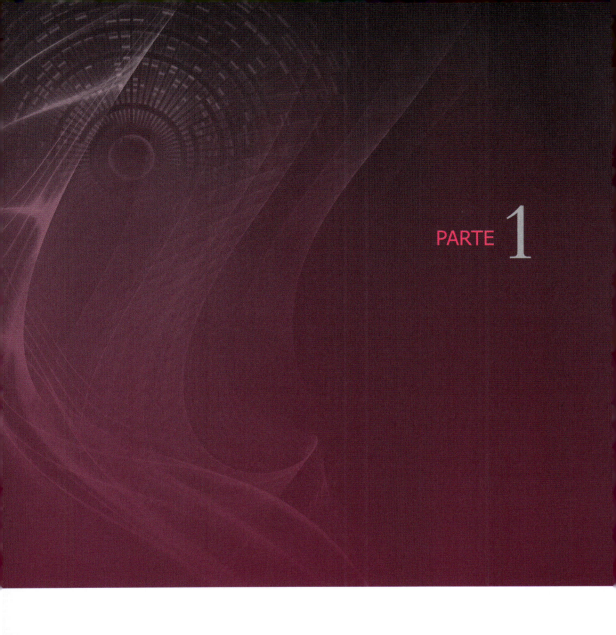

PARTE 1

Introdução

CAPÍTULO 1

Introdução

Pedro Giavina-Bianchi ■ Jorge Kalil

A evolução do sistema imune possibilitou a adaptação e o relacionamento harmonioso do homem com o meio ambiente. Por meio desse sistema, o organismo pode diferenciar o que é "próprio" do que é "alheio, estranho", viabilizando sua defesa contra outros seres e contra substâncias nocivas.

Em 1798, Edward Jenner desenvolveu a vacina contra varíola, podendo-se considerar que naquele momento a ciência imunologia nascia como um ramo da microbiologia, propondo-se a estudar e a entender as respostas do corpo humano diante das substâncias externas. Com a descoberta de Jenner, surge também o conceito da profilaxia, que significa "a favor da proteção". Pesquisadores têm demonstrado interesse crescente nessa área, que, conjuntamente com a genética, vem sendo palco de estudos de extrema importância, alguns deles agraciados com prêmios Nobel nas últimas décadas.

Com o avanço das pesquisas, observou-se que nem todas as respostas do sistema imune eram benéficas para o organismo. Em 1902, Richet e Portier relataram a ocorrência de anafilaxia em cães imunizados com toxina de caravelas, tipo de água viva do mar. Contrapondo-se à profilaxia, a anafilaxia significa "contra a proteção".

Posteriormente, em 1963, Gell e Coombs classificaram os mecanismos de hipersensibilidade em quatro tipos (I-II--III-IV). A reação de hipersensibilidade do tipo I é mediada pelo anticorpo IgE e está envolvida na anafilaxia, na urticária, na rinite e em asmas alérgicas. Tanto a reação de hipersensibilidade do tipo II, também denominada citotoxicidade celular desencadeada por anticorpos, quanto a do tipo III, que é induzida por imunocomplexos, são mediadas por anticorpos das classes IgG e IgM. As citopenias e a doença do soro são exemplos de reações de hipersensibilidade do tipo II e III, respectivamente. A reação de hipersensibilidade do tipo IV compreende as reações celulares tardias, como a dermatite de contato, as dermatites exantemáticas, a síndrome de Stevens-Johnson, a necrólise epidérmica tóxica (NET) etc. Essa classificação ainda hoje é um alicerce didático para o ensino e estudo da fisiopatogenia das alergias, embora em muitas doenças ocorra mais de um mecanismo de hipersensibilidade envolvido, como, por exemplo, na dermatite atópica (mecanismos tipos I e IV).

Para a compreensão da gênese de uma resposta imune protetora ou de uma resposta alérgica, foi fundamental a descrição de duas subpopulações de linfócitos T auxiliares em camundongos, realizada por Mosmann, Coffman *et al.*, em 1986.[1] De uma maneira didática, porém simplista, afirma-se que enquanto a resposta Th1 seria responsável pela defesa contra micro-organismos intracelulares, a resposta Th2 estaria envolvida nos processos alérgicos e na proteção contra verminoses. Na verdade, não há uma dicotomia da resposta imune nos perfis Th1 e Th2, mas pode haver polarização para um determinado perfil, dependendo das características da interação entre o sistema de defesa e os antígenos envolvidos na resposta imune.

Diversos grupos de pesquisadores têm procurado determinar quais seriam os fatores que levariam alguns clones de células T a montar uma resposta imune com um padrão predominantemente Th1 e outros clones com um padrão predominantemente Th2. Dentre esses fatores, podem ser citados: a genética do indivíduo; a natureza, a quantidade e a estrutura do antígeno; a porta de entrada do antígeno; as células que estão apresentando e a afinidade e a densidade de apresentação do antígeno; a presença no local da resposta imune de hormônios, citocinas, prostaglandinas e outros mediadores.[2-4] O sistema imune deve apresentar um balanço entre os polos de resposta imune Th1/Th2, o que depende da genética do indivíduo e da influência de fatores ambientais. A resposta imune é uma rede, com a atuação de diversas células que se comunicam pela secreção de citocinas e expressão de moléculas de adesão. Não há uma única célula ou um único mediador responsável pelas respostas alérgicas.

Há evidências científicas que mostram aumento da prevalência das doenças alérgicas nas últimas décadas, o que estaria ocorrendo apesar do desenvolvimento contínuo da Medicina. Como seria necessário um período muito longo para que mutações genéticas ocorressem e fossem responsáveis pelo aumento da prevalência das alergias, as pesquisas se concentram em analisar como o meio ambiente poderia estar envolvido nesse aumento.

O tabagismo, a história pessoal e familiar de atopia, o consumo de ácidos graxos poli-insaturados e a menor taxa de infecções na infância são fatores descritos que polarizariam para o padrão de resposta imune Th2.[5-7] O ambiente intrauterino apresenta perfil predominantemente Th2, possivelmente com o intuito de prevenir a rejeição do feto. Após o parto, há uma maturação do sistema imunológico, com o desenvolvimento da resposta Th1. Tal desenvolvimento, que depende dos desafios que o sistema imune enfrenta, ocorreria mais lentamente e talvez de maneira incompleta no indivíduo atópico. A Hipótese da Higiene postula que a menor taxa de infecções na infância promoveria a manutenção do perfil Th2 e a menor evolução do perfil Th1. Hoje, a menor taxa de infecções decorre da vacinação, das melhores condições de saneamento básico, do maior uso de antibióticos e da diminuição do tamanho da família, com menor transmissão de quadros infecciosos entre irmãos.

Além disso, há muitas controvérsias na literatura e dificuldades em determinar todos os elementos que propiciam o aparecimento do fenótipo alérgico. Em parte isso ocorre porque esses fatores interagem e dificilmente podem ser estudados de modo isolado. Por exemplo, constata-se que o ambiente rural previne o desenvolvimento de alergias.[8] O contato das crianças com agentes imunomoduladores do meio ambiente, como as micobactérias e os actinomicetos, poderia favorecer a manifestação de um fenótipo não atópico. Por outro lado, na zona rural, a poluição e a presença de alérgenos intradomiciliares são menores, o que também poderia explicar a menor taxa de alergias.

O aumento da prevalência das alergias é multifatorial, sendo necessárias novas pesquisas para confirmar os riscos relativos desses fatores e a maneira pela qual eles interagem entre si e com a genética. Cabe aos médicos, baseando-se nas evidências científicas, manipular esses fatores com o objetivo de prevenir e amenizar as doenças alérgicas.

Após a revolução da Medicina baseada em evidências com a elaboração de diversas diretrizes, estamos vivenciando a revolução da Medicina personalizada. Esses dois paradigmas não são antagônicos, pelo contrário, são complementares. A Medicina personalizada baseia-se no princípio de que o mesmo estímulo externo (meio ambiente) induz doenças com manifestações clínicas diversas (fenótipo), mediadas por distintos mecanismos fisiopatológicos (endótipo) em diferentes indivíduos (genótipo).

Sir William Osler (1849-1919), médico reconhecido mundialmente por suas contribuições científicas, afirmava que a Medicina é uma Ciência e uma Arte. A elaboração de uma diretriz embasada em evidências é exercer a Medicina como Ciência. Utilizar tais diretrizes como orientação, mas atender os pacientes com seus diversos fenótipos de maneira personalizada é uma arte. As diretrizes são elaboradas a partir das evidências científicas produzidas nos estudos e têm o intuito de unificar o conhecimento sobre determinado assunto, padronizando o manejo das doenças. Elas são importantes, pois norteiam e auxiliam o atendimento médico, além de serem aplicáveis a considerável proporção de pacientes. Entretanto, nem todo paciente visto em consultório tem características semelhantes às dos participantes de ensaios clínicos e, portanto, a assistência médica necessita ser individualizada.

A Imunologia Clínica e Alergia abordam tanto doenças de alta prevalência quanto doenças raras graves que são negligenciadas e subdiagnosticadas. Por exemplo, estima-se que 10% da população mundial tenha asma e 30%, rinite. Em relação às doenças raras, há um hiato de pelo menos dez anos entre o início dos sintomas e o diagnóstico da Imunodeficiência Comum Variável ou do Angioedema Hereditário, já que a taxa de mortalidade dos pacientes não diagnosticados com essas enfermidades é muito alta.

A especialidade Imunologia Clínica e Alergia, que permeia e interage com grande número de outras Disciplinas, vem se tornando mais resolutiva e proativa, com foco na promoção do bem-estar do ser humano. Hoje, preconiza-se que a Medicina apresente quatro características principais, sendo denominada a "Medicina dos quatro Ps"; ela deve ser Personalizada, Preventiva, Preditiva e Participativa.

REFERÊNCIAS BIBLIOGRÁFICAS

1. Mosmann TR, Cherwinski H, Bond MW, Giedlin MA, Coffman RL. Two types of murine helper T cell clone. J Immunol 1986;136:2348-57.
2. Romagnani S. Development oh Th1- or Th2--dominated immune response: what about the polarizing signals? Int J Clin Lab Res 1996;26:83-98.
3. Kourilsky P, Truffa-Bachi P. Cytokine fields and the polarization of the immune response. TRENDS in Immunology 2001;22:502-9.
4. Jankovic D, Liu Z, Gause WC. Th1- and Th2-cell commitment during infectious disease:asymmetry in divergent pathways. TRENDS in Immunology 2001;22:450-7.
5. Strachan DP. Hay fever, higiene, and household size. Br Med J 1989;299:1259-60.
6. von Mutius E, Martinez FD, Fritzsch C, Nicolai T, Reitmeir P, Thiemann HH. Skin test reactivity and number of siblings. Br Med J 1994;308:692-5.
7. Haby MM, Peat JK, Marks GB, Woolcock AJ, Leeder SR. Asthma in preschool children: prevalence and risk factors. Thorax 2001;56:589-95.
8. Kilpeläinen M, Terho EO, Helenius H, Koskenvuo M. Farm enviroment in childhood prevents the development of allergies. Clin Exp Allergy 2000;30:201-8.

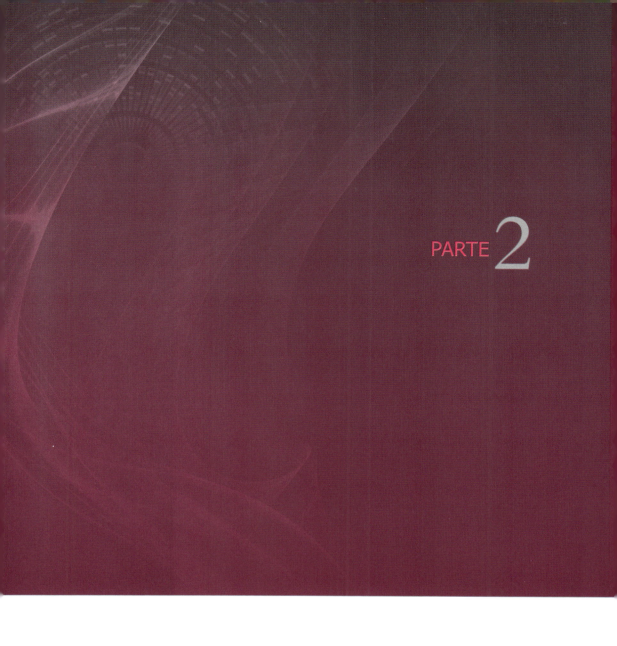

PARTE 2

Imunologia

CAPÍTULO 2

Fundamentos da Imunologia

Antonio Abílio Motta ■ Rosana Câmara Agondi

INTRODUÇÃO

O mundo é povoado por micro-organismos patogênicos e não patogênicos e contém uma quantidade imensa de substâncias tóxicas ou alergênicas que ameaçam a homeostasia normal do organismo humano. Os micróbios incluem ambos, os patógenos e os organismos comensais, que o hospedeiro deve tolerar ou que desafiam a função normal do tecido ou do órgão. Os patógenos possuem diversos mecanismos pelos quais eles replicam, disseminam e ameaçam as funções normais do hospedeiro. Ao mesmo tempo em que o sistema imunológico elimina micróbios patogênicos e proteínas tóxicas ou alergênicas, ele deve evitar respostas que produzam danos excessivos aos próprios tecidos ou que possam eliminar micróbios comensais benéficos.[1]

O sistema imunológico utiliza mecanismos complexos de proteção para controlar e, na maioria das vezes, eliminar esses organismos e toxinas. A característica geral do sistema imunológico é a identificação de características estruturais do patógeno ou da toxina e a capacidade de reconhecer essas moléculas como distintas das células do hospedeiro. Tais discriminações hospedeiro-patógeno ou hospedeiro-toxina são essenciais para tornar possível ao hospedeiro eliminar a substância estranha sem danificar seus próprios tecidos.[1]

Como o sistema imunológico funciona para proteger o organismo é complexo. Ele é composto por um conjunto integrado de moléculas, células e órgãos que formam uma complexa rede envolvida na defesa do hospedeiro. Esse sistema protege a pele, o trato respiratório, trato digestório e outras regiões do organismo em contato com antígenos estranhos, como micróbios (bactérias, fungos e parasitas), vírus, células tumorais e toxinas. Tal defesa é dividida em resposta imune inata e resposta imune adaptativa.[2,3]

O sistema imunológico pode ser dividido, de modo simplificado, em duas linhas de defesa: imunidades inata e adaptativa. A imunidade inata representa a primeira linha de defesa para um patógeno intruso. É um mecanismo de defesa independente do antígeno (não específico) que é utilizado pelo hospedeiro imediatamente ou em horas após o contato com um antígeno.[2]

A resposta imune inata não tem memória imunológica e é, portanto, incapaz de reconhecer ou memorizar o mesmo patógeno que o organismo pudesse se reexpor no futuro. A imunidade adaptativa, por outro lado, é antígeno-dependente e antígeno-específica e, por conseguinte, envolve um atraso de tempo entre a exposição ao antígeno e a resposta máxima. A marca da imunidade adaptativa é a capacidade para memória que capacita o hospedeiro a montar uma resposta imune mais rápida e mais eficiente quando ocorre uma exposição subsequente ao antígeno. As imunidades inata e adaptativa não são reciprocamente mecanismos exclusivos de defesa, mas são complementares e as deficiências em qualquer dos sistemas resultam na vulnerabilidade do hospedeiro.[2] As principais características gerais das células imunes inata e adaptativa estão resumidas na Tabela 2.1.

IMUNIDADE INATA

A resposta imune inata se caracteriza por uma resposta rápida e efetiva por meio da ativação celular e liberação de produtos inflamatórios direcionados para uma ampla variedade de micro-organismos. A imunidade inata compreende de quatro tipos de barreiras defensivas: anatômica, fisiológica (temperatura, pH baixo e mediadores químicos), endocitose/fagocitose e resposta inflamatória.[2,3] As barreiras anatômicas e os mecanismos fisiológicos da imunidade natural proporcionam proteção imediata contra invasão

Tabela 2.1 – Características gerais das respostas imunes inata e adaptativa.		
Características	**Inata**	**Adaptativa**
Especificidade	Grupos	Antígenos
Diversidade	Limitada	Ampla
Memória	Não	Sim
Barreiras	Pele, mucosa	Linfócitos e anticorpos
Proteínas séricas	Complemento	Anticorpos
Células	Fagócitos, célula NK	Linfócitos

de muitos agentes exógenos e consistem da pele intacta, membranas mucosas, pH ácido do estômago e reflexos fisiológicos (tosse, espirro, vômito ou diarreia).[3]

A resposta imune inata constitui a primeira linha de defesa pela qual muitos dos micro-organismos patogênicos são rapidamente controlados e eliminados. A marca da imunidade inata encontra-se em seu imediatismo e rapidez de resposta, que possibilitam ao sistema reagir rapidamente durante as infecções, e exibe flexibilidade e adaptabilidade contra a maioria dos intrusos estranhos, usando um grupo relativamente pequeno de receptores. Além disso, a imunidade inata participa ativamente e é necessária para a indução da imunidade adaptativa.[3]

Uma função primária da imunidade inata é o recrutamento das células imunológicas para os sítios de infecção e inflamação pela produção de citocinas. A produção de citocina leva à produção de anticorpos e outras proteínas e glicoproteínas que ativam o sistema complemento, uma cascata bioquímica que funciona para identificar e opsonizar antígenos, tornando-os susceptíveis à fagocitose (processo que engloba os micróbios e remove os detritos celulares). A resposta imune inata também promove o clareamento das células mortas, dos complexos de anticorpos e das substâncias estranhas presentes no organismo, tecidos, sangue e linfa, que também, por sua vez, ativa a resposta imune adaptativa por meio de um processo conhecido como apresentação antigênica.[2]

As células que estão envolvidas na resposta imune inata, como a fagocitose (macrófagos e neutrófilos), incluem células dendríticas, mastócitos, basófilos, eosinófilos, células *natural killer* (NK) e linfócitos. Os fagócitos são subdivididos em dois tipos principais: neutrófilos e macrófagos. Ambas as células dividem funções semelhantes: engolfar o micróbio (fagocitose). Além da propriedade fagocítica, os neutrófilos contêm grânulos que, quando liberados, auxiliam na eliminação dos patógenos. Diferentemente dos neutrófilos (que têm vida curta), os macrófagos são células com vida longa que não apenas participam da fagocitose mas também estão envolvidos na apresentação antigênica ao linfócito T.[2]

Os macrófagos são denominados conforme o tecido em que residem. Por exemplo, os macrófagos presentes no fígado são denominados células de Kupffer, enquanto aqueles presentes nos tecidos conectivos, de histiócitos. As células dendríticas são fagócitos e funcionam como células apresentadoras de antígeno (APCs) e atuam como mensageiros importantes entre as imunidades inata e adaptativa.[2]

Os mastócitos e basófilos dividem muitas características e ambos são instrumentos no início da resposta inflamatória aguda, como aquelas observadas na alergia e na asma. As células NK participam sobretudo na rejeição de tumores e na destruição de células infectadas por vírus. A destruição das células infectadas é realizada pela liberação de perforinas e granzimas dos grânulos das células NK que induzem a apoptose (morte celular programada).[2]

A imunidade inata é ativada por componentes estruturais comuns encontradas em uma ampla variedade de micro-organismos, que são genericamente chamadas de padrões moleculares associados a patógenos (PAMPs). Uma grande diversidade de receptores está envolvida no reconhecimento desses PAMPs e de antígenos. Os receptores da resposta inata mostram diversidade relativamente baixa

Alergia & Imunologia Aplicação Clínica

e representam um grupo de receptores com repertório limitado, e são genericamente denominados receptores de reconhecimento de padrões (PRRs).[3]

Os PAMPs são reconhecidos pelos PRRs nas células dos sistemas imunológicos, inato e adaptativo. Os PAMPs são estruturas moleculares muito conservadas presentes nos micróbios sem maiores variações em suas composições. Esses padrões moleculares, como LPS, não estão presentes no hospedeiro e são responsáveis por ativar a resposta imune inata.[3]

Os receptores *Toll-like* (TLRs) são uma importante família de moléculas na superfície celular capaz de reconhecer muitos PAMPs diferentes. Nos humanos, há cerca de dez TLRs conhecidos; as principais funções dos TLRs são ativar a resposta imune inata e aumentar a imunidade adaptativa.[3]

IMUNIDADE ADAPTATIVA

A imunidade adaptativa representa um sistema de reconhecimento de receptores antígeno-específicos encontrado exclusivamente nos linfócitos, que demonstra grande complexidade e especificidade. Embora a resposta adaptativa apareça mais tardiamente em relação à imunidade inata, a duração do seu efeito é mais prolongada. Os alvos das respostas imunes adaptativas são os antígenos, que são estruturas muito específicas que induzem imunidade mediada por células ou síntese de anticorpos após ativação dos linfócitos T e B, respectivamente.[3]

A imunidade adaptativa desenvolve-se quando a imunidade inata é insuficiente para eliminar agentes infecciosos e, portanto, a infecção se estabelece. As funções primárias da resposta imune adaptativa são o reconhecimento dos antígenos não próprios específicos no contexto de antígenos próprios (complexo principal de histocompatibilidade – MHC); a geração das vias efetoras imunológicas patógeno-específicas que eliminam patógenos específicos ou células infectadas por patógenos; e o desenvolvimento de uma memória imunológica que pode, sob estímulo, rapidamente eliminar um patógeno específico. As células do sistema imunológico adaptativo incluem: linfócitos T, que são ativados pela ação da célula apresentadora de antígeno (APC) e os linfócitos B.[2]

Linfócitos T e APC

Os linfócitos T (ou células T) derivam da célula-tronco hematopoiética na medula óssea e, após migração, se tornam maduras no timo. Essas células expressam um único receptor ligador de antígeno na sua membrana, conhecido como receptor de célula T (TCR) e requer a ação da APC (na maioria das vezes célula dendrítica, mas também macrófagos, linfócitos B, fibroblastos e células epiteliais) para reconhecer um antígeno específico. A superfície das APCs expressa proteínas de superfície celular, chamadas de complexo principal de histocompatibilidade (MHC). Os MHCs são classificados em classe I (também denominado antígeno leucocitário humano – HLA A, B e C), que são encontradas em todas as células nucleadas e classe II (HLA DP, DQ e DR), que, por sua vez, são encontradas somente em certas células do sistema imunológico, como macrófagos, células dendríticas e linfócitos B. As moléculas MHC classe I apresentam peptídeos endógenos (intracelulares) e as moléculas MHC II apresentam peptídeos exógenos (extracelulares) aos linfócitos. A proteína MHC expressa fragmentos dos antígenos (peptídeos) quando a célula está infectada com um patógeno ou fagocitou proteínas estranhas.[2]

As células T são ativadas quando encontram uma APC que digeriu um antígeno e está expondo fragmentos do antígeno ligados às suas moléculas de MHC. O complexo antígeno-MHC ativa o TCR e o linfócito T secreta citocinas que posteriormente controlam a resposta imune. Esse processo de apresentação antigênica estimula o LT a se diferenciar em LT citotóxico (células CD8+) ou LT auxiliador ou *helper* (Th) (células CD4+).[2]

Os LT citotóxicos estão envolvidos, a princípio, na destruição das células infectadas por agentes estranhos. Eles são ativados pela interação de seus TCRs com as moléculas de MHC I ligadas ao peptídeo. A expansão clonal dos LT citotóxicos produz células efetoras que liberam perforina e granzimas (proteínas que causam lise da célula-alvo) e granulisina (uma substância que induz apoptose das células-alvo). Sobre a resolução da infecção, a maioria das células efetoras morre e essas células são clareadas pelos fagócitos. Entretanto, algumas dessas células são retidas como células de memória que podem rapidamente se diferenciar em células efetoras quando exposta novamente ao mesmo antígeno.[2]

Os LT *helper* (Th) têm importante papel em estabelecer e maximizar a resposta imune. Essas células não têm atividade citotóxica ou fagocítica, e não podem matar células infectadas ou clarear patógenos. Entretanto, elas medeiam a resposta imune por direcionar outras células a realizar tais tarefas. As células Th são ativadas através do reconhecimento do antígeno ligado às moléculas de MHC II pelo TCR. Uma vez ativadas, as células Th liberam citocinas que influenciam a atividade de muitas células, como APCs que os ativaram. Dois tipos de resposta das células Th podem ser induzidas por uma APC: Th1 ou Th2. A resposta Th1 é caracterizada pela produção de interferon-γ (IFN-Υ), que ativa as atividades bactericidas dos macrófagos e outras citocinas que induzem os LB a secretar anticorpos neutralizantes e aqueles que realizam a opsonização. A resposta Th2 é caracterizada pela liberação de citocinas ou interleucinas (IL)-4, 5 e 13 que estão envolvidas na ativação e no recrutamento de LB produtores de imunoglobulina E (IgE), mastócitos e eosinófilos. As IgEs estão associadas a reações alérgicas e a doenças atópicas. Do mesmo modo que os LT citotóxicos, as células Th morrerão com a resolução da infecção, e algumas células Th se transformarão em células de memória.[2]

O terceiro tipo de LT é conhecido como LT regulatório (T reg). Essas células limitam e suprimem o sistema imunológico e, assim, podem funcionar para controlar respostas imunes anormais aos antígenos próprios e o desenvolvimento de doenças autoimunes.

Linfócitos B

Os linfócitos ou células B se originam das células hematopoiéticas na medula óssea e, após maturação, deixam a medula expressando apenas um único receptor de ligação ao antígeno na sua membrana. Diferente dos LT, as células B podem reconhecer antígenos livres diretamente, sem a necessidade de APCs. A principal função das células B é a produção de anticorpos contra antígenos estranhos.[2]

A principal função dos LB na resposta imune é a resposta mediada por anticorpos, também denominada resposta humoral.[2]

Quando ativados por antígenos estranhos, as células B se proliferam e se diferenciam em plasmócitos que secretam anticorpos ou células B de memória. As células B de memória são células que surgem após uma infecção prévia, apresentam vida longa e continuam a expressar os receptores ligadores desses antígenos. Essas células respondem rapidamente após uma reexposição ao mesmo antígeno.[2]

Os plasmócitos, por outro lado, não expressam receptores ligadores de antígenos. Essas células de vida curta sofrem apoptose quando o agente que induziu a resposta imune foi eliminado.[2]

Os receptores de linfócito T (TCR) e de linfócitos B (BCR) são proteínas geneticamente codificadas com grande diversidade devido à recombinação genética e à mutação, proporcionando, assim, um extenso repertório de moléculas que detectam antígenos seletivamente. Essa resposta leva um longo tempo para ser montada (três a 10 dias) após o primeiro contato com o antígeno. A resposta, entretanto, é mais rápida e mais intensa após um segundo ou terceiro contato (um a dois dias), um fenômeno associado a memória imunológica.[3]

As principais diferenças entre as células imunes inata e adaptativa estão resumidas na Tabela 2.2.

Tabela 2.2 – Principais diferenças entre as respostas imunes inata e adaptativa.		
Características	Inata	Adaptativa
Tempo para resposta	Rápido: minutos a horas	Resposta primária: três a seis dias Resposta de memória: um a dois dias
Indutores moleculares	PAMPs: estruturas comuns encontradas em muitos agentes infecciosos	Antígenos: macromoléculas (proteínas e polissacarídeos), formados por epítopos, presentes nas moléculas estranhas
Receptores	Receptores de reconhecimento de padrão (PRRs)	Receptores específicos (TCR e BCR): genes com rearranjo somático
Nº de receptores	Entre 10^2 e 10^3	Entre 10^{14} e 10^{18}
Afinidade dos receptores	Baixa	Alta
Células	Neutrófilos, monócitos, macrófagos, eosinófilos, basófilos, epitélio, endotélio, cél. dendrítica, NK, mastócitos	Linfócitos T e B
Mecanismos efetores	Citocinas, quimiocinas, fagócitos, inflamação apoptose mediada por células	Citocinas, citotoxicidade celular, neutralização, opsonização, anticorpos ativadores de complemento

MECANISMOS DE HIPERSENSIBILIDADE

A resposta imune adaptativa promove proteção contra infecções bacterianas, virais, fúngicas ou de parasitas, sendo capaz de proteger o organismo contra repetidos "ataques" infecciosos desses mesmos agentes, agentes similares ou toxinas. Às vezes, algumas dessas respostas imunes podem dar origem a uma resposta exagerada ou inapropriada que denominamos reação de hipersensibilidade.

O tipo mais comum de hipersensibilidade é devido a resposta alérgica; essa resposta de hipersensibilidade pode ocorrer como resposta a antígenos orgânicos (proteínas) como, por exemplo, na sensibilização a proteínas das fezes de ácaros levando a crises de asma e/ou rinite alérgica ou inorgânica (metais) (p. ex., na dermatite de contato por bijuterias feita com níquel).

Em 1963, Gell e Coombs propuseram uma classificação dos mecanismos de hipersensibilidade mecanismos de hipersensibilidade em quatro tipos: Tipo I ou anafilática; Tipo II ou citotóxica; Tipo III ou por imunocomplexos; e Tipo IV ou tardia. Embora essa classificação tenha sido proposta há mais de quarenta anos, ela ainda é usada para explicar os mecanismos de hipersensibilidade a alguns medicamentos.[4] Os mecanismos de hipersensibilidade de Gell e Coombs estão demonstrados na Figura 2.1. Hoje, essa classificação não consegue explicar os mecanismos de hipersensibilidade diante dos conhecimentos atuais da resposta imune. Na verdade, três diferentes situações podem ser identificadas:

a) Pseudoalérgica;
b) A reação mediada sobretudo por anticorpos; e
c) A reação mediada principalmente por células. Nos dias atuais, talvez essa classificação seja mais adequada.

Em 2002, Pichler revisou e propôs uma nova classificação do mecanismo Tipo IV de Gell e Coombs.[5] As principais características dessa classificação estão na Tabela 2.3.

HIPERSENSIBILIDADE DO TIPO I

Essa reação de hipersensibilidade é caracterizada pela produção de anticorpos da classe IgE contra antígenos proteicos estranhos, comumente encontrados no meio ambiente, como ácaros, fungos etc. A IgE liga-se especificamente a receptores de alta afinidade (FcεRI) dos mastócitos e/ou basófilos, desgranulando essas células e liberando uma série de mediadores vasoativos e inflamatórios, sendo os principais a histamina, os leucotrienos e as citocinas.

Quando um indivíduo é sensibilizado a certo antígeno, este pode se ligar a duas moléculas IgE específicas a este antígeno presentes na superfície do mastócito. Uma vez que ocorra essa ligação, o mastócito é ativado, levando à desgranulação desses grânulos e à liberação de substâncias pré-formadas com atividade de vasodilatação e broncoconstrição, dentre as principais, a histamina, a triptase e a heparina.

Quase simultaneamente, substâncias recém-formadas com atividade inflamatória provenientes de metabólitos do ácido araquidônico presente na membrana celular do mastócito são liberadas; as principais são os leucotrienos, as prostaglandinas, as citocinas, o TNF α e a IL-4.

Algumas substâncias podem desgranular diretamente os mastócitos sem a participação da IgE, como, por exemplo, opiáceos, contrates radiológicos, vanco-

Alergia & Imunologia Aplicação Clínica

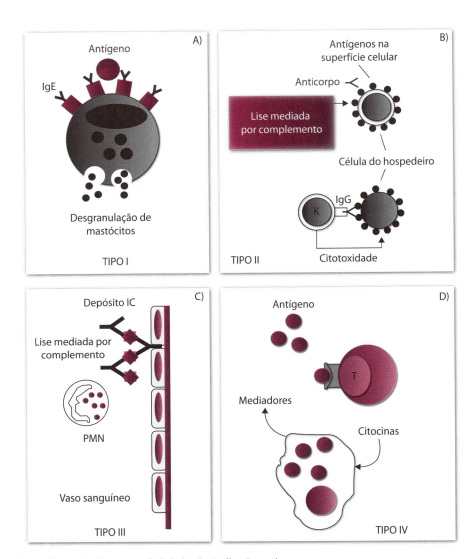

Figura 2.1 – Tipos de hipersensibilidade de Gell e Coombs.

Fonte: Adaptado de Simonetta C *et al*. Biochemistry, Genetics, and Molecular Biology 2012; Chapter 7.[7]

micina e componentes da via alternativa do complemento (C3a e C5a).

Esse tipo de reação pode ser comprovado pelo teste cutâneo com antígenos específicos a que o paciente é sensibilizado; ver capítulo referente aos testes cutâneos.

Várias doenças alérgicas estão classificadas nesse grupo, como, por exemplo, asma, rinite, conjuntivite, urticária, anafilaxia etc.

HIPERSENSIBILIDADE TIPO II

A hipersensibilidade do tipo II ou citotóxica ocorre quando anticorpos da classe IgG ou IgM são produzidos contra antígenos presentes em superfície de células ou tecidos; esses anticorpos podem desencadear reações de citotoxicidade através de dois mecanismos:

Tabela 2.3 – Tipos de hipersensibilidade, mediadores e patologias relacionadas.

Tipo	Nome	Imunoglobulinas células	Tempo após reação	Mediadores	Dano	Patologia
I	Anafilática ou imediata	LB IgE Mastócito	10 a 30' até 1 hora	Histamina Cininas Leucotrienos	Vasodilatação edema/choque broncoconstricção	Choque anafilático Asma/rinite Urticária
II	Citotóxica dependente de anticorpo	LB IgG IgM Células sangue	< 24h até 7 dias ou meses	Complemento Células NK	Penias	Anemia hemolítica Plaquetopenia
III	Imunocomplexo	Imunocomplexos de IgG IgM/LB Membrana basal	1 a 72 horas ou 2 a 3 semanas	Complemento Células PMN	Inflamação	Doença do soro Vasculite
IVa	Celular ou tardia	LTh1 (IFN-γ)	24 a 72 horas	LT citocinas Macrófagos	Inflamação necrose	Dermatite de contato
IVb		LTh2 IL5, IL4	72h	Eosinófilos	Exantema maculopapular/ bolhoso	DHS
IVc		LT CTL/perfurinas	72h	CD4, CD8	Morte celular	Stevens-Johnson NET
IVd		LT IL8	72h	Ativação Neutrófilos	Exantema pústulas	PEGA

LB: linfócito B; LT: linfócito T; ADCC: citólise dependente de anticorpos e células; PMN: polimorfonucleares; IFN-γ: interferon γ, IL: interleucinas, DHS: síndrome de hipersensibilidade a medicamentos; NET: necroepidermólise bolhosa; PEGA: pustulose exantemática aguda. Adaptada de Pichler W et al. Allergy 2002;57:884-93.

1. Ação direta de macrófagos, neutrófilos e eosinófilos, que se unem a anticorpos presentes na superfície celular, sobretudo células sanguíneas através da porção Fc dos receptores dos anticorpos;
2. Ativação da via clássica do complemento por anticorpos resultando em lise celular. Exemplos desse mecanismo: anemia hemolítica autoimune, reações transfusionais (incompatibilidade sanguínea), hemólise do recém-nascido, reação aguda enxerto-contra-hospedeiro, plaquetopenia por medicamentos, pênfigo (autoanticorpos contra moléculas de adesão intercelular) etc.

HIPERSENSIBILIDADE TIPO III

A hipersensibilidade do tipo III ou por imunocomplexos ocorre quando esses imunocomplexos, microprecipitados, não conseguem ser depurados pelos macrófagos ou por outras células do sistema reticuloendotelial, precipitando-se na membrana basal dos vasos, sobretudo nos pulmões, articulações, pele e rins, ativando o complemento e outras células com atividade inflamatória. A doença do soro e o lúpus eritematoso sistêmico são exemplos desse tipo de hipersensibilidade.

Esse tipo de hipersensibilidade pode ser comprovado pela reação de Arthus, na qual o antígeno a que o paciente é sensibilizado é injetado por via intradérmica e a leitura da reação é feita após 6 a 8 horas; caso ocorra uma reação inflamatória no local, o teste será considerado positivo.

HIPERSENSIBILIDADE TIPO IV

A reação do tipo IV ou tardia ocorre após 12 horas e é mediada por células nas quais o linfócito T específico é a principal célula efetora.

Quando um antígeno exógeno é aplicado na epiderme ou pela via intradérmica em um indivíduo sensibilizado, esse antígeno, se for LT-específico, vai estimular uma resposta inflamatória local após 24 a 72 horas.

Algumas substâncias com baixo peso molecular ligam-se a proteínas da própria pele formando antígenos com alto peso molecular que podem levar à sensibilização (Via Aferente). O conjugado hapteno-proteína entra na epiderme, liga-se à célula de Langerhans, ativa os queratinócitos e as células da derme a liberarem várias citocinas com propriedades inflamatórias, como IL1, IL-6, IL-8, TNF-α e o GM-CSF. A célula de Langerhans ligada ao conjugado através do complexo MHC vai para o linfonodo regional periférico.

No linfonodo, o LTh0 é sensibilizado originando clones de LTh1 específicos; esta é a fase de sensibilização (Via Aferente) que ocorre ao redor de dez dias. Após essa fase, se o indivíduo entrar em contato novamente com a mesma substância a que foi sensibilizado anteriormente, os seus LTh1 sensibilizados já possuem receptores específicos que serão guiados pelas moléculas de adesão presentes nas células endoteliais, em seguida reconhecerão o antígeno ligado à célula de Langerhans e passarão a secretar várias citocinas, como IFN-γ, TNF-β, GM-CSF e IL-2, resultando em um processo inflamatório com edema intercelular (espongiose). Essa fase é conhecida como fase de eczematização (Via Eferente), que dura entre 12 e 36 horas. A dermatite de contato alérgica e o teste do PPD são exemplos desse tipo de hipersensibilidade.

Embora ultrapassada, alguns livros didáticos de imunologia ainda se referem a essa classificação para se explicar, sobretudo quanto aos mecanismos de sensibilização a medicamentos. Muitos outros tipos de reação de hipersensibilidade, diante dos conhecimentos atuais da imunologia, não conseguem ser explicados apenas por esses mecanismos descritos por Gell e Coombs.[6]

REFERÊNCIAS BIBLIOGRÁFICAS

1. Chaplin DD. Overview of the immune response. J Allergy Clin Immunol 2010; 125: S3-23.

2. Warrington R, Watson W, Kim HL, Antonetti FR. An introduction to immunology and immunopathology. Asthma Clin Immunol 2011; 7: S1: 1-8.

3. Escobar-Gutiérrez A, Pedraza-Sánchez S, Bastarrachea-Rivera JR. Innate immunity. In:

Immunology IV – Clinical applications in health and disease. 2012. Eds I Care Press; chapter 3: 71-99.

4. Gell PGH, Coombs RRA. The classification of allergic reactions underlying diseases. In: Clinical Aspects of Immunology 1963. Eds Blackwell Science.

5. Pichler W, Yawalkar N, Schmid S, Helbling A. Pathogenesis of drug-induced exanthems. Allergy 2002; 57: 884-93.

6. Descotes J, Choquet-Kastylevsky G. Gell--Coombs's classification: is it still valid? Toxicology 2001; 158: 43-9.

7. Simonetta C, Pizzano R, Picariello G, Pinto G, Cuollo M, Chianese L, Addeo F. Allergenicity of milk protein. Biochemistry, Genetics, and Molecular Biology 2012; Chapter 7.

CAPÍTULO 3

Papel Biológico da IgE

Myrthes Toledo Barros ■ Bruno Carnevale Sini

INTRODUÇÃO

O termo hipersensibilidade é utilizado quando a resposta imune adaptativa ocorre de maneira exacerbada desencadeando inflamação e levando ao dano tecidual. As reações de hipersensibilidade não são desencadeadas durante um primeiro contato com o antígeno e sim em contatos subsequentes, sendo dependentes da memória imunológica. Gel e Coombs descreveram quatro tipos de reações de hipersensibilidade – Tipos I, II, III e IV – que podem sobrepor-se, sendo os três primeiros mediados por anticorpos e o último por células T e macrófagos.[1]

As reações de hipersensibilidade Tipo I podem ser mediadas por IgE ou não IgE mediadas. Quando mediadas por IgE, caracterizam-se pelo início rápido em alguns indivíduos após contato com antígenos aos quais já haviam sido expostos, ou seja, dependem da memória imunológica. Os efeitos produzidos resultam da ação conjunta de uma gama de mediadores inflamatórios liberados após reação dos alérgenos com anticorpos IgE ligados à superfície de células efetoras e consequente ativação celular.[2]

O objetivo principal deste capítulo é abordar os aspectos primordiais do mecanismo de hipersensibilidade Tipo I mediado pela IgE, as principais características e função biológica dessa imunoglobulina, e apresentar, de modo sucinto, as principais doenças decorrentes da resposta imunológica exacerbada aos vários antígenos aos quais os indivíduos estão normalmente expostos. As manifestações clínicas, os métodos diagnósticos e a conduta terapêutica nas diversas doenças serão abordados nos capítulos correspondentes.

IMUNOGLOBULINA E (IgE) E HIPERSENSIBILIDADE TIPO I

A IgE é um dos cinco isótipos de imunoglobulinas humanas e, a exemplo das demais, é composta por duas cadeias leves (kappa e lambda) e duas cadeias pesadas (ε) idênticas, sendo estas últimas as responsáveis pela diferenciação entre a IgE e os demais isótipos. Apresenta peso molecular de 190 kDa, é termolábil e não tem a capacidade de atravessar a barreira placentária ou de ativar o sistema complemento *in vivo*. Seus níveis séricos variam de 0 a 0,002 mg/mL, correspondendo a menos de 0,001% do total das imunoglobulinas circulantes.[3]

Pelo fato da IgE não atravessar a barreira placentária, os valores no cordão umbilical são extremamente baixos (< 2 KUI/L ou < 4,8 mg/L); após o nascimento, essa concentração aumenta lenta e gradativamente até atingir um pico máximo entre os 10 e 15 anos de idade. Os níveis de IgE são influenciados por características genéticas, raciais, estado imunológico e diversos fatores ambientais, como parasitoses e exposição a alérgenos.[4]

Há fortes evidências de que o papel fisiológico da IgE, a princípio denominada anticorpo reagínico, seja a participação na morte de parasitas nematoides.[4] O termo reagínico refere-se à capacidade de fixação da IgE a receptores presentes na superfície de células da pele e de outros tecidos, tornando-a apta a ligar-se aos alérgenos.

Há dois tipos de receptores celulares para a IgE

a) **Receptores de alta afinidade (FcɛRI):** presentes na membrana celular de mastócitos e basófilos, são responsáveis pela transmissão do sinal de desgranulação celular após a ligação da IgE ao alérgeno. São compostos por três cadeias: cadeia-alfa, pela qual se liga ao alérgeno; cadeia-beta, amplificadora do sinal de ativação; cadeia-gama, similar à encontrada no receptor Fc para IgG, responsável pela tradução do sinal de ativação. Em humanos, os receptores de alta afinidade também estão expressos, embora em níveis menores, em células de Langerhans, monócitos, células dendríticas, plaquetas, neutrófilos e eosinófilos ativados, com a característica de não conter a cadeia amplificadora beta. A expressão do FcɛRI por mastócitos e basófilos é regulada positivamente pela IgE e pela IL-4, constituindo um mecanismo de amplificação das reações alérgicas.[5]

b) **Receptores de baixa afinidade (FcɛRII ou CD23):** encontram-se presentes em linfócitos T e B, monócitos, macrófagos, células de Langerhans, eosinófilos e plaquetas. Constituem glicoproteínas transmembranosas de cadeia única, que em humanos ocorrem sob duas isoformas: a isoforma FcɛRIIa, encontrada apenas em linfócitos B, e a isoforma FcɛRIIb, presente em linfócitos T e B, monócitos e eosinófilos. À semelhança do que ocorre com os receptores de alta afinidade, a expressão do CD23 é regulada positivamente pelos níveis de IL-4 e pela concentração sérica de IgE. Há uma forma solúvel do CD23 (sCD23) que é liberada da membrana celular por proteases endógenas (como metaloproteinases) e exógenas (entre as quais inclui-se o alérgeno principal do *D. pteronyssinus* – Der p 1).[5]

A principal função biológica dos receptores de IgE parece ser a promoção da citotoxicidade celular dependente de anticorpos (ADCC) contra parasitas envolvendo mastócitos e basófilos (FcεRI), assim como macrófagos, eosinófilos e plaquetas (FcεRII). Adicionalmente, como os complexos antígeno-IgE ligados ao receptor de alta afinidade são internalizados e degradados, os peptídeos podem ser apresentados às células T por moléculas classe II do MHC, o que pode constituir importante via de amplificação das respostas específicas para IgE. Do mesmo modo, os receptores de baixa afinidade também participam da internalização de complexos antígeno-IgE, de seu processamento e de sua apresentação por moléculas do MHC, exercendo papel na síntese de IgE. Até agora não há evidências de que as isoformas FcεRII a ou FcεRII b apresentem diferentes atividades biológicas.[5]

Dentre os diversos estímulos que podem induzir à ativação de mastócitos e basófilos, provavelmente os mais importantes são aqueles mediados pela IgE ligada ao FcεRI na superfície celular. A ativação tem início quando alérgenos multivalentes ligam-se a duas moléculas contíguas de IgE prefixadas no FcεRI. Quando o número de receptores agrega-

dos atinge um limiar crítico de ativação, os mastócitos ou basófilos liberam vários tipos de mediadores inflamatórios que agem diretamente nos tecidos, causando reações inflamatórias. De modo adicional, estes mediadores recrutam e ativam outras células, sobretudo eosinófilos, que por sua vez liberam mais mediadores, propagando, desse modo, reações alérgicas em cadeia.[2]

Tipos de mediadores

Logo após o início da ativação, os mastócitos e basófilos liberam sequencialmente três tipos principais de mediadores:

a) **Mediadores pré-formados:** estão armazenados no interior dos grânulos e incluem as aminas biogênicas ou vasoativas (sobretudo histamina), proteases neutras (alfa-triptase, beta-triptase, quimase e carboxipeptidase mastocitária, além da catepsina G), proteoglicanos (heparina e condroitin-sulfato E) e fatores quimiotácteis para eosinófilos e neutrófilos.[6]

O principal desses mediadores é a histamina que interage de modo especial com receptores H1 presentes em células endoteliais, células do músculo liso e sistema nervoso central. Seus efeitos principais incluem: contratura da musculatura lisa dos brônquios (broncoespasmo), do trato gastrintestinal (aumento do peristaltismo) e do trato gênito-urinário (micção involuntária); contração das células endoteliais levando ao aumento do espaço interendotelial, aumento da permeabilidade vascular e extravasamento do plasma para os tecidos (edema); estímulo da síntese de relaxantes da musculatura lisa vascular como prostaciclina PGI2 e óxido nítrico, causando vasodilatação (hipotensão e taquicardia). A histamina também atua sobre terminações nervosas (prurido e espirros) e secreção mucosa (aumento da produção e da viscosidade). Os receptores H2 são bloqueados pela cimetidina e encontram-se presentes em células parietais gástricas e, em menor proporção, em células inflamatórias, epitélio brônquico, endotélio e SNC. Os receptores H3 são encontrados no SNC e periférico e os receptores H4 em leucócitos periféricos, timo, baço e cólon.[6,7,8]

b) **Mediadores neoformados:** são originados do metabolismo do ácido araquidônico constituinte da membrana celular. A ligação da IgE na superfície celular ao alérgeno ativa a fosfolipase A2 e libera ácido araquidônico de fosfolípides de membrana. A seguir, o ácido araquidônico é metabolizado pelas vias da cicloxigenase (COX) e da lipoxigenase com produção de prostaglandinas/tromboxanos e leucotrienos, respectivamente. As prostaglandinas PGD2 e PGF2a, os leucotrienos sulfidopeptídeos LTC4, LTD4 e LTE4 (anteriormente denominados substância de ação lenta da anafilaxia), o fator ativador de plaquetas (PAF) e a bradicinina (originada pela ação da triptase) são formados durante a desgranulação celular. A PGD2 é o principal mediador derivado do metabolismo do ácido araquidônico produzido pelas vias da COX-1 e COX-2 e, embora seja secretada por mastócitos, não é produzida por basófilos; seus efeitos incluem a hipotensão, o broncoespasmo, a inibição da agregação de plaquetas e a quimiotaxia para neutrófilos. A bradicinina e os leucotrienos sulfidopeptídeos produzidos por mastócitos e basófilos são vasoativos. Os leucotrienos são responsáveis pela broncoconstrição prolongada, aumento da secreção de muco, diminuição da contratilidade cardíaca, vasoconstrição de coronárias e artérias periféricas e vasodilatação de vênulas. Também ocorre ativação dos sistemas nervosos sensitivo, autônomo e NANC (não adrenérgico e não colinérgico). O mais potente mediador quimiotático em animais é o PAF e, em humanos, o LTB4 para eosinófilos.[2,7,8]

c) **Citocinas:** são produzidas por transcrição, como as interleucinas de perfil Th2 (IL-4, IL-5, IL-6, IL-9, IL-10, IL-13) ao lado de TNF-α, TGF-β, IL-1, IL-3, IL-8, IL-11 e IL-16, além de quimiocinas, como IL-8, proteína-1 quimiotáctica monocitária e proteína-1 inflamatória monocitária. O TNF-α parece ser a principal citocina produzida por mastócitos humanos, com evidências de que possa tanto estar armazenada nos grânulos como também ser neo-sintetizada após a ativação celular. O TNF-β aumenta a reatividade brônquica e a expressão de moléculas de adesão em endotélio e epitélio, além de exercer efeitos antitumorais. A IL-4 está associada à síntese de IgE e IL-3, IL-5 e GM-CSF (fator estimulador de colônia de granulócitos e monócitos) são críticos para o desenvolvimento e a sobrevivência de eosinófilos. A reação alérgica é amplificada pela liberação de citocinas, que em conjunto promovem a síntese de IgE, a pro- liferação de mastócitos, basófilos e eosinófilos, quimiotaxia e sobrevida celular.[2,7,8]

Síntese de IgE

Os alérgenos induzem a síntese de anticorpos IgE, cuja produção depende do tipo, concentração e via de entrada do antígeno e deflagram as reações por eles mediadas. Os mecanismos que envolvem a regulação da síntese de IgE são altamente complexos e apresentam diversas particularidades. Em síntese, as mais conhecidas são:

1. *A diferenciação de células B em células produtoras de IgE depende fundamentalmente da atividade das citocinas IL-4 e IL-13.* Durante a resposta imune, as células B têm à sua disposição um arsenal genético capaz de originar imunoglobulinas dos vários isótipos, todos contendo a mesma região VDJ. Desse modo, um único clone de linfócitos B é capaz de produzir diversos isótipos e subclasses de anticorpos com diferentes funções, embora com a mesma especificidade. Todas as células B são programadas para a produção inicial de IgM. Para que ocorra a troca das cadeias pesadas de IgM para outro tipo de cadeia pesada (*switch* ou troca de isótipo), é necessária a existência de dois sinais distintos, didaticamente nomeados sinais 1 e 2.[2]
2. *Os linfócitos T são responsáveis pelos dois sinais de ativação que levam à troca de isótipo.* O 1º sinal depende da interação da interleucina IL-4 com seu receptor de membrana IL-4R. A IL-4, produzida pelas próprias células T ativadas, ativa

os fatores de transcrição STAT-6 e GATA-3 que, por sua vez, estimulam a diferenciação das células TCD4[+] virgens no fenótipo Th2.[2] O papel da IL-4 é tão fundamental nesse processo que camundongos *knockout* para esta citocina tornam-se incapazes de promover uma resposta de IgE adequada contra parasitas, embora também apresentem deficiência menos pronunciada da produção de IgG1.[8]

O 2º sinal é dado pela ligação entre as moléculas coestimulatórias CD40 e CD40 ligante (CD40L ou CD154) presentes na superfície de linfócitos B e T, respectivamente. O CD40 pertence à superfamília do receptor de TNF (TNFR) e é expresso em linfócitos B humanos, monócitos ativados por citocinas, células dendríticas foliculares (como o epitélio do timo), mas não em células T. Sua função está associada à sobrevida, ao crescimento e à diferenciação das células B. Já o CD154 é expresso transitoriamente por células Th1 ou Th2 ativadas, mas não em células em repouso. As interações entre CD40 e CD154 são rigidamente reguladas. As células T tornam-se competentes para ativar as células B via CD40 apenas após expressarem CD154, e esta etapa, por sua vez, exige a ativação da célula T através da interação entre seu receptor (TCR) e o antígeno específico. A ligação CD40/CD154 ativa o fator de transcrição NF-κB desencadeando o processo de recombinação do DNA, troca de isótipo e produção da IgE.[2,8]

Outras moléculas coestimulatórias também são importantes para a amplificação dos sinais 1 e 2 e participam nas interações que resultam na síntese de IgE. Em princípio, destaca-se o conjunto formado por CD28 e seus ligantes CD80/CD86, presentes nas células T e B, respectivamente, que fazem parte de um mecanismo de amplificação mútua de sinais capaz de amplificar as interações entre as células T e B mediadas por CD40/CD154. Essa ligação determina também a expressão de moléculas CD80 e CD86 em células B; por outro lado, a ligação dessas moléculas ao CD28 promove aumento na expressão de CD154 nas células T; seu papel é tão marcante que camundongos *knockout* para CD80 ou CD86 apresentam inibição da produção de IL-4 e níveis reduzidos de imunoglobulinas totais e aumento da produção de IFN-γ.[9]

3. *Células não T podem amplificar a síntese de IgE*. Está bem estabelecido que os linfócitos T são responsáveis pelos dois sinais de ativação que levam à troca de isótipo. No entanto, como basófilos ativados produzem grandes quantidades de IL-4 e IL-13, além de expressarem CD40L, tem sido sugerido que estas células possam atuar na amplificação da síntese de IgE e na diferenciação de linfócitos Th2 durante respostas alérgicas secundárias.[8]

4. *Papel da IL-13 na síntese de IgE*. A participação da IL-13 nesse cenário ainda não foi totalmente esclarecida. Embora compartilhando a mesma cadeia alfa do receptor da IL-4 (IL-4Rα), a IL-4 e a IL-13 atuam de modos distintos, sendo importante destacar que a IL-13, ao contrário da IL-4, não possui efeito sobre linfócitos T.[10] Há também diferenças quanto às cinéticas da sua produção,

uma vez que a IL-4 é secretada de maneira lenta durante as primeiras 24 horas e a IL-13 de maneira abundante por pelo menos seis dias. Estudos experimentais apontam para a importância de ambas citocinas para a produção de IgE; nesse contexto, as comparações entre camundongos *knockout* apenas para IL-4, ou apenas para IL-13, e camundongos *knockout* para ambas as citocinas demonstraram que somente aqueles que eram duplamente *knockout* eram incapazes de produzir resposta imune contra *Schistosoma mansoni*.[10]

5. *A troca de isótipo ocorre predominantemente em tecidos linfoides*. Embora a troca de isótipo ocorra predominantemente nos centros germinativos dos tecidos linfoides, e as maiores concentrações de IgE sejam detectadas nas tonsilas e adenoides, este processo também pode ser detectado em mucosas do trato respiratório e gastrointestinal de pacientes com alergia de vias aéreas ou alergia alimentar, mesmo naqueles que apresentam pesquisa negativa para IgE específica *in vivo* e *in vitro*.[11] Evidências também sugerem a possibilidade de um pequeno número de células produtoras de IgE estarem localizadas na medula óssea, uma vez que há casos de pacientes que adquiriram alergias a determinados alimentos ou medicamentos após transplante.

6. *A regulação dos níveis de IgE é mediada por sua interação com receptores de baixa afinidade (FcεRII ou CD23) presentes em linfócitos*.[2,6,7] Neste contexto, cabe ressaltar que em camundongos a ausência de re-

ceptores FcεRII determina níveis mais altos de IgE sérica.[12]

7. *É possível que a IgE seja produzida também fora do eixo de ativação clássico das células B que envolve sinalização via linfócitos Th2.* Em camundongos *knockout* para moléculas de histocompatibilidade Classe II, foi observada produção de IgE, possivelmente em decorrência da presença de células Tγδ. Outra possível fonte de ativação poderia ser os superantígenos bacterianos ou mesmo o *crosslink* de IgD nos basófilos.[13]

8. *A inalação ou a ingestão de antígeno em pequenas doses predispõe à produção de anticorpos IgE.*[2,6,7]

ASPECTOS CLÍNICOS DA REAÇÃO DE HIPERSENSIBILIDADE MEDIADA POR IgE

A hipersensibilidade Tipo I caracteriza-se pela presença de uma fase imediata e de uma fase tardia que se apresentam sob diferentes aspectos clínicos.[2,14]

Em indivíduos previamente sensibilizados, a fase imediata tem início minutos após a ligação do alérgeno à IgE específica fixada ao FcεRI na superfície de mastócitos e consequente liberação de mediadores pré-formados. Caracteriza-se pelo aumento da permeabilidade vascular, edema e contração da musculatura lisa e pelo recrutamento por quimiotaxia de outras células que migram para o sítio inflamatório e liberam mediadores responsáveis pela fase tardia da hipersensibilidade Tipo I (*late phase reaction* – LPR).[2,14]

Esta tem início entre 2 e 4 horas após o desencadeamento da ativação celular, sendo caracterizada pelo recrutamento e acúmulo seletivo de células inflamatórias representadas por eosinófilos, basófilos, neutrófilos e linfócitos TCD4[+].

Sequencialmente, ocorre o aumento da expressão de moléculas de adesão, que são proteínas envolvidas nas diferentes etapas da migração celular, que tornam possível a adesão da célula ao endotélio, sua diapedese e, por fim, a migração transepitelial. Várias citocinas atuam no aumento da expressão de moléculas de adesão como a IL-4, a IL-8 e o TNF-α. Outras substâncias atuam especificamente no recrutamento de eosinófilos, como RANTES, MIP-1a, MCP-3, eotaxina e IL-5, que são considerados os grandes marcadores das reações alérgicas.[14]

Os eosinófilos podem ser ativados por numerosos estímulos, como IL-5, IL-3, GM-CSF e imunoglobulinas (IgG, IgA e IgA secretória). Aparentemente, IL-5, IL-3 e GM-CSF apresentam efeito antiapoptótico e promovem sua sobrevida nos tecidos. Estas células liberam uma grande variedade de mediadores pró-inflamatórios, como:

a) Proteínas armazenadas em grânulos (proteína básica principal, peroxidase eosinofílica, proteína catiônica eosinofílica, neurotoxina derivada eosinofílica), que exercem efeito tóxico e lesivo sobre os tecidos. A proteína básica principal (MBP) corresponde a 50% do conteúdo dos grânulos e tem efeito tóxico potente sobre parasitas; também tem efeito tóxico direto sobre células epiteliais do trato respiratório e causa hiperreatividade brônquica e broncoconstrição quando instilada diretamente no pulmão de primatas, o que sugere que este mediador possa desempenhar um papel principal na patogênese da asma brônquica;

b) Intermediários reativos do oxigênio (ânion superóxido, peróxido de hidrogênio e radicais do hidrogênio) e enzimas de degradação (elastase, colagenase e fosfolipase) que afetam a estrutura tecidual;

c) Leucotrieno LTC4 e seus metabólitos ativos, LTD4 e LTE4, que contribuem para a ampliação da resposta inflamatória;

d) Citocinas IL-1, TGF-β, IL-3, IL-4, IL-5, IL-8 e TNF-α. Essas citocinas são produzidas por eosinófilos em menor escala do que por outras células inflamatórias e seu papel na reação inflamatória alérgica ainda não foi esclarecido.[15]

Cabe ressaltar que a reação de fase tardia pode ocorrer mesmo sem ser antecedida por uma reação de fase imediata prévia. Como exemplo, cita-se a asma brônquica não mediada por IgE e denominada não alérgica, na qual o infiltrado inflamatório de vias aéreas é caracterizado pela presença de grandes quantidades de eosinófilos e linfócitos Th2 e raros mastócitos. Nesse caso, é altamente provável que a reação inflamatória seja dependente de citocinas produzidas principalmente por células Th17 (2).

O tipo de doença desencadeada pela ligação de alérgenos à IgE fixada ao FcεRI na superfície de mastócitos e basófilos depende de vários fatores, como:

a) **Via de entrada do antígeno:** o contato pelas vias cutânea, respiratória, ocular e gastrointestinal determina o desencadeamento da dermatite, alergia respiratória (asma e rinite), conjuntivite e alergia alimentar (cólica, náuseas, vômitos e diarreia), respectivamente;

b) **Quantidade de alérgeno:** em indivíduos altamente sensibilizados, até mesmo doses mínimas do alérgeno são capazes de desencadear reações fatais. Do mesmo modo, reações graves podem ocorrer em indivíduos sensibilizados que recebem grande doses de alérgeno pela via endovenosa (como medicações). As doenças mediadas por IgE são classificadas em atópicas e não atópicas.[2,6,8]

FATORES RELACIONADOS COM OS NÍVEIS DE IgE

IgE no cordão umbilical

O feto humano é capaz de produzir IgE a partir da 11ª semana de gestação, embora sua produção seja mínima, muito provavelmente decorrente da baixa exposição fetal a agentes externos. Ao contrário dos anticorpos IgE maternos, os alérgenos ambientais podem ultrapassar a barreira placentária, e a presença de IgE específica no cordão umbilical, na ausência de anticorpos corespondentes no sangue materno, foi considerada sugestiva de exposição intrauterina.[16]

Nesse contexto, foi observado que, em áreas não endêmicas de parasitoses, menos de 1% das amostras de cordão umbilical apresentavam concentrações detectáveis de IgE específica para alérgenos comuns, mesmo quando não detectados no sangue materno.[17] Por outro lado, em cerca de 25% de crianças nascidas de mães com microfilariose crônica foi detectada IgE para o parasita, o que sugere que estímulos suficientemente fortes possam determinar a produção de IgE pelo feto.[18]

Na literatura internacional, são encontrados numerosos estudos sobre os possíveis fatores relacionados com os níveis de IgE no cordão umbilical. Dentre aqueles que estão associados a níveis aumentados, são citados:

1. Em relação à mãe, a presença de doença atópica e parasitoses, tabagismo e uso de progesterona;

2. Atopia em parentes de primeiro grau;
3. Feto do gênero masculino;
4. Raça negra ou hispânicos.

Níveis baixos de IgE podem ser devidos a alcoolismo materno ou infecção pelo vírus C da hepatite. O uso de corticoides e a dieta materna durante a gestação parecem não influenciar os níveis de IgE no sangue do cordão umbilical.[18]

Tem sido sugerido que concentrações aumentadas de anticorpos IgE no cordão umbilical possam constituir indicadores de risco para o desenvolvimento de urticária desencadeada por alimentos, dermatite atópica, asma e rinite alérgicas, em diferentes fases da vida, até os 20 anos de idade.[18] No entanto, deve ser ressaltado que o sangue de cordão pode ser contaminado pelo sangue materno ao final da gestação e do parto, o que poderá levar à falsa interpretação de dados.[19]

IgE em adultos

Entre os cinco isótipos de imunoglobulinas, a IgE é a que apresenta as menores concentrações séricas (150 ng/mL ou 62 IU/mL), que correspondem a cerca de 66.000 vezes menos do que os valores encontrados para a IgG (10 mg/mL). Até recentemente, os níveis de IgE considerados normais variavam de 0 a 100 IU/mL; no entanto, durante um estudo populacional recente nos EUA, os novos valores variaram de 2 a 214 IU/mL.[20] A meia-vida da IgE é de cerca de dois dias no soro e 15 dias na superfície de mastócitos devido à sua interação de alta afinidade com os receptores da membrana celular.[21]

Está bem estabelecido que os níveis da IgE sérica têm tendência a serem mais elevados em crianças e adultos alérgicos. No entanto, seu valor diagnóstico tem-se mostrado limitado, uma vez que diversos estudos em diferentes populações não conseguiram demonstrar valor de corte que pudesse distinguir claramente entre atópicos e não atópicos, já que os níveis séricos de IgE podem sofrer influência de diversos fatores.[22] Por outro lado, os níveis de IgE total podem estar relacionados com a probabilidade de um indivíduo possuir IgE específica contra alérgenos comuns. Neste contexto, um estudo demonstrou que adultos com IgE sérica acima de 66 UI/mL tinham chance 37 por cento maior de apresentarem anticorpos específicos contra um ou mais alérgenos.[22]

Em países desenvolvidos, os níveis da IgE sérica começam a aumentar logo após o nascimento, atingem níveis máximos entre os 10 e os 15 anos de idade e sofrem redução progressiva durante a vida adulta. Há evidências de que sofram influência de vários fatores, como idade, gênero, raça, fatores genéticos, estação do ano, medicamentos e presença de algumas doenças.

Embora na infância não haja diferenças entre os gêneros, foram observadas níveis totais de IgE mais elevados em crianças alérgicas do que em não alérgicas. Já em adultos, níveis mais altos têm sido relacionados com o gênero masculino e com o tabagismo. No entanto, um estudo recente não demonstrou diferenças dos níveis de IgE entre os gêneros.[23]

Ainda que a raça pareça ser importante no controle dos níveis de IgE, na maioria das vezes torna-se diferenciar entre fatores raciais, genéticos, condições socioeconômicas e efeitos ambientais. Durante um estudo populacional nos EUA, foram observados níveis mais elevados em indivíduos de raça negra do que branca em todos os grupos etários.[24] Além disso, a presença de determinados polimorfismos de eotaxina (CCL11) apresentou relação com níveis séricos mais elevados ou diminuídos de IgE. Não há, entretanto, um valor normal de níveis séricos de IgE estabelecido para as diferentes raças.[22,23,24]

Está bem documentado que fatores sazonais podem provocar variações de duas a quatro vezes nos níveis séricos de IgE em pacientes alérgicos. Nas temporadas polínicas, esses níveis atingem o máximo entre quatro e seis semanas após o pico da estação, declinando gradualmente até o início de uma nova temporada.[25,26,27,28]

Em relação ao papel da poluição, Diaz-Sanchez *et al.* realizaram desafios nasais em adultos saudáveis, não fumantes, utilizando concentrações variadas de partículas de fuligem em suspensão e demonstraram aumento na concentração de IgE em associação com o aumento da produção intranasal de citocinas, como IL-4, IL-5, IL-6 e IL-10.[29,30]

Baixas concentrações de IgE total e IgE alérgeno-específicas, esta última apenas ocasionalmente, foram encontradas em lavados nasais e bronquiais, fluidos intestinais, fezes, leite, urina, lágrimas e também no líquido cerebroespinal.[31]

Deficiência seletiva de IgE

É definida pela presença de níveis de IgE abaixo de 2,5 UI/mL e concentrações normais das imunoglobulinas IgG, IgA e IgM. No entanto, deve ser ressaltado que há muita controvérsia sobre qual seria o limite mínimo de detecção da IgE, assim como o significado de níveis indetectáveis ou ausentes, uma vez que a maioria dos testes clínicos possui um limite de detecção entre 2 e 5 UI/mL.[31]

A existência da deficiência seletiva de IgE, assim como seu real significado clínico, ainda constituem temas de debates. Do mesmo modo, ainda não foi com-

provado um possível defeito na troca de isótipos supostamente envolvidos em sua patogênese. Alguns estudos especulam se concentrações indetectáveis de IgE estariam associadas a infecções recorrentes ou doenças autoimunes.[32]

Está bem documentado que níveis diminuídos ou indetectáveis de IgE são observados com frequência em algumas imunodeficiências de anticorpos, como imunodeficiência comum variável, deficiências de subclasses de IgG e agamaglobulinemia ao X, que cursam com infecções bacterianas de repetição.[33] Embora este mesmo padrão de infecções possa ser observado em pacientes com deficiência seletiva de IgE, é notório que aqueles com níveis baixos de IgE associados a outras deficiências de anticorpos apresentam quadros mais graves.[34]

No entanto, cabe lembrar que nem sempre as imunodeficiências primárias de anticorpos cursam com deficiência de IgE. Pacientes com deficiência seletiva de IgA apresentam, com muita frequência, níveis elevados de IgE total e de IgE específica para alérgenos ambientais, associados a doenças atópicas.[33]

É de conhecimento geral que algumas imunodeficiências primárias, como a imunodeficiência comum variável e a deficiência seletiva de IgA, apresentam significativa associação com uma ou mais doenças autoimunes.[33] Recentemente, alguns estudos têm sugerido que a deficiência seletiva de IgE possa apresentar também maior risco para o desenvolvimento de autoimunidade.[34]

Uma possível explicação para esse fato é que a IgE, à semelhança da IgA, constitui uma imunoglobulina presente de modo predominante em mucosas, e que, por via de regra, poderia proteger contra a autoimunidade, prevenindo a absorção de antígenos no nível da barreira intestinal.[2] A quebra da tolerância imunológica poderia ocorrer por meio de alguns dos vários mecanismos conhecidos como mimetismo molecular, formação de imunocomplexos e ativação policlonal de linfócitos por superantígenos (Ver Capítulo 26 - Alergias e Autoimunidade).

Outra hipótese refere-se ao possível papel da IgE como reguladora da resposta imune em relação aos mastócitos. Há evidências de que, na ausência de alérgenos específicos, a IgE favoreça a sobrevida, a expressão de receptores e a liberação de mediadores por aquelas células, desempenhando um papel ativo na facilitação das respostas imunes. Portanto, é possível que a deficiência de IgE possa predispor à autoimunidade, afetando a sobrevida e a função de mastócitos.[35,36]

PAPEL DA IgE NAS DOENÇAS INFECCIOSAS E PARASITÁRIAS

Há evidências de que os anticorpos IgE possam desempenhar tanto papel patogênico como protetor nas infecções bacterianas, virais e parasitárias em humanos.

Infecções virais e processos alérgicos

Em 1981, foi relatada pela primeira vez a presença de IgE específica contra o vírus sincicial respiratório (RSV) em crianças na fase aguda da infecção e que apresentavam sibilos.[37] De modo significativo, títulos elevados de IgE nesta fase apresentaram correlação com o reaparecimento de broncoespasmo durante um seguimento de quatro anos.[38] Do mesmo modo, durante a infecção experimental por rinovírus em adultos com rinite alérgica, foi demonstrado aumento da IgE específica durante a fase aguda, fato não observado em pacientes não alérgicos.[39]

Posteriormente, diversos estudos demonstraram aumento dos níveis de IgE em outras infecções virais na fase aguda, como sarampo e mononucleose,[40] e parvovirose.[41]

Níveis de IgE elevados também podem ser encontrados na infecção pelo HIV-1 e, ao contrário no descrito em outras doenças infecciosas, os pacientes apresentam alta incidência de reações alérgicas a drogas e alérgenos ambientais.[42,43] Os fatores implicados desse aumento ainda não foram totalmente esclarecidos. Há evidências de que estejam associados à fase da doença, ao uso de medicamentos intravenosas, à contagem de células TCD8, aos níveis plasmáticos de vitamina E e ao alcoolismo.[43]

Em pacientes com AIDS, os resultados referentes à relação entre os níveis de IgE e o número de linfócitos $TCD4^+$ são divergentes. Tanto foi relatada a persistência de níveis normais de IgE até a contagem de células CD4 atingir 200 células/mm^3, como a queda de IgE antecedendo à diminuição do número de linfócitos.[43] Em crianças infectadas pelo HIV-1, o aumento dos níveis de IgE apresentou associação com a presença de infecções secundárias.[44] No entanto, durante estudo similar, foi demonstrado que a presença de IgE específica contra antígenos do HIV-1 apresentou relação com a menor gravidade da doença.[45]

Infecções bacterianas e processos alérgicos

O papel da IgE nas infecções bacterianas ainda não está totalmente esclarecido. Estudos da última década sugerem que a IgE específica para toxinas estafilocócicas purificadas possa estar relacionada com a patogenia de diversas doenças alérgicas, sobretudo a dermatite atópica.[46]

Interessantemente, também há relatos de crianças que apresentaram IgE específica após vacinação rotineira com toxoide tetânico[47] e *Bordetella pertussis*.[48] Considerando-se o efeito adjuvante da Bordetella, indaga-se se a imunização poderia levar ao desencadeamento de doenças alérgicas em crianças com histórico familiar de atopia.

Fungos e leveduras e processos alérgicos

As relações entre a IgE, fungos e leveduras e as diversas doenças humanas também têm sido reavaliadas. Anticorpos IgE específicos para *Pityosporum ovale*[49] e Candida albicans[50] foram detectados em pacientes com dermatite atópica e para *Trichophyton* em asmáticos.[51]

É notória a capacidade alergênica da *Candida albicans* de desencadear doenças IgE mediadas como asma e rinite, sendo relatado que as reações positivas a testes de puntura ou intradérmicos com *C. albicans* são mais prevalentes em indivíduos asmáticos atópicos do que entre os não atópicos.[52,53,54] Além do mais, quando submetidos à broncoprovocação específica, indivíduos asmáticos sensibilizados pelo fungo desenvolveram broncoconstrição aguda.[52,53,54] Em 1975, um estudo demonstrou que na resposta brônquica IgE-mediada para *Candida* estão envolvidas tanto a resposta precoce como a resposta tardia da hipersensibilidade tipo I.[54]

A *C. albicans* também foi implicada em casos de urticária com boa resposta à imunoterapia. Em 1971, James e Warin detectaram testes de puntura positivos para antígenos da cândida em 36 entre 100 pacientes com urticária crônica, e 25 dos sensibilizados desenvolveram urticas após provocação oral. Interessantemente, a terapia com nistatina oral e dieta livre de leveduras foi utilizada em pacientes sensibilizados à candida e em 18 controles com testes cutâneos negativos; nesse caso, a melhora da urticária ocorreu em 81% dos pacientes sensibilizados e em apenas 39% daqueles com testes cutâneos negativos.[55]

A *C. albicans* é um fungo capaz de colonizar vários locais do corpo humano, entre eles a mucosa vaginal. Ainda não está definitivamente estabelecido na literatura se a candidíase vaginal recorrente constitui uma deficiência imunológica ou uma alergia mediada por IgE. Nesse contexto, há evidências de que não haja participação de um mecanismo de hipersensibilidade IgE mediado, mas que constitua uma deficiência imune local consequente à redução de linfócitos Th1 da mucosa vaginal.[56]

IgE e doenças parasitárias: papel protetor?

Nos países em desenvolvimento, as infecções parasitárias constituem a causa mais comum da elevação dos níveis de IgE.[27,57,58] Nas infecções por metazoários, está bem estabelecido que os parasitos secretam fatores adjuvantes capazes de levar a uma polarização intensa para a resposta imune do tipo Th2. Portanto, ocorre aumento da produção de IL-4, da eosinofilia sanguínea e tecidual e da concentração de IgE, tanto específica para o parasito quanto não específica (ativação policlonal), cujos níveis, aparentemente, apresentam relação direta com o grau de invasão tecidual.[2]

Os parasitos mais fortemente associados ao aumento dos níveis de IgE são o *Ascaris, Strongyloides, Schistosoma, Ancylostoma, Toxocara, Trichuris, Echinococcus, Necator* e filaria.[58] O papel biológico primário da IgE na defesa contra as infecções parasitárias continua controverso, havendo evidências de seu papel protetor na esquistossomose;[59] por outro lado, outros estudos demonstraram que os níveis de IgE podem estar relacionados com o risco de reinfecção, sobretudo em casos de malária e ascaridíase.[60]

Hipótese da higiene

A hipótese da higiene surgiu com o objetivo de explicar o aumento de casos de asma nos últimos 30 anos, tanto em sociedades industrializadas como em países em desenvolvimento, nos quais cerca de 20 a 30% dos indivíduos apresentam alguma doença alérgica em resposta a antígenos ambientais.[61] Muitos estudos têm apontado como prováveis causas a maior exposição a alérgenos, poluição, alteração da flora intestinal, hábitos alimentares, parasitoses e redução de infecções bacterianas que levariam ao desvio da resposta imune do padrão Th1 para Th2, resultando em predisposição às doenças alérgicas.[61]

A resposta imune induzida por alérgenos ambientais ou por infecções bacterianas intracelulares apresenta padrões diferentes de citocinas.[62,63] Em indivíduos atópicos, os alérgenos induzem a diferenciação de uma maior porcentagem de células T específicas pertencente à população linfocitária Th2 (CD4+), que produz níveis relativamente altos de interleucina IL-4 e IL-5 e níveis baixos, quase indetectáveis, de interferon-γ (IFN-γ).[64,65,66] Em contraste, a maioria das infecções intracelulares bacterianas induz a resposta da população de linfócitos Th1 (CD4+), característica da resposta imune celular, com alta produção de IFN-γ.[64] Neste cenário, as citocinas representam um papel fundamental na regulação da resposta

imune a alérgenos e a agentes infecciosos[67] e o período pré-natal e início da infância são considerados críticos para o estabelecimento do equilíbrio Th1/Th2.[68]

A hipótese da higiene ganhou força com o relato de Shirakawa *et al.* (1997), que acompanharam um grupo de crianças e observaram correlação inversa entre a reatividade ao PPD e a incidência de asma no Japão. As crianças reatoras à tuberculina também apresentaram dosagens séricas mais elevadas de citocinas do padrão Th1. Os autores aventaram a hipótese de que, nessas crianças, a vacina teria sido eficaz na prevenção da asma, em contraste àquelas que não haviam sido expostas ao BCG.[69] Do mesmo modo, a vacinação no início da infância com BCG pareceu prevenir o desenvolvimento de atopia em crianças africanas.[70]

Na sua interpretação mais simplista, a hipótese da higiene sugere que a exposição a produtos microbianos ou agentes infecciosos, sobretudo na infância, module a resposta imune no nível do balanço Th1/Th2, de tal modo que possa prevenir o desenvolvimento da atopia. A infecção provocada pela micobactéria atenuada presente na vacina BCG poderia exercer essa função, de modo especial se a vacina for administrada nos primeiros meses de vida. Contrariamente, a ausência de exposição poderia facilitar o desvio da resposta imune para o polo Th2 e o desencadeamento de doenças alérgicas em indivíduos predispostos. No entanto, cabe ressaltar que, embora haja evidências de que a vacina BCG possa reduzir a incidência de asma alérgica, não parece diminuir o risco de asma não alérgica em países em desenvolvimento.[71]

Outro aspecto da relação entre micro-organismos e o risco de alergia refere-se ao fato de algumas infecções serem mais frequentes nos primeiros anos de vida e qual seria seu efeito sobre o trato gastrointestinal. Nesse contexto, Matricardi *et al.* relataram que a presença de anticorpos para o vírus da hepatite A, *Toxoplasma gondii* e herpes simplex em adultos estava associada ao menor risco de asma e rinite. Uma possível explicação para essa observação é a de que tais infecções são adquiridas precocemente na infância por transmissão orofecal e poderiam ter papel protetor contra alergia.[72]

Há evidências de que indivíduos vivendo em áreas rurais e mais expostos a microrganismos apresentem menor prevalência de asma quando comparados a controles pareados residindo em áreas urbanas.[73] Durante um estudo comparativo entre crianças na Suécia e na Estônia, foi observado que a proporção de microganismos aeróbios e anaeróbios na flora intestinal estava associada à menor prevalência de asma.[74] Além disso, tem sido sugerido que alterações da flora intestinal normal, decorrentes do maior uso de antibióticos, possam contribuir para a maior prevalência de asma em crianças.[75]

A aplicação da hipótese da higiene em relação às parasitoses permanece controvertida. Considerando-se que os helmintos induzem uma forte resposta de padrão Th2, a previsão lógica seria uma maior incidência de doenças alérgicas em áreas endêmicas de parasitoses. Entretanto parece haver, paradoxalmente, também relação inversa entre parasitoses e doenças alérgicas.

Neste contexto, Lynch *et al.* relataram que, em crianças de uma área endêmica de parasitoses, o tratamento para *Ascaris lumbricoides* e *Trichuris trichiura* reduziu os níveis séricos de IL-4, IgE total e eosinofilia, como era esperado. Entretanto, as crianças apresentaram maior propensão

à reatividade cutânea para poeira domiciliar após o tratamento.[76]

Esses resultados também foram condizentes com aqueles encontrados por Nielse *et al.*, que relataram que a liberação de histamina dos basófilos de pacientes infectados com *Toxocara canis* ou *Ascaris suum* apresentava correlação com a razão entre IgE específica para o parasita e a IgE sérica total. Nesse caso, é possível que a estimulação para uma resposta intensa de IgE policlonal possa ser um dos mecanismos pelo qual os parasitas possam evadir os efeitos protetores de anticorpos específicos.[77]

Doenças alérgicas relacionadas com níveis elevados de IgE

Adicionalmente ao local de ativação dos mastócitos, o tipo de manifestação clínica presente nos pacientes alérgicos depende de vários outros fatores, como:

a) **Via de acesso do alérgeno:** a inalação leva à broncoconstrição e ao aumento da secreção de muco (asma e rinite); sua ingestão causa aumento do peristaltismo e da secreção (alergia alimentar com cólicas, náuseas, vômitos e diarreia); o contato pela via cutânea desencadeia dermatite, urticária e/ou angioedema; reações graves podem ocorrer em pacientes que recebem grandes doses de alérgeno pela via endovenosa (p. ex., medicamentos);

b) **Grau de sensibilização:** em indivíduos altamente sensibilizados, até mesmo doses mínimas do antígeno são capazes de desencadear reações fatais, uma vez que a expressão de receptores FcεRI na superfície celular aumenta após sua ligação com a IgE.[78]

As doenças mediadas por IgE são classificadas em atópicas e não atópicas. As principais doenças atópicas são asma, rinite e dermatite atópica, e as não atópicas são anafilaxia, urticária e angioedema e reações a venenos de insetos. Essas doenças serão discutidas nos capítulos correspondentes neste livro.

Há evidências de que mães atópicas transmitam a atopia a seus filhos com mais frequência do que pais atópicos. Essa observação pode ser explicada pela existência de uma associação entre o haplótipo mitocondrial e os níveis de IgE total e pelo fato do genoma mitocondrial ser de transmissão materna exclusiva.[79] Além disso, parece haver associação entre a expressão clínica da atopia e o complexo de genes que codificam para várias citocinas (IL-4, IL-5, IL-6 e IL-9, dentre outras) situado no cromossoma 5q23-35, assim como com o *locus* referente à cadeia beta do receptor de alta afinidade para IgE.[80]

Não obstante as numerosas evidências de que a IgE desempenhe um papel na etiopatogenia das doenças atópicas por meio de sua ligação ao alérgeno, muitas observações apontam para a possibilidade do envolvimento de mecanismos independentes de IgE, nos quais a produção de IgE específica para determinados alérgenos possa representar apenas um epifenômeno. Deve ser lembrado que a expansão de células Th2 envolvidas nos processos alérgicos pode ativar mecanismos efetores que não envolvem a imunoglobulina E. Portanto, camundongos deficientes de IgE sensibilizados a *Aspergillus fumigatus* apresentam broncoconstrição após desafio alérgeno-específico.[81]

No mesmo contexto, têm sido detectados anticorpos anti-IgE dos isótipos IgM, IgA and IgG no soro de pacientes com doenças atópicas, assim como em indivíduos assintomáticos. Em alguns casos, estes anticorpos podem reagir com a IgE ligada a receptores de alta afinidade presentes na superfície de mastócitos ou basófilos e deflagrar a liberação de mediadores ou até mesmo competir com a IgE pela ligação a seus receptores específicos. A hipótese de que anticorpos IgG anti-IgE possam desempenhar um papel no desenvolvimento da atopia ou na regulação da produção da IgE tem sido aventada por alguns investigadores.[82]

REFERÊNCIAS BIBLIOGRÁFICAS

1. Gell PGH, Coombs RRA (eds). Clinical Aspects of Immunology. 1st ed. Oxford, England: Blackwell; 1963.
2. Abbas AK, Lichtman AH, Pillai S. Cellular and Molecular Immunology, 7th ed, Saunders 2010.
3. Schroeder HW Jr, Cavacini L. Structure and function of immunoglobulins. J Allergy Clin Immunol 2010; 125:S41.
4. Poole JA, Matangkasombut P, Rosenwasser LJ. Targeting the IgE molecule in allergic and asthmatic diseases: Review of the IgE molecule and clinical efficacy. J Allergy Clin Immunol 2005; 115:S376.
5. Zhang M, Murphy RF, Agrawal DK. Decoding IgE Fc receptors. Immunol Res. 2007; 37(1):1-16.
6. Delves PJ, Martin SJ, Burton DR, Roitt, IM (eds). Roitt's Essential Immunology, 11th ed., Blackwell Publishing, 2006.
7. Schwartz LB. Systemic Anaphylaxis. In: Cecil Textbook of Medicine edited by Goldman L & Ausiello D. 22th edition, 2004 Saunders
8. Vercelli D. Immunobiology of IgE. In: Middleton's allergy: principles and practice. 7th ed Adkinson N, Bochner BS, Busse WW, Holgate ST, Lemanske RF, Simons FER, editors. St Louis: Mosby Elsevier; 2009.
9. Oettgen HC, Geha RS. IgE regulation and roles in asthma pathogenesis. J Allergy Clin Immunol 2001; 107:429–440.
10. Brinkmann V, Kristofic C. TCR-stimulated naive human CD4+45RO– T cells develop into effector cells that secrete IL-13, IL-5,

and IFN-γ, but no IL-4, and help efficient IgE production by B cells. J Immunol 1995; 154:3078–3087.

11. Gould HJ, Sutton BJ. IgE in allergy and asthma today.Nat Rev Immunol 2008;8:205-17.

12. Yu P, Kosco-Vilbois M, Richards M, Kohler G, Lamers MC. Negative feedback regulation of IgE synthesis by murine CD23. Nature 1994; 369:753.

13. Dullaers M, De Bruyne R, Ramadani F, et al. The who, where, and when of IgE in allergic airway disease. J Allergy Clin Immunol 2012; 129:635.

14. Lieberman, P. Biphasic anaphylactic reactions. Ann Allergy Asthma Immunol 2005; 95:217.

15. Hogan SP, Rosenberg HF, Moqbel R, Phipps S, Foster PS, Lacy P, Kay AB, Rothenberg ME. Eosinophils: biological properties and role in health and disease. Clin Exp Allergy. 2008;38:709-50.

16. Businco L, Marchetti F, Pellegrini G, et al. Predictive value of cord blood IgE levels in 'at-risk' newborn babies and influence of type of feeding. Clin Allergy 1983; 13:503.

17. Delepesse M, Sarfati M, Lang G. Prenatal and neonatal synthesis of IgE. Monogr Allergy 1983; 18:83.

18. Bertino E, Bisson C, Martano C, et al. Relationship between maternal- and fetal-specific IgE. Pediatr Allergy Immunol 2006; 17:484.

19. Bønnelykke K, Pipper CB, Bisgaard H. Transfer of maternal IgE can be a common cause of increased IgE levels in cord blood. J Allergy Clin Immunol 2010; 126:657.

20. Burrows B, Martinez FD, Halonen M, et al. Association of asthma with serum IgE levels and skin-test reactivity to allergens. N Engl J Med 1989; 320:271.

21. Spergel JM. From atopic dermatitis to asthma: the atopic march. Ann Allergy Asthma Immunol 2010; 105:99.

22. Orgel HA, Lenoir MA, Bazaral M, Serum IgG, IgA, IgM and IgE levels and allergy in Filipino children in the United States. J Allergy Clin Immunol 1974; 53:213.

23. Johansson SGO, Mellbin T, Vahlquist B. Immunoglobulin levels in Ethiopian preschool children with special reference to high concentrations of immunoglobulin E (IgND). Lancet 1968; 1:1118.

24. G rundbacher FJ, Massie FS. Levels of immunoglobulin G, M, A, and E at various ages in allergic and nonallergic black and white individuals. J Allergy Clin Immunol 1985; 75:651.

25. Omenaas E, Bakke P, Elsayed S, et al. Total and specific serum IgE levels in adults: relationship to sex, age and environmental factors. Clin Exp Allergy 1994; 24:530.

26. Klink M, Cline MG, Halonen M, et al. Problems in defining normal limits for serum IgE. J Allergy Clin Immunol 1990; 85:440.

27. Raby BA, Van Steen K, Lazarus R, et al. Eotaxin polymorphisms and serum total IgE levels in children with asthma. J Allergy Clin Immunol 2007; 117:298.

28. Yunginger JW, Gleich GJ. Seasonal changes in IgE antibodies and their relationship to IgG antibodies during immunotherapy for ragweed hay fever. J Clin Invest 1973; 52:1268.

29. Diaz-Sanchez D, Dotson AR, Takenaka H, et al. Diesel exhaust particles induce local IgE production in vivo and alter the pattern of IgE messenger RNA isoforms. J Clin Invest 1994; 94:1417.

30. Diaz-Sanchez D, Tsien A, Casillas A, et al. Enhanced nasal cytokine production in human beings after in vivo challenge with diesel exhaust particles. J Allergy Clin Immunol 1996; 98:114.

31. Magnusson CGM, Masson PL. A reappraisal of IgE levels in various human secretions by particle counting immunoassay combined with pepsin digestion. Int Arch Allergy Immunol 1985; 77:292.

32. Roa S, Isidoro-Garcia M, Davila I, et al. Molecular analysis of activation-induced cytidine deaminase gene in immunoglobulin-E deficient patients. Clin Dev Immunol 2008; 2008:146715.

33. Al-Herz W, Bousfiha A, Casanova JL, et al. Primary immunodeficiency diseases: an update on the classification from the International Union of Immunological Societies Expert Committee for Primary Immunodeficiency. Frontires in Immunology, April 2014, Volume 5, Article 162, 1-32

34. Smith JK, Krishnaswamy GH, Dykes R, et al. Clinical manifestations of IgE hypogammaglobulinemia. Ann Allergy Asthma Immunol 1997; 78:313

35. Kawakami T, Kitaura J. Mast cell survival and activation by IgE in the absence of antigen: a

consideration of the biologic mechanisms and relevance. J Immunol 2005; 175:4167).

36. Kumar V, Sharma A. Mast cells: emerging sentinel innate immune cells with diverse role in immunity. Mol Immunol 2010; 48:14.

37. Welliver RC, Wong DT, Sun M, et al. The development of respiratory syncytial virus-specific IgE and the release of histamine in nasopharyngeal secretions after infection. N Engl J Med 1981; 305:841.

38. Welliver RC, Sun M, Rinaldo D, et al. Predictive value of respiratory syncytial virus-specific IgE responses for recurrent wheezing following bronchiolitis. J Pediatr 1986; 109:776.

39. Skoner DP, Doyle WJ, Tanner EP, et al. Effect of rhinovirus 39 (RV-39) infection on immune and inflammatory parameters in allergic and non-allergic subjects. Clin Exp Allergy 1995; 25:561.

40. Griffin DE, Cooper SJ, Hirsch RL, et al. Changes in plasma IgE levels during complicated and uncomplicated measles virus infection. J Allergy Clin Immunol 1985; 76:206.

41. Bluth MH, Norowitz KB, Chice S, et al. IgE, CD8(+)CD60+ T cells and IFN-alpha in human immunity to parvovirus B19 in selective IgA deficiency. Hum Immunol 2005; 66:1029.

42. Wright DN, Nelson RP Jr, Ledford DK, et al. Serum IgE and human immunodeficiency virus (HIV) infection. J Allergy Clin Immunol 1990; 85:445.

43. Miguez-Burbano MJ, Shor-Posner G, Fletcher MA, et al. Immunoglobulin E levels in relationship to HIV-1 disease, route of infection, and vitamin E status. Allergy 1995; 50:157.

44. Ellaurie M, Rubinstein A, Rosenstreich DL. IgE levels in pediatric HIV-1 infection. Ann Allergy Asthma Immunol 1995; 75:332.

45. Secord EA, Kleiner GI, Auci DL, et al. Immunodeficiency and other clinical immunology. IgE against HIV proteins in clinically healthy children with HIV disease. J Allergy Clin Immunol 1996; 98:979.

46. I de F, Matsubara T, Kaneko M, et al. Staphylococcal enterotoxin-specific IgE antibodies in atopic dermatitis. Pediatr Internat 2004; 46:337.

47. Mayorga C, Torres MJ, Corzo JL, et al. Immediate allergy to tetanus toxoid vaccine: determination of immunoglobulin E and immunoglobulin G antibodies to allergenic proteins. Ann Allergy Asthma Immunol 2003; 90:238.

48. Torre D, Issi M, Chelazzi G, et al. Total serum IgE levels in children with pertussis. Am J Dis Child 1990; 144:290.

49. Jensen-Jarolim E, Poulsen LK, With H, et al. Atopic dermatitis of the face, scalp, and neck: type I reaction to the yeast Pityrosporum ovale? J Allergy Clin Immunol 1992; 89:44.

50. Nermes M, Savolainen J, Kalimo K, et al. Determination of IgE antibodies to Candida albicans mannan with nitrocellulose-RAST in patients with atopic diseases. Clin Exp Allergy 1994; 24:318.

51. Platts-Mills TAE, Call RS, Deuell BA, et al. The association of hypersensitivity diseases with dermatophyte infections. Clin Exp Allergy 1992; 22:427.

52. Pepys J, Faux JA, Longbottom JF, McCarthy DS, Hargreave FE. Candida albicans precipitins in respiratory disease in men. Journal of Allergy. 1968;41:306-318

53. Kabe J, Aioki Y, Ishizaki T, et al. Relationship of dermal and pulmonary sensitivity to extracts of Candida albicans. American Review of Respiratory disease. 1971; 104:348-357

54. KurimotoY. Relationship among skin tests, bronchial challenge and serology in house dust and Candida albicans allergic asthma. Annals of Allergy. 1975;35:131-141.

55. James J, Warin RP.An assesment of the role of Candida albicans and food yeast in chronic urticaria. British Journal of Dermatology. 1971;84:227-237.

56. Clancy R, Corrigan E, Dunkley M, et al. Recurrent vulovovaginal candidiasis – allergy or immunde deficiency. Int Arch allergy Immunol. 1999; 118:349-350.

57. Omenaas E, Bakke P, Elsayed S, et al. Total and specific serum IgE levels in adults: relationship to sex, age and environmental factors. Clin Exp Allergy 1994; 24:530.

58. NIAID-Sponsored Expert Panel, Boyce JA, Assa'ad A, et al. Guidelines for the diagnosis and management of food allergy in the United States: report of the NIAID-sponsored expert panel. J Allergy Clin Immunol 2010; 126:S1.

59. Demeure CE, Rihet P, Abel L, et al. Resistance to Schistosoma mansoni in humans: influence of the IgE/IgG4 balance and IgG2 in im-

munity to reinfection after chemotherapy. JID 1993; 168:1000.

60. Hagel I, Lynch NR, DiPrisco MC, et al. Ascaris reinfection of slum children: relation with the IgE response. Clin Exp Immunol 1993; 94:80.

61. Yang X, Wang S, Fan Y, et al. Systemic mycobacterial infection inhibits antigen-specific immunoglobulin E production, bronchial mucus production and eosinophilic inflammation induced by allergen. Immunology. 1999; 98:329.

62. Romangnani S. Lymphokine production by human T cells in disease states. Annu. Rev. Immunol. 1994; 12:227.

63. Romangnani S. The Th1/Th2 paradigm. Immunol. Today. 1997; 18: 263.

64. Kaufmann SH. Immunity to intracellular bacteria. Annu. Rev. Immunol. 1993; 11: 129.

65. Robinson D S, Hamid Q & Ying S. Predominant Th2-like bronchoalveolar T-lymphocyte population in atopic asthma. N. Engl. J. Med. 1993; 326: 295.

66. Romagnani S. Induction of Th1 and Th2 responses: a key role for the 'natural' immune response? Immunol. Today. 1992; 13: 379.

67. Mosmann T R. & Subash S.The expanding universe of T cells subsets: Th1, Th2 and more. Immunol. Today. 1996; 17: 138.

68. Shaheen SO, Aahy P, Hall AJ, et al. Measles and atopy in Guines-Bissau. Lancet. 1996; 347: 1792.

69. Shirakawa T, Enotnoto T, Shimazu S, et al. The inverse association between tuberculin responses and atopic disorder. Science. 1997; 275: 77-9.

70. Abby P, Shaheen SO, Heyes C B et al. Early BCG vaccination and reduction in atopy in guinea-bissau. Clin. Exp. Allergy. 2000; 30: 644.

71. Pereira MU, Sly PD, Pitrez PM, et al. Nonatopic asthma is associated with helminth infections and bronchiolitis in poor children. Eur Respir J. 2007;29(6):1154-60).

72. Matricardi PM, Rosmini F, Panetta V, et al. Hay fever and asthma in relation to markers of infection in the United States. J Allergy Clin Immunol 2002; 110:381

73. Von Mutius E. Infection: friend or foe in the development of atopy and asthma? The epidemiological evidence. Eur Respir J 2001; 18(5):872–881)

74. Bjorksten B, Naaber P, Sepp E, et al. The intestinal microflora in allergic Estonian and Swedish 2-year-old children. Clin Exp Allergy 1999; 29(3):342–346

75. Marra F, Lynd L, Coombes M, et al. Does antibiotic exposure during infancy lead to development of asthma?: a systematic review and meta-analysis. Chest 2006; 129(3): 610–618).

76. Lynch NR, Hagel I, Perez M, et al. Effect of anthelmintic treatment on the allergic reactivity of children in a tropical slum. J Allergy Clin Immunol 1993; 92:404.

77. Nielsen BW, Lind P, Hansen B, et al. Immune responses to nematode exoantigens: sensitizing antibodies and basophil histamine release. Allergy 1994; 49:427.

78. Adkinson NF, Yunginger JW, Busse W, Bochner B, Holgate S, Simons FE. Middleton's Priciples and Practice. 6th ed. St.Louis. Mosby Company Ed. 2003.

79. Raby BA, Klanderman B, Murphy A, Mazza S, Camargo CA, Silverman EK, Weiss ST. A common mitochondrial haplogroup is associated with elevated total serum Immunoglobulin E levels. Journal of Allergy and Clinical Immunology. 2007 120:351-8.

80. Vercelli, D. Genetic regulation of IgE responses: Achilles and the tortoise. J Allergy Clin Immunol 2005; 116:60.

81. Mehlhop PD, van de Rijn M, Goldberg AB, Brewer JP, Kurup VP, Martin TR, Oettgen HC. Allergen-induced bronchial hyperreactivity and eosinophilic inflammation occur in the absence of IgE in a mouse model of asthma. Proc Natl Acad Sci USA 1997; 94:1344-1349.

82. Sabroe RA, Poon E, Orchard GE, Lane D, Francis DM, Barr RM, Black MM, Black AK, Greaves MW. Cutaneous inflammatory cell infiltrate in chronic idiopathic urticaria: comparison of patients with and without anti-Fcepsilon RI or anti-IgE autoantibodies. J Allergy Clin Immunol 1999; 103: 484-93.

CAPÍTULO 4

Imunizações

Jorge Kalil ■ Ana Karolina Barreto Berselli Marinho

INTRODUÇÃO

Situação da prevenção e controle das doenças transmissíveis no Brasil

A situação epidemiológica das doenças transmissíveis tem apresentado mudanças significativas nos últimos tempos, observadas pelos padrões de morbimortalidade em todo o mundo. Essas doenças são um desafio aos programas de prevenção devido ao surgimento de enfermidades como a SIDA (Síndrome da Imunodeficiência Humana Adquirida) ou de agentes que sofreram modificações genéticas e se disseminam rapidamente, como a pandemia produzida pelo vírus da Influenza A (H1N1). Algumas doenças ressurgiram, como é o caso da dengue, e outras nunca desapareceram, como a tuberculose, o que é um grande problema para o sistema de saúde do país. É indiscutível a redução da morbimortalidade causada pelas doenças infecciosas e parasitárias no final do século XX decorrente da instituição das vacinas, porém os índices de morbidade nas diversas regiões do país ainda é elevado.[1] O Ministério da Saúde direciona as doenças transmissíveis no Brasil em três tendências: doenças transmissíveis com tendência declinante (poliomielite, tétano neonatal, sarampo); doenças transmissíveis com quadro de persistência (hepatites virais, tuberculose); e doenças transmissíveis emergentes e reemergentes (SIDA, dengue, Influenza pandêmica – H1N1)[2] (Figura 4.1).

Programa Nacional de Imunizações

O PNI foi implantado em 1973 e foi responsável por grandes marcos na história da saúde pública do Brasil, como erradicação da varíola, em 1973; eliminação da poliomielite, em 1989; controle do sarampo; redução da morbimortalidade infantil; e estabelecimento da notificação compulsória das doenças transmissíveis. Em 1994, houve a publicação da primeira edição do Manual para Centro de Referência para Imunobiológicos Especiais (CRIE). Nos CRIEs, são disponibilizadas vacinas para determinados grupos de pacientes, como imunodeprimidos, profissionais de saúde e outros grupos de indivíduos susceptíveis a doenças preveníveis[2] (Figura 4.2).

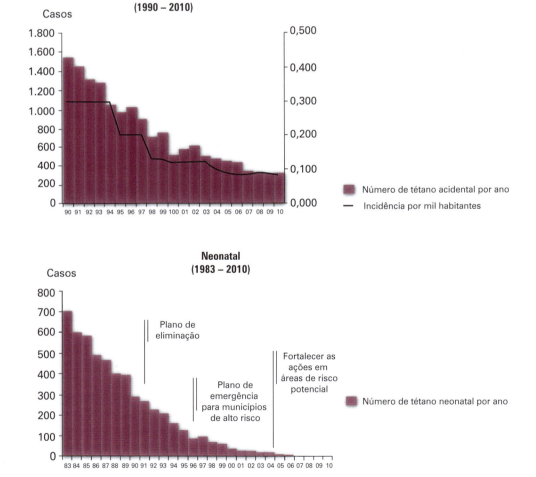

Figura 4.1 – Número de casos de tétano neonatal e acidental.
Fonte: Sinan/SVS/MS, dados em 25/08/11, Ministério da Saúde, Brasil, 2010.

Imunizações

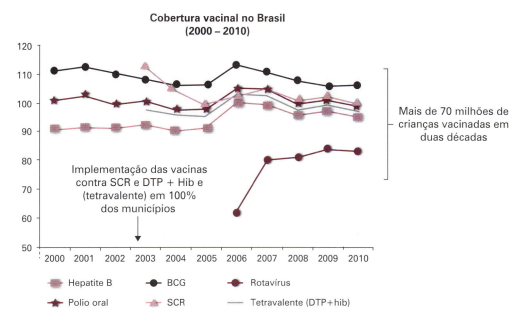

Figura 4.2 – Cobertura vacinal por tipo de vacina em crianças no Brasil no período de 2000 a 2010.

Em 2004, foi instituído o calendário básico de vacinação da criança, do adolescente, do adulto e do idoso. Os programas de imunização têm o objetivo de prevenir as doenças transmissíveis em indivíduos susceptíveis em todo o mundo, reduzindo a morbimortalidade[1,2] (Figura 4.3).

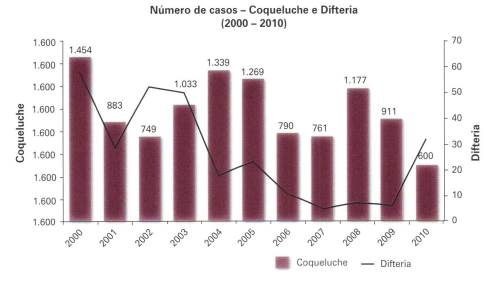

Figura 4.3 – Número de casos de coqueluche e difteria.
Fonte: Sinan/SVS, Ministério da Saúde, Brasil, 2010.

CONSIDERAÇÕES GERAIS

A resposta adequada às vacinas depende de uma série de fatores, como o tipo de vacina, a idade do indivíduo que receberá a vacina, e a integridade do sistema imunológico. As recomendações, de acordo com a idade em que as vacinas são administradas, são influenciadas pela exposição a determinadas doenças, aos riscos específicos de complicações em relação à idade e potenciais interferências com a resposta imune por anticorpos maternos transferidos passivamente.[3]

Certos produtos, como as vacinas inativadas, toxoides, vacinas de subunidades recombinantes e vacinas de polissacarídeos, requerem mais de duas doses para induzir uma resposta de anticorpos adequada. Vacinas de polissacarídeos não conjugados não induzem a memória das células T, e doses adicionais podem aumentar o nível de proteção. A conjugação com uma proteína aumenta a eficácia de vacinas de polissacarídeos por indução dependente de linfócitos T. Muitas vacinas podem estimular tanto a imunidade mediada por células como os anticorpos neutralizantes, podendo induzir uma imunidade prolongada mesmo com a redução dos títulos de anticorpos ao longo do tempo. Os adjuvantes são componentes incorporados às vacinas com o objetivo de otimizar a resposta imune aos antígenos vacinais por meio das células apresentadoras de antígenos e indução de citocinas imunomoduladoras.[4]

Imunidade ativa e passiva

A imunidade protetora contra um microrganismo é, na maioria das vezes, induzida pela resposta do hospedeiro ao microrganismo. A forma de imunidade que é induzida pela exposição a um antígeno é denominada imunidade ativa, haja vista que o indivíduo imunizado desempenha um papel ativo na resposta ao antígeno. Esse tipo de imunidade é aquele conferido pelas vacinas ou toxoides e induz uma resposta imune primária: proliferação de linfócitos B, resposta de anticorpos e estímulos de linfócitos T. A imunidade conferida a um indivíduo pela transferência de soro ou de linfócitos de um indivíduo especificamente imunizado, constituindo um processo conhecido, é denominada imunidade passiva. O receptor torna-se imune ao antígeno específico sem ter nunca ter sido exposto. A imunização passiva constituiu um método útil para se conferir uma resposta imunológica protetora rápida sem que haja a necessidade de uma resposta imunológica ativa do indivíduo como, por exemplo, a transferência passiva de anticorpos maternos para o feto.[4]

Tipos de vacinas
Vacinas inativadas e atenuadas

As vacinas de agentes mortos ou inativados são processados com antígenos mortos viral ou bacteriano com o benefício de não expor o indivíduo aos riscos de infecção pelo antígeno vacinal selvagem. Alguns determinantes antigênicos permanecem intactos na vacina, garantido uma reposta imune satisfatória. A vantagem na administração dessas vacinas é, sem dúvida, a segurança, porém as vacinas inativadas não têm a capacidade de estimular a produção de IgA nas mucosas e não têm um efeito duradouro, como as vacinas atenuadas. São necessárias doses de reforço em sua maioria para garantir uma resposta vacinal prolongada.

As vacinas atenuadas ou vivas têm a capacidade de induzir a replicação viral induzindo uma resposta imune protetora sem resultar em infecção clínica significativa. A atenuação é conseguida por passagem do vírus em linhagens de células não humanas. Por serem vacinas vivas atenuadas, têm a capacidade de reproduzir a infecção natural, resultando em uma resposta imune duradoura em alguns casos, eliminando a necessidade de doses de reforço. Além disso, a resposta imune celular e da mucosa pode ser alcançada, otimizando a qualidade da imunidade contra os patógenos.

Indivíduos imunocomprometidos têm restrições ao uso de vacinas atenuadas virais ou bacterianas.

Vacinas conjugadas

Algumas bactérias, como o *Haemophilus spp.* e o *Streptococcus pneumoniae*, têm uma cápsula externa composta por polissacarídeos e são de particular importância patogênica em crianças menores de dois anos de idade.

O objetivo da vacinação é o de induzir anticorpos contra a cápsula de polissacarídeo dessas bactérias. Porém, a resposta T-dependente está abaixo do ideal em crianças pequenas, devido à imaturidade do sistema imunológico. Para otimizar o efeito da vacina contra o *Haemophilus ssp.* e *Streptococcus pneumoniae*, foram conjugadas proteínas carreadoras, a fim de tornar a resposta vacinal dependente de células T e, consequentemente, com indução de memória imunológica e aumento da avidez dos anticorpos (predominantemente da classe IgG1).[5]

Subunidades de vacinas

As subunidades de vacinas são repetidas vezes produzidas com a utilização de DNA recombinante. Como exemplo, temos a vacina contra a hepatite B, desenvolvida pela clonagem de antígeno de superfície da hepatite B (HBsAg), capaz de estimular a produção de anticorpos neutralizantes e imunidade mediada por células, induzindo proteção prolongada.

Administração simultânea de vacinas

A administração simultânea da vacina é definida como a administração de mais de uma vacina no mesmo dia, em diferentes locais anatômicos e em seringas diferente. Diversos estudos sugerem a administração segura simultânea de vacinas. Essa medida assegura que o indivíduo receberá adequadamente o maior número possível de vacinas com segurança. Um estudo realizado durante um surto de sarampo demonstrou que cerca de um terço dos casos de sarampo entre os não vacinados, mas por vacinas elegíveis pré-escolares, poderiam ter sido evitados se a SCR (sarampo, caxumba e rubéola) tivesse sido administrada na mesma visita quando outra vacina foi aplicada. A administração simultânea também é fundamental na programação de viagens e quando o profissional de saúde não tem certeza que o indivíduo retornará ao serviço de saúde para receber outras vacinas. Não há evidências que vacinas inativadas interfiram com a eficácia de outras vacinas inativadas ou atenuadas.

A administração rotineira de todas as doses apropriadas à idade das vacinas é recomendada simultaneamente para crianças para as quais não há contraindicações específicas no momento da visita.

Intervalo entre a administração de vacinas e produtos contendo anticorpos

Alguns produtos derivados de sangue, como sangue total, imunoglobulinas, plaquetas, plasma, dentre outros, podem inibir a resposta imune às vacinas contra sarampo e rubéola por três meses ou mais. Os produtos têm elevadas concentrações de anticorpos contra a varicela e caxumba. Sendo assim, vacinas vivas atenuadas não devem ser administradas de modo simultâneo a hemoderivados. O intervalo de tempo mínimo recomendado entre a administração dos hemoderivados e das vacinas vivas atenuadas é dependente do produto e da dose.[3,6]

Eficácia das vacinas

Alguns fatores interferem na eficácia das vacinas, como:

- **Segurança:** a maioria das vacinas é segura causando efeitos colaterais leves. Podem surgir efeitos locais, como dor, hiperemia e enduração no local da injeção, até efeitos sistêmicos, como febre e mialgia. Efeitos colaterais graves são descritos, embora raros, como anafilaxia, e muitas vezes podem estar relacionados com os componentes das vacinas (estabilizantes, conservantes, antibióticos, resíduos de proteínas).
- **Proteção:** vacina deve proteger o receptor contra a doença resultante da exposição ao patógeno vivo.
- **Proteção prolongada:** proteção contra a doença deve ser prolongada, senão por toda a vida.
- **Indução da neutralização de anticorpos:** os anticorpos neutralizantes têm papel fundamental na reposta contra o antígeno, sobretudo em relação aos antígenos virais.
- **Indução de proteção celular:** a indução da resposta celular é importante principalmente contra patógenos intracelulares e micobactérias.

Além dos efeitos imunológicos e da segurança, devem ser considerados: efeitos colaterais aceitáveis, baixo custo na produção, fácil armazenamento, produção em larga escala e fácil administração, como fatores relacionados com a eficácia das vacinas.[5]

CONTRAINDICAÇÕES E PRECAUÇÕES

Contraindicações e precauções à vacinação são as condições em que, por maior risco de reações adversas graves, as vacinas não devem ser administradas naquele momento. A maior parte das contraindicações e precauções é temporária; muitas vezes as vacinas podem ser administradas posteriormente. As vacinas não devem ser administradas quando uma contraindicação está presente; por exemplo, a vacina contra SCR não deve ser administrada a pessoas gravemente imunocomprometidas. Por outro lado, certas condições são interpretadas como contraindicações, acarretando oportunidade perdida para a vacinação, como diarreia, infecções de vias aéreas superiores com ou sem febre e reações adversas leves a vacinas anteriores. A única contraindicação a todas as vacinas são as reações alérgicas graves (p. ex., anafilaxia) às vacinas ou a seus componentes. Indivíduos imunocomprometidos e gestantes não devem receber vacinas vivas atenuadas.[3,6,7]

RECOMENDAÇÕES DE VACINAS – CALENDÁRIO BÁSICO E EM SITUAÇÕES ESPECIAIS[8,9,10] (TABELAS 4.1, 4.2, 4.3, 4.4)

Ocupacional

As recomendações do calendário de vacinação têm o objetivo de prevenir doenças de acordo com o risco de expo-

Imunizações

Tabela 4.1 – Calendário de vacinação do prematuro.	
Vacinas	Recomendações, esquemas e cuidados especiais
BCG ID	Aplicada preferencialmente ao nascimento em RN com peso > ou igual a 2.000 g
Hepatite B	Primeira dose ao nascimento e outras duas doses posteriormente (0-1 ou 2-6). RN com menos de 33 semanas ou peso < 2.000 g: 4 doses (0-1-2-6)
Palivizumabe	Anticorpo monoclonal específico contra o vírus sincicial respiratório (VSR). Indicação: período de circulação do VSR.
Pneumocócica conjugada	Iniciar o mais precoce possível (2 m), respeitando a idade cronológica (2-4-6 m e reforço aos 15 m).
Influenza (gripe)	Avaliar a idade cronológica e a sazonalidade. Duas doses a partir de 6 m com intervalo de 30 dias.
Poliomielite	Utilizar vacina inativada em RN internados em unidade neonatal
Rotavírus	Não utilizar a vacina em ambiente hospitalar
Tríplice bacteriana	Preferir vacinas acelulares
Haemophilus influenzae B (Hib)	Vacinas combinadas da tríplice bacteriana acelular (DTPa) com Hib e outros antígenos são preferenciais.

RN: recém-nascido, BCG: Bacilo de Calmette-Guérin, ID: intradérmico.
As demais vacinas devem ser administradas de acordo com o calendário vacinal e idade cronológica.

sição ocupacional. Os seguintes grupos se enquadram nesse calendário: profissionais de saúde, profissionais que lidam com alimentos e bebidas, profissionais de lidam com dejetos e água potencialmente contaminada, policiais, bombeiros, militares, cuidadores de crianças e idosos, profissionais do sexo, profissionais administrativos (trabalham em ambiente fechado), profissionais viajantes, receptivos de estrangeiros, profissionais da aviação, aquaviários, manicures, podólogos e coletores de lixo. Em todas as situações, a tríplice viral e a vacina contra influenza estão indicadas. A tríplice bacteriana deve ser indicada para todos os grupos, com exceção dos profissionais administrativos. Para outras vacinas, é necessário considerar o risco de cada profissão.[9]

Viajantes

A vacinação do viajante é importante medida de prevenção de doenças em virtude da exposição de agentes patológicos pela água, por alimentos e insetos não comuns ao país de origem. O indivíduo imunizado não adquire a infecção e não é fonte de disseminação de infecção na comunidade. As vacinas devem ser administradas com antecedência de 10 a 15 dias antes da viagem, a fim de assegurar níveis adequados de proteção ao viajante. Além do calendário próprio de cada idade, considerar as vacinas específicas para cada área de risco como, por exemplo, a vacina contra a febre amarela, pólio inativada, influenza e hepatite A.[9]

Capítulo 4

Alergia & Imunologia Aplicação Clínica

Tabela 4.2 – Calendário de vacinação da criança.			
Idade	**Vacinas**	**Doses**	**Considerações**
Ao nascer	BCG – ID	Dose única	Evitar as formas graves de tuberculose
	Hepatite B	1ª dose	
2 meses	Hepatite B	2ª dose	Administrada no 1º ou 2º mês
	Tríplice bacteriana (DTP ou DTPa)	1ª dose	
	Polio inativada	1ª dose	
	Haemophilus influenzae b (Hib)	1ª dose	
	Pneumocócica conjugada	1ª dose	VPC 10 ou VPC 13
	Rotavírus	1ª dose	Considerar 2 ou 3 doses
3 meses	Meningocócica conjugada	1ª dose	
4 meses	Tríplice bacteriana (DTP ou DTPa)	2ª dose	
	Polio inativada	2ª dose	
	Haemophilus influenzae B (Hib)	2ª dose	
	Pneumocócica conjugada	2ª dose	
	Rotavírus	2ª dose	
5 meses	Meningocócica conjugada	2ª dose	
6 meses	Hepatite B	3ª dose	
	Tríplice bacteriana (DTP ou DTPa)	3ª dose	
	Polio inativada	3ª dose	
	Haemophilus influenzae b (Hib)	3ª dose	
	Pneumocócica conjugada	3ª dose	
	Rotavírus	3ª dose	
	Influenza	2 doses	Duas doses na primovacinação antes dos 9 anos de idade e dose anual de reforço

(*Continua*)

(*Continuação*)

Tabela 4.2 – Calendário de vacinação da criança.			
Idade	**Vacinas**	**Doses**	**Considerações**
9 meses	Febre amarela	Dose única	Indicação de acordo com áreas de risco
12 meses	Hepatite A	1ª dose	
	Tríplice viral (SCR)	1ª dose	
	Varicela	1ª dose	
	Pneumocócica conjugada	Reforço	Reforço até os 15 meses
	Meningocócica conjugada	Reforço	Idem
15 meses	Tríplice bacteriana (DTP ou DTPa)	Reforço	Reforço até os 18 meses
	Polio inativada	Reforço	Idem
	Haemophilus influenzae b (Hib)	Reforço	Idem
18 meses	Hepatite A	2ª dose	
	Tríplice viral (SCR)	2ª dose	Segunda dose: entre 15 e 24 meses
	Varicela	2ª dose	Idem
4 aos 6 anos	Tríplice bacteriana e pólio inativada	Reforço	
5 aos 6 anos	Meningocócica conjugada	Reforço	
9 a 10 anos	Febre amarela	Reforço	
	HPV	3 doses	

*A vacina contra a poliomielite oral está indicada de 6 meses aos 5 anos nas campanhas nacionais de vacinação

Imunodeprimidos

A importância da vacinação em indivíduos imunodeprimidos tem dois aspectos: protege o indivíduo contra doenças graves e evita a disseminação de agentes infecciosos. A imunização com vacinas virais ou bacterianas atenuadas é um risco para os doentes com imunodeficiências primárias graves de células T, células B, fagócitos e outros estados de imunossupressão secundária (neoplasias, imunossupressão por drogas, HIV, doenças crônicas cardíacas, pulmonares, renais, hepáticas, dentre outras), porém devem ser considerados aspectos importantes relacionados com as vacinas inativadas e com os familiares e contactantes desses pacientes. Os pacientes imunodeficientes têm indicação de receber as vacinas do calendário básico e algumas vacinas específicas disponíveis nos CRIEs. Dependendo do *status* imunológico do indivíduo, podemos ter uma eficácia reduzida de algumas vacinas inativadas, havendo a

Alergia & Imunologia Aplicação Clínica

Tabela 4.3 – Calendário de vacinação do adolescente.		
Vacinas	Esquemas	Considerações
Tríplice viral (sarampo, caxumba e rubéola- SCR)	Duas doses para adolescentes que nunca receberam a vacina e uma dose para aqueles que receberam uma dose anteriormente	Intervalo entre as doses 30 dias. Contraindicada para imunodeprimidos e gestantes
Hepatites A, B ou A e B	Hepatite A: duas doses (0-6 meses) Hepatite B: três doses (0-1-6 meses) Hepatite A e B combinadas: menores de 16 anos – 0-6 meses e maiores de 16 anos – 0-1-6 meses	Adolescentes não vacinados anteriormente devem ser vacinados o mais precoce possível
HPV sorotipos 6, 11, 16 e 18	Meninas e meninos 9-26 anos: 0-2-6 meses	
HPV sorotipos 16 e 18	Meninas e mulheres com mais de 9 anos: 0-1-6 meses	
Tríplice bacteriana acelular do tipo adulto (dTpa)	• Com esquema de vacinação básico para tétano completo: reforço a partir dos 11 anos a cada 10 anos • Com esquema de vacinação básico para tétano incompleto (menos de três doses): uma dose de dTpa a qualquer momento e completar a vacinação básica com uma ou duas doses de dT de forma a totalizar três doses.	Em ambos os casos: na impossibilidade do uso da vacina dTpa, substituir a mesma pela vacina dT.
Varicela	Duas doses, com intervalo de três meses em menores de 13 anos e intervalo de um a três meses em maiores de 13 anos.	Indicada para aqueles sem história de infecção prévia. Contraindicada para imunodeprimidos e gestantes.
Influenza	Dose única anual	
Meningocócica conjugada tipos ACWY	Aos 11 anos: duas doses da vacina Men ACWY com intervalo de cinco anos entre elas. Se vacinado anteriormente com Men ACWY, dose de reforço cinco anos após a última.	Na impossibilidade da aplicação da vacina meningocócica conjugada quadrivalente (tipos A, C, W e Y), usar a vacina meningocócica C conjugada.
Febre amarela	Uma dose para residentes ou viajantes para áreas com recomendação da vacina. Se persistir risco, fazer reforços de dez em dez anos.	• Vacina contraindicada para imunodeprimidos, gestantes e lactantes, exceto quando os riscos de adquirir a doença superam os riscos potenciais da vacinação. Evitar a aplicação em nutrizes até o sexto mês de vida do lactente. Se necessário vaciná-las, deve-se suspender a amamentação por 15 dias. • Vacinar pelo menos dez dias antes da viagem

Men: meningocócica; dT: dupla bacteriana do tipo adulto.

necessidade de doses de reforço ou doses dobradas. As vacinas atenuadas a seguir são contraindicadas em indivíduos imunodeprimidos: sarampo, caxumba, rubéola, poliomielite oral, varicela, febre amarela, BCG, febre tifoide e cólera oral.[8]

Avaliando a indicação das vacinas nos pacientes imunodeprimidos, é desejável imunizar no início da doença ou da terapia imunossupressora, a fim garantir uma resposta imunológica satisfatória enquanto o sistema imunológico ainda está preservado. O esquema vacinal deve ser atualizado até 14 dias antes da terapia imunossupressora ou procedimento (p. ex., esplenectomia). Pacientes transplantados podem, de um modo geral, receber vacinas inativadas após seis meses do transplante.

Pacientes infectados pelo HIV têm indicação de receber todas as vacinas do calendário vacinal, com exceção das atenuadas, acrescidas das vacinas contra o pneumococo, influenza, Hib, hepatite B e hepatite A. Em alguns casos, deve-se considerar a contagem das células $CD4^+$ do indivíduo. Contagens de $CD4^+$ superiores a 25% da contagem para ida-

Tabela 4.4 – Calendário de vacinação do adulto e do idoso.		
Vacinas	**Esquemas**	**Considerações**
Difteria, tétano e coqueluche (dTpa ou dT)	Esquema completo : reforço a cada 10 anos Esquema incompleto: completar a vacinação básica e depois reforço a cada 10 anos	Indicado para adultos que convivem ou cuidam de lactentes menores de 1 ano, uma vez que estes são um dos principais transmissores da *Bordetella pertussis* para esse grupo.
Febre amarela	Dose inicial	Vacinar residentes em áreas endêmicas ou quem for viajar para estas áreas (10 dias antes da viagem). Maior chance de eventos adversos em indivíduos com mais de 60 anos
SCR (tríplice viral)	Dose única	Contraindicada em imunodeprimidos. Considerar em idosos (> 60 anos) em situações de risco aumentado
Hepatites A e B	Hepatites A: duas doses (0-6) Hepatite B: três doses (0-1-6)	A vacina contra hepatite A em idosos deve ser feita após avaliação sorológica ou situações de exposição ou surtos
Influenza	Dose única anual	
Pneumocócica conjugada 13 valente (VPC13) e Pneumocócica 23 valente (VPP23)	Iniciar esquema com uma dose da VPC13 seguida de uma dose de VPP23 dois meses depois e uma segunda dose de VPP23 cinco anos após.	Considerar situações de risco para a faixa etária adulta Rotina em idosos

Área endêmica: estados AP, TO, MA, MT, MS, RO, AC, RR, AM, PA, GO, DF. Área de risco: BA, ES e MG.

de possibilitam que o indivíduo receba as vacinas contra SCR, varicela e febre amarela, dependendo das circunstâncias epidemiológicas.[3]

Em relação às imunodeficiências primárias, são observadas, na tabela a seguir, algumas recomendações e contraindicações específicas[11] (Tabela 4.5).

Cuidadores e familiares de pacientes imunodeprimidos devem ser vacinados contra varicela, influenza e SCR. Deve-se evitar a pólio oral pelo risco de transmissão do vírus, pois as pessoas vacinadas com esta vacina eliminam o vírus nas fezes por cerca de seis semanas.

É importante conscientizar médicos e pacientes sobre a importância em imunizar pacientes imunodeprimidos, a fim de garantir a vacinação de rebanho, protegê-los das doenças infectocontagiosas

Tabela 4.5 – Imunodeficiências primárias e imunizações.			
Sítio	Patologia	Vacinas contraindicadas	Eficácia e indicação
Humoral	ICV Agama ligada ao X	Pólio oral, febre amarela, influenza nasal, varíola, maioria das vacinas bacterinas vivas	Eficácia incerta das vacinas de polissacarídeos (PPSV23, MPSV4). A imunoglobulina interfere com a eficácia da vacina contra o sarampo e varicela
	Deficiência IgA e anticorpo específico e subclasses de IgG	BCG, febre amarela e pólio oral	Boa eficácia Pneumococo e Hib estão indicadas
Celular	SCID, Síndrome de DiGeorge completa	Todas as vacinas vivas	Todas as vacinas provavelmente são ineficazes. Pneumococo e Hib estão indicadas
Complemento	Deficiência dos fatores do complemento, properdina e fator B	Nenhuma	Todas as vacinas são eficazes. Pneumocócica e meningocócica são indicadas
Fagócitos	Doença granulomatosa crônica (DGC), doença de adesão leucocitária, deficiência de mieloperoxidade	Vacinas bacterianas vivas	Todas as vacinas inativadas provavelmente são seguras e eficazes
Defeito do eixo IFN gama e IL12	Susceptibilidade a infecções por micobactérias	BCG	Não existem relatos de infecções pós-vacinais partir de vacinas atenuadas virais

ICV: imunodeficiência comum variável; Agama ligada ao X: agamaglobulinemia ligada ao X; PPSV 23: vacina pneumocócica 23 valente; MPSV4: meningocócica.

imunopreveníveis e suas complicações, avaliar casos especiais com cautela e, se possível, com a ajuda do especialista.[11]

REAÇÕES ADVERSAS A VACINAS

Eventos adversos a vacinas ocorrem de três a 83 por 100.000 doses aplicadas. É imperativo o diagnóstico correto de reações adversas, a fim de prevenir reações futuras graves e evitar restrições desnecessárias à administração das vacinas.

As reações adversas podem ser:

- **Alérgicas imediatas (minutos a horas):** IgE mediadas (p. ex., urticária, angioedema, sintomas gastrointestinais, hipotensão).
- **Alérgicas tardias (horas a dias):** não IgE mediadas (poliartrite, eritema nodoso), *rash* maculopapular, eritema multiforme.
- **Reações não imunológicas:** reações locais, nódulos subcutâneos, depois da aplicação de vacinas que contém alumínio, febre, irritabilidade, reações vasovagais.

As reações de hipersensibilidade ainda podem ser diferenciadas em locais ou extensas, imediatas ou não imediatas, de acordo com a gravidade (leve, moderada ou grave). As reações de hipersensibilidade relacionadas com a vacina DTP têm frequência de 1:50.000 doses, enquanto, nas outras vacinas, observa-se uma frequência de 1: 500.000 a 1.000.000 de doses aplicadas.

As reações anafiláticas são raras e se devem às vacinas ou aos seus componentes (gelatina, ovo, proteínas do leite, látex, antibióticos, conservantes, dentre outros), porém em muitos casos não é possível identificar a causa.

A hipótese de reações IgE mediadas devem ser aventadas a partir da histó-

ria clínica (reações até 4 horas após a administração da vacina), e é possível a confirmação do diagnóstico pela detecção de IgE específica por meio dos testes cutâneos (usar o mesmo lote da vacina) e testes intradérmicos (ID) com a diluição de 1/100 da vacina utilizada. Se houver a suspeita de algum componente da vacina, deve-se levar em consideração a história pregressa de exposição a alérgenos (p. ex., ovo, látex, gelatina, antibióticos) e aplicar os testes para detecção de IgE específica *in vivo* ou *in vitro* (teste cutâneo, IgE específica *in vitro*, ID).[12]

Gelatina

A gelatina é um estabilizante de origem bovina ou suína utilizado em muitas vacinas (SCR, varicela, influenza e raiva) que está associada a reações adversas, como reações IgE mediadas. Estudos têm descrito a associação de alergia à gelatina e ao HLA-DR9 (sobretudo no Japão). O diagnóstico baseia-se na história clínica e na detecção de IgE específica. Os pacientes que apresentem um teste negativo podem ser vacinados com a vacina suspeita e devem permanecer em observação por um período mínimo de 30 minutos após a aplicação. Em pacientes com teste positivo para gelatina, devem-se considerar alternativas de vacinas que não contenham este componente ou a vacina pode ser feita em doses crescentes em ambiente seguro, com suporte para o atendimento de possível anafilaxia, e o paciente deve assinar termo de consentimento.

Proteína do ovo (ovalbumina)

Há uma quantidade muito pequena de ovalbumina nas vacinas contra influenza, SCR e raiva. Na maioria das vezes, a concentração de ovalbumina nestas vacinas tem baixo risco para anafilaxias. Porém, a vacina contra a febre amarela pode desencadear reações graves. Pacientes com alergia ao ovo comprovada, que necessitem de vacina contra influenza, podem receber a vacina trivalente em ambiente seguro e aguardar pelo menos 30 minutos após a aplicação. Já há vacinas disponíveis contra influenza livre de proteínas do ovo para indivíduos com mais de 18 anos. Indivíduos com indicação para receber a vacina contra a febre amarela com história de reação alérgica ao ovo e testes cutâneos negativos devem receber a vacina em ambiente seguro e aguardar, no mínimo, 30 minutos, e, àqueles com teste positivo, deve-se considerar risco-benefício e fazer doses escalonadas em ambiente para atendimento de anafilaxia e termo de consentimento livre e esclarecido.[13]

Látex

O látex está presente em invólucros de vacinas, tampas e luvas utilizadas pelos profissionais de saúde. O risco de reações alérgicas relacionados com o látex e as vacinas é raro. O diagnóstico de alergia ao látex é realizado pela história clínica e avaliação de IgE específica para látex *in vitro* ou testes cutâneos. Uma vez diagnosticada a alergia ao látex, deve-se evitar o contato do paciente e do profissional de saúde com luvas de látex, usar vacinas que não contenham tampas ou invólucros de látex. Se não for possível, o paciente pode ser vacinado em ambiente seguro com preparo para atendimento de anafilaxias e aguardar, pelo menos, 30 minutos após a administração da vacina. Deve-se lembrar que alergia de contato ao látex não contraindica a administração de vacinas que contenham látex.

Caseína

As vacinas DTaP e pólio oral podem conter traços de caseína, porém a maioria dos estudos realizados em crianças com alergia grave ao leite mostraram que não há relatos de reações graves.

Antibióticos

Algumas vacinas (Pólio, SCR, influenza) podem conter antibióticos (neomicina, gentamicina, estreptomicina, polimixina B) e os pacientes com história adversa a esses componentes devem ser avaliados cuidadosamente. Dermatite de contato alérgica a alguns antibióticos não contraindica o uso de vacinas.

Vacinas contendo adjuvantes como o alumínio podem causas reações de hipersensibilidade tardia, como dermatite de contato e granulomas. Do mesmo modo, os preservativos (p. ex., thimerosal, phenoxyetanol, formaldeído), além de dermatite de contato, podem ocasionar reações generalizadas tardias, como *rash* maculopapular, e não contraindicam a administração das vacinas.

A vacina BCG, contra SCR e rotavírus, contém dextran e pode causar reações imediatas, possivelmente pela ativação do complemento e reações tardias (exantema maculopapular, eritema nodoso, urticária e vasculite).

O manejo de pacientes com reações alérgicas não imediatas a componentes de vacinas pode ser feito a partir da realização de testes de contato para ajudar na detecção do componente implicado na reação, embora um teste de contato positivo nem sempre reproduza a reação alérgica após a administração da vacina. Deve-se evitar tal componente e, na impossibilidade de excluir o agente causal, é necessário avaliar o risco e o benefício da vacinação. A administração intramuscular de vacinas que contenham alumínio pode evitar a formação de granulomas cutâneos. Antecedente de reação de Arthus não é contraindicação absoluta de revacinação.[13,14]

Os eventos adversos associados às vacinas devem ser reportados aos centros de vigilância nacional (Sistema Nacional de Vigilância Epidemiológica de Eventos Adversos Pós-vacinação – VEAPV) e, em alguns casos internacionais, ao United States Department of Health and Human Services Using the Vaccine Adverse Events Reporting System (VAERS, http://vaers.hhs.goc/index). A seguir, alguns eventos que devem ser notificados:

- Anafilaxia ou choque anafilático até sete dias da administração da vacina;
- Encefalopatia, encefalite ou convulsões;
- Alguma sequela do evento reportado ou outro evento considerado grave.

Eventos que devem ser notificados de acordo com a vacina administrada:

- **Tétano:** neurite braquial até 28 dias;
- ***Pertussis*:** encefalopatia ou encefalite até sete dias.

Sarampo, caxumba e/ou rubéola: encefalite e/ou encefalopatia até 15 dias:

- **Rubéola:** artrite até seis semanas;
- **Sarampo:** púrpura trombocitopênica de sete a 30 dias. (Considerar a possibilidade de infecção por sarampo em indivíduos imunodeficientes até seis meses da administração da vacina.);
- **Pólio oral:** poliomielite de trinta dias a seis meses após vacinação.[15]

PERSPECTIVAS FUTURAS

Estudos sobre as tendências do desenvolvimento de vacinas foram realizados para o Brasil, e os pontos mais importantes destacados foram: aumento da população de idosos, havendo a necessidade

de novas vacinas e estratégias de administração; tendência à melhoria do sistema de vigilância epidemiológica, com um relativo crescimento das doenças infecciosas endêmicas; futuras epidemias podem surgir havendo a necessidade de desenvolvimento de vacinas de alta qualidade e tecnologia. Estes e outros pontos fazem com que o Brasil tenha a oportunidade de colaborar com o desenvolvimento de novas vacinas e com a melhoria dos produtos já existentes.

É imperativo o desenvolvimento de vacinas importantes regionalmente, como as vacinas contra a dengue e a leishmaniose, e a colaboração para vacinas mundialmente importantes, como a vacina contra o HIV.

As vacinas de DNA e as vacinas de vírus vivos envolvendo vírus recombinantes estão em desenvolvimento para diversos agentes infecciosos. O método para a produção de vacinas de DNA baseia-se na inoculação de um plasmídeo contendo DNA complementar (cDNA) que codifica um antígeno proteico, levando à resposta imunológica celular e humoral fortes e duradouras contra o antígeno. As vacinas envolvendo vírus recombinantes teriam a capacidade de introduzir genes que codificam antígenos microbianos em vírus não citopáticos e também de infectar indivíduos, provocando uma resposta imunológica com ativação do complemento e da imunidade humoral e celular. Porém, há limitações quanto à segurança e eficácia dessas vacinas, e novos estudos estão sendo realizados.[16]

REFERÊNCIAS BIBLIOGRÁFICAS

1. Doenças infecciosas e parasitárias. Ministério da Saúde. 8ª edição revisada. Brasília – DF, 2010. Disponível na internet: http://bvsms.saude.gov.br/bvs/publicacoes (acesso em 10/06/2014)

Alergia & Imunologia Aplicação Clínica

2. Ministério da Saúde. Programa Nacional de Imunizações, 40 anos, 2013 Disponível na internet: http://bvsms.saude.gov.br/bvs/publicacoes/programa Acesso em 25/05/2014.

3. Martins MA, Carrilho FJ, Alves VAF, Castilho EA, Cerri GG, Wen CL. Clínica Médica, Manole, São Paulo:755-777,2009.

4. Abbas AK, Lichtman AH, Pillai S Imunologia Celular e Molecular, 7ª ed., Elsevier, Rio de Janeiro: 1-14, 2011.

5. Moylett EH, Hanson IC, Houston, Immunization. J Allergy Clin Immunol, vol 111, nº 2, 2003.

6. Center for Disease Control and Prevention. General recommendations on Immunization recommendations of the Advisory Committee on Immunization Practice (ACIP). MMWR Morb Mortal Wkly Rep 2011; 60 (RR-2):1-64.

7. Hibberd PL. Approach to immunizations in healthy adults, UpToDate. Disponível na internet: htt://www.uptodate.com.contents/approach-to-immunizations-in-healthy-adults. 26/06/2014.

8. Ministério da Saúde. Manual dos Centros de Referência para Imunobiológicos Especiais. 3ª edição Disponível na internet: http://bvsms.saude.gov.br/bvs/publicacoes/manual (acesso em 10/11/2013).

9. Sociedade Brasileira de Imunizações. Guias de vacinação, 2013. Disponível no site: http://www.sbim.org.br/wp (content/uploads/2013/10/calendários-sbim 2013-2014) Acesso em 10/06/2014

10. WHO – World Health Organization. Vaccine-preventable diseases and vaccines, chapter 6 Disponível na internet: http://www.who.int/ith/ITH chapter 6.pdf (acesso em 27/07/2014)

11. Shearer T. W, Fleisher AT et al. Recommendations for live viral and bacterial vaccines in immunodeficient patients and their close contacts. J Allergy Clin Immunol, April 2014

12. Kelso JM. Allergic reactions to vaccine, UpToDate. Disponível na internet: htt://www.uptodate.com.contents/allergic-reactions-to-vaccines. 26/06/2014

13. Caubet J-C, Rudzeviciene O, Gomes E, Terreehorst I, Brockow K, Eigenmann PA. Managing a child with possible allergy to vaccine. Pediatric Allergy Immunol 2014; 25: 394-403

14. Hutchins SS, Escolan J, Markowitz LE e col.. Measles outbreak among unvaccinated preschool-age children: opportunities missed by health care providers to administer measles vaccine. Pediatrics 1989; 83: 369-74.

15. Manual de Vigilância Epidemiológica de Eventos Adversos Pós Vacinação 2ª edição, 2008. Ministério da Saúde. Disponível na internet: http://bvsms.saude.gov.br/bvs/publicacoes/manualposvacinacao (acesso em 10/05/2014)

16. Buss PM, Temporão JG, Carvalheiro JR. Vacinas, Soros e Imunizações no Brasil, Fiocruz, Rio de Janeiro, 25-49, 2005.

PARTE 3

Alergia

CAPÍTULO 5

Atopia

Ana Príscia Fernandes de Castro Medeiros ■ Carla Bisaccioni

INTRODUÇÃO

Indivíduos atópicos são aqueles predispostos geneticamente a se sensibilizarem de modo mais fácil com antígenos comuns do meio ambiente, em geral proteínas. Produzem anticorpos da classe IgE de modo rápido, contínuo e em grandes quantidades em resposta à exposição a alérgenos do meio ambiente; esses indivíduos podem apresentar durante sua vida vários tipos de manifestações clínicas.[1]

A definição de atopia foi descrita pela primeira vez por Coca e Cooke, em 1923.[2] A atopia vem sendo estudada há vários anos por diferentes autores. A princípio incluía somente asma e rinoconjuntivite; posteriormente, a dermatite atópica.[1]

Os pacientes com manifestações respiratórias, como asma e/ou rinoconjuntivite, podem ser denominados atópicos respiratórios, e aqueles com manifestações cutâneas (dermatite atópica), atópicos cutâneos. Durante a sua vida, o indivíduo atópico pode apresentar e desenvolver uma ou mais dessas doenças, de modo isolado ou associado entre si.[3]

A presença de atopia pode ser verificada por meio de teste cutâneo de punctura (*prick test*) ou pela dosagem sérica de IgE específica. A presença de teste cutâneo positivo ou IgE específica sérica não significa que o alérgeno testado é o causador dos sintomas, apenas indica a sensibilização à substância testada.[4] A relevância da exposição a determinado alérgeno deve ser confirmada pela história clínica, pelo teste de punctura ou pela IgE específica, estabelecendo-se uma relação entre a exposição alergênica e o aparecimento dos sintomas, bem como sua remissão com o afastamento do alérgeno suspeito.[5]

Nos últimos 30 anos, a prevalência de doenças atópicas na infância tem aumentado de modo significativo em diversos países, embora parte desse aumento esteja relacionada com a melhora no diagnóstico médico e testes diagnósticos.[6]

O desenvolvimento e a expressão fenotípica da doença atópica dependem da interação entre fatores genéticos, exposição ambiental a alérgenos (alimentares e ambientais) e fatores adjuvantes não específicos (tabagismo, poluição ambiental e infecções).[7] A expressão das doenças alérgicas pode variar com a idade; assim, os sintomas podem desaparecer ou ser substituídos por outros sintomas. Na infância, as manifestações atópicas mais comuns são dermatite atópica e sintomas gastrointestinais. A asma e a rinoconjuntivite se apresentam, na maioria das vezes, mais tardiamente.[1]

Na definição de atopia, não está incluída a alergia alimentar, mas estudos ressaltam a relação dessas com outras doenças atópicas, com a percepção de muitos fatores de risco em comum. Reações adversas a alimentos, sobretudo à proteína do leite de vaca, são mais comuns no primeiro ano de vida, enquanto hipersensibilidade a inalantes respiratórios ocorrem depois.[8] Alguns estudos apontam para uma relação entre a sensibilização a alimentos na infância e consecutivo desenvolvimento de doenças atópicas e a sensibilização a alérgenos ambientais. Alguns alérgenos alimentares teriam reação cruzada com alérgenos ambientais, podendo ser a sensibilização primária pelo aeroalérgeno e a resposta secundária ao alimento, muitas vezes com manifestações locais, sobretudo orofaringe.[8] A alergia alimentar precoce na infância parece ser um possível preditor para desenvolvimento de doença atópica mais tardiamente. Em pacientes com dermatite atópica (DA), tem-se verificado a sensibilização a alguns alérgenos alimentares em até 40% dos casos, em especial os mais graves e de início mais precoce.[8]

Portanto, ter uma doença atópica é fator de risco para desenvolver outra doença atópica. Avaliar o curso natural dessas doenças é importante para possível intervenção e prevenção dessa evolução.[8]

FATORES PREDITORES DE DOENÇAS ATÓPICAS

Hereditariedade

História familiar de atopia é um importante fator de risco para o desenvolvimento de doenças atópicas.[8] Estima-se que a chance de uma criança desenvolver uma ou mais doenças atópicas chegue a 70%, se ambos os pais forem atópicos, enquanto em não atópicas o risco é de 5 a 10%, ressaltando a influência dos fatores ambientais no desencadeamento dessas doenças.[5] Embora haja herança genética, ainda não foi identificado um marcador gênico específico para atopia, provavelmente por se tratar de uma doença poligênica.[5]

Crianças com predisposição atópica pronunciada podem ter um defeito imunorregulatório que poderia ser identificado por dosagem de IgE no cordão umbilical, baixo número de linfócitos T, distúrbios de linfócitos T-*helper* e T supressor. No entanto, alguns desses testes ainda não estão disponíveis na prática clínica.[9]

Fatores ambientais

Alérgenos

Os antígenos que estimulam a hipersensibilidade mediada por mecanismos imunológicos são referidos como alérgenos.[1] Os alérgenos ambientais são implicados, na maioria das vezes, nas doenças atópicas.[10] Os pacientes podem ser sensibilizados a um ou mais alérgenos. A exposição a múltiplos alérgenos pode estar associada ao aumento de prevalência e gravidade da asma. Entre os principais aeroalérgenos destacam-se: ácaros, fungos, baratas, polens e proteínas derivadas de animais (leite, ovo, frutos do mar etc.).[4,10]

Tabagismo

Muitos estudos relatam associação entre tabagismo na família, sobretudo se materno, e maior risco de sibilância e asma nas crianças. Além disso, o tabagismo materno durante a gravidez está associado à redução da função respiratória em recém-nascidos e à sibilância recorrente na infância.[9]

Poluição ambiental

O papel da poluição é provavelmente muito importante, mas ainda não completamente entendido.[9] No estudo ISAAC, na fase realizada no Brasil, não foi observado qualquer influência da poluição atmosférica sobre a prevalência das doenças atópicas.[6]

Hipótese da higiene

As doenças alérgicas no mundo vêm aumentando progressivamente com o passar dos anos. Uma explicação para esse aumento é a teoria da "hipótese da higiene" que seria devido à melhoria das condições sanitárias em geral, a melhoria dos programas de vacinação e tratamento das doenças infectocontagiosas. Os países mais desenvolvidos têm mais doenças alérgicas que os menos desenvolvidos, favorecendo essa hipótese, na qual o controle e a prevenção de doenças infectocontagiosas de uma população levariam ao aparecimento de doenças alérgicas (desvio do perfil imunológico Th1 para o perfil Th2), mas até hoje não há um conceito unificado sobre essa hipótese.[10]

Fatores dietéticos

Aleitamento materno

Estudos demonstram que a introdução precoce de leite de vaca está associada ao maior risco de alergia a proteína do leite de vaca e ao desencadeamento de asma aos quatro anos de idade.[11] O aleitamento materno diminui a sensibilização a alérgenos, sobretudo aos do cão e do gato, e diminui a incidência de rinoconjuntivite em crianças com história familiar de atopia;[12] se o aleitamento materno for por período maior que seis meses, este leva à maior proteção ao desenvolvimento de atopia.[11]

MARCHA ATÓPICA

A marcha atópica pode ser definida como a história natural das manifestações alérgicas, caracterizada por uma sequência típica de progressão dos sinais clínicos de doença atópica, com alguns sintomas tornando-se mais proeminentes, enquanto outros diminuem.[13] De modo geral, a dermatite atópica precede o desenvolvimento da rinite alérgica e da asma, sugerindo que as manifestações cutâneas sejam a porta de entrada para o desenvolvimento subsequente das doenças alérgicas.[7] A dermatite não seria a causa e sim a primeira manifestação clínica da marcha atópica.[14]

O conceito de marcha atópica é clínico, na tentativa de se explicar a inter-relação entre as doenças atópicas, assim como as características da história natural de cada uma delas (Figura 5.1).

Este relacionamento entre as doenças atópicas deve-se possivelmente à existência de bases genéticas e imunológicas comuns entre a dermatite atópica, a asma e a rinite alérgica.[13]

Evidências clínicas da marcha atópica

O conceito de marcha atópica baseia-se em estudos clínicos que demonstraram que, em cerca de 50% dos indivíduos predispostos, as doenças atópicas ocorrem de modo sequencial, podendo aparecer simultaneamente ou de modo isolado. Até o momento, não foram encontradas explicações convincentes para essas variações no padrão de evolução desse grupo de doenças.[14]

O estudo ISAAC, que determinou a prevalência de DA, asma e rinite alérgica em várias partes do mundo, demonstrou uma estreita correlação entre a prevalência de DA e a prevalência de rinite alérgica e asma.[7] Além disso, o prognóstico da asma é melhor em crianças sem história de DA, assim como a presença de rinite alérgica é hoje considerada um fator de risco para o desenvolvimento de asma, devendo sempre ser tratada de modo simultâneo com a asma.[6,7]

DERMATITE ATÓPICA

Dermatite atópica (DA) é uma doença crônica e recidivante que afeta pacientes em números crescentes. Manifesta-se, na maioria das vezes, na primeira infância, podendo ser a manifestação alérgica inicial da marcha atópica, seguida de asma e de rinoconjuntivite alérgica. A fisiopatologia da DA envolve interação entre fatores genéticos e ambientais. Clinicamente, manifesta-se por prurido intenso e lesões eczematosas, podendo ser agudas, suba-

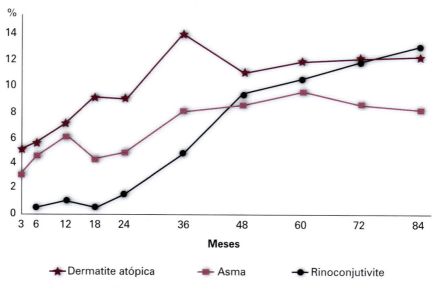

Figura 5.1 – Marcha atópica: frequência em porcentagem e idade de início da doença.

gudas e/ou crônicas. O tratamento da DA inclui restabelecimento da barreira cutânea, controle da colonização microbiana e supressão do processo inflamatório. A educação dos pacientes ou pais a respeito da doença é tão importante quanto qualquer outro item do tratamento. O tratamento da DA baseia-se no tripé: prurido, xerose cutânea e eczema (inflamação).[15]

ASMA

Asma é uma doença heterogênea, quase sempre caracterizada por inflamação crônica das vias aéreas. Definida pela história de sintomas respiratórios como sibilos, dispneia, opressão torácica e tosse, que podem variar em frequência e intensidade, acompanhada com limitação variável do fluxo expiratório das vias aéreas.[4] Apresenta-se com diferentes fenótipos, dentre eles a asma alérgica, caracterizada pelo início na infância, história familiar positiva para atopia, presença de inflamação eosinofílica no escarro e boa resposta ao tratamento com corticosteroides inalados.[4]

A presença de atopia aumenta a probabilidade de um paciente com sintomas respiratórios ter asma alérgica, mas isso não é específico para asma e não está presente em todos os fenótipos dessa doença.[4]

RINOCONJUNTIVITE

O quadro de rinite é caracterizado pela inflamação da mucosa nasal, manifestando-se com sintomas de prurido nasal, espirros em salva, rinorreia aquosa e obstrução nasal. A rinite alérgica é o tipo mais comum de rinite não infecciosa e está associada à resposta imediata mediada por IgE desencadeada pela exposição de indivíduos sensibilizados a alérgenos; é frequentemente associada a sintomas oculares, sobretudo a conjuntivite.[10]

A rinite é a principal doença crônica respiratória associada à asma, interferindo também na qualidade de vida do paciente. Por sua alta prevalência, tem impacto econômico significativo. Pacientes com rinite devem ser avaliados para diagnóstico de asma e vice-versa, pois a estratégia combinada de tratamento das vias aéreas superior e inferior aumenta a eficácia e a segurança.[10]

Sensibilização epicutânea e a marcha atópica

A relação da DA com outras doenças alérgicas e a evolução para marcha atópica pode ser explicada por diversos fatores. A quebra da barreira cutânea é um importante fator na patogênese da dermatite atópica; danos nessa barreira facilitam a penetração de alérgenos pela pele, o que contribui para a sensibilização e o possível desencadeamento de inflamação sistêmica representada por dermatite atópica e asma.[16] Uma das proteínas que contribui para a barreira cutânea é a filagrina. Algumas mutações dessa proteína foram relacionadas como importantes fatores predisponentes para eczema e asma.[16] Estudos recentes relacionam aumento na expressão de um tipo de filagrina, a linfopetina estromal tímica produzida por queratinócitos (sigla, em inglês, *TSLP*) e associação com dermatite atópica e hiper-responsividade brônquica, mostrando a relação entre essas doenças, independente do defeito da barreira cutânea.[13]

Diversas evidências têm sugerido que a sensibilização epicutânea precede a sensibilização das vias aéreas. Estudo clínico demonstrou a existência de hiper-reatividade brônquica em indivíduos com DA sem asma, sugerindo que a sensibilização alérgica epicutânea pode levar a uma resposta alérgica sistêmica, como de vias aéreas superiores e inferiores.[17] A melhor evidência de que a sensibilização epicutânea pode levar à sensibilização de vias aéreas decorre de estudos experimentais em modelos murinos.[18] Ratos foram sensibilizados por via epicutânea com ovoalbumina, e a seguir foram provocados com a mesma proteína (ovoalbumina) por via inalatória. No lavado broncoalveolar, houve aumento significativo no número de eosinófilos. Após broncoprovocação com metacolina, os animais sensibilizados à ovoalbumina apresentaram hiper-reatividade brônquica, demonstrando a presença de processo inflamatório em vias aéreas inferiores.[18]

MARCHA ATÓPICA REVERSA

Em alguns casos, a sequência do aparecimento das doenças atópicas não segue o descrito na marcha atópica clássica. Quadros com comprometimento das vias aéreas podem preceder o acometimento cutâneo.[13] Isso pode ser denominado como marcha atópica reversa.

Ao estudar crianças entre seis e nove anos, todas com asma, foi observado o aparecimento de dermatite atópica em 20% dos estudados após nove anos. No início da observação, nenhuma criança tinha acometimento cutâneo e a grande maioria era sensibilizada a ácaros da poeira doméstica. Das crianças que desenvolveram dermatite atópica, 40% tinham rinite concomitante, enquanto, nas que apresentavam somente asma, 48% tinham comprometimento nasal. O fator identificado como significante nos pacientes com quadro cutâneo foi a presença de monossensibilização aos ácaros.[19]

Em um estudo brasileiro que avaliou pacientes atópicos respiratórios, com idade entre dois e 58 anos, foram achados, em mais de um terço desses pacientes, pelo menos três manifestações clínico--dermatológicas de dermatite atópica. Todos os pacientes eram sensibilizados a aeroalérgenos, a maioria a ácaro.[3]

Com a já estabelecida concepção de via aérea única, o aparecimento de sintomas nasais pode ser descrito isolado ou anterior aos sintomas perceptíveis de asma.[9] Alguns pacientes com rinite, quando submetidos à broncoprovocação, apresentam hiper-reatividade brônquica sem terem apresentado anteriormente sintomas de asma.[10]

Se considerarmos a alergia como doença sistêmica com diferentes manifestações clínicas, supõe-se que a existência de uma das doenças atópicas seja somente um sinal da presença do estado atópico emergente e que qualquer outra das doenças atópicas podem aparecer durante a história natural do curso dessas doenças.[19]

Portanto, poderia se estabelecer duas marchas atópicas: a primeira, com componente genético importante, iniciando na infância com quadro de dermatite atópica e sensibilização possivelmente pela via cutânea; e a segunda, tendo início mais tarde, com componente ambiental como o principal, com a sensibilização começando pelo trato respiratório.[20]

PREVENÇÃO
Imunoterapia específica

Há evidências de que o tratamento alérgeno-específico, a imunoterapia, possa alterar o curso natural das doenças atópicas e diminuir o número de novas sensibilizações. Se indicada em atópicos respiratórios, pode diminuir a hiper-reatividade brônquica e a evolução para asma.[10]

Probióticos

Há alguns trabalhos ressaltando o uso de probióticos na prevenção de dermatite atópica e asma. Em revisão sistemática, foi encontrada alguma evidência que o suplemento de probióticos adicionados a fórmulas infantis possa prevenir eczema em crianças acima de dois anos de idade. Não está claro se o uso de probiótico deva ser restrito a crianças com alto riso de alergia ou se teria efeito em população de baixo risco. Mais estudos são necessários para confirmar os achados antes de os probióticos serem recomendados como prevenção de alergia.[21]

REFERÊNCIAS BIBLIOGRÁFICAS

1. Johansson SGO, Hourihane JOB, Bousquet J, Bruijnzeel-Koomen C, Dreborg S, Haahtela T, et al. A revised nomemclature for allergy. Allergy 56: 813-24, 2001

2. Coca AF, Cooke RA. On the classification of the phenomenon of hypersensitivities. J Immunol 8:163-82, 1923.

3. Oliveira AKK, Ribeiro MR, Kalil J, Motta AA., Manifestações dermatológicas em pacientes atópicos respiratórios, Rev bras alerg imunopatol 33 (5):203-208, 2010.

4. Global Strategy for Asthma Management and Prevention. Revised 2014. Disponível na Internet: http://www.ginasthma.org.br/local/uploads/files/GINA_Report_2014.pdf (02 de junho de 2014)

5. Cohon A, Agondi RC. Abordagem do paciente alérgico. In: Clinica Médica, volume 7: alergia e imunologia clínica, doenças de pele e doenças infecciosas. Barueri, São Paulo. Manole: 4-12, 2009

6. Solé D, Waldelsen GF, Camelo-Nunes IC, naspitz CK. Prevalence of symptoms of asthma, rhinitis and atopic eczema among Brazilian children and adolescentes identified by the International Study of Asthma and Allergies in Childhood (ISAAC) Phase 3. J Pediat 82 (5):341-6, 2006.

7. Boechat JL, França AT. Marcha atópica. Rev. bras. alerg. imunopatol. – Vol. 31, Nº 4, 2008

8. Cochrane S, Beyer K, Clausen M, Wjst M, Hiller R, Nicoletti C, Szepfalusi Z, Savelkoul H, Breiteneder H, Manios Y, Crittender R, Burney P. factors influencing the inciden-ce and prevalence of food allergy. Allergy 2009;64:1246-1255

9. S. Halken, A Host, the lessons of noninterventional and interventional prospective studies on the development of atopic disease during childhood, Allergy 55: 793-802, 2000.

10. Bousquet J, Khaltalv N, Cruz AA, Denburg J, Fokkens WJ, et al. Allergic Rhinitis and its Impacto n Asthma (ARIA). Allergy 63 (Suppl 86):8-160, 2008.

11. Straussburger SZ, Vitolo MR, Bortolini GA, Pitrez PM, Jones MH, Stein RT. Erro alimentar nos primeiros meses de vida e sua associação com asma e atopia em pré escolares. J Pediatr (Rio J) 86(5):391-99, 2010.

12. Siltanen M, Kajosaari M, Poussa T, Saarinen KM, Savilamti E. A dual long term effect of breastfeeding on atopy in relation to heredity in children at 4 years of age. Allergy 58:524-530, 2003.

13. Dharmage SC, Lowe AJ, Matheson MC, Burgess JÁ, Allen KJ, Abramson MJ. Atopic dermatitis and the atopic march revisited. Allergy 69: 17–27, 2014.

14. lli S, von Mutius E, Lau S, Nickel R, Gruber C, Niggemann B, et al. The natural course of atopic dermatitis from birth to age 7 years and the association with asthma. J Allergy Clin Immunol 113:925-31, 2004.

15. Bieber T. Atopic Dermatitis. Ann Dermatol, Vol.22, Num 2, 2010.

16. Schuttelaar MLA, Kerkhof M, Jonkman MF, Koppelman GH, Brunekreef B, Jongste JC, Wijga A, Mclean WHI, Postma DS. Filaggrin mutations in the onset of eczema, sensitization, asthma, hay fever and the interaction with cat exposure. Allergy 64:1758-1765, 2009.

17. Dohi M, Okudaira H, Sugiyama H, Tsurumachi K, Suko M, Nakagawa T, et al. Bronchial responsiveness to mite allergen in atopic dermatitis without asthma. Int Arch Allergy Appl Immunol. 92(2):138-42, 1990.

18. Spergel JM, Mizoguchi E, Brewer JP, Martin TR, Bhan AK, Geha RS. Epicutaneous sensitization with protein antigen induces localized allergic dermatitis and hyperresponsiveness to methacholine after single exposure to aerosolized antigen in mice. J Clin Invest 101:1614-22,1998.

19. Barberio G, Pajno GB, Vita D, Caminiti L, Canonica GW, Passalacqua G. Does a re-

Alergia & Imunologia Aplicação Clínica

verse atopic march exist? Allergy 63:1630-1632;2008.

20. Scadding GK. Futher marches: allergic and non allergic. Clin Exp Allergy 37:485-87, 2007.

21. Osborn DA, Sinn JKH. Prebiotics in ifants for prevention of allergic disease and food allergy. Disponível na Internet: http://summaries.cochrane.org/CD006474/prebiotics-in-infants-for-prevention-of-allergic-disease-and-food-allergy#sthash.GpvCllyC.dpuf. (24 de maio de 2014).

CAPÍTULO 6

Abordagem do Paciente Alérgico

Priscila Megumi Takejima ■ Rosana Câmara Agondi

INTRODUÇÃO

A prevalência das doenças alérgicas está aumentando em todo o mundo, em parte atribuída ao aumento da exposição aos alérgenos ambientais e poluentes; não obstante, essas doenças se mantêm subdiagnosticadas e subtratadas. Todas as doenças alérgicas têm impacto na qualidade de vida dos pacientes e de seus familiares. A evolução no diagnóstico e no tratamento dessas doenças tem auxiliado em um melhor controle desses pacientes. Na maioria das vezes, os médicos deparam-se com pacientes que têm ou suspeitam ter uma doença alérgica.[1,2]

As doenças alérgicas atópicas afetam 15-25% da população geral. A história clínica minuciosa e o exame físico são fundamentais para caracterizar o paciente alérgico. Essa avaliação é muito importante para auxiliar na identificação do provável alérgeno, direcionando a investigação laboratorial para a confirmação diagnóstica.[3]

A predisposição para o desenvolvimento de doenças alérgicas tem um caráter genético importante. Enquanto o risco dessas patologias para a população geral é de 15 a 20%, ele aumenta para 50%, quando um dos pais ou irmão apresenta doença alérgica e para 70%, quando ambos os pais são alérgicos.[4]

Para melhor caracterizar o provável paciente alérgico, é importante a definição dos principais termos utilizados nessa situação:

a) Hipersensibilidade descreve objetivamente sinais e sintomas iniciados pela exposição a estímulos definidos em uma dose que é tolerada por pessoas normais.[5]

b) Alergia é a reação de hipersensibilidade iniciada por mecanismos imunológicos específicos, que pode ser mediada por anticorpos ou por linfócitos T.[5]

c) Atopia é uma tendência pessoal e/ou familiar de se tornar sensibilizado e produzir imunoglobulina E (IgE) em resposta à exposição aos alérgenos comuns, normalmente proteínas, podendo ou não desenvolver doenças, como asma, rinoconjuntivite e eczema ou dermatite atópica.[5]

PRINCIPAIS MANIFESTAÇÕES CLÍNICAS DAS DOENÇAS ATÓPICAS

Asma alérgica

A asma é considerada um problema de saúde pública que ocorre em cerca de 10% da população mundial.[6] A atopia está presente em cerca de 50% dos pacientes adultos e 80% dos pacientes na faixa pediátrica.[5] A asma caracteriza-se por um processo inflamatório crônico associado à hiperresponsividade brônquica que leva a episódios recorrentes de sibilância, aperto torácico, dispneia e tosse, sobretudo à noite ou pela manhã ao acordar. Além disso, há uma limitação ao fluxo aéreo que é reversível espontaneamente ou com o tratamento.[6,7] As medidas de função pulmonar fornecem a avaliação da reversibilidade e da variabilidade da limitação ao fluxo aéreo. Essas alterações associadas aos sintomas clínicos definem o diagnóstico da asma, além de aferir sua gravidade.[7]

Hoje, a asma vem sendo considerada uma síndrome ou um grupo heterogêneo, constituída de diversos fenótipos.[8,9,10] As entidades clínicas que compõem essa síndrome têm em comum: sintomas respiratórios intermitentes, obstrução brônquica, hiperresponsividade brônquica e processo inflamatório crônico com remodelamento das vias aéreas. Nos estudos epidemiológicos e na prática clínica, os pacientes que apresentam essas características recebem o diagnóstico de asma. Entretanto, já que nem todos têm a mesma evolução e se adequam completamente à abordagem proposta pelos consensos, devem ser tratados de maneira individualizada.[8]

Os pacientes com asma podem ser classificados em alguns fenótipos, e alguns já estão bem definidos. Um dos principais fenótipos se refere à presença de atopia ou não – asma alérgica ou não alérgica.[8] As principais características entre elas estão descritas na Tabela 6.1[11].

A gravidade da asma é avaliada, a princípio, antes do início do tratamento, e, conforme a classificação, os medicamentos são introduzidos com o objetivo de controlar a doença. O tratamento da asma consiste de corticosteroide inalado, broncodilatadores de longa duração, antileucotrienos, teofilina, broncodilatadores de curta duração. Para os casos mais graves, os corticoides orais e o omalizumabe (anticorpo monoclonal anti-IgE) são opções para esses pacientes.[6] Em relação à asma alérgica, deve-se recomendar o controle ambiental para todos os pacientes; conforme os consensos de imunoterapia, essa modalidade pode ser recomendada para alguns pacientes com asma.

Tabela 6.1 – Características das asmas alérgica e não alérgica.

Características	Asma alérgica	Asma não alérgica
Início dos sintomas da asma	Precoce	Tardio
Antecedentes pessoais de atopia	Presente	Ausente
Antecedentes familiares de atopia	Presente	Ausente
Gravidade da doença	Menor	Maior
Hipersensibilidade aos AINES	Menor	Maior
IgE total	Elevada	Normal
IgE específica	Presente	Ausente
Fisiopatologia	Hipersensibilidade Tipo I	Desconhecida

Adaptada de Giavina-Bianchi P, Aun MV, Bisaccioni C, Agondi R, Kalil J. Clinics 2010; 65:905-18.[11]

Rinite alérgica

A rinite alérgica é a doença crônica mais comum no mundo. No Brasil, o estudo ISAAC (*Internacional Study of Asthma and Allergies in Childhood*) observou que, em crianças na faixa dos seis aos sete anos, a rinite acomete 25,7% e, entre 13 e 14 anos, 29,6% dos jovens avaliados.[12] A rinite alérgica afeta 10-30% dos adultos e cerca de 40% das crianças.[13] A asma ocorre em até 50% nos pacientes com rinite, e cerca de 80% dos indivíduos com asma têm rinite.[14]

A rinite alérgica é uma doença multifatorial com fatores genéticos e ambientais influenciando o desenvolvimento da doença.[15] Clinicamente caracterizada por um ou mais dos seguintes sintomas: rinorreia clara, espirros em salva, prurido e congestão nasal. Constitui a manifestação mais comum dos sintomas respiratórios desencadeados pela sensibilização aos aeroalérgenos. Pode também ser causada por fatores não alérgicos, como infecção, alterações hormonais, exposições ocupacionais, induzidas por medicamentos, dentre outros.[15]

A rinite alérgica é resultado de um processo inflamatório mediado por IgE que acomete indivíduos geneticamente predispostos e sensibilizados aos alérgenos. A história sugestiva associada à detecção da sensibilização pela presença de IgE específica leva a um provável diagnóstico de rinite alérgica.[15]

O tratamento mais eficaz da rinite alérgica é o corticoide tópico nasal, associado à lavagem das narinas com soro fisiológico ou salina. Os anti-histamínicos e os descongestionantes sistêmicos devem ser utilizados como medicamentos sintomáticos.[15]

Conjuntivite alérgica

A alergia ocular afeta cerca de 10-20% da população americana. Os pacientes com alergia ocular apresentam, na maioria das vezes, inflamação das pálpebras e conjuntiva, que pode estar associada a rinite e asma, ou outra condição atópica.[16] Estima-se que acomete entre 40 e 80% dos indivíduos com doenças alérgicas.[17]

As doenças alérgicas dos olhos são classificadas em conjuntivite alérgica sazonal, conjuntivite alérgica perene, ceratoconjuntivite vernal, ceratoconjuntivite atópica, blefaroconjuntivite de contato e conjuntivite papilar gigante.[16,18] A blefaroconjuntivite de contato está associada ao contato com produtos como cosméticos e pode se manifestar em atópicos ou não atópicos. A conjuntivite papilar gigante está associada ao uso de lentes de contato e os pacientes atópicos têm maior risco de desenvolver essa patologia, embora esteja relacionada com microtrauma ocular devido às lentes.[16,19]

A presença de IgE específica para alérgenos pode ser documentada em quase todos os casos de conjuntivite alérgica sazonal e perene, que são os tipos mais comuns de alergias oculares.[18]

Dermatite atópica

A dermatite atópica (DA) ou eczema é uma doença cutânea inflamatória crônica, pruriginosa e recorrente que ocorre quase sempre na infância, mas também afeta adultos. Está associada, na maioria das vezes, a outras doenças atópicas.[20] As manifestações clínicas da dermatite atópica variam com a idade; três estágios podem ser identificados. Na primeira infância, as lesões eczematosas na face e no couro cabeludo; depois, o aparecimento de lesões que envolvem flexuras e tronco. Na adolescência e no adulto, as placas liquenificadas afetam as flexuras, a cabeça e o pescoço.[21]

A prevalência da DA vem aumentando em todo o mundo, e nos países industrializados ocorre em torno de 15-30% na infância e 2-10% dos adultos.[21,22]

A DA é caracterizada pela presença de inflamação crônica da pele recorrente e por prurido cutâneo intenso e pele ressecada.[21,22] O diagnóstico é essencialmente clínico associado aos achados do exame físico.[23]

Cerca de 60% dos pacientes apresentam os sintomas da dermatite atópica no primeiro ano de vida, e 90% até os cinco anos de idade. A maioria dos indivíduos afetados tem resolução da doença até a idade adulta, porém 10-30% mantêm as manifestações da dermatite e, além disso, uma pequena porcentagem tem início do quadro clínico nessa faixa etária.[23]

A barreira cutânea é responsável pela manutenção da homeostase entre o meio externo e a epiderme. O gene da filagrina codifica proteínas estruturais no estrato córneo que ajuda a manter a barreira intacta e hidratada. Mutações nesses genes conferem risco para o desenvolvimento precoce da dermatite atópica e para doença mais grave e persistente.[22,23]

Marcha atópica

A história natural das manifestações alérgicas na tentativa de explicar a inter--relação entre as doenças atópicas é conhecida como marcha atópica. A dermatite atópica precede, na maioria das vezes, o desenvolvimento da asma e rinite alérgicas, e se estima que as crianças com DA apresentem um risco maior para o desenvolvimento dessas patologias; 66% das crianças com DA evoluem com rinite alérgica e 30% delas com asma alérgica.[24,25]

Hipótese da higiene

Nas últimas décadas, a hipótese da higiene vem recebendo muita atenção. Esse campo de pesquisa investiga a ligação potencial entre a exposição aos microrganismos e o desenvolvimento de doenças alérgicas. A asma e a alergia são doenças complexas determinadas geneticamente que interagem com a exposição ambiental.[26]

Muitos estudos realizados em áreas rurais na Europa compararam a prevalência de asma e alergias nas crianças e adultos que moravam em fazendas com outros indivíduos que moravam na área rural, mas não em fazendas. Os pesquisadores mostraram que a prevalência de rinoconjuntivite alérgica e sensibilização aos alérgenos estava reduzida significativamente nas crianças que moravam nas fazendas.[26]

Os diversos estudos sugerem que nas áreas onde ocorre a diminuição da exposição a micro-organismos (endotoxinas), a maior utilização de antibióticos e a disponibilidade de vacinação, os indivíduos apresentam um desvio de perfil imunológico de Th1 para Th2, aumentando a prevalência de alergia nessa região.[27]

Alergia alimentar

A alergia alimentar afeta mais do que 2% e menos de 10% da população mundial e ainda não está esclarecido se a sua prevalência vem aumentando. Alguns fatores de risco foram sugeridos para influenciar a sensibilização ou a alergia alimentar, como gênero (meninos > meninas, na infância), etnia, atopia, deficiência de vitamina D, dieta, redução no consumo de antioxidantes, aumento no uso de antiácidos, obesidade, aumento na "higiene" e a via de exposição ao alimento.[28]

Em relação à alergia alimentar na infância, 2% apresentam múltiplas alergias alimentares e cerca de 3% das crianças apresentam reações graves. Os principais alimentos nessa faixa etária são leite, ovo, trigo. Para os adultos, os alimentos mais prevalentes são crustáceos, frutas e legumes.[28]

PRINCIPAIS MANIFESTAÇÕES CLÍNICAS DAS DOENÇAS ALÉRGICAS NÃO ATÓPICAS

Dermatite de contato

A dermatite de contato alérgica é definida como uma dermatite, aguda ou crônica, que ocorre após a exposição a agentes externos nos pacientes previamente sensibilizados a essas substâncias. Nessa situação, o mecanismo de hipersensibilidade envolvido é o do tipo IV, ou seja, uma resposta imune mediada por linfócito T. A dermatite de contato não alérgica ocorre após a exposição a agentes externos, porém sem que haja a participação de uma resposta imune.[29]

A suspeita da dermatite de contato deve se basear na descrição clínica das lesões, na sua distribuição e na ausência de outras etiologias ou outras manifestações sistêmicas associadas. A dermatite de contato aguda é caracterizada pela presença de pápulas eritematosas, vesículas e lesões crostosas. Os episódios persistentes ou recorrentes de dermatite de contato podem mudar com o tempo e passam de uma inflamação aguda para crônica; nesse caso, a apresentação se caracteriza pela presença de espessamento da pele, cicatrização e fissuras, descrita como liquenificação. O prurido é uma característica de ambas os tipos de dermatite de contato, aguda ou crônica, e a constante fricção da pele contribui para a liquenificação.[30]

Urticária

A urticária é um grupo heterogêneo de doenças frequente na prática clínica, que é caracterizada pelo desenvolvimento de urticária, angioedema ou ambos, e classificada em aguda ou crônica conforme o tempo de duração da doença. Quando a manifestação ocorre por até seis semanas, a urticária é definida como aguda, e quando esse quadro se mantém por mais de seis semanas, na maioria dos dias da semana, é definida como urticária crônica.[31]

Em geral, 12 a 22% da população geral apresentará pelo menos um subtipo de urticária em algum momento da vida.[32] A prevalência da urticária crônica na população está em torno de 0,5 a 5%.[31] Os mastócitos e a histamina são as células e o mediador, respectivamente, mais importantes nessa doença. Porém, outros mecanismos também podem estar envolvidos.[31]

As urticárias crônicas são classificadas em espontâneas ou induzíveis. A urticária induzível compreende urticárias ao frio, ao calor, dermografismo sintomático, de pressão tardia, solar, vibratória, urticária aquagênica, de contato e a colinérgica. A maioria dos casos de urticária crônica espontânea tem origem desconhecida.[33] Cerca de 30 a 45% dos pacientes têm manifestações autoimunes.[34]

A remissão espontânea pode ocorrer em cerca de 50% dos pacientes, em qualquer época da doença; portanto, recomenda-se uma reavaliação para um tratamento contínuo ou medicamento alternativo a cada três a seis meses.[35]

O tratamento de primeira escolha para a urticária aguda ou crônica é o anti-histamínico de segunda geração.[35]

Anafilaxia

A anafilaxia é uma reação de hipersensibilidade grave sistêmica e de potencial risco de vida; portanto, uma emergência clínica. Caracteriza-se pelo rápido início dos sintomas podendo comprometer as vias aéreas, o trato respiratório ou circulatório. Em geral, está associada ao comprometimento na pele e nas mucosas, como urticária e angioedema.[36] O diagnóstico é baseado em critérios clínicos conforme citado na Tabela 6.2.[37]

O subdiagnóstico e a baixa notificação dos casos de anafilaxia são muito comuns e, logo, as medidas epidemiológicas são

Tabela 6.2 – Critérios clínicos para o diagnóstico de anafilaxia.	
Anafilaxia é altamente provável quando qualquer um dos três critérios abaixo for preenchido	
1	Início agudo dos sintomas (minutos a algumas horas) com envolvimento da pele, mucosa ou ambos, mais um dos seguintes:
	a) Comprometimento respiratório (dispneia, sibilância, estridor, diminuição de PEF, hipoxemia)
	b) Redução da PA ou sintomas associados de disfunção terminal do órgão (colapso, síncope, incontinência)
2	Duas ou mais manifestações das seguintes que ocorrem rapidamente após a exposição a um provável alérgeno para o paciente (minutos a algumas horas)
	a) Envolvimento de pele e mucosa (angioedema, urticária)
	b) Comprometimento respiratório (dispneia, sibilância, estridor, diminuição de PEF, hipoxemia)
	c) Redução da PA ou sintomas associados de disfunção terminal do órgão (colapso, síncope, incontinência)
	d) Sintomas gastrointestinais persistentes (cólica, vômitos)
3	Redução da PA após a exposição a um alérgeno conhecido para o paciente (minutos a algumas horas)
	a) Crianças: PA sistólica baixa (idade-específica) ou queda de > 30% da PA sistólica
	b) Adultos: PA sistólica < 90 ou queda de > 30% da PA sistólica do basal do indivíduo

Modificada de Sampson HA *et al.* J Allergy Clin Immunol 2006; 117:391-7.[37]

provavelmente subestimadas. Os fatores desencadeantes incluem alimentos, medicamentos, venenos de insetos, e em até 20% dos episódios o agente não é identificado.[36]

A causa mais comum de anafilaxia em crianças é o alimento; asma e/ou alergia a pólen são considerados fatores de risco para anafilaxia por alimento nas crianças.[38] Os medicamentos e o veneno de himenópteros são as causas desencadeantes de anafilaxia mais prevalentes nos adultos.[36]

Na Europa, os medicamentos são as causas mais frequentes de anafilaxia em pacientes hospitalizados. Na anafilaxia durante o perioperatório, os bloqueadores neuromusculares são os agentes desencadeantes mais comuns em adultos, com maior incidência no gênero feminino.[36]

Os fatores de risco para anafilaxia ao látex incluem atopia, pacientes submetidos a diversos procedimentos cirúrgicos e alergia alimentar. Os medicamentos anti-inflamatórios não esteroidais são causas comuns de anafilaxia não IgE mediada, embora evidências recentes demonstrem que esses agentes também possam induzir reações IgE-mediadas.[39]

A primeira linha de tratamento da anafilaxia é a adrenalina intramuscular. O acompanhamento com especialista é importante para avaliar riscos de reações futuras, diagnóstico etiológico e estratégias para diminuir risco de novos episódios de anafilaxia.[36]

Reações adversas aos medicamentos

As reações adversas aos medicamentos (RAM) são definidas pela Organização Mundial de Saúde como uma resposta imprevisível, não intencional e nociva ao uso de medicamento numa dose normalmente tolerada pela maioria dos indivíduos. As reações adversas de hipersensibilidade representam em torno de 15% de todas as RAMs. Embora as erupções maculopapulares e urticariformes sejam as manifestações mais frequentes, há várias outras apresentações. As reações de hipersensibilidade aos medicamentos afetam mais do que 7% da população geral, sendo, portanto, um importante problema de saúde pública.[40]

O termo alergia ao medicamento define reações nas quais se tem um mecanismo imunológico (anticorpo ou linfócito T) envolvido. Clinicamente, as reações de hipersensibilidade são semelhantes aos episódios de alergia.[40]

A RHM pode ser classificada em reações imediatas e não imediatas. As reações imediatas possivelmente são induzidas por um mecanismo IgE-mediado e ocorre entre 1 e 6 horas após a última administração do medicamento. Apresentam, na maioria das vezes, quadros de urticária, angioedema, conjuntivite, broncoespasmo, sintomas gastrointestinais, anafilaxia e choque.[40]

As reações não-imediatas são aquelas que ocorrem a partir da primeira hora após a administraçao do medicamento. Com frequência, estas reações ocorrem após dias do uso do medicamento e, nesta situação, o mecanismo envolvido é o dependente de linfocito T. As manifestações podem ser erupções maculopapulares, vasculites, erupção fixa a medicamento e doenças cutâneas graves, como Síndrome Stevens-Johnson e Necrólise Epidérmica Tóxica (NET). Nessas situações, além da pele, outros órgãos e sistemas podem ser acometidos (como hepatite, neutropenia, insuficiência renal).[40]

No Brasil, os principais medicamentos envolvidos nas reações imediatas de hipersensibilidade são os anti-inflamatórios não esteroidais e os antibióticos e,

Alergia & Imunologia Aplicação Clínica

em relação às reações não imediatas, os anticonvulsivantes.[41]

INVESTIGAÇÃO LABORATORIAL

Os exames laboratoriais podem ser de grande valia na determinação das patologias alérgicas.

Nas doenças alérgicas IgE-mediadas, é comum encontrarmos altos níveis de IgE total no sangue periférico. A IgE é o anticorpo produzido em resposta à exposição alergênica; entretanto, essa molécula pode estar elevada em outras situações, como parasitoses intestinais e Síndrome de Hiper-IgE (Tabela 6.3).[42]

Na investigação das doenças alérgicas IgE-mediadas, os testes diagnósticos são baseados na demonstração de IgE específica para os alérgenos: aeroalérgenos, himenópteros, alimentos, látex e alguns medicamentos, por meio dos testes *in vitro*, pela determinação sérica da IgE específica e *in vivo*, por meio dos testes cutâneos de leitura imediata.[43]

Tabela 6.3 – Condições associadas à IgE sérica elevada.	
Doenças infecciosas	• Parasitoses (*Ascaris*, *Schistosoma*, *Strongyloides*) • Infecção pelo HIV • *Mycobacterium tuberculosis* • Citomegalovírus • Vírus do Epstein-Barr • Candidíase
Doenças alérgicas	• Aspergilose bronco pulmonar alérgica (ABPA) • Sinusite fúngica alérgica • Dermatite atópica • Asma alérgica • Rinite alérgica
Imunodeficiências	• Síndrome de Hiper-IgE • Síndrome de Wiskott-Aldrich • Doença de Netherton • Desregulação imune • Síndrome de Omenn • Síndrome de DiGeorge completa atípica
Doenças inflamatórias	• Vasculite de Churg-Strauss • Doença de Kimura
Neoplasias	• Linfoma de Hodgkin • Mieloma IgE
Outras	• Tabagismo • Fibrose cística • Síndrome nefrótica • Transplante de medula óssea • Penfigoide bolhoso

Modificada de Stokes J, Casale TB. UpToDate – The relationship between IgE and allergic disease. Last updated July, 2013.[42]

Na presença de um teste positivo para IgE específica, deve-se correlacionar a anamnese e a exposição ao alérgeno para confirmar o diagnóstico, pois muitos indivíduos apresentam testes positivos sem apresentar sintomas clínicos, demonstrando apenas uma sensibilização ao alérgeno.[44]

Outra marca das doenças alérgicas é a eosinofilia. Os eosinófilos estão, na maioria das vezes, aumentados nas doenças atópicas, porém, a eosinofilia também pode ocorrer em diversas outras doenças, como leucemia, Síndrome de Wiskott-Aldrich, reação de hipersensibilidade a medicamentos e parasitoses intestinais (Tabela 6.4).[44]

REFERÊNCIAS BIBLIOGRÁFICAS

1. Luccioli S, Escobar-Gutierrez A, Bellanti JA. Allergic diseases and asthma. In: Immunology IV – Clinical applications in health and disease. 2012; chapter 18: 685-765.

2. Jutel M, Papadopoulos NG, Gronlund H, Hoffman H-J, Bohle B, Hellings P, et al. Rec-

Tabela 6.4 – Doenças associadas à eosinofilia.	
Doenças alérgicas	Doenças atópicas
	Eosinofilia relacionada com a RAM
Doenças infecciosas	Parasitoses (sobretudo helmintos)
	Infecções fúngicas específicas
Doenças hematológicas e neoplásicas	Síndrome hipereosinofílica
	Leucemia
	Linfoma
	Associada a tumor
	Mastocitose
Doenças com envolvimento de um órgão específico	Doenças de pele e subcutâneo
	Doenças pulmonares
	Doenças gastrointestinais
	Doenças neurológicas
	Doenças reumatológicas
	Doenças cardíacas
	Doenças renais
Imunológicas	Imunodeficiências específicas
	Rejeição de transplante
Doença endócrina	Hipoadrenalismo

RAM: reação adversa a medicamento. Modificado de Weller PF, Klion AD. UpToDate – Approach to the patient with unexplained eosinophilia. Last updated June, 2014.[44]

ommendations for the allergy management in the primary care. Allergy 2014; 69: 708-18.

3. Plebani M. Clinical value and measurement of specific IgE. Clin Biochem 2003; 36: 453-69.

4. Tariq SM, Matthews SM, Hakim EA, Stevens M, Arshad SH, Hide DW et al. The prevalence of risk factors for atopy in early childhood: a whole population birth cohort study. J Allergy Clin Immunol 1998; 101: 587-93.

5. Johansson SGO, Bieber T, Dahl R, Friedmann PS, Lanier BQ, Lockey RF, et al. Revised nomenclature for allergy for global use: Report of the Nomenclatures Review Committee of the World Allergy Organization, October 2003. J Allergy Clin Immunol 2004; 113: 832-6.

6. Global Initiative for Asthma (GINA). 2014. Available: http://www.ginasthma.org

7. Diretrizes da Sociedade Brasileira de Pneumologia e Tisiologia para o Manejo da Asma. J Bras Pneumol 2012; 38 (Supl 1): 1-46.

8. Miranda C, Busacker BS, Balzar S, Trudeau J, Wenzel S. Distinguishing severe asthma phenotypes: Role of age at onset and eosinophilic inflammation. J Allergy Clin Immunol 2004; 113: 101-8.

9. Moore WC, Meyers DA, Wenzel SE, Teague WG, Li H, Li X et al. Identification of asthma phenotypes using cluster analysis in the Severe Asthma Research Program. Am J Respir Crit Care Med 2010; 181: 315-23.

10. Haldar P, Pavord ID, Shaw DE, Berry MA, Thomas M, Brightling CE, Wardlaw AJ, Green RH. Cluster analysis and clinical asthma phenotypes. Am J Respir Crit Care Med 2008; 178: 218-24.

11. Solé D, Wandalsen GF, Camelo-Nunes IC, Naspitz CK and the ISAAC – Brazilian Group. Prevalence of symptoms of asthma, rhinitis and atopic eczema among Brazilian children and adolescents identified by International study of Asthma and Allergies in Childhood (ISAAC) – Phase 3. J Pediatr 82(5):341-6, 2006.

12. Wallace DV, Dykewicz MS. The diagnosis and management of rhinitis: an updated practice parameter. J Allergy Clin Immunol 2008; 122: S1-S84.

13. Passalacqua G, Ciprandi G, Pasquali M,Guerra L, Canonica GWl. An update on the asthma-rhinitis link. Curr Opin Allergy Clin Immunol 2004; 4: 177-83.

14. Bousquet J, Khaltaev N, Cruz AA, Denburg J, Fokkens WJ, Togias A et al. Allergic rhinitis and its Impact on Asthma (ARIA) 2008 update (in collaboration with the World Health Organization, GA(2)LEN and AllerGen). Allergy 2008; 63 (Suppl 86): 8-160.

15. Utz VM, Kaufman AR. Allergic eye disease. Pediatr Clin N Am 2014; 61: 607-20.

16. Leonardi A, Motterle L, Bortolotti M. Allergy and the eye. Clin Exp Immunol 2008; 153: 17-21.

17. Bonini, S. Atopic Keratoconjunctivitis. Allergy 2004; 59: 71-3.

18. Friedlaender MH. Contact allergy and toxicity in the eye. Int ophthalmol Clin 1998; 28: 317-20.

19. Wolter S, Price HN. Atopic dermatitis. Pediatr Clin N Am 2014; 61: 241-60.

20. Bieber T. Atopic dermatitis. Ann Dermatol 2010; 22: 125-37.

21. Eyerich K, Novak N. Immunology of atopic eczema: overcoming the Th1/Th2 paradigm. Allergy 2013; 8: 949-63.

22. Eichenfield LF, Tom WY, Chamlin SL, Feldman SR, Hanifin JM, Simpson EL et al. Guideline of care for the management of atopic dermatitis. Section 1. Diagnosis and assessment of atopic dermatitis. J Am Acad Dermatol 2014; 70: 338-51.

23. Dharmage SC, Lowe AJ, Matheson MC, Burgess JA, Allen KJ, Abramson MJ. Atopic dermatitis and the atopic march revisited. Allergy 2014; 69: 17-27.

24. Spergel JM. Epidemiology of atopic dermatitis and atopic march in children. Immunol Allergy Clin N Am 2010; 30: 269-80.

25. von Mutius E. 99th Dahlem Conference on infection, inflammation and chronic inflammatory disorders: farm lifestyles and the hygiene hypothesis. Clin Exp Immunol 2010; 160: 130-5.

26. Umetsu DT. Early exposure to germs and Hygiene Hypothesis. Cell Res 2012; 22: 1210-1.

27. Chapman JA, Bernstein IL, Lee RE, Oppenheimer J et al. Food allergy: a practice parameter. An Allergy Asthma Immunol 2006; 96: S1-S68.

28. Bourke J, Coulson I, English J. Guidelines for the management of contact dermatites: an update. Br J Dermatol 2009; 160: 946-54.

Abordagem do Paciente Alérgico

29. Fonacier L, Bernstein DI. Contact dermatitis: a practice parameter update-2014. Joint Task Force on Practice – Parameters for Allergy & Immunology: www.JCAAI.org.

30. Darlenski R, Kazandjieva J, Zuberbier T, Tsankov N. Chronic urticarial as a systemic disease. Clin Dermatol 2014; 32: 420-23.

31. Sabroe RA. Acute urticarial. Immunol Allergy Clin N Am 2014; 34: 11-21.

32. Zuberbier T, Aberer W, Asero R, Bindslev--Jensen C, Brzoza Z, Canonica GW et al. The EAACI/GA2LEN/EDF/WAO Guideline for the definition, classification, diagnosis, and management of urticaria: the 2013 revision and update. Allergy 2014, 69: 868-87.

33. Kaplan AP, Greaves M. Pathogenesis of chronic urticarial. Clin Exp Allergy 2009; 39: 777-87.

34. Zuberbier T, Asero R, Bindslev-Jensen C, Walter Canonica G, Church MK, Gimenez-Arnau AM, Grattan CEH et al. EAACI/GA2LEN/EDF/WAO guideline: management of urticaria. Allergy 2009; 64: 1427-43.

35. Muraro A, Roberts G, Worm M, Bilò MB, Brockow K, Rivas MF et al. Anaphylaxis: guidelines from European Academy of Allergy and Clinical Immunology. Allergy 2014; 69: 1026-45.

36. Sampson HA, Munoz-Furlong A, Campbell RL, Adkinson NF Jr, Bock SA, Branum A et al. Second symposium on the definition and management of anaphylaxis: summary report – Second National Institute of Allergy and Infectious Disease/Food Allergy anda Anaphylaxis Network Symposium. J Allergy Clin Immunol 2006; 117: 391-7.

37. Panesar SS, Javad S, De Silva D, Nwaru BI, Hickstein L, Muraro A et al. The epidemiology of anaphylaxis in Europe: a systematic review. Allergy 2013; 68: 1353-61.

38. Galvão VR, Giavina-Bianchi P, Castells M. Perioperative anaphylaxis. Curr Allergy Asthma Rep 2014; 14: 542: 1-10.

39. Demoly P, Adkinson NF, Brockow K, Castells M, Chiriac AM, Greenberger PA et al. International consensus on drug allergy. Allergy 2014; 69: 420-37.

40. Ensina LF, Amigo M, Guzman E, Paoli R, Koch T, Camelo-Nunes I. Self reported drug allergy in university students from São Paulo, Brazil. Allergy 2008; 63 (Suppl 88): 335.

41. Stokes J, Casale TB. UpToDate – The relationship between IgE and allergic disease. Last updated July, 2013.

42. Heinzerling L. The skin prick test – European standards. Clin Transl Allergy 2013; 3:3.

43. Burbach GJ et al. GA(2)LEN skin test study II: clinical relevance of inhalant allergens sensitization in Europe. Allergy 2009; 64: 1507-15.

44. Weller PF, Klion AD. UpToDate – Approach to the patient with unexplained eosinophilia. Last updated June, 2014.

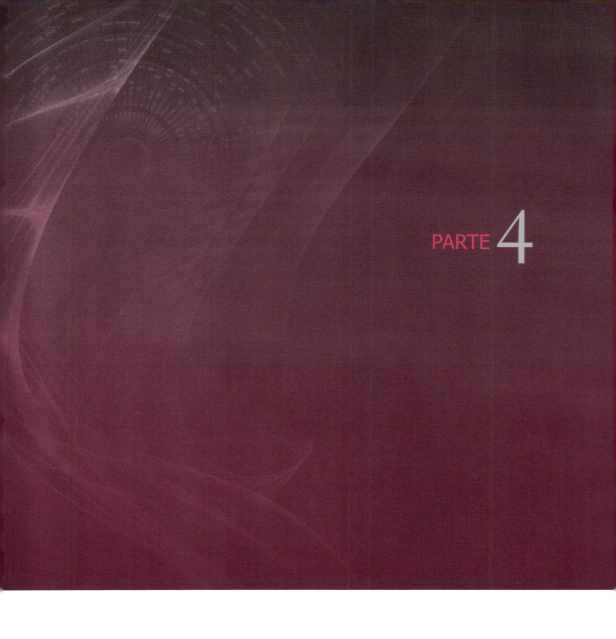

PARTE 4

Alergias Respiratórias

CAPÍTULO 7

Rinossinusite

Clóvis Eduardo Santos Galvão

INTRODUÇÃO

A rinite é muito prevalente em todo o mundo e os dados na literatura apontam o aumento progressivo no número de casos nos últimos anos. É caracterizada por intenso processo inflamatório da mucosa nasal que causa períodos de prurido, coriza, espirros e obstrução nasal por pelo menos uma hora por dia. Clinicamente, pode se manifestar com diferentes intensidades, variando desde um quadro semelhante ao resfriado até uma rinossinusite crônica.[1] Aliás, os termos rinite e sinusite são corriqueiramente empregados em separado, porém, não havendo limites histológicos ou barreiras anatômicas definidas entre a mucosa nasal e a dos seios paranasais, alguns autores optam por empregar um só termo – **rinossinusite** – para os processos inflamatórios difusos que acometem o nariz. Essa condição é uma consequência comum de rinites alérgicas e não alérgicas ou de defeitos anatômicos nas vias aéreas superiores, podendo ainda representar uma reação a um agente físico, químico ou biológico – bacteriano, fúngico ou viral.[2]

No caso da rinite alérgica, o processo inflamatório é causado pela interação de fatores genéticos e exposição a fatores ambientais, sendo, portanto, mais comum entre os indivíduos com história familiar de alergia, sem preferência por sexo ou raça. É mais frequente nas crianças e adolescentes; entretanto, pode iniciar em qualquer faixa etária. Há forte associação entre asma, rinite e sinusite (ou rinossinusite) e pólipos nasais, em que a mucosa respiratória de indivíduos predispostos, agredida por fatores ambientais, adoece com manifestações de localização e intensidade variáveis, podendo ocorrer concomitantemente. Os sintomas nasais ocorrem em 28 a 78% dos pacientes com asma, comparando-se com cerca de 20% da população em geral. Em torno de 19 a 38% dos pacientes com rinite alérgica podem ter asma.[2]

A seguir, serão abordados aspectos epidemiológicos e fisiopatológicos da rinossinusite alérgica, apresentando as principais características do quadro clínico, diagnóstico e tratamento dessa doença de crescente importância na prática clínica diária, tanto do especialista como do generalista, em função da sua prevalência, seus custos diretos e indiretos para a população e o impacto na qualidade de vida dos indivíduos acometidos.

EPIDEMIOLOGIA

Embora seja uma doença comum, a epidemiologia da rinite não é conhecida com precisão. Os dados variam muito de uma casuística para outra. Uma das maiores dificuldades para a obtenção de dados é a ausência de métodos epidemiológicos para identificá-la. A maioria dos estudos disponíveis refere-se aos dados de prevalência em pequenos grupos populacionais. O estudo ISAAC – *International Study of Asthma and Allergies in Childhood*, usando como ferramenta um questionário escrito padronizado e validado localmente em cada país, tornou possível pela primeira vez a compa-

ração de dados de diferentes regiões do mundo. No final da primeira fase desse estudo, 463.801 adolescentes de 13-14 anos de 56 países e 257.800 crianças de 6-7 anos de 38 países foram incluídos nos cinco continentes, com exceção da África no último grupo. A análise dos dados mostrou grande variação nos resultados nos quais a prevalência de sintomas nasais sem infecção respiratória variou de 2 a 64,8% entre as crianças de 6-7 anos e, de 4,2 a 80,5% entre os adolescentes de 13-14 anos.[3]

No Brasil, a primeira fase do estudo ISAAC (Fase 1) foi concluída em 1996, com a participação de centros em Recife, Salvador, Uberlândia, Itabira, São Paulo, Curitiba e Porto Alegre, mostrando resultados também variáveis, com as maiores prevalências de rinites nos grandes centros urbanos. Nas cidades do Sul e Sudeste, observou-se aumento de prevalência nos meses mais frios do ano, enquanto no Nordeste não houve variação sazonal na prevalência dos sintomas nasais. Sete anos depois, foi realizado um novo levantamento epidemiológico (Fase 3), com aumento do número de centros participantes abrangendo todas as regiões do país. Os dados obtidos não mostraram o aumento de prevalência que vem sendo apontado pela literatura internacional.[4]

FISIOPATOLOGIA

A rinite é considerada alérgica quando um anticorpo da Classe IgE alérgeno específico inicia a reação imunológica que causa os sintomas. Corresponde, portanto, a uma reação de hipersensibilidade tipo I de Gell e Coombs, pois o mecanismo imunológico envolvido é mediado por anticorpos da classe IgE. O ar inspirado contém inúmeras substâncias, entre elas os alérgenos (antígenos) ambientais que, em indivíduos geneticamente predispostos, leva à formação de anticorpos IgE. Entre esses alérgenos, os mais comuns são: ácaros da poeira doméstica, fungos, epitélio, saliva e urina de animais, barata e pólens. Nos indivíduos sensibilizados, os sintomas aparecem logo após a exposição (cerca de 15 a 30 minutos), e por isso essa reação é também conhecida como reação de hipersensibilidade imediata. Os odores fortes e a fumaça de cigarro constituem os principais irritantes inespecíficos, desencadeando os sintomas por meio de mecanismos não imunológicos. A resposta inflamatória na Reação Tipo I envolve duas fases. Uma fase de sensibilização, em que ocorre o reconhecimento antigênico e produção de IgE específica que se liga a receptores de mastócitos; e outra fase efetora, dividida em imediata e tardia, na qual o contato com o alérgeno leva à desgranulação de mastócitos com liberação de vários mediadores responsáveis pelos sintomas e, também, por amplificar a resposta alérgica. A consequência dessa resposta é um intenso infiltrado inflamatório na mucosa nasal. Tal resposta envolve a liberação de citocinas, recrutamento, ativação e diferenciação de vários tipos celulares, como eosinófilos, linfócitos e mastócitos. Essas células ativadas liberam os principais mediadores inflamatórios: a histamina e os leucotrienos cisteínicos.[5] Os estudos mostram que a exposição a pequenas quantidades de alérgenos, mesmo que não cause sintomas, produz infiltrado inflamatório na mucosa nasal. Dessa forma, a rinite alérgica é vista como uma doença inflamatória crônica, e deve-se buscar estratégias que previnam ou reduzam as exacerbações da doença e suas complicações.[2]

Quando o processo inflamatório se estende e compromete a mucosa dos seios paranasais, ocorre a rinossinusite, cuja patogênese envolve a interação entre mecanismos de defesa do hospedeiro com o agente agressor. Na fisiologia normal dos seios paranasais, consideram-se três fatores que, quando alterados, influenciam na fisiopatologia das rinossinusites: a qualidade das secreções nasais, a função ciliar e a patência dos óstios de drenagem. Quando partículas estranhas alcançam os seios paranasais, o sistema de depuração mucociliar drena para os óstios naturais dos seios em consequência da ação coordenada do batimento ciliar, que, em condições normais, encontra-se maior que 700 batimentos/min. Durante o processo inflamatório, o *clearance* mucociliar encontra-se comprometido, pois, além da secreção nasossinusal tornar-se mais espessa, o batimento ciliar diminui para menos de 300/min. A patência dos óstios sinusais parece ser um dos principais fatores no desenvolvimento das rinossinutes. A obstrução parcial ou completa dos óstios resulta em estagnação das secreções, queda do pH e da tensão do oxigênio dentro do seio, favorecendo a instalação do processo. Nas rinossinusites alérgicas, a obstrução é mais frequente devido ao edema da mucosa.[6,7]

QUADRO CLÍNICO

Como citado antes, o processo inflamatório da mucosa nasal se traduz clinicamente por prurido nasal intenso, coriza, espirros em salva, e obstrução nasal. O paciente pode apresentar ainda lacrimejamento e prurido ocular, prurido no conduto auditivo, no palato e na faringe. Os sintomas se manifestam de modo sazonal ou perene, de acordo com os alérgenos envolvidos. No Brasil, onde a grande maioria dos casos é provocada por ácaros, o padrão dos sintomas é perene, uma vez que a exposição a esses alérgenos se dá de maneira contínua, durante o ano todo. Outras alterações, detectadas pelo exame físico, são comuns no paciente portador de rinite alérgica, como alterações no septo nasal, aspecto da mucosa, presença de pólipos nasais, presença de secreções, dentre outras. O indivíduo pode apresentar ainda os estigmas de doenças atópicas, como prega transversa sobre o nariz, cianose da região periorbital, linhas de Dennie-Morgan, fácies alongada e respiração bucal.[4,8]

Diversas classificações já foram propostas para as rinites considerando etiologia, evolução e quadro clínico. Hoje, a classificação mais utilizada na prática tem sido aquela proposta pela iniciativa ARIA (*Allergic Rhinitis and its Impact on Asthma*) que considera não apenas os aspectos clínicos, mas também o impacto na qualidade de vida. A classificação da rinite alérgica proposta pelo ARIA é mostrada na Figura 7.1.[8]

A rinite pode ser causada por fatores alérgicos, não alérgicos, infecciosos, hormonais, ocupacionais, dentre outros. A rinite alérgica é a forma de rinite crônica mais comum, entretanto, 30 a 50% das rinites podem ser causadas por fatores não alérgicos. As características diferenciais entre as rinites alérgicas e não alérgicas estão resumidas no Quadro 7.1.[2]

DIAGNÓSTICO

Como em qualquer patologia, o diagnóstico deve ser baseado em uma anamnese detalhada e exame físico minucioso. Nos casos de rinite alérgica, os exames específicos têm bastante importância no diagnóstico etiológico. Os sintomas clássicos descritos antes devem ser explorados na anamnese, observando-se a frequência e a duração dos sintomas, a interferência nas atividades diárias, os fatores desencadeantes e agravantes, os aspectos relacionados com o ambiente doméstico, a exposição ocupacional, o uso de medicamentos e a resposta a tratamentos anteriores. Além disso, deve-se investigar a história pessoal e familiar de doenças atópicas, pois este é um fator de risco bem conhecido para alergia respiratória.

No exame físico, antes mesmo de avaliar a cavidade nasal, com frequência observa-se uma prega transversa na ponta

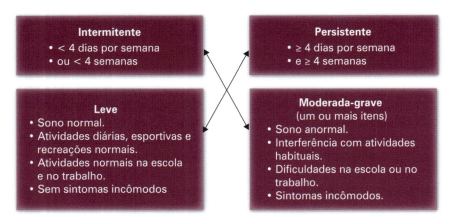

Figura 7.1 – Classificação da rinite alérgica segundo iniciativa ARIA.[8]

Rinossinusite

Quadro 7.1 – Características da rinite alérgica *versus* rinite não alérgica.				
			Não Alérgica	
		Alérgica	Eosinofílica	Outras
Anamnese	Antecedentes familiares	+++	0	0
	Início dos sintomas	Infância	Adulto	Infância/adultos
	Inalantes	+++	+	0/+
	Irritantes	+++	++	+++
	Fatores climáticos	+++	+	+++
Quadro clínico	Bloqueio	+++	++	+++
	Coriza	+++	+++	+++
	Prurido	+++	+++	0
	Espirros	+++	+++	+/++
Exame físico	Mucosa	Pálida azulada	Pálida azulada	Rósea
	Pólipos	Raros (< 10%)	Frequentes (> 10%)	Raros (< 10%)
Exames	Teste cutâneo	Positivo	Negativo	Negativo
	Citológico Nasal	Eosinófilo ++	Eosinófilo +++	Eosinófilo 0

do nariz, que é decorrente da "saudação do alérgico" (hábito de coçar o nariz com a palma da mão). A rinoscopia anterior torna possível avaliar a cor da mucosa, tamanho da concha, grau de fibrose e, segundo a iniciativa ARIA, esse exame é suficiente nos pacientes com rinite alérgica intermitente leve. Entretanto, naqueles com rinite persistente ou moderada/grave, a endoscopia nasal, realizada por especialistas, é mais útil. Embora os sintomas sejam típicos, eles não são exclusivos da rinite alérgica e, portanto, é importante lembrar dos diagnósticos diferenciais das rinites e de outras patologias que podem simular seu quadro clínico. Nessa questão, além de algumas diferenças clínicas, os exames complementares ganham maior relevância.[8]

Para estabelecer a etiologia alérgica da rinite, é importante documentar a sensibilização alergênica, ou seja, a presença de anticorpos IgE contra alérgenos ambientais. Essa avaliação pode ser feita *in vitro*, por meio da dosagem sérica de IgE específica, ou *in vivo*, usando os testes cutâneos ou provas de provocação nasal. Os testes cutâneos de leitura imediata possibilitam detectar com mais rapidez e sensibilidade a presença de anticorpos IgE específicos (desde que realizados com técnica correta e usando alérgenos padronizados). Por outro lado, a detecção *in vitro* desses anticorpos tem como vantagens o fato de não sofrer influência das condições de pele do paciente ou do uso de anti-histamínicos, além de não

Capítulo 7

83

oferecer riscos. Entretanto, seu custo é bem mais elevado. Em relação à provocação nasal com alérgeno, sua utilização na prática clínica diária é bastante limitada, sendo mais útil no diagnóstico de rinite ocupacional e na pesquisa.[4]

Os exames complementares não fazem isoladamente diagnóstico de alergia; sabe-se que 10% de indivíduos assintomáticos têm teste cutâneo positivo e, portanto, sua indicação e interpretação devem estar vinculadas à história clínica. Por outro lado, o diagnóstico específico da alergia possibilita uma melhor abordagem terapêutica e contribui para aderência às medidas de controle ambiental. Outros exames, como hemograma (com eosinofilia), IgE sérica total (aumentada), citologia nasal (aumento de eosinófilos na mucosa), dentre outros, podem contribuir para o diagnóstico, mas têm baixa especificidade. Um fluxograma de investigação da rinite encontra-se resumido no Quadro 7.2.[2] Feito o diagnóstico de rinite, a iniciativa ARIA recomenda que os pacientes com rinite alérgica persistente sejam avaliados para asma por meio de história, exame físico e, se possível, com espirometria antes e após uso de broncodilatador.

A presença de sintomas sinusais pode sugerir rinossinusite. Nos quadros agudos, os sinais e sintomas mais comuns são: dor na arcada dentária superior, dor ou pressão facial, congestão e obstrução nasal, secreção nasal e pós-nasal, hiposmia/anosmia, febre, cefaleia, halitose, fadiga, otalgia, tosse e irritação de garganta. O exame físico oferece limitadas informações para o diagnóstico de rinossinusites. Podem ser encontrados edema e eritema nas regiões externas: maxilar, orbital e frontal. Na rinoscopia anterior, visualizamos hiperemia, edema e aumento da vascularização, além de encontrar secreção purulenta drenando pela parede posterior da orofaringe.[6,7]

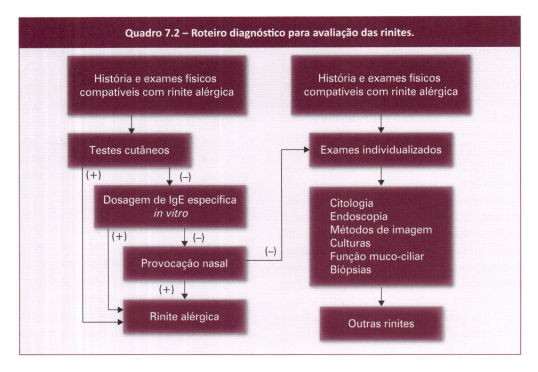

Quadro 7.2 – Roteiro diagnóstico para avaliação das rinites.

A endoscopia nasal está recomendada em todos os pacientes com queixas nasais, e, nos casos mais complicados, métodos de imagem podem ser utilizados. De maneira geral, a radiografia simples dos seios paranasais apresenta valor diagnóstico limitado, sendo pouco indicada hoje. A tomografia computadorizada deve ser solicitada em rinossinusites que não estejam evoluindo bem, mesmo com o tratamento adequado, nos quadros crônicos e recorrentes, nas complicações ou quando há indicação cirúrgica. A ressonância magnética tem valor importante nas complicações regionais e intracranianas, bem como diagnóstico diferencial de neoplasias e na suspeita de sinusite fúngica.[6]

TRATAMENTO

O tratamento das rinites alérgicas deve ser individualizado, dependendo das características e apresentações clínicas em caso. Com a abordagem adequada, orientação e educação do paciente e da família, na maioria das vezes, os sintomas podem ser controlados com prejuízo mínimo para a qualidade de vida do paciente. As principais abordagens existentes para o tratamento das rinossinusites alérgicas são apresentadas a seguir.

CONTROLE AMBIENTAL

A exposição aos alérgenos pode sensibilizar indivíduos predispostos e desencadear sintomas, promovendo a exacerbação da rinite; portanto, evitar ou reduzir essa exposição deve ser uma das primeiras abordagens para o tratamento das alergias respiratórias. Estudos mostram que quando a exposição aos alérgenos é evitada de maneira sistemática, observa-se melhora dos sintomas. Entretanto, as doenças alérgicas

são multifatoriais e necessitam de uma associação de intervenções para atingir o controle adequado. O novo conceito de inflamação mínima persistente sugere que evitar os alérgenos é um passo importante na redução do processo inflamatório nasal que se faz presente mesmo na ausência dos sintomas. Desse modo, medidas de controle ambiental poderiam contribuir para a diminuição da necessidade de outras intervenções. As medidas de controle ambiental são feitas baseando-se na identificação dos alérgenos responsáveis pelo quadro clínico e, envolvem, sobretudo, a redução da exposição aos ácaros da poeira, fungos, antígenos de animais e insetos. Evidências sugerem que a intervenção mais eficaz nesse sentido é o revestimento de colchões e travesseiros com material impermeável aos ácaros.[9]

FARMACOTERAPIA

Os medicamentos disponíveis para tratamento da rinite alérgica são numerosos e a cada ano surgem novas e eficazes opções terapêuticas. O projeto ARIA analisou criteriosamente e a seguir publicou suas recomendações com relação aos tratamentos disponíveis, sugerindo uma terapêutica para cada tipo de rinite, segundo a Classificação do ARIA (Figura 7.2).[8] A avaliação clínica individualizada, classificando o paciente quanto à gravidade dos sintomas, deve conduzir a escolha do esquema terapêutico. Embora os medicamentos controlem os sintomas da rinite com muita eficiência, seu efeito não é duradouro após a sua suspensão. Os principais fármacos utilizados no tratamento das rinossinusites alérgicas estão resumidos no Quadro 7.3, que mostra os efeitos de cada um deles nos diferentes sintomas.

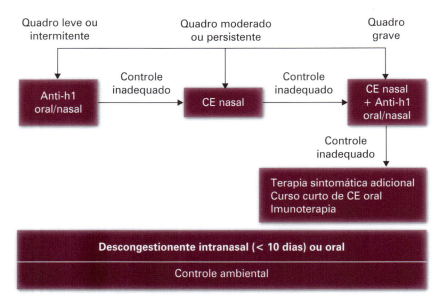

Figura 7.2 – Tratamento da rinite alérgica – adaptado de ARIA, 2001.[8]

Quadro 7.3 – Principais fármacos utilizados no tratamento das rinossinusites e seus efeitos nos diferentes sintomas.					
	Espirros	Coriza	Obstrução	Prurido	S. oculares
Anti-histamínicos					
• Oral	++	++	+	+++	++
• Tópico nasal	++	++	+	++	–
• Tópico ocular	–	–	–	–	+++
Corticoide					
• Tópico nasal	+++	+++	+++	++	++
Cromonas					
• Tópico nasal	+	+	+	+	–
• Tópico ocular	–	–	–	–	++
Descongestionante					
• Tópico nasal	–	–	++++	–	–
• Oral	–	–	+	–	–
Anticolinérgicos	–	++	–	–	–
Antileucotrienos	–	+	++	–	++

Extraído de van Cauwenberge P, Bachert C, Passalacqua G, Bousquet J, Canonica GW et al., 2000.[11]

CORTICOSTEROIDES

O corticosteroide tópico nasal é a medicação de escolha para o tratamento de manutenção da rinite alérgica. Seu uso regular é bastante eficaz na redução da coriza, espirros e prurido, e sobretudo no controle da congestão nasal. Embora o início de ação não seja imediato, pode-se observar melhora dos sintomas após 6-8 horas, atingindo seu efeito pleno em alguns dias. A justificativa do seu expressivo efeito clínico é a supressão de vários mediadores e estágios do processo inflamatório alérgico. Os efeitos colaterais são mínimos e, em geral, locais, como ressecamento da mucosa, sensação de queimação, sangramento discreto. Entretanto, a associação com corticosteroide inalatório, sobretudo em crianças, pode aumentar o risco de efeitos colaterais sistêmicos.[10]

Os corticosteroides tópicos para uso nasal, disponíveis no Brasil, são dipropionato de beclometasona, budesonida, acetonido de triancinolona, propionato de fluticasona e fuorato de mometasona. Os corticosteroides hidrocortisona e dexametasona não estão indicados para uso nasal por serem pouco efetivos e apresentarem muitos efeitos sistêmicos.

A utilização de corticosteroides sistêmicos quase nunca é necessária, e deve ser restrita a casos graves e refratários ao tratamento em virtude do elevado risco de efeitos colaterais. Os mais indicados são Prednisona ou Prednisolona, administrados por períodos curtos. O uso de corticosteroides de depósito não tem indicação no tratamento de rotina da rinite alérgica.[11]

ANTI-HISTAMÍNICOS

Os anti-histamínicos são a opção de escolha para alívio das exacerbações ou para o tratamento dos pacientes com sintomas leves ou intermitentes. Eles podem ser administrados por via oral ou nasal. A histamina, principal mediador da resposta imediata da reação alérgica, desencadeia prurido, espirros e coriza; portanto, o bloqueio de seu receptor alivia essa sintomatologia. Nos pacientes com rinite persistente, a congestão nasal é uma manifestação muito frequente, e assim a resposta aos anti-histamínicos é apenas parcial. Quanto aos efeitos colaterais, a sonolência é uma manifestação comum dos anti-histamínicos clássicos, de 1ª geração ou sedantes, em razão de sua lipossolubilidade que lhes permite atravessar a barreira hematoencefálica. Esse efeito é muitas vezes limitante, e, a partir da década de 70, surgiram os anti-histamínicos não clássicos, de 2ª geração ou pouco sedantes, que têm a vantagem de provocarem menos sono. A taquifilaxia é um fenômeno observado com o uso contínuo.[10] O cetotifeno é uma medicação sistêmica com ação anti-inflamatória e anti-histamínica que apresenta resultados satisfatórios, sobretudo em crianças com rinite e asma associadas. Constitui-se em tratamento profilático a ser usado por, no mínimo, 12 semanas. Nas últimas décadas, foram lançados no mercado os metabólitos ativos que oferecem melhor perfil de segurança, como fexofenadina, desloratadina, levocetirizina.

DESCONGESTIONANTES

Os descongestionantes são disponíveis para uso oral e intranasal. Esses agonistas α-adrenérgicos causam vasoconstrição levando à diminuição da congestão nasal, mas não têm efeito sobre o prurido, espirros e rinorreia. A absorção sistêmica dos descongestionantes intranasais é mínima, mas sua utilização não deve se estender por mais de três a cinco dias. Seu uso regular ou prolongado pode levar à rinite medicamentosa, causada pela congestão rebote. Os efeitos adversos incluem irritação, ressecamento e sangramento nasal, podendo, algumas vezes, interferir nos níveis de pressão arterial e intraocular. Os descongestionantes sistêmicos devem ser prescritos com cautela em portadores de arritmias, coronariopatias, hipertensão arterial, glaucoma, hipertireoidismo, diabetes e hipertrofia prostática. A associação de anti-histamínicos e descongestionantes orais pode ser útil naqueles pacientes com rinite alérgica que exibem congestão nasal pronunciada, sobretudo no controle das crises alérgicas. Não está indicado como tratamento de manutenção em longo prazo. O descongestionante oral mais usado nessa associação é a pseudoefedrina, que pode ter, como efeitos adversos, insônia, agitação e perda do apetite.[11]

ANTILEUCOTRIENOS

Os antileucotrienos, desenvolvidos, a princípio, para o tratamento da asma, mostraram posteriormente bons resultados clínicos no controle da rinite alérgica. O bloqueio dos receptores celulares de leucotrienos alivia primariamente o sintoma de obstrução, com ação mínima no controle da rinorreia, espirros e prurido nasal. A inter-relação de rinite e asma faz dos antileucotrienos uma opção promissora na busca de uma estratégia terapêutica integrada para essas afecções, na medida em que atuam tanto em vias aéreas superiores quanto inferiores. Os ensaios clínicos têm demonstrado que o uso dos antileucotrienos como medicamento única no tratamento da rinite alérgica apresenta eficácia modesta (mas significativa), e um efeito aditivo na eficácia, quando usados em associação com outros agentes terapêuticos, como os an-

ti-histamínicos. As principais vantagens desses fármacos estão na boa segurança clínica e na fácil posologia.[12]

ESTABILIZADORES DE MASTÓCITOS

Os estabilizadores de mastócitos inibem a desgranulação dessas células e, por conseguinte, a liberação dos mediadores inflamatórios, embora com eficácia bem menor que os corticosteroides tópicos nasais. O cromoglicato é uma medicação bastante segura que está indicada para uso intranasal e profilático de rinites leves. A posologia, quatro a seis vezes por dia, dificulta a adesão ao tratamento.[13]

ANTIBIOTICOTERAPIA

O tratamento antimicrobiano das rinossinusites é realizado, na maioria das vezes, baseando-se nos dados microbiológicos de trabalhos na literatura. Na seleção do antimicrobiano a ser usado, devem ser considerados a gravidade da doença, o risco de complicações e o uso recente de antibióticos. O tempo de tratamento deve ser de 10 a 14 dias. Na rinossinuistes agudas em adultos e crianças, os agentes mais comuns são: *Streptococcus pneumoniae*, *Haemophilus influenza* e *Moraxella catarrhalis*. Nos quadros crônicos, deve-se pensar em micro-organismos aeróbicos, sobretudo *Staphylococcus aureus* e os estafilos coagulase-negativos e anaeróbios, e o tratamento deve ser estendido por três a quatro semanas.[14,15]

ANTI-IgE (OMALIZUMABE)

Omalizumabe é um anticorpo monoclonal anti-IgE que forma complexos com a IgE sérica livre, bloqueando sua interação com mastócitos e basófilos e diminuindo o nível de IgE livre na circulação. Hoje, sua indicação está reservada para casos selecionados de asma grave, como adjuvante. Seu uso na rinite alérgica tem sido investigado, com resultados promissores, mas ainda são necessários estudos que estabeleçam melhor a relação de risco-benefício e custo-efetividade.[16]

IMUNOTERAPIA ALÉRGENO-ESPECÍFICA

A imunoterapia alérgeno-específica consiste na administração de extratos de alérgenos purificados e padronizados por via subcutânea. O objetivo do tratamento é a modificação da resposta imune ao futuro contato com o alérgeno, visando a redução dos sintomas. Hoje, é o único tipo de tratamento que proporciona melhora em longo prazo das doenças alérgicas, que se mantém mesmo após a sua interrupção. A utilidade da imunoterapia foi enfatizada em recente relatório da OMS, que recomenda sua aplicação em pacientes selecionados, e que apresentem anticorpos IgE específicos a alérgenos clinicamente relevantes. O resultados científicos mais relevantes mostram que a imunoterapia alérgeno-específica é capaz de prevenir o aparecimento de asma em crianças com rinite alérgica isolada e o desenvolvimento de novas sensibilizações. A eficácia dessa tipo de tratamento depende de inúmeros fatores: seleção criteriosa de pacientes, uso de extratos alergênicos padronizados, adesão ao controle ambiental, boa aderência, tendo em vista que o tratamento é longo (três a cinco anos). Além disso, é importante ressaltar que esse tratamento deve ser orientado e seguido por um especialista.[17]

TRATAMENTO CIRÚRGICO

Nas rinossinusites alérgicas, não há indicação de tratamento cirúrgico. Esse tratamento deve ser considerado em caso de complicações, como rinossinusites agudas recorrentes – para correção dos fatores predisponentes; rinossinusite crônica após falha no tratamento clínico – polipose nasal bilateral, rinossinusite fúngica; outras complicações, como meningites, abcessos, trombose do seio cavernoso, mucocele, osteomielite etc.[6,7]

CONSIDERAÇÕES FINAIS

A rinite alérgica constitui um problema global de saúde pública, afetando 10 a 20% da população. Embora apresente baixa ou nenhuma mortalidade, o impacto no dia a dia dos pacientes é bastante considerável, trazendo grande prejuízo para a qualidade de vida dos indivíduos comprometidos, o que acarreta um custo elevado para a sociedade. Os testes alérgicos usados no diagnóstico, como os testes cutâneos e in vitro, auxiliam o médico a determinar se o quadro de sintomas nasais é de etiologia alérgica ou não.

Para os médicos generalistas e especialistas que tratam dessa doença, é essencial o conhecimento da fisiopatologia para facilitar o diagnóstico e tratamento, pois, na maioria dos casos, o diagnóstico é relativamente simples e os pacientes costumam responder bem ao tratamento adequado, melhorando sua qualidade de vida. Além do mais, acredita-se que a rinite alérgica seja um importante fator de risco para o desenvolvimento de asma; portanto, o indivíduo com rinite bem controlada pode evitar o comprometimento de vias aéreas inferiores e suas complicações.

REFERÊNCIAS BIBLIOGRÁFICAS

1. Gendo K, Larson E B. Evidence-Based Diagnostic Strategies for Evaluating Suspected Allergic Rhinitis. Ann Intern Med. 2004; 140: 278-89.

Alergia & Imunologia Aplicação Clínica

2. Weckx LM, Sakano E, Araújo E, Castro FFM, Aun WT, coordenadores. Consenso sobre rinites, Campos do Jordão – SP, 1999. Rev Bras Otorrinolaringol 2000; 66(3): Suplemento 10.

3. Strachan D, Sibbald B, Weiland S et al. Worldwide variation in prevalence of symptoms of allergic rhinoconjunctivitis in children: The International Study of Asthma and Allergies in Childhood (ISAAC). Pediatr Allergy Immunol 1997; 8: 161-76.

4. Sole D, Mello Jr JF, Weckx LM, Rosário Filho, NA, coordenadores. II Consenso Brasileiro sobre Rinites. Rev Bras Alerg Imunopatol 2006; 29(1): separata.

5. Dykewicz. Rhinitis and sinusitis. J Allergy Clin Immunol 2003; 111:S520-9.

6. Eloy P, Poirrier AL, De Dorlodot C, ET al. Actual concepts in rhinosinusitis: a review of clinical presentations, inflammatory pathways, cytokine profiles, remodeling and management. Curr Allergy Asthma Rep. 2011; 11: 146-62.

7. Antunes ML, Ganança FF. Rinossinusites – Sinusites. Compacta 2000; vol I(5): 4-13.

8. Bousquet J, van Cauwenberge P, Khaltaev N. Allergic rhinitis and its impact on asthma. J Allergy Clin Immunol 2001; 108 Suppl 5: 147-334.

9. Rullo V. Controle Ambiental. In: Naspitz CK, ed. Alergias respiratórias. São Paulo: Vivali, 2003, p 60-70.

10. Brozek JL, Bousquet J, Baena-Cagnani CE, Bonini S, Canonica W, Casale TB, van Wijk RG, Ohta K, Zuberbier T, Schunemann HJ. Allergic Rhinitis and its Impact on Asthma (ARIA) guidelines: 2010 Revision. J Allergy Clin Immunol 2010; 126: 466-76.

11. van Cauwenberge P, Bachert C, Passalacqua G, Bousquet J, Canonica GW et al. Consensus statement on the treatment of allergic rhinitis – position paper. Allergy 2000; 55: 116-34.

12. Peters-Golden M, Hendersen WR Jr. The role of leukotrienes in allergic rhinitis. Ann Allergy Asthma Immunol. 2005 Jun; 94(6): 609-18; quiz 618-20, 669.

13. Passali D, Mosges R, Hassan HA, Bellussi L. International Conference on Allergic Rhinitis in childhood. Allergy 1999; 55(54), Suppl.

14. Ah-See KL, MacKenzie J, Ah-See KW. Management of chronic rhinosinusitis. BMJ 2012, 345: e7054

15. Nocon CC, Baroody FM. Acute rhinosinusitis in children. Curr Allergy Asthma Rep 2014, 14: 443.

16. Passalacqua G, Ciprandi G. Novel therapeutic interventions for allergic rhinitis. Exp Opin Investigational Drugs 2006; 15(12): 1615-25.

17. Cox L, Nelson H, Lockey R, eds. Allergen Immunotherapy: A Practice Parameter Third Update. J Allergy Clin Immunol Jan 2011, 125(1).

CAPÍTULO 8

Asma

Rosana Câmara Agondi ■ Pedro Giavina-Bianchi

INTRODUÇÃO

A asma é uma doença heterogênea, caracterizada pela presença de inflamação brônquica crônica. É definida pela história de sintomas respiratórios, como sibilância, aperto torácico, dispneia e tosse, sobretudo à noite, que variam com o tempo e em intensidade, além da presença de limitação variável do fluxo aéreo expiratório.[1] A asma se deve, em muitos casos, à interação gene-ambiente.[2]

Parece ser uma doença genética complexa, e seu início é influenciado pelas interações entre muitos genes e pelo estímulo ambiental. Os fatores de risco ambiental são quase sempre complexos,

e incluem infecções respiratórias, alérgenos, emoções, poluição ambiental, fumaça de cigarro (tabagismo), estilo de vida, dieta e fatores psicossociais; porém, é difícil identificar a exposição relevante. Além disso, estudos sugerem que as características genéticas façam com que os asmáticos respondam de maneira diferente ao mesmo tratamento, sendo responsável por 60 a 80% dessa resposta.[3]

A asma se caracteriza pela variabilidade dos sintomas que pode ocorrer no mesmo dia, semana ou em meses. Tais variações são quase sempre desencadeadas por fatores como exercício, exposição a alérgenos ou irritantes primários, va-

Alergia & Imunologia Aplicação Clínica

riações de temperatura do ambiente e infecções respiratórias virais. Os sintomas são reversíveis espontaneamente ou com tratamento apropriado.[1] Hiperresponsividade brônquica, definida pela resposta exagerada a estímulos broncoconstrictores, como histamina ou exercício, é outra característica da asma.[4]

EPIDEMIOLOGIA

A asma é uma das doenças crônicas mais comuns em todo o mundo, que afeta 1 a 18% da população nos diferentes países.[1] No Brasil, a prevalência está em torno de 10%.[5] O ISAAC, um estudo epidemiológico internacional sobre prevalência de asma na criança e no adolescente, quando realizado na população brasileira, demonstrou prevalência de cerca de 20% nessas faixas etárias.[6] Embora a prevalência de asma no Brasil e no mundo venha aumentando nas últimas décadas, as taxas de internação por asma em indivíduos maiores de 20 anos de idade diminuíram em 49% entre 2000 e 2010.[7]

FISIOPATOLOGIA

A asma é uma doença inflamatória crônica das vias aéreas inferiores com alterações estruturais e funcionais características, levando à hiperresponsividade brônquica e à obstrução ao fluxo aéreo que varia ao longo do tempo. A asma alérgica representa cerca de 50% das asmas nos adultos.[8] Os alérgenos mais importantes na etiologia da asma alérgica são os ácaros da poeira doméstica, as baratas, os epitélios de animais, os fungos e os polens.

O mecanismo de hipersensibilidade envolvido na asma alérgica é o tipo I ou imediato, que é mediado pela imunoglobulina (Ig) E. Após um primeiro contato com um aeroalérgeno, o indivíduo atópico produz IgE específica para aquele alérgeno e que se fixa aos receptores de alta afinidade presentes nos mastócitos e basófilos. Numa segunda exposição, os alérgenos se ligam a essas moléculas de IgE que, então, ativam as células (mastócitos e basófilos), levando à liberação dos mediadores dessas células.[9]

Os mastócitos secretam, a princípio, os mediadores pré-formados, como histamina, triptase e outros. Em seguida, secretam os mediadores derivados do metabolismo do ácido araquidônico e, posteriormente, após transcrição, as citocinas. Essas moléculas ou mediadores desencadeiam broncoconstricção, aumento de permeabilidade vascular, vasodilatação e quimiotaxia de outras células para o sítio inflamatório, sendo o eosinófilo a célula mais importante.[9]

Os eosinófilos liberam suas proteínas básicas e citocinas, amplificando a resposta alérgica. Em uma broncoprovocação específica com um alérgeno, essa resposta alérgica se caracteriza por uma fase imediata da hipersensibilidade tipo I e, em cerca de 50% dos pacientes, 4 a 8 horas após, uma fase tardia, quando ocorre o reaparecimento dos sintomas da asma.[9] A inflamação e o remodelamento brônquicos caracterizam a asma e compreendem a presença de um infiltrado inflamatório eosinofílico, a hiperplasia das glândulas mucosas e caliciformes, a produção excessiva de muco, o espessamento reticular da membrana basal, as hipertrofia e hiperplasia da musculatura lisa brônquica e a descamação epitelial. O remodelamento brônquico caracteriza-se pela presença de um componente fibrótico com aumento do depósito de tecido conectivo e proliferação de fibroblastos e miofibroblastos. Se a inflamação precede o remodelamento brônquico, ou se os dois componentes se desenvolvem em paralelo, ainda não está esclarecido.[2]

DIAGNÓSTICO

A asma pode ser classificada hoje em subgrupos baseados nas características clínicas, físicas e patológicas e, mais recentemente, os investigadores correlacionaram esses traços clínicos e laboratoriais com alguns biomarcadores moleculares.[10]

Um fenótipo representa a manifestação externa do genótipo de um indivíduo e pode mudar com o tempo em resposta a novas exposições do ambiente. Os fenótipos de doenças podem afetar de modo significativo a escolha dos testes diagnósticos, o prognóstico em longo prazo e, mais importante, a resposta prevista para terapias específicas.[10]

Muitos subtipos foram descritos. Em 2008, Haldar *et al.* postularam que uma análise de grupos pudesse ser aplicada para classificar fenótipos clínicos da asma. Os autores avaliaram pacientes que foram recrutados de centros primários (asma leve e moderada) e centros terciários (asma grave) e, então, classificaram os grupos conforme a presença de sintomas clínicos e a inflamação eosinofílica.[11]

Nos pacientes com asma mais grave, alguns fenótipos podem direcionar o tratamento:

a) Presença de atopia: alérgica e não alérgica;
b) Idade de início da asma: na infância ou asma de início tardio;
c) Natureza da inflamação: eosinofílica e não eosinofílica;
d) Resposta ao tratamento;
e) Asma não eosinofílica do obeso.

A asma alérgica é o fenótipo mais bem definido. Caracteristicamente, a asma alérgica tem início na infância e os pacientes apresentam história pessoal e/ou familiar de atopia, como dermatite atópica e rinite alérgica. Tais pacientes apresentam a tendência de produzir imunoglobulina (Ig)-E específica contra substâncias (alérgenos) comuns do ambiente, como ácaros, fungos, epitélios de animais, baratas e polens. Na patogênese, observa-se uma inflamação específica dirigida por mecanismos dependentes de IgE, sendo os mastócitos, os linfócitos T do tipo helper 2 (Th2) e os eosinófilos as células predominantes.[9,12] A rede de citocinas associadas a esses processos inclui, na maioria das vezes, interleucina (IL)-3, IL-4, IL-5, IL-9 e IL-13. As citocinas IL-4 e IL-13 participam da produção de IgE, e a IL-5, do recrutamento dos eosinófilos. Os eosinófilos são recrutados para a via aérea nos indivíduos asmáticos também pela ação de quimiocinas, como RANTES (CCL5).[13,14] Esse fenótipo apresenta boa resposta ao corticosteroide inalado.[15]

A asma não alérgica é aquela que não está associada à atopia; o início dos sintomas é quase sempre mais tardio e mais frequente nas mulheres. O infiltrado inflamatório presente nos brônquios pode ser neutrofílico, eosinofílico ou paucigranulocítico (poucas células inflamatórias). A imunopatologia da asma não alérgica de início tardio parece ser semelhante àquela da asma alérgica; entretanto, essas formas não alérgicas da asma ainda não têm a patogênese bem esclarecida. Há algumas evidências que sugerem que alguns pacientes apresentem uma produção de IgE local, quando ocorreria a troca de classe de imunoglobulinas para a IgE apenas na via aérea. Outra hipótese seria a presença de autoanticorpos que incluem aqueles direcionados para proteínas do choque térmico (HSP)-70,

CD-28 e α-enolase. Independente do mecanismo, esse tipo de asma é provavelmente heterogênea. A resposta ao corticosteroide inalado é inferior àquela observada na asma alérgica.[14]

A asma não eosinofílica do obeso caracteriza-se por um fenótipo de maior gravidade, início tardio e não associada à atopia. Parte da fisiopatologia da asma se deve a efeitos mecânicos da própria obesidade, levando a compressão do tórax. Esse fenótipo de asma apresenta infiltrado nãoeosinofílico e, portanto, a resposta ao corticoide inalado ou oral é inferior ao encontrado nos pacientes com asma alérgica.[16]

DIAGNÓSTICO COMPLEMENTAR

- **Atopia**: a investigação de atopia é realizada por meio da pesquisa de IgE específica, *in vivo* – testes cutâneos de leitura imediata ou teste de puntura (*prick-test*), ou *in vitro* – quando a pesquisa da IgE específica é realizada no soro do paciente.[1]
- **Função pulmonar**: a característica espirométrica, nos pacientes com asma, é o distúrbio ventilatório obstrutivo com resposta ao broncodilatador. A ausência de resposta ao broncodilatador pode ser encontrada naqueles pacientes que estão em tratamento ou nos casos mais graves e de longa duração com remodelamento brônquico. Nos pacientes com asma intermitente ou leve, encontramos espirometria sem alterações.[17,18] Naqueles pacientes com história sugestiva de asma e espirometria normal, pode ser realizada a broncoprovocação inespecífica com estímulos diretos, como histamina, metacolina ou carbacol, ou com estímulos indiretos, como exercício, manitol, hiperventilação ou solução hipertônica. A broncoprovocação inespecífica negativa exclui o diagnóstico de asma; por outro lado, a broncoprovocação positiva confirma a presença de hiperresponsividade brônquica, que é uma das características da asma.[4] A broncoprovocação específica com alérgenos está indicada na investigação de fisiopatologia da asma, etiologia de asma ocupacional e potencial terapêutico de novos medicamentos para asma.[19]

- **Medidas de marcadores inflamatórios:** os biomarcadores têm o potencial de indicar um fenótipo de doença individual e, portanto, auxiliar o clínico a direcionar o tratamento específico. O "*National Institutes of Health*" (NIH) define um biomarcador como uma característica que é objetivamente medida e/ou avaliada como indicador de processo biológico normal, de processo patogênico ou de resposta farmacológica a uma intervenção terapêutica.[20]

a) **Medidas diretas de inflamação brônquica:**

a.1) **Biópsia brônquica:** o exame histológico é o método com maior acurácia para identificar inflamação e remodelamento. Porém, é um método invasivo e alguns estudos clínicos demonstraram dissociação entre o número de células inflamatórias nas biópsias e a função pulmonar dos pacientes.[2]

a.2) **Escarro induzido:** esse método é utilizado para diferenciar os fenótipos inflamatórios da asma, podendo auxiliar no tratamento individualizado da asma. Nos últimos 20 anos, novas técnicas foram desenvolvidas para a pesquisa da inflamação brônquica, sendo uma delas a obtenção de escarro induzido pela utilização de solução salina hipertônica. Essa técnica alternativa e não invasiva torna possível obter o escarro em 80 a 90% dos pacientes. O paciente inala uma solução salina hipertônica para desencadear a produção de escarro, que será eliminado junto com todas as células presentes no lúmen da via aérea; portanto, esse material coletado supostamente representaria o infiltrado inflamatório presente na mucosa brônquica. A principal vantagem é a contagem diferencial das células inflamatórias, expressas em porcentagem, baseada na contagem manual de 400 células (eosinófilos, neutrófilos, linfócitos e macrófagos). O limite superior da proporção de eosinófilos é de 1,9% e essa fração se eleva nos asmáticos após uma broncoprovocação com alérgeno, antes de exacerbações e após a retirada do corticosteroide inalado.[2,21]

b) **Biomarcadores exalados:**

b.1) **Fração de óxido nítrico exalado (FeNO):** é o biomarcador exalado mais amplamente utilizado para avaliar a inflamação brônquica na asma. O nível de óxido nítrico no ar exalado pode ser medido de maneira relativamente rápida na prática clínica. O FeNO está quase sempre aumentado nos pacientes asmáticos que nunca utilizaram corticoide e nos asmáticos graves, além de se correlacionar com a eosinofilia brônquica. O FeNO se deriva da ação do óxido nítrico-sintetase induzível expresso pelo epitélio brônquico, embora o mecanismo preciso de como a eosinofilia desencadeie a atividade do óxido nítrico-sintetase induzível nas células epiteliais não esteja definido. Nos asmáticos que ainda não iniciaram o tratamento com corticoide, a medida do FeNO poderia ser utilizada como um indicador de resposta a esse medicamento. Um nível baixo de FeNO, menor do que 25 ppm, indica que o paciente provavelmente não responderá ao tratamento com corticoide. Um nível elevado, maior do que 25 ppm, sugere fortemente uma eosinofilia brônquica e resposta ao corticoide. Por outro lado, nos pacientes asmáticos que já estejam em tratamento, o FeNO é melhor utilizado para determinar se a dose utilizada do corticoide inalado está adequada para controlar a inflamação brônquica.[2]

b.2) **Condensados respiratórios exalados:** o pH do ar exalado e a dosagem de várias proteínas são marcadores promissores. Os marcadores do estresse oxidativo, como LTB4, 8-isoprostano e peróxido de hidrogênio, e a detecção de proteínas inflamatórias, como IL-6, IL-8 e TNF-α, são alguns exemplos.[2]

c) **Biomarcadores não exalados:**

Dosagem de proteínas séricas: a asma é considerada por alguns autores como uma doença sistêmica e, portanto, alguns metabólitos sistêmicos podem atuar como biomarcadores da doença de via aérea.[2] Corren *et al.*[22] avaliaram a resposta de um anticorpo monoclonal anti-IL13 (Lebrikizumabe) em asmáticos não controlados pela espirometria. Os autores observaram que os pa-

Alergia & Imunologia Aplicação Clínica

cientes com níveis mais elevados de periostina pré-tratamento apresentaram melhora mais importante na função pulmonar após a utilização desse medicamento do que aqueles com níveis mais baixos.

AVALIAÇÃO DA ASMA

Essa avaliação inclui a avaliação do controle da asma, que compreende o controle dos sintomas e do risco futuro de eventos adversos. O controle dos sintomas da asma avalia a presença de sintomas nas últimas quatro semanas: sintomas diurnos > duas vezes por semana, despertar noturno em qualquer noite da semana, uso de medicamento de resgate > duas vezes por semana e limitação da atividade devido à asma. Se o paciente não apresentar nenhum desses sintomas, ele encontra-se com asma controlada; entre um e dois destes sintomas, asma parcialmente controlada; e entre três e quatro dos sintomas, asma não controlada[1] (Tabela 8.1).

A avaliação do risco futuro para eventos adversos na asma, como exacerbações, obstrução brônquica fixa e efeitos colaterais dos medicamentos, deve ser realizada mesmo naqueles com bom controle dos sintomas da asma. A função pulmonar é uma parte importante da avaliação do risco futuro e deve ser realizada antes do tratamento, após três a seis meses, e periodicamente no acompanhamento do paciente. Os fatores de risco para exacerbações, que são independentes do controle dos sintomas da asma, incluem uma história de exacerbação ≥ 1 vez no ano anterior; má aderência ao tratamento, técnica incorreta do dispositivo, baixos valores de função pulmonar (VEF_1 baixo), tabagismo e eosinofilia periférica[1] (Tabela 8.2).

A gravidade da asma é avaliada pelo nível de tratamento necessário para manter a asma controlada. A asma persistente é considerada leve quando necessita de uma das opções do nível 2 (*Step 2*) para que o quadro permaneça controlado; asma persistente moderada, quando o tratamento se encaixa no nível 3; e asma persistente grave, nos níveis 4 e 5 (Figura 8.1).[1] Se após três a seis meses de tratamento o paciente apresentar-se controlado clinicamente e com espirometria normal, pode-se reduzir o tratamento de paciente (*step down*). Da mesma maneira, se o paciente apresentar asma não controlada, deve-se

Tabela 8.1 – Controle da asma.				
Controle dos sintomas da asma		**Nível de controle dos sintomas da asma**		
Nas últimas quatro semanas, o paciente apresentou:		Bem controlada	Parcialmente controlada	Não controlada
Sintomas diários > 2 vezes/ semana	Sim □ Não □			
Qualquer despertar por asma	Sim □ Não □	Nenhum destes	1 ou 2 destes	3 ou 4 destes
Medicamento de resgate > 2 vezes/semana	Sim □ Não □			
Qualquer limitação de atividade por asma	Sim □ Não □			

Modificada de www.ginasthma.org.[1]

Asma

Tabela 8.2 – Fatores de risco para o não controle da asma.
Avaliar os riscos futuros no diagnóstico e periodicamente, sobretudo nos pacientes com exacerbações
Fatores de risco que aumentam o risco de exacerbações mesmo se os sintomas estiverem controlados: • Sintomas de asma não controlados; • Uso excessivo de SABA (> 1 frasco com 200 doses/mês); • CI inadequado: não prescrito, má aderência, técnica incorreta; • VEF_1 baixo, principalmente ≤ 60% do predito; • Problemas psicológicos ou socioeconômicos; • Exposição: fumaça de cigarro, alérgenos (se sensibilizado); • Comorbidades: obesidade, rinossinusite, alergia alimentar confirmada; • Eosinofilia periférica ou no escarro; • Gravidez.
Principais fatores de risco independentes para exacerbações: • IOT ou UTI por asma; • ≥ 1 exacerbação grave nos últimos 12 meses.
Fatores de risco para a evolução para obstrução brônquica fixa: • Ausência de tratamento com CI; • Exposição a: tabagismo, poluentes ocupacionais; • VEF_1 inicial baixo, hipersecreção crônica, eosinofilia periférica ou no escarro.
Fatores de risco para efeitos adversos dos medicamentos: • *Sistêmicos:* CE oral frequente, CI dose alta ou potente por longos períodos, uso concomitante de inibidores de P450; • *Locais:* CI alta dose ou potente por longos períodos, técnica inadequada de dispositivo.

SABA: broncodilatador de curta duração; CI: corticoide inalado; VEF_1: volume expiratório expirado no primeiro segundo; IOT: intubação orotraqueal; UTI: unidade de terapia intensiva. Modificada de www.ginasthma.org.[1]

Medicamento	Nível 1	Nível 2	Nível 3	Nível 4	Nível 5
controlador preferido		CI dose baixa	CI dose baixa + LABA	CI média/alta + LABA	Anti-IgE
Outras opções de controlador	Considerar CI dose baixa	Antileucotrieno (LTRA) Teofilina em dose baixa	CI média/alta CI baixa + LTRA	CI alta + LTRA	CE oral dose baixa
Medicamento de alívio	β2 curta de demanda		β2 curta ou CI baixa dose + formoterol de demanda		

CI: corticosteroide inalado; β2 curta: β2 de curta duração; LABA: β2 de longa duração; CE: corticosteroide. Modificada de www.ginasthma.org.[1]

Figura 8.1 – Passos do tratamento.

Capítulo 8

Alergia & Imunologia Aplicação Clínica

fazer um *step up*, ou seja, aumentar a dose dos medicamentos ou associar outros medicamentos aos corticosteroides inalados (CI) (Figura 8.2).[1]

Tratamento

O tratamento medicamentoso da asma deve ser dividido em dois grupos distintos: os medicamentos controladores e os medicamentos de resgate (alívio). Os corticosteroides inalados são os principais medicamentos para o tratamento da asma nos últimos 30 anos, mas a heterogeneidade da doença indica que nem todos os asmáticos respondem ao mesmo tratamento. Os altos custos e os efeitos colaterais indesejados dos medicamentos direcionam para a necessidade de melhores tratamentos para a asma.[2]

Os objetivos em longo prazo do tratamento da asma são alcançar um bom controle dos sintomas, minimizar os riscos futuros de exacerbações, evitar a obstrução brônquica fixa e os efeitos colaterais dos medicamentos.[1]

Medicamentos controladores

- **Corticosteroides:** são os anti-inflamatórios mais eficazes disponíveis para tratar a asma (Tabela 8.3). A monoterapia com os CIs é mais efetiva do que qualquer outra monoterapia controladora a longo prazo. O efeito no controle da asma ocorre pela diminuição dos sintomas, da

melhora da função pulmonar e diminuição da hiperresponsividade brônquica, além da redução dos riscos (exacerbações da asma). O uso precoce dos CIs revolucionou o manejo da asma, com reduções marcantes na morbidade e na mortalidade da asma.[1,23]

Os CIs são recomendados como tratamento de primeira linha para todos os pacientes com asma persistente. O receptor de glicocorticoide é encontrado na maioria das células do corpo, explicando os efeitos múltiplos dos corticosteroides sistêmicos. Há diferenças genéticas entre os receptores de glicocorticoide nos diferentes indivíduos, o que determina algumas das variações na resposta a esse medicamento. A principal vantagem dos CIs é sua alta potência tópica, reduzindo a inflamação nos pulmões, e a baixa atividade sistêmica; eles têm alta potência anti-inflamatória, cerca de 1.000 vezes maior do que o cortisol endógeno. Quando administrados em altas doses, os CIs podem produzir atividade sistêmica e efeitos adversos e, portanto, os melhores são aqueles com índice terapêutico (a razão entre a atividade tópica e a atividade sistêmica) elevado. Os sintomas da maioria dos pacientes melhoram entre uma e duas semanas de tratamento e atingem melhora máxima entre quatro e oito semanas.[23,24] Os efeitos colaterais locais incluem mo-

Nível de controle	Tratamento
Controlado	Manter a menor dose para controle
Parcialmente controlado	Considerar subir um passo para controle
Não controlado	Subir passos até controle
Exacerbação	Tratar como exacerbação

Figura 8.2 – Manejo da asma com base no nível de controle. Modificada de www.ginasthma.org.

Asma

Tabela 8.3 – Doses diárias (baixa, intermediária e alta) dos corticosteroides inalados.			
Medicamento	**Dose diária (mcg)**		
	Baixa	**Intermediária**	**Alta**
Dipropionato de beclometasona (CFC)	200-500	> 500-1.000	> 1.000
Dipropionato de beclometasona (HFA)	100-200	> 200-400	> 400
Budesonida (IPS)	200-400	> 400-800	> 800
Ciclesonida (HFA)	80-160	> 160-320	> 320
Propionate de fluticasona (CFC)	100-250	> 250-500	> 500
Propionato de fluticasona (HFA)	100-250	> 250-500	> 500
Furoato de mometasona	110-220	> 220-440	> 440
Triamcinolona	400-1.000	> 1.000-2.000	> 2.000

CFC: clorofluorcarbono; HFA: hidrofluoralcano. Modificada de www.ginasthma.org.[1]

niliase oral e disfonia, e os efeitos colaterais sistêmicos, que podem ocorrer com qualquer CI utilizado em altas doses ou por longos períodos, compreendem osteoporose, catarata, adelgaçamento cutâneo e insuficiência adrenal.[1,23]

- **Agonistas β2-adrenérgicos de longa duração:** essa classe, que inclui os broncodilatadores de longa duração (LABA) salmeterol e formoterol, NÃO deve ser utilizada como monoterapia na asma. Os LABAs devem ser utilizados em associação com os corticosteroides inalados e essa associação é o tratamento de preferência quando doses intermediárias de corticosteroides falham no controle da asma. A adição de LABA ao CI diário melhora o escore dos sintomas da asma, diminui os sintomas de asma noturna, diminui o uso de β2-agonista de curta duração, reduz o número de exacerbações, melhora a função pulmonar e diminui o risco de internações relacionadas com a asma.[1] As exacerbações com necessidade de corticosteroide oral ou de internação reduziram com a adição de LABA aos CIs.[25]

- **Antileucotrienos:** são uma opção de tratamento, quando adicionados aos CIs, naqueles pacientes que apresentam alguma contraindicação para a utilização de LABA. A adição de antileucotrienos ao CI melhorou o controle da asma e a qualidade de vida relacionada com ela. A rinite alérgica ou não alérgica associada à asma, quando não controlada, representa uma causa frequente do não controle da asma. Como o montelucaste é eficaz em ambas as vias aéreas, superior e inferior, ele deve ser particularmente útil nos pacientes com asma e rinite.[26]

- **Teofilina:** a teofilina é hoje recomendada como um broncodilatador adicional se a asma se mantém difícil de controlar após altas doses de CI e LABA. Alguns estudos demonstraram que adicionar doses baixas de teofilina aos CIs, nos pacientes cuja asma não esteja controlada, fornece melhor controle da asma do que dobrar a dose do CI. Interessantemente, na avaliação espirométrica, há melhora mais im-

Capítulo 8

99

portante na capacidade vital forçada (CVF) do que no volume expiratório forçado no primeiro segundo (VEF$_1$), sugerindo um efeito no aprisionamento aéreo e nas vias aéreas periféricas. A melhora na função pulmonar é relativamente lenta, sugerindo um efeito anti-inflamatório mais do que um efeito broncodilatador da teofilina.[27] Alguns mecanismos propostos para as teofilinas são: inibição da fosfodiesterase, antagonismo do receptor de adenosina, aumento da secreção de IL-10 e apoptose de células inflamatórias (neutrófilos e linfócito T). Porém, a principal limitação da sua utilização, em doses convencionais, tem sido a relativamente alta frequência de efeitos adversos (concentração plasmática maior de 20 mg/L), como cefaleia, náusea e vômitos; aumento na secreção ácida e refluxo gastroesofágico; aumento da diurese; e, em altas concentrações, podem ocorrer arritmias cardíacas e convulsões.[27]

Medicamentos de resgate

Agonistas β2-adrenérgicos de curta duração: os β2-agonistas são clinicamente úteis no tratamento da asma como broncodilatadores. Tradicionalmente, essa habilidade de causar broncodilatação é seu único modo de ação importante porque relaxa a musculatura lisa brônquica. Entretanto, os receptores β2-agonistas estão amplamente distribuídos, expressos nas células residentes e estruturais do pulmão e nos leucócitos que circulam pelo órgão. Além da broncodilatação, os receptores β2-agonistas atuam nas vênulas pós-capilares suprimindo a exsudação do plasma e regulando o balanço fluido nas células epiteliais alveolares.[28] Esse medicamento é utilizado para alívio dos sintomas durantes crises ou exacerbações da asma.[1]

Outros medicamentos
Tiotrópio

O brometo de tiotrópio é um anticolinérgico inalado de longa duração indicado para o tratamento de broncoespasmo associado ao DPOC. Esse broncodilatador mostrou-se efetivo e sua utilização está associada à redução da frequência de exacerbações de DPOC. Entretanto, por falta de comprovação, seu uso para asma não está aprovado. Alguns estudos demonstraram que a adição do tiotrópio à terapia da asma, CI isolado ou associação de CI e LABA, resultou em melhora significativa na função pulmonar, nos pacientes com asma moderada a grave não controlada.[29]

No tratamento da asma alérgica, além do tratamento medicamentoso, devemos orientar o controle ambiental e, como opções terapêuticas, a imunoterapia alérgeno-específica deve ser indicada conforme as recomendações nacionais e internacionais, e o omalizumabe, um anticorpo monoclonal anti-IgE que será discutido no Capítulo 30: Terapêutica Monoclonal nas Doenças Alérgicas.

Comorbidades e diagnósticos diferenciais
Comorbidades

As várias comorbidades associadas à asma podem desencadear exacerbações, aumentar a sua gravidade, dificultar o seu controle e mimetizar a doença. As principais comorbidades são a rinite ou rinossinusite, a doença do refluxo gastroesofágico (DRGE), as doenças psicológicas e a obesidade.[30,31] A rinite é um fator independente de risco para asma. Cerca de 80% dos pacientes com asma apresentam rinite, e 20-55% dos pacientes com rinite apresentam asma, levando ao conceito das vias aéreas unidas.[32]

A asma e a DRGE são doenças comuns e comumente coexistem, a asma pode piorar a DRGE pelo aumento da pressão intra-abdominal e/ou devido à utilização de medicamentos que relaxem o esfíncter inferior do esôfago ou que aumentem a secreção de ácido gástrico. Do mesmo modo, a DRGE pode piorar a asma por meio de estímulo do reflexo vagal consequente ao refluxo gastroesofágico ou pela microaspiração, levando à hiperresponsividade brônquica.[30,33]

Diagnósticos diferenciais

A doença pulmonar obstrutiva crônica (DPOC) e a disfunção de pregas vocais (DPV) são diagnósticos diferenciais importantes na avaliação de pacientes asmáticos adultos. O tabagismo é o fator de risco isolado mais importante para a DPOC, mas também um contribuinte para o desenvolvimento da asma.[34] A maior dificuldade do diagnóstico de asma ocorre no paciente acima de 40 ou 50 anos, com sintomas de início tardio e história atual de tabagismo ou de ex-tabagismo. Nessa situação, além dos diagnósticos isolados de asma ou de DPOC, há a síndrome de *overlap*, que seria o paciente asmático com limitação do fluxo aéreo incompletamente reversível, hipersecreção de muco e declínio acelerado da função pulmonar.[35] Esse paciente asmático apresenta pior controle dos sintomas e maior frequência de comorbidades.[34]

A disfunção de pregas vocais (DPV) é uma doença respiratória caracterizada por adução paradoxal das pregas vocais durante o ciclo respiratório, levando a sintomas obstrutivos de vias aéreas. A DPV pode ocorrer isoladamente ou coexistir com a asma. Quando a DPV coexiste com a asma, contribui para a aparente natureza refratária da asma. O diagnóstico da DPV é sugerido pela discrepância entre a história clínica e o exame físico que com frequência apresenta ausculta pulmonar normal e oximetria de pulso sem alterações. Além disso, esses pacientes podem apresentar sibilância e estridor à ausculta da região cervical, e espirometria com achatamento da alça inspiratória durante as crises. O padrão-ouro é a observação pela laringoscopia da presença de movimentos paradoxais das pregas vocais (aparência de diamante), normalmente presentes durante uma crise.[36,37]

ASMA DE DIFÍCIL CONTROLE (ADC)

Quando o diagnóstico de asma é confirmado e as comorbidades foram abordadas (Figura 8.3), a ADC é definida como a asma que requer tratamento com doses elevadas de CI e LABA e/ou antileucotrieno/teofilina no ano anterior ou CE oral por > 50% do ano anterior para evitar que a asma se torne ou permaneça não controlada apesar dessa terapia.[38,39] A ADC compreende cerca de 5% dos pacientes com asma; porém, representa mais de 50% dos custos com a doença.[40] A aderência ao tratamento e a técnica do dispositivo são essenciais para um tratamento eficaz, entretanto, apenas 50% dos asmáticos usam seus medicamentos regularmente.[7]

Algumas condições são consideradas fatores de risco para ADC, como obesidade, gênero feminino, história de tabagismo, exacerbações recorrentes (≥ 3 vezes/ano) e resistência ao corticosteroide.[40] No futuro, devido a heterogeneidade da asma, já que nem todos os pacientes respondem ao mesmo tratamento, a in-

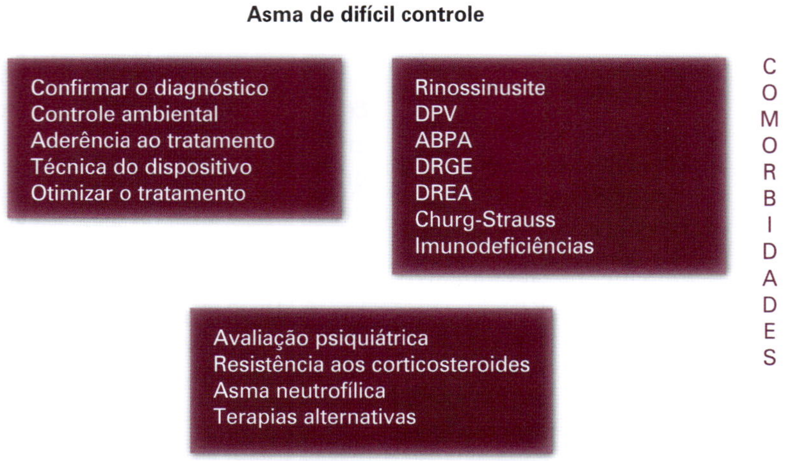

Alergia & Imunologia Aplicação Clínica

Asma de difícil controle

Confirmar o diagnóstico
Controle ambiental
Aderência ao tratamento
Técnica do dispositivo
Otimizar o tratamento

Rinossinusite
DPV
ABPA
DRGE
DREA
Churg-Strauss
Imunodeficiências

COMORBIDADES

Avaliação psiquiátrica
Resistência aos corticosteroides
Asma neutrofílica
Terapias alternativas

Figura 8.3 – Protocolo para o atendimento dos pacientes com asma de difícil controle.
DPV: disfunção de pregas vocais; ABPA: aspergilose broncopulmonar alérgica; DRGE: doença do refluxo gastroesofágico; DREA: doença respiratória exacerbada por AAS. Modificada de Giavina-Bianchi P *et al.*[36]

vestigação por meio de biomarcadores poderia individualizar fenótipos de asma e direcionar um tratamento específico.[2]

CONCLUSÕES

A asma é uma doença heterogênea, de alta prevalência no Brasil. Embora possa ser subdividida em fenótipos conforme a etiologia, o perfil inflamatório e a resposta ao tratamento, dentre outros, os sinais e sintomas são semelhantes, mas a resposta ao tratamento convencional pode variar entre esses fenótipos. Além dos corticoides inalados, que são os medicamentos anti-inflamatórios mais eficazes disponíveis para tratar a asma, novas substâncias estão sendo utilizadas, como anticorpos monoclonais, além de outras em desenvolvimento, para atuar na inflamação e no remodelamento da asma.

REFERÊNCIAS BIBLIOGRÁFICAS

1. Global Initiative for Asthma: www.ginasthma.org – acessado em junho de 2014.

2. Wadsworth SJ, Sin DD, Dorscheid D. Clinical update on the use of biomarkers of airway inflammation in the management of asthma. J Asthma Allergy 2011; 4: 77-86.

3. Baye TM, Abebe T, Wilke RA. Genotype-environment interactions and their translational implications. Per Med 2011; 8: 59-70.

4. Brannan JD. Bronchial hyperresponsiveness in the assessment of asthma control: Airway hyperresponsiveness in asthma: its measurement and clinical significance. Chest 2010; 138 (2 Suppl): 11S-17S.

5. www.ginasthma.org – The Global Burden of Asthma Report 2004.

6. Solé D, Wandalsen GF, Camelo-Nunes IC, Naspitz CK. J Pediatr (Rio J) 2006; 82: 341-6.

7. Diretrizes da Sociedade Brasileira de Pneumologia e Tisiologia para o Manejo da Asma – 2012. J Bras Pneumol 2012; 38: S1-46.

8. Johansson SOG, Bieber T, Dahl R, Friedmann PS, Lanier BQ, Lockey RF, Motala C et al. Revised nomenclature for allergy for global use: Report of the Nomenclature Review Committee of the World Allergy Organization, October 2003. J Allergy Clin Immunol 2004; 113: 832-6.

9. Galli SJ, Tsai M, Piliponsky AM. The development of allergic inflammation. Nature 2008; 454: 445-54.

10. Corren J. Asthma phenotypes and endotypes: an evolving paradigm for classification. Discov Med 2013; 15: 243-9.

11. Haldar P, Pavord ID, Shaw DE, Berry MA, Thomas M, Brightling CE, Wardlaw AJ, Green RH. Cluster analysis and clinical phenotypes. Am J Respir Crit Care Med 2008; 178: 218-24.

12. Kim YM, Kim YS, Jeon SG, Kim YK. Immunopathogenesis of allergic asthma. Allergy Asthma Immunol Res 2013; 5: 189-96.

13. Lemanske RF, Busse WW. Asthma: clinical expression and molecular mechanisms. JACI 2010; 125: S95-102.

14. Holgate ST. Pathogenesis of asthma. Clin Exp Allergy 2008; 38: 872-97.

15. Martinez FD, Vercelli D. Asthma. Lancet 2013; 382: 1360-72.

16. Sutherland ER, Goleva E, Strand M, Beuther DA, Leung DYM. Body mass and glucocorticoid response in asthma. Am J Respir Crit Care Med 2008; 178: 682-7.

17. Muller MR, Hankinson J, Brusasco V, Burgos F, Casaburi R, Coates A, Crapo R, et al. Standardization of spirometry. Eur Respir J 2005; 26: 319-38.

18. Pellegrino R, Viegi G, Brusasco V, Crapo RO, Burgos F, Casaburi R, Coates A et al. Interpretative strategies for lung function tests. Eur Respir J 2005; 26: 948-68.

19. Boulet LP, Gauvreau G, Boulay ME, O'Byrne P, Cockcroft DW. The allergen bronchoprovocation model: an important tool for the investigation of new anti-inflammatory therapies. Allergy 2007; 62: 1101-10.

20. Colburn WA. Optimizing the use of biomarkers surrogate endpoints, and clinical endpoints for more efficient drug development. J Clin Pharmacol 2000; 40: 1419-27.

21. Davies AR, Hancox RJ. Induced sputum in asthma: diagnostic and therapeutic implications. Curr Opin Pulm Med 2013; 19: 60-5.

22. Corren J, Lemanske, Jr RF, Hanania NA, Korenblat PE, Parsey MV, Arron JR, Harris JM, Scheerens H, Wu LC, Su Z, Mosesova S, Eisner MD, Bohen SP, Matthews JG. Lebrikizumab treatment in adults with asthma. N Engl J Med 2011; 365: 1088-98.

23. Stoloff SW, Kelly HW. Updates on the use of inhaled corticosteroids in asthma. Curr Opin Allergy Clin Immunol 2011; 11: 337-44.

24. Barnes PJ. Glucocorticosteroid current and future directions. Br J Pharmacol 2011; 163: 29-43.

25. Nelson HS, Carr W, Nathan R, Portnoy JM. Update on the safety of long-acting β-agonists in combination with inhaled corticosteroids for the treatment of asthma. Ann Allergy Asthma Immunol 2009; 102: 11-5.

26. Paggiaro P, Bacci E. Montelukast in asthma: a review of its efficacy and place in therapy. Ther Adv Chronic Dis 2011; 2: 47-58.

27. Barnes PJ. Theophylline. Am J Respir Crit Care Med 2013; 188: 901-6.

28. Anderson GP. Current issues with β2-adrenoceptor agonists. Clin Rev Allergy Immunol 2006; 31; 119-30.

29. Befekadu E, Onofrei C, Colice GL. Tiotropium in asthma: a systematic review. J Asthma Allergy 2014; 7: 11-21.

30. Boulet LP, Boulay ME. Asthma-related comorbidities. Expert Rev Respir Med 2011; 5: 377-93.

31. Bisaccioni C, Aun MV, Cajuela E. Kalil J, Agondi RC, Giavina-Bianchi P. Comorbidities in severe asthma: frequency of rhinitis, nasal polyposis, gastroesophageal reflux disease, vocal cord dysfunction and bronchiectasis. Clinics (São Paulo) 2009; 64: 769-73.

32. Bousquet J, Khaltaev N, Cruz AA, Denburg J, Fokkens WJ, Togias A, Zuberbier T e al. Allergic Rhinitis and its Impact on Asthma (ARIA) 2008 Update. Allergy 2008; 63 (Suppl. 86): 8-160.

33. Pacheco-Galván A, Hart SP, Morice AL. Relationship between gastro-oesophageal reflux and airway diseases: The airway reflux paradigm. Arch Bronconeumol 2011; 47: 195-203.

34. Diaz-Guzman E, Mannino DM. Airway obstructive diseases in older adults: From detection to treatment. J Allergy Clin Immunol 2010; 126: 702-9.

35. Gibson PG, Simpson JL. The overlap syndrome of asthma and COPD: what are its features and how important is it? Thorax 2009; 64: 728-35.

36. Bahrainwala AH, Simon MR. Whezzing and vocal cord dysfunction mimicking asthma. Curr Opin Pulm Med 2001; 7: 8-13.

37. Kenn K, Balkissoon R. Vocal cord dysfunction: What do we know? Eur Respir J 2011; 37: 194-200.

Capítulo 8

Alergia & Imunologia Aplicação Clínica

38. Giavina-Bianchi P, Aun MV, Bisaccioni C, Agondi R, Kalil J. Difficult-to-control asthma management through the use of a specific protocol. Clinics 2010; 65: 905-18.

39. Chung KF, Wenzel SE, Brozek JL, Bush A, Sterk PJ, Adcock IM, Bateman ED, Bel EH, Bleecker ER et al. International ERS/ATS guidelines on definition, evaluation and treatment of severe asthma. Eur Respir J 2014; 43: 343-73.

40. Gibeon D, Chung KF. The investigation of severe asthma to define phenotypes. Clin Exp Allergy 2012; 42: 678-92.

CAPÍTULO 9

Tosse

Marice Guterrez Roso ■ Rosana Câmara Agondi

INTRODUÇÃO

A tosse é um dos sintomas mais comuns pelo qual os pacientes procuram atenção médica primária,[1] causando um grande impacto na qualidade de vida dos pacientes e nos gastos com saúde em todo o mundo. Na maioria das vezes, o médico alergologista é requisitado para avaliação de tosse crônica inexplicável em pacientes sem uma doença cardiopulmonar evidente.[2]

DEFINIÇÃO

A tosse é um importante mecanismo de defesa na eliminação do excesso de secreções e corpos estranhos inalados para as vias aéreas e pulmões.[3] A natureza protetora da tosse é mais bem ilustrada pelas complicações da supressão da tosse que podem ocorrer após anestesia geral, entre as quais estão a retenção de secreção das vias aéreas e as infecções. A tosse também pode ser um sinal de alerta para uma doença, que pode fazer o paciente procurar atendimento médico.[4]

O envolvimento das vias aéreas superiores e/ou inferiores e a associação de alergia desempenham papéis patogênicos importantes no desenvolvimento e exacerbação da tosse.[5]

A tosse é iniciada quase sempre por uma série de manobras respiratórias que levam ao seu som característico. Esse mecanismo reflexo consiste de três fases: uma fase inspiratória de inspiração profunda; uma fase compressiva, que consiste de um esforço expiratório forçado contra a glote fechada; e fase expulsiva, com a abertura da glote e subsequente expiração rápida, seguida por uma inspiração reconstituinte.[6]

EPIDEMIOLOGIA

A prevalência da tosse, em muitas comunidades europeias e americanas, varia de 9-33%.[4] A tosse crônica é uma condição muito prevalente; estudos epidemiológicos estimam que a tosse crônica atinja cerca de 12% da população.[7] A poluição ambiental desempenha um fator importante na tosse crônica, fazendo aumentar essa condição com o aumento da poluição ambiental,[8] de modo especial as partículas PM10.[4]

Outra condição a ser considerada é o tabagismo, observa-se que tabagistas têm prevalência de tosse crônica três vezes maior em relação às pessoas que nunca fumaram ou a ex-tabagistas.[4]

Ao analisarmos fatores como o gênero, estudos demonstram, em mulheres saudáveis, maior sensibilidade ao reflexo de tosse.[9] Esse aumento na sensibilidade ao reflexo da tosse parece ocorrer após a puberdade. Existe a hipótese de essa hipersensibilidade à tosse ser um mecanismo evolucionário na proteção contra a aspiração durante a gravidez.[10] Dentre os pacientes com tosse crônica idiopática, a maioria são mulheres que tiveram o aparecimento da tosse na menopausa e têm prevalência alta de doenças autoimunes órgão-específicas, sobretudo hipotireoidismo.[11]

ARCO REFLEXO DA TOSSE

A tosse é o resultado de um complexo arco reflexo, iniciado pelo estímulo de receptores sensoriais, que, através de impulsos aferentes, ativa o centro da tosse no tronco cerebral, que por sua vez envia impulsos através dos nervos eferentes até os músculos efetores.[12,13]

O reflexo da tosse é mediado exclusivamente pelas fibras aferentes do nervo vago. As fibras vagais aferentes incluem as fibras-C não mielinizadas, receptores de adaptação lenta (RAL), receptores de adaptação rápida (RAR) e fibras mielinizadas Aδ.[3,5]

Os receptores da tosse, inervados pelo nervo vago e seus ramos, podem ser encontrados em grande número nas vias aéreas superiores, da laringe até a carina, e nos brônquios, e podem ser estimulados por mecanismos químicos, mecânicos, térmicos e inflamatórios.[6,13] Além disso, podem apresentar receptores para tosse a cavidade nasal e os seios maxilares, a faringe, o pericárdio, o esôfago, o diafragma e o estômago.[13,14] Tais receptores não estão presentes nos alvéolos e no parênquima pulmonar, podendo um indivíduo apresentar uma pneumonia alveolar, com consolidação extensa, sem apresentar tosse.[13] Uma causa rara de tosse é a irritação do ramo auricular do nervo vago (nervo de Arnold), pela presença de cerúmen ou corpo estranho no meato acústico externo.[4]

O reflexo da tosse pode ser induzido por receptores mecanossensoriais ou pelos receptores quimiossensoriais.[5]

Os receptores mecanossensoriais podem pertencer ao grupo dos receptores rapidamente adaptáveis (RRA), que representam fibras delgadas mielinizadas Aδ, que contribuem para a condução do estímulo, e são ativados por substâncias como tromboxane, leucotrieno C4, histamina, taquicininas, metacolina, e também pelo esforço inspiratório e expiratório com a glote fechada. Esses receptores agem sinergicamente com outros subtipos de nervos aferentes para provocar tosse. Os receptores de adaptação lenta ao estiramento também participam do mecanismo da tosse de modo ainda não definido. Os receptores mecanossensoriais não são ativados por estímulos químicos (ou seja, capsaicina, bradicinina).[5,13]

O segundo tipo de receptor da tosse, o tipo quimiossensorial, é sensível ao frio, ácido, calor, componentes semelhantes à capsaicina, e outros irritantes químicos. Esses estímulos desencadeiam o reflexo da tosse via ativação de canais iônicos do Receptor de Potencial Transitório Vaniloide do Tipo 1 (TRPV1), o estímulo é conduzido pelas fibras C não mielinizadas que possuem a capacidade de produzir neuropeptídios e têm relativa insensibilidade à distensão pulmonar.[5,13,14] O Receptor de Potencial Transitório Anquirina tipo 1 (TRPA1), outro canal iônico excitatório, é referido como "receptor irritativo" e sua ativação também inclui tosse. É expresso por uma subpopulação de nociceptores de fibras C aferentes não mielinizadas e pode estar ligado ao TRPV1, contribuindo para a transmissão do estímulo irritante. Os nociceptores quimiossensoriais residem num fino plexo no epitélio e paredes das vias aéreas e enviam impulsos nervosos através de condução lenta pelas fibras vagais não mielinizadas. A sensação de "urgência para tossir" está associada à ativação das fibras C broncopulmonares.[5] As terminações das fibras C brônquicas ou pulmonares medeiam broncoconstrição.[13]

Para os estímulos de tosse dos dois tipos de receptores, a resposta motora é idêntica.[5] O transporte dos estímulos da tosse ocorre preferencialmente através de fibras mielinizadas.[12,13]

Um estudo de Mazzone SB *et al.*,[15] avaliou a ativação das vias cerebrais no reflexo da tosse pela inalação da capsaicina, por meio de imagens de ressonância nuclear magnética funcional, e propôs um modelo do circuito de interação das vias aferentes e eferentes da tosse e a produção do ritmo respiratório.

O estímulo da tosse é integrado no bulbo raquidiano, no qual as fibras aferentes transmitem o impulso para o núcleo do trato solitário; as vias motoras eferentes estão no núcleo retro ambíguo, enviando os neurônios motores aos músculos respiratórios, e no núcleo ambíguo, enviando os neurônios motores até a laringe e a árvore brônquica.[6] O padrão motor do reflexo da tosse é regulado de maneira diferente ao do ciclo respiratório.[5]

Os resultados de pesquisas com considerável relevância terapêutica demonstraram que os receptores de membrana para tosse, no sistema nervoso central, incluíam serotonina, ácido gama-aminobutírico, N-metil-D-aspartato neurocininas e dopamina. No entanto, é necessário um melhor entendimento do controle central da tosse para melhor elucidação do mecanismo de ação da maioria dos medicamentos antitussígenos, que agem centralmente.[6]

O fluxo expiratório máximo é esforço-dependente, pois é limitado pela compressão dinâmica das vias aéreas. Essa compressão inicia-se imediatamente após as pressões intra e extraluminais, ao redor da parede brônquica, se igualarem quando a pressão transbrônquica é igual a zero. A efetividade da tosse depende do pico do fluxo aéreo e, por conseguinte, é maior quanto maior for a elasticidade das vias aéreas centrais e do pulmão.[6]

A compressão dinâmica das vias aéreas, a partir do ponto de igual pressão, aumenta a velocidade, a energia cinética e a turbulência do ar através das vias aéreas proximais. Desse modo, a capacidade de *clearance* broncopulmonar da tosse é melhorada. Quanto maior o esforço expiratório da tosse, maior será a efetividade do reflexo da tosse em fazer a eliminação do material intraluminal nos brônquios mais periféricos.[6]

Enquanto o transporte mucociliar é o melhor método de realizar a toalete brônquica em pessoas saudáveis, a tosse é um importante mecanismo de reserva, sobretudo nos pacientes com doenças pulmonares.[6]

CLASSIFICAÇÃO

Estimar o tempo de duração da tosse é o primeiro passo para o início do raciocínio diagnóstico. Considerando que toda tosse é aguda no seu início, deve ser considerada a sua duração no momento da avaliação médica.

A tosse, em relação à sua duração, pode ser classificada em três categorias:[1]

- **Aguda:** com duração inferior a três semanas;
- **Subaguda:** com duração entre três e oito semanas;
- **Crônica:** com duração superior a oito semanas.[1]

Tosse aguda

A tosse aguda é quase sempre secundária a uma infecção viral das vias aéreas superiores, que se resolve dentro de duas semanas, em dois terços da população. As causas não virais da tosse aguda incluem exacerbação de doenças de base, como a asma, e exposição à poluição ambiental[4] (Tabela 9.1).

Tabela 9.1 – Principais causas de tosse aguda.
Doenças com baixo risco de complicações e morte

• Resfriado comum
• Sinusite aguda
• Gripe
• Rinite, laringite, traqueíte e faringite
• Bronquite aguda
• Exacerbação de doença preexistente:
  • crise leve de asma
  • bronquiectasia
  • exacerbação leve da DPOC
  • rinossinusopatias
• Exposição a alérgenos ou irritantes
  • ambientais ou ocupacionais
• Medicamentos
  • inibidores ECA, β-bloqueadores

Doenças com alto risco de complicações e morte
• Pneumonia • Crise grave de asma ou DPOC • Edema pulmonar por IVE • Embolia pulmonar

DPOC: doença pulmonar obstrutiva crônica; ECA: enzima conversora da angiotensina; IVE: insuficiência ventricular esquerda.[13]

Tosse subaguda

Para o diagnóstico da causa da tosse subaguda, é recomendada avaliação clínica baseada em evidências e tratamentos empíricos, a realização de exames laboratoriais deve ser considerada conforme cada caso. Quando a tosse é subaguda e não está associada a um processo infeccioso evidente, a avaliação é feita em moldes semelhantes à realizada na tosse crônica, como veremos a seguir.[1] No caso de uma tosse que tenha iniciado por um processo infeccioso de vias aéreas superiores e está durando entre três e oito semanas, as condições mais comuns envolvidas são tosse pós-infecciosa, sinusite bacteriana e asma.[1]

A tosse pós-infecciosa é aquela que se inicia após um episódio agudo de infecção do trato respiratório, com ou sem hiperesponsividade brônquica transitória ou gotejamento pós-nasal.[1]

Coqueluche

A coqueluche é uma causa importante de tosse persistente e o número de casos clínicos e confirmações laboratoriais vêm aumentando. A imunização após uma infecção pela *B. pertussis* tem duração entre sete e 20 anos, enquanto a imunidade pós-vacinal é estimada entre 4 e 12 anos.[16]

Coqueluche é uma doença infecciosa do trato respiratório causado pela bactéria *Bordetella pertussis* ou, com menos frequência, *Bordetella parapertussis*. Essas bactérias são cocobacilos Gram-negativos estritamente aeróbicos. *B. pertussis* é um patógeno humano específico que não sobrevive fora do seu hospedeiro. Sua transmissão se dá via respiratória por gotículas aerolizadas e seu período de incubação é tipicamente entre sete e 10 dias. Em pacientes não tratados, o período de transmissão é de três semanas após os sintomas iniciais. Os antibióticos podem reduzir esse período de infectividade para cinco dias. Não há nenhuma evidência de um estado de portador prolongado, embora indivíduos assintomáticos tenham sido identificados durante epidemias.[17]

Embora seja uma causa importante de tosse persistente, a coqueluche pode ser subdiagnosticada em adultos, sendo considerada pelos clínicos como parte do diagnóstico diferencial em apenas 6% dos pacientes que se apresentam com uma tosse por mais de 14 dias e que têm uma radiografia de tórax normal.[16]

A apresentação típica da coqueluche cursa com três estágios:

- **Catarral:** sintomas inespecíficos incluem rinorreia, dor de garganta, conjuntivite e tosse não produtiva. Esse estágio dura normalmente duas semanas. Febre está presente em menos de 20% dos casos.
- **Espasmódico:** a tosse se torna paroxística, e os episódios de tosse podem causar cianose ou palidez facial como resultado da congestão venosa. Os episódios tipicamente terminam em uma inspiração profunda (guincho) e vômito. Esse estágio se mantém por tipicamente duas semanas.
- **Convalescência:** a tosse gradualmente diminui, mas pode recidivar se uma nova infecção respiratória for adquirida. Esse estágio pode durar de duas semanas a muitos meses.

O diagnóstico de coqueluche é clínico. A confirmação ou as evidências corroborativas podem ser conseguidas por meio de uma história de contato com um caso confirmado e/ou investigação laboratorial. A investigação laboratorial pode ser feita por cultura de aspirado nasofaríngeo (padrão-ouro), reação de cadeia da polimerase (PCR) ou sorologia (anticorpos da classe IgA e IgG). Hemograma com linfocitose é frequente, porém inespecífico.[17]

O tratamento de suporte consiste em oxigenoterapia e aspiração das secreções faríngeas. O tratamento com antibiótico não influencia o curso clínico, uma vez que a doença tenha começado, e deve ser administrado dentro dos primeiros 21 dias do aparecimento dos sintomas para eliminar a bactéria e prevenir a transmissão. Os macrolídeos são o tratamento de escolha e o cotrimoxazol é reservado aos pacientes nos quais o macrolídeo está contraindicado.[17]

Tosse crônica

Embora existam muitas doenças como causas possíveis para tosse crônica, a maioria dos casos é atribuída a poucos diagnósticos. Com uma abordagem sistemática, a causa da tosse crônica pode ser determinada em 88 a 100% dos casos. Uma vez realizado o diagnóstico, o sucesso do tratamento se dá em 84 a 98% dos pacientes.[1] Porém, dentre os pacientes que necessitam de avaliação de especialista, até 42% permanecem sem diagnóstico para a tosse crônica, o que representa um grande desafio.[11]

Em pacientes imunocompetentes, não tabagistas, que não estejam em uso de medicamento inibidor da enzima conversora da angiotensina (IECA), com RX de tórax normal, a causa subjacente da tosse se deve à combinação de um ou mais dos seguintes diagnósticos:

1. Asma e síndromes relacionadas (asma, tosse variante asma ou bronquite eosinofílica);
2. Síndrome de tosse das vias aéreas superiores (STVAS); e
3. Doença do refluxo gastroesofágico (DRGE).[4,18,19]

Outras causas de tosse crônica, como DPOC, bronquiectasias, cardiopatia, neoplasia de pulmão, sarcoidose, aspiração de corpo estranho, pneumopatias intersticiais, são alguns exemplos de doenças que devem ser investigadas, porém, acompanhando a história clínica, o exame de imagem auxilia o seu diagnóstico.[1,20] Em pacientes com tosse crônica que vivem em áreas com alta prevalência de tuberculose, o diagnóstico deve ser considerado.[21] A tosse psicogênica é uma condição rara e deve ser um diagnóstico de exclusão.[1]

Os algoritmos publicados sugerem que o diagnóstico baseado no tratamento empírico deve ter como alvo as três causas mais comuns de tosse crônica em adultos.[18] Os raios-X de tórax devem ser realizados para investigação da tosse crônica em todos os pacientes. O diagnóstico definitivo da causa da tosse crônica é então estabelecido com base na observação de qual tratamento específico eliminou a tosse. Considerando que a tosse crônica pode resultar de mais de uma condição simultânea (de 18 a 93% dos casos), o tratamento pode ter sucesso parcial e não deve ser interrompido, devendo ser complementado[1] (Figura 9.1).

Tosse crônica secundária ao uso de Inibidores da Enzima Conversora da Angiotensina (IECA)

Os IECA têm demonstrado melhora no prognóstico de pacientes com uma variedade de doenças cardiovasculares, como hipertensão arterial sistêmica, infarto do miocárdio e insuficiência cardíaca congestiva, assim como na nefropatia diabética e outras doenças renais. Como resultado, o número de pacientes em tratamento com IECA têm aumentado.[22]

O tratamento com IECA é um fator causador de tosse crônica, o qual pode ocorrer em 5 a 35% dos pacientes em uso dessa medicação. A primeira publicação associando tosse com inibidores da ECA é de 1985, sendo o captopril a droga implicada. A tosse pode começar em qualquer momento, de horas a meses após o início da medicação. Os IECA estão associados a um aumento da sensibilidade do arco reflexo da tosse, podendo agravar a tosse de outras etiologias.[3,23] A tosse por IECA pode ser causada pelo acúmulo de bradicinina e prostaglandinas, que sensibilizam diretamente os receptores da

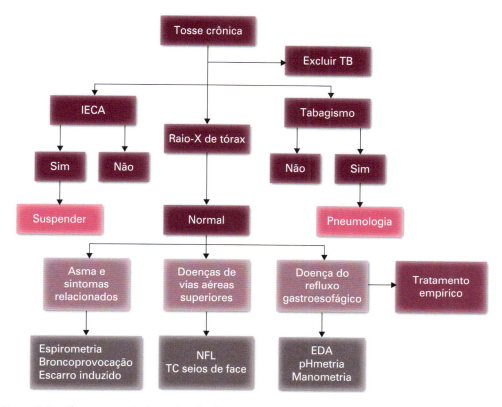

Figura 9.1 – Fluxograma de investigação da tosse crônica.

tosse. Pacientes com tosse por IECA têm uma resposta aumentada ao teste de provocação com a capsaicina inalada.[4]

A confirmação do diagnóstico acontece com a retirada do medicamento e a cessação da tosse. A melhora da tosse pode acontecer em dias ou semanas (1 a 4 semanas) após a retirada da droga.[3,4]

Nos pacientes com tosse por IECA, deve-se substituir a medicação por Bloqueadores do Receptor da Angiotensina do tipo II (BRA II), que não é tão efetiva quanto o IECA, e tem um custo 1,5 a 3 vezes mais elevado.[22]

Em relação à possibilidade de outros medicamentos causarem tosse crônica, há apenas relatos ocasionais. Em um desses relatos, atribuiu-se a tosse crônica à terapia antirretroviral em uma mulher HIV positivo. Tosse seca também foi relatada como complicação rara do tratamento com interferon-alfa na gastroenterite viral crônica.[23]

Tosse crônica e tabagismo

Uma das causas mais comuns de tosse crônica é o tabagismo. A cessação do tabagismo leva a um aumento, em curto prazo, na sensibilidade do reflexo da tosse,[23] e após quatro a cinco semanas a tosse começa a diminuir.[6] A sensibilidade do reflexo da tosse está diminuída significativamente nos tabagistas jovens, saudáveis, em comparação com uma população similar de não fumantes. O mecanismo de supressão da tosse em fumantes permanece especulativo, mas pode envolver a dessensibilização, a longo prazo, dos receptores da tosse no epitélio das vias aéreas, induzida pela fumaça do tabaco.[12]

Tuberculose como causa de tosse crônica

As muitas outras causas de tosse crônica são compartilhadas em todo o mundo, mas nos países em desenvolvimento as causas menos comuns de tosse crônica incluem quase sempre tuberculose e outras infecções crônicas.[3]

Embora os primeiros medicamentos antituberculose tenham sido descobertos há mais de 60 anos, hoje a tuberculose ainda mata cerca de 1,7 milhão de pessoas por ano.[24]

Em pacientes com tosse crônica que vivem em áreas com alta prevalência de tuberculose, o diagnóstico deve ser considerado no início da investigação, mas não exclui as etiologias mais comuns. Baciloscopia e culturas para bacilos álcool-ácido resistentes e uma raio-X devem ser obtidas sempre que possível.[21]

Tríade – Síndrome de Tosse das Vias Aéreas Superiores (STVAS), asma e síndromes relacionadas e Doença do Refluxo Gastroesofágico (DRGE)

As causas mais comuns de tosse crônica são STVAS, DRGE e asma. Estudos demonstram que, na grande maioria dos casos, essas três condições são responsáveis pela tosse crônica em pacientes não fumantes, que não estejam em uso de IECA e que apresentam raios-X de tórax normal.[4]

Se a avaliação clínica sugerir mais de um diagnóstico, ou o tratamento de uma só causa falhar, todas as possibilidades devem ser investigadas.

Na literatura, há diversos mecanismos propostos que podem explicar a interação dessas três patologias como causadoras de tosse crônica. Entre os mecanismos pelos quais a doença sinusal pode induzir ou exacerbar doenças do trato respiratório inferior, estão o estímulo direto dos receptores presentes na faringe e laringe por secreções das vias aéreas superiores e o reflexo de nasobrônquico.[25,26]

Síndrome de tosse das vias aéreas superiores

Estudos têm demonstrado que entre 6 e 87% das pessoas que frequentam serviços hospitalares devido à tosse têm rinite e síndrome de gotejamento pós-nasal. A grande variação desses dados pode estar relacionada com a diferença existente entre os países no que se refere aos critérios diagnósticos e definições de sintomas.[4]

A drenagem pós-nasal é definida como a drenagem posterior de secreções do nariz ou seios paranasais pela região laringofaríngea, presumivelmente causada por doença sinusal, comumente está associada à tosse; entretanto, muitos estudos mostram que a tosse não é um sintoma predominante nos pacientes com gotejamento pós-nasal.[4,18]

O termo síndrome de tosse das vias aéreas superiores é proposto como uma alternativa para enfatizar a associação da doença das vias aéreas superiores com a tosse.[4]

Não está claro porque somente uma minoria dos pacientes com doença rinossinusal tem tosse crônica. Em estudos de pacientes com tosse crônica, foi encontrada a prevalência de 20 a 40% de uma variedade de doenças rinossinusais, como rinite alérgica e não alérgica e rinossinusite crônica com ou sem polipose nasal, assim como anormalidades anatômicas do nariz e seios paranasais. Além disso, foram relatadas como causadoras de tosse crônica a hipertrofia de tonsilas e a apneia obstrutiva do sono, que devem ser consideradas como parte da STVAS.[18]

A patogênese da tosse na síndrome de gotejamento pós-nasal pode estar relacionada com a estimulação direta da faringe, da laringe ou da região sublaringeal por secreções mucosas dos seios nasossinusais; as secreções contêm mediadores inflamatórios que induzem tosse. O aumento do reflexo de sensibilidade da tosse pode ser visto em alguns pacientes com rinite alérgica, assim como em pacientes com sinusite, pelos reflexos decorrentes de receptores na faringe.[4,18]

Asma e síndromes relacionadas

Nos pacientes com tosse crônica, o diagnóstico de asma deve ser sempre considerado com uma etiologia potencial, porque a tosse é um dos sintomas cardinais da asma.[21]

Na descompensação da asma, a tosse pode estar presente como um primeiro sinal, normalmente presente à noite, associada com outros sintomas como sibilância e dispneia, com diminuição do pico de fluxo expiratório matinal.[6]

Pacientes asmáticos não apresentam aumento no reflexo da tosse, porém um subgrupo com tosse persistente pode apresentar. Nesses últimos pacientes, os receptores da tosse podem estar sensibilizados por mediadores inflamatórios, como bradicinina, taquicininas e prostaglandinas. A tosse na asma pode também ser devida à contração da musculatura lisa brônquica, que pode ativar os receptores da tosse pela deformação física.[6]

De modo habitual, na asma, a tosse é acompanhada de dispneia e chiado no peito; entretanto, em alguns indivíduos, a tosse pode ser o único sintoma da doença. Essa condição é conhecida como tosse variante asma (TVA). O reconhecimento da TVA no diagnóstico diferencial de tosse crônica, portanto, é muito importante, embora seus mecanismos fisiopatológicos ainda não estejam completamente esclarecidos. Pacientes com TVA parecem ser um subgrupo distinto de asmáticos, com características também distintas. Esses indivíduos apresentam receptores da tosse mais sensíveis a diferentes substâncias inaladas quando comparados a asmáticos e pessoas normais, porém demonstram um grau de hiperresponsividade à metacolina menos intenso do que o observado em pacientes com asma.[13] Em alguns pacientes com TVA, os broncodilatadores β-adrenérgicos são antitussígenos eficazes. O predomínio de eosinófilos no escarro induzido e biópsias brônquicas, juntamente com o espessamento da membrana basal e a hiperresponsividade brônquica, estão presentes na TVA, provocando remodelamento das vias aéreas.[6,13]

Os pacientes com TVA frequentemente apresentam exame físico e função pulmonar normais. O diagnóstico de TVA pode ser feito por meio de um teste de broncoprovocação com metacolina positivo, mas o diagnóstico definitivo somente ocorrerá após resolução da tosse com um tratamento específico para asma.[13]

Asmáticos idosos também podem apresentar uma história de tosse crônica antes da definição do diagnóstico de asma, evoluindo com o aparecimento de episódios de sibilância.

A tosse alérgica é reconhecida no Japão como uma tosse crônica isolada, caracterizada por uma história de atopia, escarro com eosinofilia, hipersensibilidade da tosse, função pulmonar normal e hiperresponsividade brônquica.

A bronquite eosinofílica é caracterizada por tosse, na ausência de sintomas de asma ou hiperresponsividade brônquica, mas com escarro eosinofílico. Diferentemente da asma, na bronquite eosinofílica a resposta da tosse à provocação com capsaicina está aumentada, porém as anormalidades imunopatológicas das duas doenças são similares e, do mesmo modo que com a TVA, o diagnóstico definitivo somente ocorrerá após resolução da tosse com um tratamento específico com corticoide inalado.[6]

Doença do Refluxo Gastroesofágico

A DRGE tem sido identificada como uma das principais causas de tosse crônica em todos os grupos etários. Essa situação é provavelmente supradiagnosticada, sobretudo nas crianças. No refluxo gastroesofágico, o material passa pelo esôfago até a laringe e a traqueia devido à disfunção do esfíncter esofagiano inferior.[27]

Os sintomas típicos do refluxo ácido, além da tosse, são pirose retroesternal, dor torácica, azia e regurgitação.[4,27]

A tosse por DRGE também pode ser subdiagnosticada, uma vez que os demais sintomas característicos dessa condição podem estar ausentes; estima-se que até 75% das pessoas com tosse induzida por refluxo podem apresentar apenas tosse, que pode aparecer, a princípio, durante o dia e na posição vertical, mantendo essa característica por anos.[27]

O refluxo do conteúdo gástrico para a laringe (refluxo laringo-faríngeo) pode causar laringite de refluxo com espessamento, vermelhidão e edema da laringe posterior. O paciente pode relatar alguns sintomas de azia e regurgitação, mas pode apresentar-se com pigarro, tosse persistente, globo faríngeo e rouquidão.[4]

Em um estudo, foi demonstrado que a aspiração direta do conteúdo gástrico para a laringe e vias aéreas superiores pode estimular diretamente os receptores da tosse. No entanto, a infusão direta de ácido no esôfago distal de pacientes com tosse crônica causada por DRGE induz a tosse, o que mostra que o ácido pode causar tosse diretamente por meio de um reflexo esôfago-brônquico. A lidocaína, quando infundida diretamente no esôfago distal, diminui a tosse, sugerindo a presença de receptores aferentes para o reflexo da tosse no esôfago distal. No mesmo estudo, o brometo de ipratrópio inalado, mas não quando diretamente infundido no esôfago, bloqueou a tosse induzida por ácido, indicando envolvimento de vias vagais colinérgicas.[28]

A ligação entre o refluxo ácido e a tosse nem sempre é consistente. A infusão de ácido no esôfago distal de pacientes com tosse associada à DRGE nem sempre induz tosse. Esse achado pode estar associado ao grau de esofagite associada à DRGE ou ao fato de o ácido não ser a única causa da tosse. Possivelmente, outras substâncias, como a bile, pepsina, e outras enzimas gástricas induziriam a tosse.[4]

Estudos relatam o aumento da sensibilidade da resposta de tosse à capsaicina em pacientes com DRGE.[4] Por fim, tem sido proposto que a tosse crônica por outras causas pode precipitar DRGE e, por um ciclo vicioso de reflexo da tosse, contribuir para a persistência do sintoma, mesmo quando outras causas específicas forem identificadas e tratadas.[27]

O diagnóstico de certeza de DRGE induzindo tosse só pode ser feito quando a tosse responde ao tratamento específico, na maioria das vezes com inibidores de bomba de prótons.[27]

INVESTIGAÇÃO DA TOSSE CRÔNICA

O primeiro passo na investigação da causa da tosse crônica se dá por meio de anamnese e exame físico. Porém, em algum momento, será necessário lançar mão de algum outro recurso, sendo os raios-X de tórax o exame complementar de maior importância.

Raios-X de tórax

A radiografia de tórax é útil na investigação diagnóstica, guiando o tratamento inicial e as investigações laboratoriais adicionais. Raios-X de tórax normal em um indivíduo imunocompetente podem direcionar para a investigação das três principais causas da tosse crônica, STVAS, asma e DRGE. Se a radiografia de tórax estiver alterada, devem ser investigadas as hipóteses diagnósticas relacionadas com os achados radiográficos.[1]

Testes de função respiratória

A função pulmonar é um importante componente que possibilita confirmar um diagnóstico, avaliar a gravidade de diversas doenças pulmonares, avaliar a progressão de doenças e a resposta aos tratamentos propostos em cada caso.

Quando é necessário a investigação da tosse crônica com exames complementares, hierarquicamente a função pulmonar é colocada logo após a radiografia de tórax em seu nível de importância. Dentre os testes principais, estão a espirometria com prova broncodilatadora, os testes de provocação brônquica e o pico de fluxo expiratório seriado.[13]

a) Espirometria

A asma é uma das principais causas de tosse crônica, e tem a espirometria como uma ferramenta diagnóstica muito im-

portante, em que é possível a detecção da obstrução ao fluxo aéreo que desaparece ou melhora de modo significativo após o uso do broncodilatador.

A espirometria normal não exclui asma, nesse caso é indicada a realização de broncoprovocação para a investigação complementar. Na maioria das vezes, ocorre uma espirometria normal com resposta significativa ao broncodilatador, o que confirmaria a asma.[13]

b) Testes de provocação brônquica

Esses testes avaliam a resposta dos brônquios ao serem expostos a substâncias que, quando inaladas, provocam broncoespasmo, como a metacolina e a histamina. A broncoprovocação com metacolina ou histamina consiste na inalação de concentrações progressivamente maiores da substância, e o teste é considerado positivo quando ocorre 20% de queda do volume expiratório forçado no 1° segundo (VEF_1) em relação ao valor basal ou pós-salina (concentração que provocou uma queda de 20% do VEF_1 – ou PC_{20}. Na suspeita de asma induzida por exercício, pode ser realizada a provocação brônquica por esforço, que é positiva quando há queda igual ou maior a 10% do VEF_1 em relação ao valor basal.[13]

O teste de provocação apresenta valor preditivo positivo elevado, mas a confirmação diagnóstica só ocorre após a melhora clínica com o tratamento da asma. O teste também apresenta alto valor preditivo negativo, ou seja, a ausência de queda significativa do VEF_1 praticamente exclui a hipótese de asma.

Na bronquite eosinofílica não asmática, a broncoprovocação é negativa, e ocorre resposta satisfatória ao tratamento com corticosteroides inalados.[13]

c) Pico de fluxo expiratório seriado

Na asma, ocorre variabilidade do fluxo expiratório maior que 15% ao longo do dia. Esse parâmetro não é obrigatório no diagnóstico da asma, mas seu registro pode ser útil na investigação complementar e também para a avaliação da gravidade da doença.[13]

Testes alérgicos

A investigação de atopia nos pacientes com tosse crônica por rinite e asma inicia-se com uma boa história clínica e o exame físico. Os sintomas sugestivos incluem a piora da tosse após a exposição aos alérgenos relevantes e melhora com controle ambiental. Com a hipótese de alergia respiratória, a pesquisa de IgE específica para aeroalérgenos pode ser realizada por meio de testes cutâneos (*prick-test*) e/ou *in vitro* (como ImmunCAP®).[29]

Avaliação radiológica das vias aéreas superiores

Em algumas situações, a investigação por meio de exames de imagem é necessária e, então, a tomografia computadorizada é o estudo preferencial para a avaliação dos seios paranasais.[13]

Nasofibrolaringoscopia

A endoscopia nasal proporciona uma avaliação sistemática quanto a presença de inflamação ou drenagem patológica no nariz, nasofaringe, recesso esfenoetmoidal e meato médio,[13] possibilitando, assim, a observação de sinais sugestivos de DRGE/refluxo laringo-faríngeo, rinossinusite crônica, polipose nasal, dentre outras patologias.

Endoscopia digestiva alta

O diagnóstico de DRGE pode ser estabelecido por meio dos sintomas típicos de pirose retroesternal e regurgitação. Os pacientes com suspeita de DRGE deveriam ser avaliados antes da instituição do tratamento. A endoscopia digestiva alta (EDA) é recomendada na presença de sintomas de alarme e para rastreamento de pacientes com alto risco para complicações.[30]

pHmetria esofágica de 24 horas

Por meio do monitoramento da pHmetria esofágica (sem o uso de IBP), pode-se demonstrar a exposição patológica ao ácido gástrico nos pacientes com EDA sem alterações. É também o exame mais apropriado para estabelecer uma relação temporal entre sintomas e eventos de refluxo.[31]

Impedanciometria esofágica

A falta de benefício dos IBP para tosse induzida por DRGE, em alguns estudos, levaram a possibilidade de que o refluxo não ácido pudesse ser mais importante do que o refluxo ácido. A técnica de impedanciometria esofágica com sondas poderia diferenciar o conteúdo esofágico sólido, líquido e gasoso de suas características de impedância elétrica. Associando-se a impedanciometria com a pHmetria (impedâncio-pHmetria esofágica), pode-se avaliar o movimento retrógrado do material refluído, e caracterizar suas naturezas física e química.[11]

TOSSE IDIOPÁTICA OU TOSSE DE CAUSA DESCONHECIDA

Estudos recentes identificaram uma proporção significante de pacientes classificados com tosse "idiopática", numa porcentagem que varia de 7 a 46%, apesar de todo o esforço diagnóstico. A causa que desencadeou a tosse pode ter desaparecido, mas o seu efeito sobre o reflexo da tosse pode ser mais prolongado, como no aparecimento de uma infecção viral transitória das vias aéreas superiores, ou a exposição a fumaças tóxicas, que resulta em um dano prolongado na mucosa das vias aéreas. Como exemplo, temos a "Síndrome de Tosse do *World Trade Center*" que ocorreu nos pacientes expostos aos gases tóxicos provenientes do desabamento do *World Trade Center* em 11 de setembro de 2001. Mesmo tendo sido uma exposição transitória, ela causou tosse persistente que permaneceu por muitos anos.[8]

A tosse é chamada "idiopática" quando ela é persistente, apesar da causa primária estar resolvida.[8]

SÍNDROME DE HIPERSENSIBILIDADE DA TOSSE

"*Doença de receptores*"

A evolução de um diferente paradigma fez com que a tosse passasse a ser vista como uma condição caracterizada por hipersensibilidade neuronal aferente, apresentando diferentes aspectos clínicos manifestos nos diversos fenótipos de tosse.[10] Este fato levou alguns pesquisadores a propor que a tosse crônica fosse reconhecida como uma única entidade chamada "Síndrome de Hipersensibilidade da Tosse" (SHT).[11]

A SHT pode ser definida pela tosse crônica persistente associada a sintomas característicos, relacionados com o aumento da sensibilidade da tosse em resposta à provocação com capsaicina. Esses pacientes relatam prurido ou sensação de irritação na garganta ou na região torácica que, na maioria das vezes, leva a acessos de tosse, desencadeados, talvez, pela inalação de ar frio, inspiração profunda, fala, irritantes primários como fumaça de cigarro, aerossóis ou perfumes.[8]

Nos pacientes com SHT, os receptores de potencial transitório expressos em nervos sensoriais, TRPV1 e TRPA1, estão *upregulated*, o que pode explicar o aumento da sensibilidade do reflexo de tosse.[3]

Esse aumento no reflexo da tosse pode resultar de uma maior sensibilidade nos receptores da tosse devido a mudanças na plasticidade da inervação aferente, densidade dos nervos ou nos canais iônicos (sensibilização periférica). A presença do aumento da expressão do TRPV1 indica um mecanismo potencial de sensibilização periférica.[3]

Uma doença de base pode aumentar a ativação dos receptores da tosse, apesar destes apresentarem uma sensibilidade normal, por exemplo, na presença do excesso de muco, edema de mucosa e aumento na liberação de agentes tussigênicos, como bradicinina ou neuropeptídios, em que ocorre uma *upregulation* da resposta dos receptores da tosse na curva estímulo/resposta, dando a impressão de sensibilização; porém, na realidade, o estímulo é que está aumentado.[3]

A sensibilização no sistema nervoso central também foi demonstrada em animais, como primatas. De modo particular, foi estabelecido o papel da liberação da substância P. No aumento de reflexo da tosse devido, por exemplo, a poluentes inalados, os níveis de substância P, nas regiões centrais da tosse, estão aumentados.[7]

Nesse conceito, tem sido sugerido que os pacientes com tosse crônica, em geral, têm sensibilidade elevada ao reflexo da tosse e que as "causas tradicionais" da tosse crônica podem ser mais apropriadamente consideradas como gatilhos de tosse, que irá se manifestar somente quando houver hipersensibilidade reflexa.

Essa entidade pode ajudar a explicar por que os tratamentos para as causas mais comuns de tosse crônica não fornecem alívio sintomático para todos os pacientes com tosse.[3]

Teste de Sensibilidade da Tosse com Capsaicina (TSTC)

Testes inalatórios de provocação da tosse vêm sendo usados em humanos desde 1954, e têm como finalidade o estudo do perfil dos agonistas e inibidores do reflexo da tosse. Esses estimulantes de ação periférica, que presumivelmente agem sobre ou em estreita relação com os receptores sensoriais, podem ser divididos em dois grupos distintos:

1. Ácidos orgânicos e inorgânicos; e
2. Agonistas do receptor Vaniloide tipo 1, como a capsaicina e resiniferatoxina. Estes últimos agentes são os estimulantes de reflexo da tosse mais potentes já descritos em humanos.[32]

O TSTC é usado para o reconhecimento, avaliação clínica e tratamento da tosse crônica não produtiva. O aumento da sensibilidade da tosse em resposta à capsaicina inalada foi evidenciado em diversas situações causadoras de tosse crônica.

Há um aumento da sensibilidade do reflexo aferente da tosse devido à inflamação que se dá por meio de muitos mecanismos, que incluem o aumento dos mediadores da tosse, como a histamina ou prostanoides, aumento dos neuropeptídios, como a substância P e a redução do pH, ou dos níveis de cloreto. É importante ressaltar que investigações recentes revelaram que a hiperresponsividade brônquica e a sensibilidade da tosse na TVA nem sempre são relatadas, e a diferença na sua expressão pode ser modulada por diferentes mecanismos inflamatórios. Essa observação também implica o papel complementar do teste de provocação de tosse com capsaicina no manejo da tosse crônica. Os métodos de realização do TSTC consistem na inalação de concentrações crescentes de capsaicina.[33]

Tratamento

Estudos mais antigos, que usavam uma abordagem sistemática para a avaliação e tratamento da tosse persistente, relatavam um tratamento bem-sucedido em mais de 90% dos doentes. Porém, estudos mais recentes e revisões sobre tosse crônica encontraram um número substancialmente menor de pacientes que respondiam totalmente ao tratamento específico.

No entanto, permanece o consenso de que o tratamento da tosse crônica deve seguir uma abordagem visando o tratamento das suas causas ou desencadeantes mais comuns. Cada tratamento deve ser realizado individualmente, em vez de um tratamento simultâneo.

Se houver uma resolução parcial, mas incompleta, da tosse com uma linha terapêutica, então deve-se associar o tratamento para o próximo diagnóstico mais comum de tosse.

Por outro lado, alguns pacientes apresentam mais de uma causa para a tosse crônica, particularmente aqueles que procuram o atendimento de especialistas. Dentre eles, a tosse somente irá resolver quando todas as causas forem tratadas de modo simultâneo. Quando mais de uma etiologia é suspeitada na avaliação inicial e a tosse é incapacitante, o tratamento empírico para todas as suspeitas diagnósticas deve ser iniciado ao mesmo tempo.

Uma vez a tosse resolvida, a terapêutica deve ser suspensa de modo gradativo, iniciando com o que provavelmente tenha sido menos efetivo, observando o paciente em qualquer reaparecimento da tosse.[34]

Tratamentos específicos

STVAS

O tratamento da STVAS é baseado na patologia de base das vias aéreas superiores. Alguns autores sugerem que os anti-histamínicos de primeira geração são preferíveis no tratamento da tosse pela STVAS porque eles podem inibir diretamente o reflexo de sensibilidade da tosse. O sucesso do tratamento de rinite alérgica com anti-histamínicos de segunda geração orais ou tópicos, ou esteroides nasais tópicos, tem demonstrado redução na tosse.[18]

Os pacientes com suspeita de STVA, que não respondam ao tratamento empírico com anti-histamínicos de primeira geração e descongestionantes, devem ser submetidos a exame de imagem de vias aéreas superiores.[21]

Asma e síndromes relacionadas

A tosse associada à asma deve ser submetida a tratamento para asma, o que inclui terapia com corticosteroides inalados (CI) isolados ou associados a broncodilatadores de longa duração. Esse tratamento deve ser mantido por um período prolongado (3 a 6 meses) com a mínima dose capaz de controlar a tosse.[6] Nos pacientes com tosse por asma, refratários ao tratamento com CI e broncodilatadores, nos quais foram excluídas outras condições que possam contribuir com a tosse, deve ser adicionado um antagonista do receptor do leucotrieno antes de iniciar a introdução de corticoide sistêmico.[21] No entanto, em alguns casos, o curso de corticoide oral (ou seja, prednisolona 40 mg/dia, por duas semanas) pode ser recomendado, sobretudo nos asmáticos que apresentam tosse a despeito de estarem em um tratamento adequado para asma.[6]

A combinação de CI e β-agonista de longa ação é hoje a melhor combinação disponível para o tratamento de manutenção da asma moderada a grave. Antagonistas dos receptores de leucotrienos podem controlar a TVA. A bronquite eosinofílica responde bem ao tratamento com corticosteroide oral ou inalado.[6]

DRGE

A tosse por DRGE responde quase sempre às medidas de modificações de estilo de vida e à medicação para supressão da secreção ácida.

As medicações supressoras da secreção ácida são o componente-chave no tratamento da tosse por DRGE. No entanto, os tratamentos que são efetivos no manejo da DRGE não são necessariamente o melhor tratamento para a tosse por DRGE.

Uma meta-análise de estudos randomizados a respeito de intervenções médicas para tosse por DRGE mostrou que, embora a terapia com medicação supressora da secreção ácida tenha algum efeito em adultos, esse efeito não é tão amplo quanto o sugerido nos consensos. Uma explicação possível para a falha terapêutica é a presença de refluxo não ácido.[34]

Uma opção é o tratamento empírico com inibidor de bomba de prótons em dose plena, o que é baseado na evidência de que a terapia com IBP é mais eficaz que a terapia com anti-H2. Além disso, o resultado ótimo do tratamento da tosse pode levar mais de oito semanas, e às vezes até mesmo alguns meses para ser alcançado.[34]

Para os pacientes que não melhoram após 1 a 2 meses de tratamento empírico, recomenda-se a realização de pHmetria de 24 horas e impedanciometria para avaliar a presença de refluxo não ácido.[34]

A adição de terapia pró-cinética, como a metoclopramida, pode ser benéfica em pacientes com refluxo não ácido ou pode ser adicionada para uma maior eficácia do tratamento de supressão da tosse devido ao refluxo ácido. Porém, as evidências são fracas, e os pacientes tratados com metoclopramida podem desenvolver efeitos colaterais extrapiramidais (rigidez, bradicinesia, tremor e inquietação).[34]

Tratamento inespecífico

Alguns pacientes com tosse não respondem ao tratamento direcionado à causa da tosse, e outros nos quais não há causa identificável a ser tratada.[23]

Enquanto os antagonistas dos receptores da tosse são desenvolvidos e testados, medicações não específicas para o tratamento da tosse são usadas no tratamento da tosse crônica irresponsiva ao tratamento específico.[34]

Agentes antitussígenos de ação central

Vários agentes, opioides e não opioides, estão relacionados com a supressão da tosse por ação central. As evidências são limitadas para assegurar a sua eficácia, apesar de terem seu uso difundido.

a) **Dextrometorfano:** é provavelmente o agente não opioide mais comumente usado para a tosse. Os estudos que comparam os efeitos do dextrometorfano com a codeína são pequenos e apresentam resultados variados. Portanto, não há evidências suficientemente fortes para afirmar a sua superioridade em relação à codeína.[34]

b) Os *opioides* são agentes de ação central que suprimem a tosse via estimulação do receptor μ-opioide no centro da tosse no cérebro e não afetam a sensibilidade do reflexo da tosse.[35]

- *Codeína:* é um opioide tradicionalmente usado para tosse, porém as evidências a respeito da sua eficácia na tosse crônica são limitadas e os efeitos colaterais potenciais, como sonolência e constipação, devem ser monitorados.[34]

- *Morfina:* em um estudo randomizado duplo-cego, 27 pacientes com tosse por mais de três meses de duração e que não responderam ao tratamento empírico inicial para tosse foram randomizados para receber doses baixas de morfina ou placebo por quatro semanas. A morfina melhorou a gravidade da tosse, mas o reflexo da tosse permaneceu inalterado. Os potenciais efeitos colaterais, como sonolência e constipação, devem ser monitorados.[34]

c) **Gabapentina:** a gabapentina, um análogo do ácido gama-aminobutírico (GABA), é usada no tratamento de dor crônica neuropática.[34] Similaridades entre sensibilização de reflexos centrais na tosse crônica refratária e na dor crônica neuropática sugerem que neuromoduladores, como a gabapentina, possam ser efetivos para a tosse crônica refratária.

A ação farmacológica central inclui os canais de cálcio (os quais inibem a liberação de neurotransmissores excitatórios, como a substância P, um potente tussígeno) e possivelmente receptores N-metil-D-aspartato. Os efeitos colaterais, como náuseas e fadiga, podem ocorrer em mais de 30% dos pacientes que utilizam a gabapentina e melhoram após a redução da dose.[34]

Os efeitos colaterais podem incluir diarreia, náuseas, labilidade emocional, sonolência, nistagmo, tremor, fraqueza e edema periférico. O uso de gabapentina para o tratamento da tosse é *off-label*, mas pode ser tentado para a tosse refratária aos outros tratamentos.[34]

Agentes antitussígenos de ação periférica

a) **Lidocaína:** anestésicos locais, como a lidocaína administrada localmente nas vias aéreas, tem demonstrado atenuação na tosse induzida pela capsaicina nos homens. Porém, o efeito é transitório e o efeito antitussígeno é acompanhado por anestesia da orofaringe levando a um risco aumentado de aspiração de secreções das vias aéreas e de alimentos.[23]

Estudos demonstraram que apenas 34% dos pacientes relataram estar satisfeitos com o tratamento, e menos de 30% optaram por continuá-lo por três meses. Os efeitos adversos, como gosto desagradável, irritação na garganta, engasgo com água ou alimento, foram reportados por 43%.[34]

b) **Brometo de ipratrópio:** este agente anticolinérgico tem dois mecanismos propostos pelos quais pode aliviar a tosse:
- Bloqueio do ramo aferente do reflexo da tosse;
- Diminuição do estímulo dos receptores da tosse por alterações de fatores mucociliares.

Os efeitos benéficos do ipratrópio foram percebidos em um pequeno grupo de pacientes com tosse persistente após infecção das vias aéreas superiores.[34]

c) **Novos tratamentos em investigação**
- **Opioides:** foram feitos esforços para melhorar o índice terapêutico pela administração tópica do análogo da encefalina de ação periférica, BW443C81, o qual demonstrou inibir a tosse induzida pelo ácido cítrico em porquinhos-da-índia. Porém, em humanos não apresentou efeito na tosse induzida pela capsaicina em voluntários saudáveis. Um novo peptídeo opioide, nociceptina, o qual se liga ao receptor análogo de opioide 1 (NOP 1), tem demonstrado supressão da tosse induzida pela capsaicina em porquinhos-da-índia, porém ainda não existem dados em humanos.
- *Antagonistas dos receptores da neurocicina:* o antagonista do receptor NK2 SR 48968 tem demonstrado inibição da tosse induzida por ácido cítrico em porquinhos-da-índia conscientes e um efeito antitussígeno do antagonista do receptor NK1 ainda está sob debate. Além disso, há um relato sugerindo um efeito antitussígeno do antagonista do receptor NK1/NK2 (FK224) na tosse induzida pela bradicinina em asmáticos; outros estudos falharam ao demonstrar esse efeito.
- *O agonista do receptor do ácido gama-aminobutírico* (como o baclofeno) tem demonstrado inibição da tosse induzida pela capsaicina em porquinhos-da-índia sem sedação e em voluntários normais e proporcionou alguns benefícios nos pacientes com tosse crônica.
- *Canais receptores de potencial transitório:* o canal sensível ao calor TRPV1 é ativado pela capsaicina, o componente principal da pimenta malagueta, e a capsaze-

Alergia & Imunologia Aplicação Clínica

pina, um bloqueador desse canal, inibindo a tosse induzida pela capsaicina e pelo ácido cítrico em porquinhos-da-índia.[23]

Intervenções não farmacológicas

Modalidades como fonoterapia, exercícios respiratórios, técnicas de supressão da tosse e aconselhamento foram tentadas no manejo da tosse crônica. Uma revisão sistemática relatou estudos nos quais estas intervenções mostraram melhora na intensidade e na gravidade da tosse, mas poucos deles usaram ferramentas validadas para a mensuração da tosse.[34]

Um resumo das principais considerações na avaliação do paciente com tosse crônica está na Figura 9.2.

- Tosse crônica é uma queixa muito comum na prática clínica
- Múltiplas causas em cerca de 50% dos casos
- Aguardar resposta ao tratamento (8 semanas)
- 50-70% dos casos: controle da tosse através de história e exame físico

Figura 9.2 – Resumo das principais considerações na investigação da tosse crônica.

REFERÊNCIAS BIBLIOGRÁFICAS

1. Irwin RS, Madison JM. The diagnosis and treatment of cough. N Engl J Med 2000; 343; 1715-21.

2. Bernstein DI. An alternative approach to the chronic refractory cough? J Allergy Clin Immunol: In Practice 2013; 1: 707-8

3. Madison JM, Irwin RS. Approach to the patient with chronic cough. In: Middleton's Allergy: Principles and Practice. Eighth Edition, Elsevier, Philadelphia 2014; 63: 1032-41.

4. Chung KF, Pavord ID. Prevalence, pathogenesis, and causes of chronic cough. Lancet 2008; 371: 1364-74.

5. Brooks SM. Perspective on the human cough reflex. Cough 2011; 7: 1-11.

6. Chung KF, Widdicombe JG. Cough. In: Murray and Nadel's Textbook of Respiratory Medicine, Fifth Edition. Elsevier, Philadelphia 2010; 29: 628-46.

7. Ford AC, Forman D, Moayyedi P, Morice AH. Cough in the community: a cross sectional survey and the relationship to gastrointestinal symptoms. Thorax 2006; 61: 975-9.

8. Chung KF. Chronic 'cough hypersensitivity syndrome': A more precise label for chronic cough. Pulmonary Pharmacol Ther 2011; 24: 267-71.

9. Dicpinigaitis PV, Raufv K. The influence of gender on cough reflex sensitivity. Chest 1998; 113: 1319-21.

10. Morice AH. Chronic cough hypersensitivity syndrome. Cough 2013; 9: 1-14.

11. Birring SS. New concepts in the management of chronic cough. Pulmonary Pharmacol Ther 2011; 24: 334-38.

12. Dicpinigaitis PV. Cough reflex sensitivity in cigarette smokers. Chest 2003; 123: 685-8.

13. II Diretrizes Brasileiras no manejo da tosse crônica. J Bras Pneumol 2006; 32: 403-46.

14. Silvestri RC, Weinberger SE. Evaluation of subacute and chronic cough in adults. UpToDate. Literature review current through: Feb 2014. This topic last updated: Jan 3, 2014.

15. Mazzone SB, McLennan L, McGovern AE, et al: Representation of capsaicin-evoked urge-to-cough in the human brain using functional magnetic resonance imaging. Am J Respir Crit Care Med 2007: 176: 327-32.

16. Wang K, Harnden A. Pertussis-induced cough. Pulmonary Pharmacol Ther 2011; 24: 304-7.

17. Kent A, Heath PT. Pertussis. Medicine 2013; 42: 8-10.

18. Goldsobel AB, Pramod S. Kelkar PS. The adult with chronic cough. J Allergy Clin Immunol 2012; 130: 825-825e6.

19. Ojoo JC, Everett CF, Mulrennan SA, Faruqi S, Kastelik JA, Morice AH. Management of patients with chronic cough using a clinical protocol: a prospoective observational study. Cough 2013; 9:2.

20. Bende M, Millqvist E. Prevalence of chronic cough in relation to upper and low airway symptoms; the Skövde population-based study. Frontiers in Physiol 2012; 3: article 251: 1-4

21. Irwin RS, Baumann MH, Boulet LP, Braman SS, Brown KK, Chang AB et al. Diagnosis and management of cough: ACCP Evidence-based clinical practice guidelines. Chest 2006; 129: 1S-23S.

22. Takeshi M, Gandhi TK, Fiskio JM, Seger AC, So JW, Cook EF et al. Development and validation of a clinical prediction rule for angiotensin-converting enzyme inhibitor-induced cough. J Gen Intern Med 2004; 19: 684-91.

23. Morice AH, McGarvey L, Pavord I. Recommendations for the management of cough in adults. Thorax 2006; 61: i1-i24.

24. Lawn SD, Zumla AI. Tuberculosis. Lancet 2011; 378: 57-72.

25. Spector SL Chronic cough: the allergist's perspective. Lung 2008; 186 (Suppl 1): S41-7.

26. Palombini, BC, Villanova CA, Araújo E, Gastal OL. A pathogenic triad in chronic cough – Asthma, postnasal drip syndrome, and gastroesophageal reflux disease. Chest 1999; 116: 279-84.

27. Poe RH, Kallay MC. Chronic cough and gastroesophageal reflux disease: Experience with specific therapy for diagnosis and treatment. Chest 2003; 123: 679-84.

28. Jack CIA, Calverley PMA, Donnelly RJ, et al. Simultaneous tracheal and oesophageal pH measurements in asthmatic patients with gastroesophageal reflux. Thorax 1995; 50: 201-4.

29. Hamilton RG. Clinical laboratory assessment of immediate-type hypersensitivity. J Allergy Clin Immunol 2010; 125: S284-96.

30. Katz PO, Gerson LB, Vela MF. Guidelines for the diagnosis and management of gastroesophageal reflux disease. am J Gastroenterol 2013; 108: 308-28.

31. Poelmans J, Tack J. Extraoesophageal manifestations of gastro-oesophageal reflux. Gut 2005; 54: 1492-99.

32. Morice AH, Geppetti P. The type 1 vanilloid receptor: a sensory receptor for cough. Thorax 2004; 59: 257-8.

33. Park HW, Kim SH, Chang YS, Lee BJ, Min KU, Kim YY, Cho SH. Complementary roles of capsaicin cough sensitivity test and induced sputum test to methacholine bronchial provocation test in predicting response to inhaled corticosteroids in patients with chronic nonproductive cough. Ann Allergy Asthma Immunol 2007; 98: 533-9.

34. Silvestri RC, Weinberger SE. Treatment of subacute and chronic cough in adults. UpToDate. Literature review current through: Feb 2014. This topic last updated: Jan 3, 2014.

35. Ryan NM, Birring SS, Gibson PG. Gabapentin for refractory chronic cough: a randomized, double-blind, placebo-controlled trial. Lancet 2012; 380:1583-89.

CAPÍTULO 10

Conjuntivites

Adriana Teixeira Rodrigues ■ Clóvis Eduardo Santos Galvão

INTRODUÇÃO

Os processos inflamatórios que envolvem a conjuntiva são denominados conjuntivites. Neste capítulo, será usado o termo Alergia Ocular, que inclui várias condições inflamatórias clinicamente diferentes que resultam de uma reação de hipersensibilidade da superfície ocular. A conjuntivite alérgica tem aumentado sua incidência em todo o mundo. O motivo não é totalmente conhecido, mas sabe-se que a industrialização, a urbanização, a poluição do ar e as mudanças climáticas podem colaborar para a maior incidência. As alergias oculares têm impacto significativo na qualidade de vida desses pacientes, além de reduzir sua produtividade no trabalho e na escola. Além disso, a epidemia da síndrome do olho seco pode contribuir para o aumento da incidência da alergia ocular porque o filme lacrimal é necessário para lavar os alérgenos e irritantes da superfície ocular.[1]

A conjuntiva ocular é a mucosa mais susceptível aos aeroalérgenos e é um local muito comum para a inflamação alérgica. Muitos estudos mostram que em pacientes com conjuntivite alérgica sazonal, os sintomas oculares são tão incômodos como os sintomas nasais na maioria dos pacientes.[1] Não obstante a alta prevalência e a potencial capacidade de diminuir a qualidade de vida desses pacientes, a alergia ocular pode ser negligenciada ou não reconhecida pelos pacientes e médicos.

A conjuntivite alérgica apresenta-se como uma condição com manifestações sistêmicas atópicas, como rinoconjuntivite, rinossinusite, asma e dermatite atópica. A rinite alérgica é a doença mais frequentemente associada, presente em 50 a 75% dos casos com comprometimento ocular.[1]

CLASSIFICAÇÃO

A alergia ocular é uma condição alérgica localizada. Cerca de 15 a 20% da população mundial é afetada por algum tipo de doença alérgica. Estima-se que os sintomas oculares estejam presentes em 40 a 60% dos pacientes alérgicos, e que contribua de modo significativo para a má qualidade de vida.[2]

Em 2001, a Academia Europeia de Alergia e Imunologia Clínica (EAACI) introduziu uma nomenclatura que propôs uma distinção entre reações de hipersensibilidade alérgica e não alérgica; assim, as doenças alérgicas foram subdivididas em reações de hipersensibilidade mediada por IgE e não mediada por IgE.[3] Essa nomenclatura foi validada pela Comissão de Revisão da Nomenclatura da Organização Mundial de Alergia (WAO), que propôs que a nomenclatura possa ser usada independentemente do órgão-alvo ou faixa etária do paciente.[3]

Foi então proposta uma classificação baseada na fisiopatologia e na evolução dos sintomas.[4] De acordo com o documento que aborda a Rinite Alérgica e o seu Impacto na Asma (ARIA),[5] os sintomas devem ser considerados como intermitente ou persistente e leve, moderada ou grave, de acordo com a sua evolução e gravidade. Para adaptar essa classificação para distúrbios de hipersensibilidade ocu-

lares, alguns pontos devem ser considerados; eles são descritos no Quadro 10.1.

Não há dados suficientes para avaliar objetivamente a incidência de alergia ocular. Até o momento, apenas a epidemiologia da rinoconjuntivite alérgica tem sido bem estudada. De acordo com o estudo ISAAC (Estudo Internacional da Asma e Alergias na Infância), a alergia ocular afeta 1,4 a 39,7% das crianças e adolescentes. A incidência e a prevalência da alergia ocular aumentam a partir da infância e têm picos na adolescência. Em 80% dos casos, os sintomas se desenvolvem antes dos 20 anos. De acordo com o ARIA, a conjuntivite alérgica sazonal (CAS) afeta 3 a 42% da população (de acordo com as diferentes condições climáticas e faixas etárias). Num estudo de 458 crianças com rinite (316), asma (324) e eczema (149), a prevalência de conjuntivite alérgica foi de 42, 24 e 30%, respectivamente.[6]

No caso da ceratoconjuntivite primaveril ou vernal, uma doença rara em países ocidentais, a prevalência estimada na Europa é 3,2/10.000, mas é quase endêmica em países subtropicais. Ela representa 3 a 46% das alergias oculares.[6] Já a ceratoconjuntivite atópica é uma doença rara, e sua prevalência não é conhecida. Considerando que o envolvimento ocular é visto em 25 a 40% dos pacientes com dermatite atópica, a ceratoconjuntivite atópica é provavelmente muito menos frequente. As taxas relatadas variam de 1 a 40% das alergias oculares, o que provavelmente reflete a falta de uma definição clara da doença.[2]

DIAGNÓSTICO

Sinais e sintomas

Os sintomas da conjuntivite alérgica podem flutuar ao longo do ano, com

Conjuntivites

Quadro 10.1 – Classificação da gravidade da conjuntivite alérgica.[1]			
	Nível 1	**Nível 2**	**Nível 3**	**Observações**

Principais fatores				
Prurido	Leve Intermitente	Leve a grave Intermitente a persistente	Moderado a grave Persistente	Se grave, considerar diagnóstico alternativo (CCA, CCV, CPG)
Hiperemia	Ausente	Ausente	Moderado a grave	Se grave, considerar diagnóstico diferencial (infecção)
Fatores de apoio				
Sensação de corpo estranho, lacrimejamento, ardor e/ou outros sintomas	Ausente	Ausente	Moderado a grave	Diagnóstico diferencial com síndrome do olho seco, avaliar uso de AH1
Duração dos sintomas	Dias	Dias a semanas	Semanas a meses	
Tratamentos prévios	Nenhum	Nenhum ou medicação não prescrita	Usou terapia prévia	
Tratamento				
Primeira linha	Compressa fria e lágrima artificial	AH1 e estabilizador mastócito	Corticosteroide tópico	
Alternativo	AH1 e estabilizador mastócito	Imunoterapia	Imunoterapia	
Segmento clínico				
Consulta/PIO	Quando necessário	Quando necessário	Até 10 a 14 dias, após 2-4 semanas, 3 a 6 meses enquanto usar CE Anual	
Exame oftalmológico completo com dilatação	Anual ou s/n	Anual ou s/n		

exacerbações mais prováveis durante os períodos de maior exposição aos alérgenos e em clima quente, ventoso e seco. Os pacientes com conjuntivite alérgica apresentam um ou mais sinais e sintomas, que incluem prurido, ardor, sensação de picadas, hiperemia, quemose e lacrimejamento. O prurido e a hiperemia são os sintomas mais comuns, e, caso o prurido não esteja presente, deve-se repensar o diagnóstico de conjuntivite alérgica.[1] A coceira pode ser particularmente mais intensa no quadrante nasal do olho e pode variar de leve a grave. A coceira é menos comum em outras condições oculares, embora os pacientes com blefarite, olho seco ou outras patologias possam também se queixar de coceira.

A secreção ocular associada com conjuntivite alérgica é quase sempre aquosa (e é, na maioria das vezes, referida simplesmente como lacrimejamento). Seu conteúdo pode ser de pequena quantidade de muco, tornando-se viscoso, o que pode, ocasionalmente, levar ao diagnóstico errôneo de conjuntivite bacteriana. Uma história clínica sugestiva para uma doença autoimune (p. ex., artrite reumatoide e Síndrome de Sjögren) pode sugerir comorbidade como ceratoconjuntivite seca ou olho seco.[1]

Outro aspecto adicional da história do paciente que pode ser útil na exclusão de condições que não estão relacionadas com conjuntivite alérgica, como a exposição recente a agente infeccioso ocular ou do trato respiratório pode favorecer a um diagnóstico não alérgico, enquanto a história de rinite alérgica, asma ou dermatite atópica, observado no paciente e/ou membro da família, pode favorecer o diagnóstico de conjuntivite alérgica.

O exame físico de pacientes com suspeita de alergia ocular envolve a inspeção periocular e do tecido ocular. Pálpebras devem ser examinadas para detectar anomalias, como evidência de blefarite, dermatite, disfunção da glândula de Meibomian, edema, descoloração ou espasmo. O edema periorbital, que resulta de alergias, pode ser mais marcado na porção inferior, devido aos efeitos de gravidade. A coloração azulada da pele sem brilho abaixo do olho ("olho roxo") resulta da congestão venosa e está presente em alguns pacientes com alergias. A conjuntiva (palpebral e bulbar) deve ser inspecionada para avaliar anormalidades, como quemose, hiperemia, alterações papilares e presença de secreções, embora os pacientes com conjuntivite alérgica frequentemente apresentem exame físico ocular normal. A hiperemia conjuntival pode ser leve a moderada. A quemose pode parecer fora de proporção com a quantidade de hiperemia e pode ser mais perceptível na prega semilunar (área relativamente solta da conjuntiva bulbar no canto nasal). A conjuntiva palpebral nos pacientes com conjuntivite alérgica tende a ter uma aparência leitosa ou rosa pálido, relacionado com o edema associado. Por outro lado, infecções bacterianas tendem a produzir uma vermelhidão aveludada da conjuntiva palpebral; pequenos nódulos vascularizados (papilas) podem ser vistos nesta região.[1]

Formas clínicas

Dependendo das características clínicas, a alergia ocular pode ser diagnosticada como diferentes formas, descritas a seguir.

A ceratoconjuntivite vernal (CCV) é um tipo de alergia ocular persistente e grave que afeta crianças e adultos jovens, na maioria das vezes em climas quentes. A CCV normalmente aparece em meninos com idade entre quatro a 12 anos (razão 3:1) e desaparece após a puberdade. O mecanismo IgE mediado é encontrado em cerca de 50% dos pacientes e não explica completamente a gravidade e o curso clínico da doença, o que está relacionado com uma resposta mediada por células T, ou seja, provavelmente envolve mecanismo misto. O aumento do número de célula Th2 CD4[+] também aumenta a expressão de moléculas coestimulatórias, e várias citocinas e quimiocinas têm sido descritas em CCV. Elas agem concomitantemente para induzir a produção local de IgE e também agem na patogênese do envolvimento da córnea e remodelação do tecido.[2] A ativação direta de células T específicas por alérgenos ou por ativação direta de células dendríticas pode ter caminhos alternativos para iniciar a reação, sem evidência de sensibilização por IgE específica.[6] Prurido intenso, lacrimejamento e fotofobia são os sintomas típicos da CCV. A exacerbação da doença pode ser desencadeada tanto por alérgeno como por estímulos inespecíficos, como luz solar, vento e poeira. A forma tarsal de CCV é caracterizada por hipertrofia das papilas levando a um aspecto de pedras de calçamento da conjuntiva tarsal superior. O envolvimento tarsal assimétrico não é incomum. A forma do limbo é caracterizada por infiltrado gelatinoso na conjuntiva, sobreposto com pontos brancos ou depósitos, conhecidos como pontos de Horner-Tranta (degeneração de eosinófilos e detritos de células epiteliais). Ceratite puntata, macroerosões epiteliais, úlceras e placas são sinais de comprometimento da córnea e acarreta má formação e inúmeras cicatrizes. As apresentações clínicas de CCV diferem entre os ocidentais (formas do tarso) e os países subtropicais (forma do limbo,

também denominada limboconjuntivite tropical endêmica).[6]

A ceratoconjuntivite atópica (CCA) é uma doença bilateral persistente envolvendo as pálpebras, conjuntiva e a córnea, e pode ser definida como a manifestação clínica da doença de dermatite atópica. Embora 45% dos pacientes não apresentem sensibilização específica, o nível sérico de IgE e a polissensibilização são achados comuns em CCA. Anticorpos IgE, bem como linfócitos Th1 e Th2, estão envolvidos na patogênese. As manifestações típicas da CCA podem ocorrer em pacientes sem envolvimento da pele definido. O sinal típico é lesão eczematosa da pálpebra. A CCA pode ser associada com a colonização de *Staphylococcus aureus* da pálpebra e disfunção da glândula de Meibomian. A hiperemia conjuntival e a quemose afetam predominantemente o fundo de saco inferior e a conjuntiva. Semelhante a CCV, o limbo e a córnea podem estar envolvidos. Na maioria das vezes, a CCA surge em adultos jovens e continua até a quinta década de vida, com um pico de incidência entre as idades de 30 e 50 anos. As complicações podem incluir a fibrose conjuntival, ceratite por herpes simples, ceratocone, descolamento de retina ou catarata, levando à deterioração sustentada da visão. Uma história médica precisa, seguida por testes de alergia, pode identificar a sensibilização a alérgenos específicos.

A Conjuntivite Papilar Gigante (CPG) é uma inflamação por hipersensibilidade não alérgica da superfície ocular, com mais frequência a lentes de contato, próteses oculares e suturas pós-operatórias. As fases iniciais de CPG podem ser assintomáticas, mas os sinais iniciais podem ser observados por exame de lâmpada de fenda. É causada por dois fatores: um estímulo mecânico repetido e uma resposta inflamatória anormal da conjuntiva. Microtrauma da conjuntiva pode ser causado por todos os tipos de lentes de contato. A irritação mecânica pode estimular o recrutamento de células dendríticas, aumentando a apresentação de antígeno e resposta imunológica.[6] No caso das lentes de contato, a progressão de sensação de corpo estranho, prurido, visão turva, aumento da produção de muco e aumento da intolerância podem exigir a interrupção da lente de contato.

A blefaroconjuntivite (CBC) é uma reação irritante causada por diferentes substâncias aplicadas à pele da pálpebra ou no saco conjuntival. Os sintomas mais proeminentes são prurido e ardor da pálpebra. A blefaroconjuntivite de contato é caracterizada por edema, hiperemia da pele da pálpebra, eczema ou liquenificação, hiperemia da conjuntiva e papilas. Eczema na pele da pálpebra e ausência de hiperemia conjuntival indicam que o irritante esteve em contato apenas com a pálpebra. A blefaroconjuntivite de contato está relacionada com uma reação de hipersensibilidade de contato para os haptenos (antígenos incompletos), que se tornam imunogênicos apenas depois de se ligar à proteína carreadora.[8]

A conjuntivite alérgica aguda é uma grave reação de hipersensibilidade imediata, com duração de um a três dias e caracterizada por intensa quemose conjuntival, vermelhidão e edema palpebral, lacrimejamento e prurido. Pode ser uni ou bilateral e mediada por IgE, não mediada por IgE ou por reações tóxicas.

A conjuntivite alérgica ocupacional é uma reação alérgica dependente de IgE para substâncias encontradas no ar no ambiente de trabalho.[7]

A conjuntivite induzida por medicamentos é uma conjuntivite persistente ou crônica, também conhecida como conjuntivite medicamentosa. A reação tóxica pode ocorrer após a instilação de colírios, como agentes tópicos antiglaucoma, midriáticos ou agonistas alfa-adrenérgicos, comumente utilizados como descongestionantes oculares.[8] As gotas de antibióticos para os olhos que contenham extratos vegetais e conservantes, como cloreto de benzalcônio, timerosal, parabenos e ácido etilenodiaminotetracético (EDTA), podem provocar reação tóxica ou resposta de hipersensibilidade mediada por células. A condição é caracterizada por uma reação folicular intensa e persistente, associada a hiperemia moderada a intensa. Os pontos lacrimais podem estar obstruídos por um infiltrado celular com consequente epífora. A córnea é quase sempre envolvida com ceratite difusa. Pele da pálpebra pode apresentar eritema, edema e escoriações.

A conjuntivite irritativa, também conhecida como conjuntivite tóxica ou mecânica, é frequentemente confundida com alérgica. É o resultado da destruição das junções entre as células epiteliais e toxicidade celular epitelial após exposição única ou repetida de substâncias químicas. A história médica cuidadosa e o exame complementar podem excluir uma etiologia alérgica. As características clínicas são semelhantes às da conjuntivite induzida por medicamentos.

A conjuntivite alérgica sazonal e a conjuntivite alérgica perene têm mecanismo inflamatório mediado por IgE: a ativação de mastócitos da conjuntiva mediada por IgE específica induz a resposta alérgica imediata. Isso ocorre em 20 a 30 minutos, como foi demonstrado por provocação alérgeno-específica conjuntival,[6] e é caracterizada pelo aumento dos níveis de histamina, triptase, prostaglandinas e leucotrienos.[9] Mastócitos da conjuntiva expressam mais triptase e quimase, além de expressar a IL-4, que desempenha um papel-chave na alergia, promovendo o crescimento de células T, a diferenciação das células Th2 e a produção de IgE. A resposta alérgica conjuntival de fase tardia, caracterizada por infiltração de células inflamatórias, ocorre poucas horas após a primeira ativação de mastócitos e a expressão de moléculas de adesão.[6] Pacientes com conjuntivite alérgica sazonal têm um fenótipo predominante Th2, mas também têm uma expressão reduzida de moléculas de adesão, o que sugere redução da capacidade do epitélio de proteger-se contra a penetração do alérgeno.[2]

A conjuntivite papilar gigante é causada por dois fatores: um estímulo mecânico repetido e uma resposta inflamatória anormal da conjuntiva. Microtrauma da conjuntiva pode ser causado por todos os tipos de lentes de contato. A irritação mecânica pode estimular o recrutamento de células dendríticas, aumentando potencialmente a apresentação de antígeno e a resposta imunológica.[6]

Três tipos de investigações diagnósticas são usados hoje, quando a avaliação clínica inicial (história, sinais e sintomas) é sugestiva de uma doença alérgica ocular:[2] (1) para avaliar hipersensibilidade mediada por IgE; (2) para avaliar hipersensibilidade não mediada por IgE; e (3) outras investigações oculares especializadas.[6]

1. Para avaliar hipersensibilidade mediada por IgE, testes cutâneos (TC) devem ser realizados de forma sistemática para polens, ácaros, pelos de animais e alternaria.[2] Outros alérgenos (baratas, fungos e látex) ou alérgenos alimentares devem ser testados, de acordo com a exposição suspeita e história médica do paciente. A determinação da IgE específica no soro deve ser considerada quando o TC é discordante com a história médica ou contraindicado. A IgE total no soro não é mais considerada indispensável para o diagnóstico, pois os valores normais não excluem um diagnóstico de alergia.

   Teste de provocação conjuntival (CPT) pode determinar ou confirmar que alérgeno(s) ocasiona(m) os sintomas oculares. O paciente deve estar assintomático, e usar alérgenos padronizados; os efeitos colaterais sistêmicos (prurido generalizado, broncoespasmo e anafilaxia) são raros. O teste de provocação conjuntival é útil para avaliar a resposta específica conjuntival em pacientes com TC ou IgE específica sérica negativa com uma história positiva de alergia ocular, bem como para avaliar o efeito do tratamento antialérgico e a imunoterapia específica.

2. Para avaliar uma hipersensibilidade não mediada por IgE, é necessário realizar o teste de contato usando a bateria padrão e cosméticos suspeitos. Outras baterias são usadas de acordo com o histórico do paciente. Deve ser enfatizado que a pele da pálpebra é bastante diferente no que se refere à profundidade das camadas epiteliais e da derme. Se um teste de contato é negativo, um teste aberto ou teste de aplicação de uso pode ser realizado. Caso haja suspeita de reação pelos medicamentos tópicos, o teste cutâneo aberto para os medicamentos oculares e colírios pode ser realizado.

3. Outras investigações oculares especializadas são necessárias quando

os resultados dos testes de alergia tradicionais são negativos. A citologia conjuntival pode avaliar a inflamação da conjuntiva na fase ativa e pode ser realizada por diferentes métodos: citologia da lágrima, raspagem conjuntival e escovado (uma modificação da escova Cytobrush). A citologia de impressão é indicada para investigar célula epitelial.[6] A presença de eosinófilos é altamente indicativa de inflamação alérgica, enquanto a sua ausência não exclui uma etiologia alérgica. Níveis de IgE total na lágrima pode aumentar em pacientes com conjuntivite alérgica, o que sugere que a dosagem de IgE pode ajudar a diagnosticar a conjuntivite alérgica. A dosagem da IgE específica na lágrima é idêntica à utilizada no soro; no entanto, não há parâmetros de referência padronizados para o olho. A comparação entre os níveis de IgE lacrimais com o soro com um marcador de transudação do soro, como a albumina, pode confirmar a produção local de IgE.[2]

O nível de proteína catiônica eosinofílica (ECP) na lágrima está significativamente aumentada em todas as formas de conjuntivite alérgica e correlaciona-se com o grau de comprometimento da córnea durante fases agressivas de CCV. Na CCV, a ECP sérica é muitas vezes o único parâmetro laboratorial alterado.[6] Medidas dos marcadores inflamatórios em fluido lacrimal têm sido amplamente estudadas em alergia ocular ou para encontrar um "marcador de doença" ou para compreender melhor os mecanismos imunológicos envolvidos e identificar potenciais alvos para intervenções terapêuticas. Embora vários mediadores possam

ser detectados, nenhum está suficientemente padronizado para ser considerado como um marcador da alergia ocular.[6]

Avaliação do filme lacrimal é realizada por meio de ensaios para demonstrar a integridade epitelial e a função do filme lacrimal. A estabilidade do filme lacrimal pode ser medida pelo tempo de *break-up*. O teste de Schirmer é universalmente realizado para diagnosticar a síndrome do olho seco, avaliando a produção do filme lacrimal. A microscopia confocal tem sido usada para estudar diversas doenças inflamatórias e não inflamatórias, como as alergias oculares graves.[2]

DIAGNÓSTICO DIFERENCIAL

Várias apresentações clínicas podem imitar as características dos distúrbios de hipersensibilidade ocular, como disfunção do filme lacrimal, infecções subagudas e crônicas e algumas doenças autoimunes e inflamatórias. Essas condições devem ser consideradas por todos os médicos e devem ser confirmadas pelo oftalmologista.

Formas mais leves de CCV podem ser confundidas com conjuntivite crônica perene alérgica ou tracoma (em áreas endêmicas). A blefarite recorrente com envolvimento da córnea (rosácea ocular) pode ser confundida com a CCA ou CCV. Episclerite e uveíte anterior aguda são condições dolorosas unilaterais que se associam com doenças autoimunes.

A blefarite é a inflamação da pálpebra devido a infecção crônica leve ou a presença de seborreia, o que pode levar à conjuntivite secundária ("blefaroconjuntivite") em alguns casos. Os pacientes queixam-se de ardor, coceira, lacrimejamento e uma sensação de secura nos olhos. Eles podem despertar com os olhos com crostas e inchaço das pálpebras. Na infecção estafilocócica, o exame revela crostas em torno da base dos cílios; em casos graves, ulcerações na base da pálpebra podem também estar presentes.[1]

Muitos agentes infecciosos podem causar conjuntivite, como patógenos virais, bacterianos e fúngicos. A conjuntivite infecciosa pode ser distinguida da alérgica, realizando uma história completa e exame físico, porque esse processo normalmente provoca ardor ocular, sensação de corpo estranho e desconforto, em vez de coceira. A conjuntivite bacteriana é mais comumente unilateral; conjuntivite viral tende a iniciar unilateralmente, tornando-se bilateral dentro de poucos dias, e a conjuntivite alérgica é quase sempre bilateral. Na conjuntivite bacteriana, a secreção é espessa e mais purulenta, e na viral é serosa ou lacrimejante. Na conjuntivite alérgica, a secreção é tipicamente escassa e clara ou mucoide.[1]

TRATAMENTO

Os principais objetivos do tratamento de conjuntivite alérgica são minimizar e controlar os sinais e sintomas e melhorar a qualidade de vida, que incluem reduzir o prurido, hiperemia, lacrimejamento e edema da conjuntiva e/ou pálpebras, além dos outros sintomas associados. Um objetivo adicional do tratamento é a interrupção e a prevenção do ciclo de inflamação em pacientes com exposição prolongada a alérgenos e/ou longa duração dos sintomas.[1]

O tratamento da alergia ocular inclui exclusão do contato com o alérgeno, tratamento farmacológico, imunoterapia e educação do paciente. As recomendações para evitar alérgeno relatado no documento ARIA devem ser seguidas,[5] com a adição de óculos escuros para reduzir a exposição direta ocular ao alérgeno.

Compressas frias aliviam os sintomas (sobretudo prurido) e a utilização de lubrificantes (lágrimas artificiais) pode melhorar a função da barreira da superfície ocular. É interessante notar que a maioria dos pacientes com CAS e CAP usam apenas medicações sintomáticas ou são tratados por médicos de clínica geral.[6]

Medicamentos tópicos disponíveis pertencem hoje a várias classes farmacológicas diferentes: anti-histamínicos; estabilizadores de mastócitos; estabilizadores de mastócitos com ação anti-histamínica; vasoconstritores; agentes anti-inflamatórios não esteroides; corticosteroides e inibidores da calcineurina. Para minimizar os possíveis efeitos tóxicos de compostos conservantes na superfície ocular, os colírios de dose única e sem conservantes devem ser utilizados sempre que possível nas formas crônicas de alergia ocular.

Anti-histamínicos tópicos competem com o receptor H1. Os antagonistas H1 de primeira geração têm um histórico de segurança, porém são conhecidos por sua sensação de ardor e por seu rápido início de ação, assim como pelo desaparecimento rápido de efeitos e por sua potência limitada. Eles ainda estão disponíveis em associação com os vasoconstritores. Os antagonistas H1 de segunda geração são a levocabastina e a emedastina, têm maior duração de ação (4 a 6h) e são mais bem tolerados do que os anteriores. Ambos os medicamentos são eficazes e bem toleradas também em pacientes pediátricos. Elas podem ser utilizadas em combinação com estabilizadores de mastócitos como tratamento de manutenção durante toda a estação de alergia.[6]

Anti-histamínicos orais têm se mostrado eficazes no alívio dos sintomas nasais e da conjuntiva.[2] De acordo com o ARIA, anti-histamínicos de segunda geração têm a mesma eficácia dos de primeira geração, com um baixo perfil de sedação e falta de atividade anticolinérgica.[5] Quando os sintomas são principalmente oculares, anti-histamínicos tópicos devem ter preferência sobre os sistêmicos. Colírios (uso tópico) trazem alívio mais rápido dos sintomas oculares do que os agentes sistêmicos. Terapia em combinação com anti-histamínico de segunda geração oral e agentes tópicos tem se mostrado superior à oral isolada.[2]

Estabilizadores de mastócitos inibem a desgranulação, interrompendo a cadeia normal de sinais intracelulares que resulta da ativação do receptor de IgE. Usado profilaticamente, inibem a liberação de mediadores inflamatórios pré-formados e a cascata do ácido araquidônico e são eficazes em reduzir os sinais e sintomas de alergia ocular. Vários agentes estão disponíveis para utilização tópica, como o cromoglicato de sódio a 2 e 4%, nedocromil a 2%, lodoxamida a 0,1% e pemirolast a 0,1% (disponível na Europa).[2] Todos eles necessitam de um período para produzir resposta (até duas semanas), e o uso deve ser frequente (3-4 vezes/dia), o que, às vezes, resulta em falta de aderência.[6]

Medicamentos antialérgicos de dupla ação, como, por exemplo, a azelastina, a epinastina, o cetotifeno e a olopatadina, têm a vantagem de provocar alívio rápido dos sintomas (devido ao seu efeito anti-histamínico), juntamente com o benefício a longo prazo pela estabilização dos mastócitos, fazendo com que duas doses diárias sejam suficientes (olopatadina 0,2%, uma vez por dia). Distinções sutis entre cada um desses medicamentos tendem a se refletir em diferenças nos resultados clínicos individuais. Em pacientes com CAS, a olopatadina, o cetotifeno e a epinastina foram mais eficazes do que

fluorometolona na prevenção de prurido e hiperemia.[6]

Vasoconstritores são agonistas alfa-adrenérgicos aprovados para uso tópico no alívio da hiperemia conjuntival, mas têm baixa eficácia para outros sintomas. Embora sejam bem conhecidos e amplamente utilizados, a sua curta duração de ação (2 horas ou menos), sensação de ardor significativa e taquifilaxia limitam o seu valor quando comparados com os medicamentos antialérgicos mais recentes.[10] Vasoconstritores tópicos normalmente não são recomendados, pois são inespecíficos e não têm ação farmacológica sobre a cascata de eventos subjacentes à reação alérgica.

Dentre os anti-inflamatórios não esteroidais (AINEs), trometamina de cetorolaco 0,5% é o único AINE oftálmico aprovado hoje pela FDA para o alívio do prurido ocular na conjuntivite alérgica sazonal (grau D). Ao bloquear a síntese de prostaglandinas, em especial a PGD2, os AINEs inibem parcialmente a cascata de eventos que resulta na ativação de mastócitos. Outros AINEs, como o diclofenaco, também podem ter algum efeito no controle dos sintomas agudos da conjuntivite alérgica e ceratoconjuntivite vernal.[6] Eles não devem ser usados em doentes com história de intolerância a AINEs.

Os corticosteroides tópicos devem ser evitados em CAS e CAP, no entanto, o seu uso é, por vezes, inevitável na CCV e na CCA quando a córnea está envolvida. Os corticosteroides não estabilizam diretamente as membranas das células imunes e não inibem a liberação de histamina. No entanto, podem modular a resposta dos mastócitos pela inibição da produção de citocinas e recrutamento e ativação de células inflamatórias. Assim, embora eles não sejam a primeira escolha para terapia da alergia ocular, eles são, clinicamente, os agentes anti-inflamatórios mais eficazes em doenças ativas. Acetato de fluormetolona tópico, medrisone, loteprednol, rimexolona são a primeira escolha na inflamação moderada. Para inflamação alérgica grave, colírios de prednisolona, dexametasona ou betametasona devem ser usados, optando pela menor dose e pelo menor período de tempo de tempo. Os efeitos terapêuticos dos medicamentos, bem como os potenciais efeitos adversos (aumento da pressão intraocular, com uma evolução potencial para glaucoma, formação de catarata, infecções bacterianas, virais e fúngicas), devem ser monitorados por um oftalmologista e a dose deve ser reduzida lentamente ao longo de vários dias. Hidrocortisona 1% creme sobre a pele da pálpebra é recomendado para o tratamento de eczema grave na pálpebra.

Embora os corticosteroides nasais não sejam uma primeira linha de tratamento para a conjuntivite alérgica, em pacientes com rinoconjuntivite, o furoato de mometasona nasal e o furoato de fluticasona mostraram melhorar os sintomas de conjuntivite associados ao da rinite. Embora os corticosteroides intranasais melhorem os sintomas oculares, o(s) mecanismo(s) envolvido(s), provavelmente relacionado com a redução do reflexo nasocular, é(são) desconhecido(s). Há dados limitados sobre a segurança ocular; no entanto, a literatura apoia a sua utilização ao longo de vários meses, já que não há aumento considerável do risco de hipertensão ocular ou glaucoma.[6]

Os inibidores da calcineurina não foram aprovados na Europa ou nos EUA para o tratamento da alergia ocular (aprovado apenas no Japão), e seu uso deve ser reservado para pacientes selecionados que são seguidos em centros de referência. Uma emulsão oftálmica 0,05% foi aprovada pela FDA para o tratamento da síndrome do olho seco. Ciclosporina A tópica a 0,05% foi eficaz na prevenção em longo prazo de recaídas da CCV quando comparado com colírio de cetotifeno. No Japão, a Ciclosporina A tópica a 0,1%, solução aquosa oftálmica, foi eficaz e segura no tratamento de um grande número de pacientes com CCV e CCA.[6]

O tacrolimus e pimecrolimus, cremes dermatológicos, são ambos licenciados para o tratamento de doenças atópicas moderada a grave.[2] Embora os pacientes possam estar em risco de complicações infecciosas locais, o tacrolimus pomada,[2] 0,1 e 0,03%, e pimecrolimus, a 1%,[6] são eficazes no tratamento de alergias oculares graves.

A imunoterapia específica (IT), com administração subcutânea ou sublingual, tem sido relatada como sendo eficaz no tratamento de pacientes afetados por CAS e CAP. Na maioria dos estudos, os doentes foram diagnosticados com a rinoconjuntivite alérgica; poucos estudos foram realizados em pacientes com CAS isolada e em pacientes com CCV. A imunoterapia específica foi eficaz na redução de escores de sintoma ocular total e individual (redução de até 40% do prurido) e o uso de colírios (redução de até 63%) em indivíduos com CAS, mas não com o CAP.[2]

Medidas não farmacológicas

Evitar o alérgeno, o que pode incluir o uso de vários métodos de redução de exposição ambiental, como ácaros, medidas de controle de pelos dos animais e de mofo, ventilação adequada do ambiente doméstico e do escritório, sistema de filtragem do ar (p. ex., aparelhos de ar-condicionado).[1]

A aplicação de uma compressa fria sobre as pálpebras (de 5 a 10 minutos, uma ou duas vezes ao dia) pode aliviar os sintomas. A instilação de lubrificante ("lágrimas artificiais") também pode fornecer uma sensação de alívio, além de diluir os alérgenos e os mediadores da inflamação alérgica no filme lacrimal.[1]

Descongestionante ocular tópico

são medicamentos agonistas adrenérgicos que causam constrição dos vasos sanguíneos oculares para reduzir a vermelhidão, mas geralmente não são recomendados para o tratamento da conjuntivite alérgica: eles são eficazes na crise aguda a curto prazo. Devem ser usados por período curto e em baixa dose e são contraindicados para pacientes com glaucoma de ângulo fechado; recomenda-se precaução em pacientes com doença cardiovascular, hipertireoidismo e diabetes.[1]

Anti-histamínicos orais

Os anti-histamínicos H1 atuam sobretudo como agonista inverso de receptor bloqueando o efeito da histamina. Anti-histamínicos orais de primeira podem causar efeitos secundários de sedação e, pelas atividades colinérgicas, causar boca seca, olho seco e taquicardia.[1]

Pacientes com úlcera péptica, hipertrofia da próstata, obstrução intestinal ou genitourinária, ou risco para glaucoma agudo de ângulo fechado, devem ter cuidado com anti-histamínicos de primeira geração com fortes propriedades anticolinérgicas (clemastina, difenidramina e prometazina).[1]

Agentes de segunda geração têm menor solubilidade lipídica, o que reduz a sua capacidade de penetrar na barreira hematoencefálica, melhorando o seu perfil de efeitos colaterais, de modo particular em relação à sedação, já que uma proporção significativa de pacientes com alergia ocular se queixa de secura relacionada com conjuntivite, ou por também apresentar olho seco; essas pessoas podem se beneficiar da interrupção do tratamento com primeira geração de anti-histamínicos orais.[1]

Anti-histamínicos tópicos oculares

Agentes oftalmológicos tópicos para o tratamento da alergia ocular têm início rápido de ação em relação aos anti-histamínicos orais e são, na maioria das vezes, bem tolerados. Anti-histamínicos tópicos não causam efeitos colaterais sistêmicos e, em geral, não contribuem para secura ocular.[1]

A feniramina, um anti-histamínico tópico, está disponível em combinação com a nafazolina descongestionante (Quadro 10.2). Comparado com placebo, o anti-histamínico tópico têm sido mostrado para reduzir significativamente sinais e sintomas de conjuntivite induzida por alérgeno. Como todos anti-histamínicos, os tópicos são contraindicados pelo risco de glaucoma de ângulo fechado.[1]

Anti-inflamatórios

O cetorolaco é o único AINE aprovado para o tópico no tratamento da conjuntivite alérgica sazonal (Quadro 10.2). Os AINEs agem nos mediadores da resposta inflamatória, como, por exemplo, a produção de prostaglandina de fase tardia. Na experiência de alguns autores, devido à disponibilidade de outras classes de agentes com eficácia estabelecida, o cetorolaco oftálmico é recomendado para o uso ocasional no tratamento de doenças alérgicas agudas, como a conjuntivite não responsiva a outros agentes.[1]

Estabilizadores de mastócitos

Esses agentes oftálmicos agem através da estabilização das membranas celulares do mastócito, evitando a desgranulação e reduzindo o influxo de várias células inflamatórias, como eosinófilos, neutrófilos e monócitos. Eles agem na diminuição do prurido e do lacrimejamento. Quase nunca são usados no tratamento da conjuntivite alérgica aguda porque têm ação lenta, e seus efeitos podem demorar de três a cinco dias para iniciarem.[1]

Quadro 10.2 – Agentes tópicos oftalmológicos para o tratamento da conjuntivite alérgica.					
Medicamento	Concentração	Mecanismo de ação	Dosagem	Efeitos adversos	Categoria para gestante
Cetotifeno	0,01-0,035%	Antagonista não competitivo de receptor anti-H1 e estabilizador de membrana de mastócito	> 3 anos 1 gota 3x/dia	Hiperemia conjuntival, cefaleia, rinite	C
Cromoglicato	4%	Estabilizador de membrana de mastócito	> 2 anos 1-2 gotas 4x/dia	Irritação, queimação, olho vermelho e prurido	C
Feniramina/ Nafazolina	0,315/0,02675%	Antagonista de receptor H1 e descongestionante	1-2 gotas 4x/dia	Irritação e quemose	C
Alcaftadina	0,25%	Antagonista não competitivo de receptor anti-H1 e estabilizador de membrana de mastócito	> 3 anos 1-2 gotas 1x/dia	Irritação, queimação, olho vermelho e prurido	B
Bepostatina	1,5%	Antagonista seletivo anti-H1 e estabilizador de membrana de mastócito	> 3 anos 1 gota 2x/dia	Cefaleia, irritação, nasofaringite	C
Olopatadina	2%	Antagonista seletivo anti-H1 e estabilizador de membrana de mastócito	> 3 anos 1-2 gotas 1x/dia	Cefaleia	C
Epinastina	0,05%	Antagonista direto receptor H1, não passa barreira hematoencefálica	> 3 anos 1 gota 2x/dia	IVAS	C

(*Continua*)

Capítulo 10

137

Alergia & Imunologia Aplicação Clínica

(*Continuação*)

Quadro 10.2 – Agentes tópicos oftalmológicos para o tratamento da conjuntivite alérgica.					
Medicamento	Concentração	Mecanismo de ação	Dosagem	Efeitos adversos	Categoria para gestante
Olopatadina	1%	Antagonista seletivo anti-H1 e estabilizador de membrana de mastócito	> 3 anos 1-2 gotas 4x/dia	Cefaleia	C
Azelastina	0,15%	Compete com sítios receptor H1 em células efetoras e estabilizador de membrana de mastócito	> 3 anos 1 gota 2x/dia	Ardor ocular, cefaleia, gosto amargo	C
Emedastina	0,05%	Antagonista de receptor de histamina	> 3 anos 1 gota 4x/dia	Cefaleia	C
Levocabastina	0,1%	Antagonista receptor seletivo H1	> 12 anos 1 gota 4x/dia	Queimação, ardor e prurido ocular	C
Lodoxamide trometamina	0,1%	Estabilizador de membrana de mastócito	> 2 anos 1-2 gotas 4x/dia	Queimação, ardor e prurido ocular	C
Nedocromil	2%	Estabilizador de membrana de mastócito	> 3 anos 1-2 gotas 2x/dia	Cefaleia, boca amarga, queimação ocular, congestão nasal	C
Lotprednol etabonato	0,2%	Inibem a resposta inflamatória - inibem a migração de neutrófilos e diminui permeabilidade capilar	> 3 anos 1-2 gotas 2-4x/dia	Cefaleia, faringite e rinite	C
Ointment gel	0,5%				
Cetorelaco	0,5%	AINEs e inibidor de produção de PG	> 12 anos 1 gota 4x/dia	Queimação, ardor e prurido ocular	C

Estabilizadores de membrana e mastócito, e anti-histamínicos

Essa classe é a mais recentemente desenvolvida para o tratamento da alergia ocular. Em uma única molécula, que combinam os mecanismos de duas classes estabelecidas: anti-histamínicos e agentes estabilizadores de mastócitos. Esses agentes de dupla ação reduzem a inflamação alérgica pela prevenção da liberação de mastócitos e de seus mediadores inflamatórios e bloqueiam seletivamente os receptores H1, contrabalançando, assim, os efeitos da histamina que já foi lançado, e permitindo um período relativamente rápido de início de ação e um efeito sobre a resposta da fase tardia. A seletividade para os receptores H1 diminui as taxas de eventos adversos, como sonolência e secura associado com a ligação a outros receptores. Em ensaios clínicos, os agentes de ação dupla mostram que reduzem efetivamente a coceira associada com a alergia. Com a exceção de sensibilidade a qualquer um dos componentes da formulação, não há contraindicações para o uso desses agentes.[1]

Corticosteroides tópicos

Assim como uma classe, os corticosteroides têm vários mecanismos de ação, que afetam a resposta alérgica imediata e tardia; eles suprimem a proliferação de mastócitos, reduzem o influxo de células inflamatórias, inibem a resposta imune por bloqueio na produção de todos os mediadores químicos inflamatórios, como as prostaglandinas, leucotrienos e fator de ativação de plaquetas.[1]

Os pacientes com quadro moderado a grave de conjuntivite alérgica sazonal, com exposição frequente aos alérgenos, e aqueles com sintomas persistentes podem necessitar do uso do corticosteroide oftálmico tópico.[1]

Imunoterapia

Imunoterapia tem mostrado melhora nos sinais oculares. Sua duração e efeito pode persistir por até 5 anos após o término do tratamento. Usando escala analógica visual, escores de sintomas oculares mostrou melhora de duas a três vezes.[1]

Algoritmo para a conduta na conjuntivite alérgica

Diretrizes clínicas abrangentes, que foram desenvolvidas para a condução da rinite alérgica e asma, incluem pacientes de acordo com a duração e a gravidade da doença e outros fatores. Com base nesses modelos, o algoritmo seguinte representa uma síntese da experiência clínica dos autores e dos relevantes aspectos da literatura.[1]

Avaliação de pacientes

O controle adequado da conjuntivite alérgica deve resultar em alívio e controle dos sintomas. A avaliação começa com uma história cuidadosa do paciente, exame clínico avaliando a gravidade do prurido (leve, moderada ou grave) e se é intermitente ou persistente. O prurido grave deve nos levar a considerar a possibilidade de uma condição grave (p. ex., CCV e CCA).[1]

Outros sintomas oculares são observados, como a sensação de corpo estranho, lacrimejamento e ardor. A presença e intensidade da hiperemia conjuntival deve ser abordada; se unilateral, pode indicar a presença de conjuntivite infecciosa.

As características dos pacientes podem ser classificadas de acordo com a intensidade. Grau 1, quando o prurido é leve e intermitente ou de curta duração; no Grau 2, o prurido pode ser leve, moderado ou grave e intermitente ou crônico, e a hiperemia está ausente ou dura alguns dias a duas semanas; no Grau 3, o prurido pode ser moderado a grave e crônico, e a hiperemia pode estar presente.

Além desses critérios, a presença de sintomas adicionais, como a sensação de corpo estranho, lacrimejamento e ardor, pode contribuir para a gravidade da apresentação. Os pacientes com queixas significativas de secura, que são piores no período da tarde ou à noite (ou relacionados com sintomas, como sensação de corpo estranho), podem também ter a doença do olho seco. Alguns medicamentos, como, por exemplo, a primeira geração de anti-histamínicos orais, pode contribuir para sintomas de secura ocular e os pacientes podem se beneficiar com a suspenção deles.

- **Grau 1:** pacientes com sintomas leves e coceira intermitente podem se beneficiar com medidas não farmacológicas, como compressa fria e lubrificação com gotas oftálmicas. Se necessário, colírio de anti-histamínico/estabilizador da membrana de mastócito pode ser indicado.[1]
- **Grau 2:** esse grupo inclui pacientes com prurido (que variam de leve a grave e de intermitente para persistente) que não têm hiperemia significativa ou outras alterações oculares concomitantes. O tratamento com colírio de anti-histamínico/estabilizador da membrana de mastócito é recomendado.[1]
- **Grau 3:** para pacientes com sintomas de alergia moderada a grave o tratamento com anti-histamínico/estabilizador da membrana de mastócito ocular tópica é indicado.[1]

Os pacientes submetidos ao uso de um corticosteroide ocular tópico devem ser acompanhados cuidadosamente para avaliar a eficácia e descartar os efeitos adversos, como a elevação da pressão intraocular (PIO) induzida por ele. A PIO deve ser monitorada se houver necessidade de usar além de 10 dias; além disso, deve-se observar a presença de infecções oportunistas (vírus e fungos).[1] Durante o uso de qualquer corticosteroide, os pacientes devem ser seguidos em intervalos de três a seis meses. No entanto, é uma boa prática para cada paciente se submeter, anualmente, a um exame oftalmológico completo.[1]

CONSIDERAÇÕES FINAIS

Os sintomas da alergia ocular são muitas vezes, mas nem sempre, associados a outras manifestações alérgicas, sobretudo a rinite. No entanto, doenças alérgicas oculares específicas precisam ser reconhecidas e conduzidas por uma equipe que inclua um oftalmologista e um alergista. O diagnóstico de alergia ocular é baseado, na maioria das vezes, na história clínica, nos sinais e sintomas, e auxiliado pela investigação, *in vivo* e/ou *in vitro*, da sensibilização alérgica. Assim como a abordagem multiprofissional, as medidas não terapêuticas e a imunoterapia alérgeno-específica devem ser consideradas para o controle de alguns casos.

REFERÊNCIAS BIBLIOGRÁFICAS

1. Bielory L, Meltzer EO, Nichols KK, Melton R, Thomas RK, Barlett JD. An algorithm for the management of allergic conjunctivitis. Allergy Asthma Proc 34: 408-420, 2013.

2. Petricek I, Prost M, Popova A. The differential diagnosis of red eye: a survey of medical practioners from Eastern Europe and Middle East. Ophthalmologica 220: 229-237, 2006.

Conjuntivites

3. Johansson SG, Hourihane JO, Bousquet J, Bruijnzeel-Koomen C, Dreborg S, Haahtela T et al. A revised nomenclature for allergy. An EAACI position statement from the EAACI nomenclature task force. Allergy 56: 813-824, 2001.

4. Leonardi A, De Dominicis C, Motterle L. Immunopathogenesis of ocular allergy: a schematic approach to diferente clinical entities. Current Opinion Allergy Clinical Immunology 7: 429-435, 2007.

5. Brozek JL, Bousquet J, Baena-Cagnani CE, Bonini S, Canonica GW, Casale TB, et al. Allergic Rhinitis and its Impact on Asthma (ARIA) guidelines: 2010 revision. J Allergy Clin Immunol. 126(3):466-76, 2010.

6. Leonardi A, Bogacka E, Fauquert JL, Kowalski ML, Groblewska A, Jedrzejczak-Czechowicz M et al. Ocular allergy: recognizing and diagnosing hypersensitivity disorders of the ocular surface. Allergy 67(11):1327-37, 2012.

7. Witticzak T, Pas-Wyroilak A, Palczynski C. Occupational allergic conjunctivitis. Med Pr 58: 125-130, 2007.

8. Baudorin C. Allergic reaction to topical eye--drops. Curr Opin Allergy Clin Immunol 5: 459 – 463, 2005.

9. Leonardi A, Borghesan F, Faggian D, Depaoli M, Secchi AG, Plebani M. Tear and serum soluble leukocyte activation markers in conjunctival allergic diseases. Am J Ophthalmol 129: 151 – 158, 2000.

10. Abelson MB, McLaughlin JT, Gomes PJ. Antihistamines in ocular allergy: are they all created equal: Curr Allergy Asthma Rep 11: 205-211, 2011.

Capítulo 10

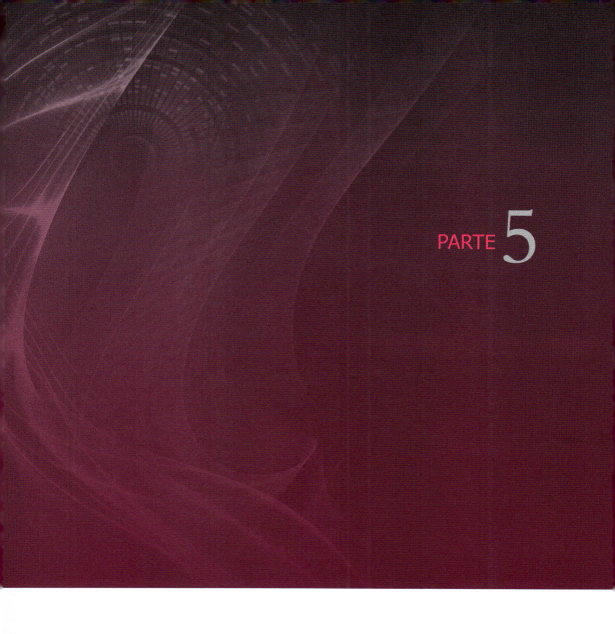

PARTE 5

Alergias Cutâneas

CAPÍTULO 11

Prurido Cutâneo Crônico

Octávio Grecco ■ Antonio Abílio Motta

INTRODUÇÃO

Prurido é definido como a sensação desagradável que provoca o desejo de arranhar. A percepção do prurido é o resultado final de uma rede complexa de vias nervosas, áreas cerebrais e um número elevado de mediadores periféricos e centrais. O prurido é um sintoma frequente na população geral, presente em várias doenças cutâneas e sistêmicas, com grande acometimento na qualidade de vida. Pode envolver a pele toda (prurido generalizado) ou somente algumas áreas, como couro cabeludo, dorso, braços, virilha etc. (prurido localizado).[1,2,3]

Na maioria das vezes, a investigação do prurido crônico requer uma investigação meticulosa, assim como cuidadosos exame clínico e investigação laboratorial.[1]

Zylics et al.[4] evidenciaram que, em pessoas com mais de 65 anos de idade, cerca de 60% apresentaram prurido, designado prurido no idoso. Dependendo do grupo estudado, a prevalência varia de 8,0 a 16,4%.[1] A associação do prurido com doenças sistêmicas é conhecida, e sua presença ocorre na totalidade de pacientes com dermatite atópica e urticária. Nos pacientes com psoríase, essa associação está em cerca de 80%; na cirrose biliar primária, em 80 a 100%; e na doença renal crônica, em cerca de 40 a 70%. Nos pacientes acometidos por Linfoma de Hodgkin, o prurido ocorre em cerca de 30%,[1] e está mais associado ao gênero feminino, mais frequentemente diagnosticado em asiáticos.[5,6,7]

Os mecanismos fisiopatológicos dos vários tipos de prurido crônico são complexos. Vários mediadores estão envolvidos na sensação de prurido (Figura 11.1). O sinal do prurido é transmitido sobretudo por pequenas fibras C desmielinizadas sensíveis ao prurido originadas na pele. Elas formam sinapses com neurônios secundários que cruzam para o trato espinotalâmico contralateral e ascendem a múltiplas áreas do cérebro que estão envolvidas em sensações, avaliação de processos, emoções, recompensas e memória. Essas áreas sobrepõem-se com aquelas ativadas pela dor.[8,9] Pacientes com prurido crônico têm, na maioria das vezes, hipersensibilização neural tanto periférica como central. Nesse estado, as fibras de prurido sensibilizadas reagem de modo exagerado aos estímulos nocivos que quase sempre inibem o prurido, como calor e coçadura. Ocorre ainda interpretação errônea do estímulo não nocivo: o toque pode ser percebido como prurido.[10] É comum os pacientes queixarem-se de um ataque de coceira pelo simples fato de tira-

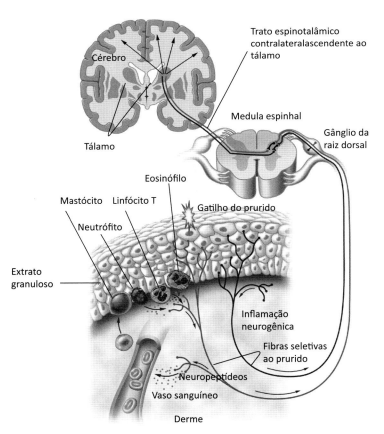

Figura 11.1 – Vias do prurido da pele ao cérebro.[11]

O prurido origina-se na epiderme da junção dermoepidérmica e é transmitido por fibras nervosas C prurido-específicas. Ao contrário da maioria, algumas dessas fibras são sensíveis à histamina. Uma complexa interação entre células T, mastócitos, neutrófilos, eosinófilos, queratinócitos e neurônios (juntamente com liberação aumentada de citocinas, proteases e neuropeptídios) que ocasionam a exacerbação do prurido. As fibras C formam sinapses com projeção secundária no corno dorsal, e o sinal do prurido ascende pelo trato espinotalâmico contralateral, com projeções para o tálamo. Do tálamo, o prurido é transmitido a várias regiões do cérebro que estão envolvidas em sensações, avaliação de processos, emoções, recompensas e memória.[11] (Publicado com a permissão do autor.)

rem ou colocarem roupas. Sintomas raros como esse, associados à aflição de prurido crônico, insônia e repetidas consultas médicas, podem ocasionar um diagnóstico errôneo de prurido psicogênico.[11]

CLASSIFICAÇÃO

Segundo o Fórum Internacional para Estudo do Prurido (FIEP), há dois níveis de classificação a serem utilizados. O primeiro nível possibilita a classificação quando o diagnóstico é desconhecido.[5]

Diagnóstico etiológico desconhecido

Grupo I	Prurido em pele inflamada
Grupo II	Prurido em pele não inflamada
Grupo III	Prurido em lesões crônicas graves de arranhadura secundárias

Diagnóstico etiológico conhecido

Quando a origem do prurido é conhecida, o prurido pode ser dividido nas seguintes categorias (Figura 11.2):

- **Origem dermatológica:** nesse grupo, o prurido é secundário a lesões cutâneas primárias, como, p. ex., xerose, dermatite atópica, psoríase, infecções cutâneas e linfomas de células T.
- **Origem sistêmica:** nesse grupo, encontram-se os pacientes com distúrbios em outros órgãos, como doenças renal, hepáticas, hematológicas, linfoproliferativas, neoplasias e induzida por drogas.
- **Origem neurológica:** são os casos relacionados com doenças do sistema nervoso central e periférico, como notalgia parestética, prurido braquiorradial e esclerose múltipla.

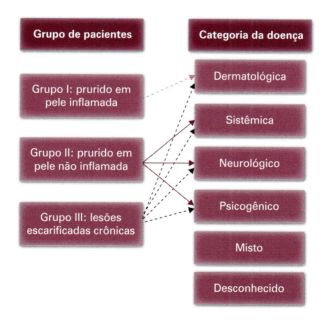

Figura 11.2 – Classificação clínica no tratamento de pacientes crônicos prurido. Numa primeira etapa, os pacientes são agrupados de acordo com seu quadro clínico e história. Embora os grupos I e II já possam sugerir uma categoria, a classificação de paciente é realizada em uma segunda etapa com base nos exames histológico, laboratorial e na investigação radiológica. Caso nenhuma categoria se encaixe ou várias doenças sejam encontradas, os pacientes são classificados em "misto" ou "outros".[12]

- **Origem psicogênica:** algumas doenças psiquiátricas estão relacionadas com o prurido, como depressão, ansiedade, escoriação psicogênica e parasitose ilusória.
- **Origem mista:** nesse caso, incluem-se pacientes com mais de uma etiologia.
- **Origem desconhecida:** prurido senil idiopático, prurido aquagênico idiopático, prurido na anorexia nervosa.

ORIGEM DERMATOLÓGICA

Na maioria desses casos, há a presença de inflamação cutânea visível, como nas doenças a seguir:

- **Urticária:** é uma doença que pode afetar até 25% da população durante algum período da vida. A lesão característica, urtica, é elevada, circunscrita, eritematosa e intensamente pruriginosa. Normalmente as lesões duram até 24 horas, podendo coalescer e desaparecem sem lesão residual. A urticária crônica quase nunca é causada por alergia a substâncias externas.
- **Xerose:** ou pele seca é a principal causa de prurido em idosos com pele sem lesão. Ocorre com muita frequência no inverno, sendo caracterizado por coçadura em áreas de pele seca, sobretudo nos membros inferiores.
- **Dermatite de contato:** pode ser alérgica ou irritativa sendo desencadeada pelo contato cutâneo direto com a substância, ocasionando uma resposta imunológica do tipo alérgica.
- **Dermatite atópica:** nessa doença, o prurido é intenso inclusive com comprometimento da qualidade de vida do paciente. Há a ocorrência de um círculo vicioso de coçadura-prurido, no qual a lesão inflamatória da pele oriunda da coçadura piora o prurido. O sintoma pode ser desencadeado por um estímulo cutâneo inocente (alocinese), como pela sudorese, ato de vestir-se, mudança de temperatura e o próprio contato cutâneo com a lã. O diagnóstico de dermatite atópica é eminentemente clínico, sendo sugerido por história familiar de atopia, início precoce dos sintomas, eczema recorrente e pruriginoso. Outros achados constituem sinais menores de dermatite atópica, como xerose, linhas de Dennie-Morgan, olheiras, hiperlinearidade palmar e ceratose folicular em membros superiores e inferiores.
- **Psoríase:** o prurido é muito comum nesses pacientes, assumindo um padrão cíclico de piora noturna. Deve-se lembrar que o prurido muitas vezes não está associado somente à área lesionada, sendo muitas vezes generalizado.
- **Dermatofitose:** infecções fúngicas superficiais são causas comuns de prurido localizado, podendo acometer região crural, interdigital, pés, palmas, couro cabeludo, inframamária, dentre outras. Fatores predisponentes são temperaturas mornas, contato prolongado com umidade, obesidade e roupas apertadas.[12]
- **Ectoparasitoses:** a escabiose é o exemplo típico, sendo causada pelo ácaro *Sarcoptesscabiei*, caracterizado pelo prurido intenso que piora sobretudo à noite. Acometem, de modo especial, as áreas intertriginosas, como pescoço, axilas, genitais e interdigitais. O prurido na escabiose é devido à resposta de hipersensibilidade tardia a proteínas dos ácaros, podendo persistir por semanas após erradicação dos parasitas. Pediculose e fitiríase também são ectoparasitoses que ocasionam prurido

intenso e ocorrem por uma reação de hipersensibilidade tardia à saliva do parasita.[13] A pediculose geralmente ocorre em condições de má higiene e pitiríase, e é considerada uma doença sexualmente transmissível.[13]

- **Penfigoide bolhoso:** é uma doença cutânea autoimune que ocorre em indivíduos idosos. A grande maioria desenvolve placas eczematosas e/ou urticariformes com ou sem bolhas, porém uma pequena parte apresenta somente prurido sem lesões.[14]

ORIGEM SISTÊMICA

- **Doença renal:** o prurido acomete cerca de 15 a 49% dos indivíduos com doença renal e quase 90% dos que estão em diálise.[16] A fisiopatologia é desconhecida, e se aventam vários mecanismos, como concentração aumentada de íons divalentes (cálcio, magnésio), paratormônio, histamina e triptase, alterações nos nervos centrais e periféricos, envolvimento de receptores opioides (receptores μ e κ) e xerose.[15,16] Em 60% dos pacientes, o prurido é generalizado, enquanto em alguns é localizado particularmente no dorso. Em quase metade dos pacientes, a ocorrência é diária e, nos demais, esporádica. Alguns pacientes referem que o prurido ocorre durante ou imediatamente após a diálise.[19] O prurido crônico é um fator preponderante da piora da qualidade de vida e grave prejuízo do sono nesses pacientes.[17-19]
- **Doenças hepáticas:** o prurido é um sintoma muito frequente em pacientes com colestase devido a obstrução mecânica, distúrbios metabólicos e doenças inflamatórias. Em pacientes com cirrose biliar primária, o prurido pode preceder o diagnóstico em vá-

rios anos. Naqueles com hepatite viral pelos tipos B e C e na hepatopatia alcoólica, o prurido é menos intenso e muito comum. O prurido hepático é frequente em palmas e plantas de maneira característica. Uma hipótese seria a de que o alto tônus dos opioides influenciaria a neurotransmissão. De modo recente, tem sido demonstrado que a presença de níveis elevados de autotaxina sérica (enzima que metaboliza lisofosfatidilcolina em ácido lisofosfatídico) e, portanto, os níveis elevados do ácido lisofosfatídico seriam específicos para a patogênese do prurido da colestase.[20,21,22,23]

- **Doenças endócrinos e metabólicas:** em média, somente 10% dos pacientes com diabetes melito e hipertireoidismo (sobretudo na doença de Graves) apresentam prurido. Nos pacientes com hipotireoidismo, o prurido decorre, na maioria das vezes, da xerose. Nos pacientes com hiperparatireoidismo, talvez a causa seja a perda da vitamina D e minerais, como o zinco. Tanto a deficiência de ferro como a hemocromatose podem ocasionar prurido crônico.[24-26]
- **Doenças malignas:** várias doenças malignas, como tumores, doenças da medula óssea e doenças linfoproliferativas, ocasionam prurido crônico. Possíveis mecanismos seriam toxinas geradas pelo próprio tumor, reações alérgicas a compostos originados e a lesão neuronal do próprio tumor (tumores cerebrais). Na policitemia vera, o prurido chega a acometer 50% desses pacientes, sendo comum o sintoma ocorrer após o banho com sensação de pinicação. No linfoma de Hodgkin, o prurido inicia-se quase sempre nas pernas sobretudo à noite,

porém, atinge depois a forma disseminada. Alguns autores sugerem que o mecanismo seja pela secreção de leucopeptidase e bradicinina, liberação de histamina e níveis elevados de IgE com deposição cutânea.[33] Pacientes acometidos por síndrome carcinoide apresentam o prurido associado com o *flushing*, diarreia e sintomas cardiológicos. Na micose fungoide ou linfoma cutâneo de células T, o prurido é frequente e, na grande maioria das vezes, em associação com lesões cutâneas. A forma eritrodérmica da micose fungoide e da síndrome de Sézary são extremamente pruriginosas. Outras neoplasias hematológicas, como linfoma não Hodgkin, leucemia linfocítica crônica, mieloma múltiplo e mastocitose também estão relacionadas com prurido.[27,28]

- **Doenças infecciosas:** infecções generalizadas ocasionam prurido. Nos pacientes com infecção pelo HIV, pode ocorrer uma erupção pápulo-pruriginosa ou foliculite eosinofílica.[29,30]
- **Doenças neurológicas:** esclerose múltipla, infarto cerebral e tumores cerebrais quase nunca são acompanhados por prurido. No quadro de prurido localizado, provavelmente há uma origem neurológica como compressão periférica ou aferências centrais. Essa origem pode ser encontrada em prurido pós-herpético, notalgia parestésica prurido braquiorradial e prurido anogenital, no qual provavelmente há lesão espinhal não diagnosticada. No caso do prurido anogenital, pode ocorrer lesão neuronal periférica devido à radiculopatia lombossacra. O prurido braquiorradial é normalmente localizado em região dorsolateral, braço e ante-

braço acometendo com frequência indivíduos de pele clara, moradores de trópicos e região subtropical. O sinal do saco de gelo (melhora acentuada após aplicação de saco de gelo no local) é praticamente patognomônico dessa lesão. A fisiopatologia aventada seria a lesão neurológica tanto de nervos periféricos (radiação solar, lesão local) ou das vias sensitivas centrais (doença da coluna cervical com compressão da medula ou raízes neurais). Sugere-se a hipótese de que a luz solar seja o desencadeante em alguns pacientes, associadas à fotoexposição do antebraço, especialmente no verão, em conjunto com sinais de lesão actínica. Notalgia parestésica é uma neuropatia sensitiva envolvendo os nervos da coluna torácica. Diversos fatores responsáveis têm sido aventados, como exacerbação da inervação cutânea, mecanismos reflexos viscerocutâneos, neurotoxicidade química e lesão neurológica medular causada por trauma. Esses pacientes apresentam típica lesão hiperpigmentada no dorso, quase sempre na região interescapular. Meralgia parestésica é uma lesão do nervo cutâneo femoral lateral com dormência, parestesias, dor e raramente prurido na coxa anterolateral.[31,32,33,34]

- **Doenças do tecido conjuntivo:** o prurido é frequente em dermatomiosite e em esclerose sistêmica, e pouco frequente no lúpus cutâneo.[5] (Tabela 11.1).
- **Reação a medicamentos:** qualquer medicamento pode induzir prurido (Tabela 11.2). Medicamentos que induzem hepatotoxicidade ou colestase, bem como aqueles que ocasionam xerose ou fototoxicidade podem induzir o prurido em pele normal.[35]

Tabela 11.1 – Classificação do prurido de acordo com o FIEP.[5]	
Subtipo	**Exemplos relevantes**
Dermatológico: oriundo da pele, pele seca ou qualquer doença de pele	• **Autoimunes**: dermatoses bolhosas, p. ex., dermatite herpetiforme, penfigoide bolhoso, escleroderma, síndrome de Sjögren • **Dermatoses da gravidez**: pápulas urticariforme pruriginosas e placas da gravidez, prurigo da gravidez e penfigoide gestacional • **Genodermatoses**: ictiose, doença de Darier, doença de Hailey-Hailey • **Inflamatórias**: dermatite de contato, dermatite atópica, eczema asteatótico, eczema numular, dermatite de estase, dermatite seborreica, acne, urticária, psoríase, líquen plano, líquen esclero-atrófico, pitiríase rósea, pitiríase rubra pilar, doença de Grover (dermatose acantolítica transitória), reação a medicamentos, erupção polimórfica à luz, mastocitose, dermatomiosite, doença linear da IgA • **Infecções/infestações**: pediculose, escabiose, doenças parasitárias, *tinea corporis*, impetigo, varíola • **Neoplasias**: linfomas cutâneos de células T • **Neurodermatites**: líquen simples crônico, prurido nodular, líquen amiloidótico
Sistêmica: oriundo de doenças de outros órgãos da pele, doenças metabólicas, doenças multifatoriais e reação de medicamentos	• **Endócrino-metabólicas**: doença renal crônica, doenças hepáticas com ou sem colestase, doenças tireoidianas, deficiência de ferro, hiperparatireoidismo • **Hematológicas**: policitemia vera, linfomas, síndromes mielodisplásicas • **Induzido por medicamentos**: com e sem colestase • **Infecções**: HIV, parasitoses (como helmintíase), hepatite C • **Tumores**: órgãos sólidos, síndrome carcinoide
Neurológicas: oriundos de doenças do sistema nervoso central ou periférico e talvez de outras doenças	Esclerose múltipla, neoplasias cerebrais (gliomas) ou espinhais, abscessos ou infartos cerebrais, prurido fantasma, neuralgia pós-herpética, mielite transversa, notalgia parestésica, prurido braquiorradial, meralgia parestésica, outras condições associadas a lesão neuronal, compressão ou irritação, como aprisionamento neuronal, radiculopatia ou polineuropatia (diabetes melito, deficiência de vitamina B etc.)
Psicogênica/psicossomática	Alucinações (p. ex., de parasitose), escoriação psicogênica, prurido somatoforme, associado a doenças psiquiátricas (depressão, distúrbios afetivos, doenças obsessivas e compulsivas, esquizofrenia, distúrbios alimentares)
Mista	Associação de prurido urêmico e xerose
Origem desconhecida	Prurido idiopático senil, prurido idiopático aquagênico, prurido na anorexia nervosa

Alergia & Imunologia Aplicação Clínica

Tabela 11.2 – Medicamentos que podem induzir ou manter prurido sem *rash*.		
Antiarrítmicos		Amiodarona, diisopiramida, flecainide
Antibióticos		Amoxacilina, ampicilina, cefotaxima, ceftriaxona, cloranfenicol, ciprofloxacino, claritromicina, clindamicina, cotrimoxazol, eritromicina, gentamicina, metronidazol, minociclina, ofloxacina, penicilinas, tetraciclina
Anticonvulsivantes		Carbamazepina, clonazepam, gabapentina, lamotrigina, fenobarbital, fenitoína, topiramato, ácido valproico
Antidepressivos		Amitriptilina, citalopram, clomipramina, desipramina, doxepina, fluoxetina, fluvoxamina, imipramina, lítio, maprotilina, mirtazapina, nortriptilina, paroxetina, sertralina
Anti-inflamatórios		Ácido acetilsalicílico, celocoxibe, diclofenaco, ibuprofeno, indometacina, cetoprofeno, naproxeno, piroxicam
Hipoglicemiantes orais		Glimepirida, metformina, tolbutamida
Anti-hipertensivos		Clonidina, doxazosina, hidralazina, metildopa, minoxidil, prazosin, reserpina
	Antagonistas angiotensina II	Irbesartan, telmisartan, valsartan
	Betabloqueadores	Acebutolol, atenolol, bisoprolol, metoprolol, nadolol, pindolol, propranolol
	Bloqueadores de canal de cálcio	Anlodipina, diltiazem, felodipina, isradipina, nidefipina, nimodipina, nisoldipina, verapamil
	Diuréticos	Amilorida, furosemida, hidroclorotiazida, espironolactona, triantereno
	Inibidores enzima conversora	Captopril, enalapril, lisinopril
Broncodilatadores, agentes mucolíticos		Aminofilina, doxapran, brometo de ipatrópio, salmetrol terbutalina
Hormônios		Clomifeno, danazol, contraceptivos orais, estrógeno, progesterona, esteroides, testosterona e derivados, tamoxifeno
Imunossupressores		Ciclofosfamida, ciclosporina, metotrexate, micofenolato, tacrolimus (até 36%), talidomida
Hipolipemiantes		Clofibrato, fenofibrato, estatinas
Neurolépticos		Clorpromazina, haloperidol, risperidona
Expansores do plasma		Hidroxetil *starch*
Tranquilizantes		Alprazolam, clordiazepóxido, lorazepam, oxazepan, prazepam
Uricostáticos		Alopurinol, colchicina, probenecida, tiopronin

Adaptada de Weisshaar E, *et al.*[1]

152

Parte 5

ORIGEM NEUROLÓGICA

- **Prurido braquiorradial:** ocorre quando o prurido se localiza na região proximal dorsolateral do antebraço. Os sintomas podem ser intermitentes, uni ou bilateral, e, em alguns casos, pode estender-se à região superior do braço, ombro, cotovelo e superior do tronco. Os sintomas melhoram após aplicação de gelo na área afetada, um sinal que pode auxiliar no diagnóstico. A patogênese é desconhecida. Algumas teorias sugerem impacto nas raízes nervosas cervicais de C5 a C8, como um fator predisponente, e radiação solar, como fator exacerbador. O prurido braquiorradial quase nunca está associado a tumores medulares, e, nesses casos, ocorre também déficit motor ou neurológico. Hipóteses de que a exposição ao sol atue como fator exacerbador nasceu da constatação de que os indivíduos afetados são, muitas vezes, de pele clara, adultos de meia-idade que vivem em climas ensolarados e, na maioria das vezes, se envolvem em atividades de lazer ao ar livre; além disso, esse sintoma piora geralmente nos meses de verão. Em regra, exames radiológicos são requisitados para aqueles pacientes que apresentam outros sintomas neurológicos, ou para pacientes neurológicos refratários ao tratamento.[35,36,37,38]
- **Notalgia parestésica:** é caracterizada por prurido localizado e de origem neurológica devido à compressão do ramo posterior dos nervos espinhais que originam de T2 a T6. Os sintomas são unilaterais e envolvem a pele da região mediana para a região da borda escapular no meio ou parte superior do dorso. Alterações cutâneas decorrentes da coçadura, como hiperpigmentação, são os únicos achados (sinal da borboleta).[39]

- **Neuralgia pós-herpética:** cerca de 30 a 50% dos pacientes com herpes zóster apresentam prurido no local da lesão herpética, tanto na fase aguda como na fase cicatricial da doença, sobretudo na cabeça, no pescoço e na face.[40]
- **Esclerose múltipla:** esses pacientes podem apresentar episódios de prurido recorrente e generalizado, sendo atribuído à ativação de sinapses artificiais em áreas de desmielinização.[41]
- **Outras doenças neurológicas:** o prurido pode também ocorrer em pacientes com acidente vascular cerebral, síndrome trófica trigeminal ou doença de Creutzfeldt-Jakob.[42]

ORIGEM PSICOGÊNICA

- **Escoriação psicogênica (escoriação neurótica):** é um distúrbio no qual os pacientes frequentemente pinicam e escoriam a pele normal. Na maioria das vezes, queixam-se de prurido importante. No exame físico, encontram-se lesões crostosas, lineares e dispersas na pele onde o paciente alcança, quase sempre em extremidades, em geral poupando a face.[43]
- **Estresse psicológico:** pode estar associado ao desenvolvimento do sintoma. Alta prevalência de doenças psiquiátricas, sobretudo desordens afetivas e de ansiedade, são identificadas nesses pacientes.[44]
- **Alucinação parasitária:** é um distúrbio psiquiátrico no qual o paciente tem a falsa certeza de que está acometido por infecção ou infestação parasitária. Devido ao aumento da prevalência de psicopatologia entre pacientes com prurido de causa indeterminada, deve-se sempre considerar a possibilidade de doença psiquiátrica subjacente nesses pacientes.[1]

OUTRAS SITUAÇÕES

- **Senilidade:** prurido idiopático no idoso, de modo equivocado dito prurido senil, é muito comum e representa um desafio diagnóstico e terapêutico. A xerose provavelmente é a causa mais comum nesses pacientes. Outras causas seriam: doenças cutâneas inflamatórias, como eczema ou escabiose, assim como doença sistêmica subjacente, como colestase, doença renal crônica e anemia ferropriva. Alterações nas fibras nervosas têm sido descritas, e perda do estímulo das fibras da dor ocasionam desinibição central do prurido.[45,46]

- **Gênero:** o gênero influencia a susceptibilidade a algumas formas de prurido. Por exemplo, o prurido vulvar, que é originado por várias causas cutâneas. Em meninas pré-púberes é, na maioria das vezes, secundário à dermatite atópica, à dermatite de contato irritativa, à psoríase, ao líquen escleroso, à oxiuríase e à infecção estreptocócica. Prurido vulvar em mulher em idade reprodutiva quase sempre está associado à candidíase vulvovaginal, dermatite de contato alérgica ou irritativa, líquen simples crônico ou líquen escleroatrófico. Mulheres pós-menopausadas estão propensas a prurido vaginal decorrente de atrofia vulvovaginal, líquen escleroso, dermatite de contato irritativa ou carcinoma vulvar de células escamosas.[47,48]

- **Queimaduras e cicatrizes:** um estudo de coorte em 510 adultos com cicatrizes de queimaduras demonstrou que 87% dos pacientes com essa alteração apresentaram prurido três meses após a queimadura. Cicatrizes queiloideanas estão, na maioria das vezes, associadas a prurido na periferia da lesão, achados estes que resultam da compressão das pequenas fibras nervosas.[49,50]

- **Prurido anal:** ocorre quase sempre em decorrência de condições benignas, porém causam extremo desconforto aos afetados. Fatores nutricionais e escape fecal são as principais causas desse tipo de prurido. Em um estudo de prevalência, abordando 109 pacientes exclusivamente com prurido anal,[62] evidenciou que 25% do pacientes tinham prurido anal idiopático e 75% apresentaram outras causas seriam: hemorroidas (20%), fissura anal (12%), câncer retal (11%), câncer anal (6%), pólipo adenomatoso (4%) e câncer de cólon (2%). A contribuição dos pólipos e do câncer de cólon para o prurido é desconhecida. A duração dos sintomas em pacientes com prurido associado a câncer era mais persistente do que em pacientes com causas benignas.

Em outro estudo, a perda fecal acometeu 50% dos pacientes, doença cutânea não diagnosticada ocorreu em cerca de 8%, sendo a maioria psoríase. Os pacientes desse estudo contribuíram com piora dos sintomas a automedicarem-se ou a realizar excesso de higiene local.

A perda fecal, na maioria dos pacientes com causa desconhecida de prurido anal, está associada com anormalidade primária no mecanismo do esfíncter anal interno, que é análogo ao relaxamento transitório do esfíncter inferior do esôfago, causando refluxo gastroesofágico na maioria dos pacientes com essa doença. Alguns alimentos, como café, chá, bebidas tipo cola, tomate e outras frutas cítricas, estão associados ao prurido anal. Doenças anorretais, como abscessos, fissuras, fístulas e câncer, estão associadas ao prurido anal, e a hemorroida interna causa prurido somente quando está prolapsada.

Doenças dermatológicas também ocasionam prurido anal, como psoríase, dermatite de contato alérgica ou irritativa, dermatite atópica, hidroadenite supurativa, doença de Paget e carcinoma anal de células escamosas.

Diversas infecções podem causar prurido, como condiloma, herpes, sífilis, gonorreia, candidíase, eritrasma e oxiuríase.[5]

DIAGNÓSTICO

A obtenção de uma história e exame físico minucioso é importante na primeira consulta. A qualificação do prurido inclui intensidade, início, localização, fatores desencadeantes, teoria de causalidade do próprio paciente. Fatores concomitantes ao aparecimento dos sintomas devem ser sempre avaliados como, por exemplo, prurido seguido do banho, sinal da borboleta no dorso, doenças preexistentes, alergias, atopia, uso de medicamentos. Uma grande quantidade de informações úteis pode ser obtida por meio de questionários (Tabela 11.3). Algumas sugestões de perguntas e achados clínicos podem ser facilitadores no diagnóstico da etiologia do prurido:

- Vários pacientes no mesmo domicílio com prurido pode ser sugestivo de escabiose ou outros ectoparasitas.
- Prurido durante atividade física pode ser sugestivo de prurido colinérgico, comum em pacientes com eczema atópico e formas leves de prurido colinérgico. Prurido desencadeado por esfriamento da pele após o banho pode ser prurido aquagênico que pode preceder policitemia vera ou síndrome mielodisplásica.
- Prurido generalizado noturno associado a calafrios, fadiga, cansaço e sintomas "B" (emagrecimento, febre e sudorese noturna) pode ser sugestivo de doença de Hodgkin.
- Prurido somatoforme raramente perturba o sono.
- Prurido sazonal, quase sempre sob a forma de prurido de inverno, pode ser a manifestação de prurido na senilidade e eczema asteatótico.

Questões a serem avaliadas na anamnese sempre englobam medicamentos recentemente utilizados, aqueles em uso, transfusões com derivados de sangue, dentre outras. Deve-se sempre lembrar do acometimento psicológico que pode levar a alterações psíquicas graves, como distúrbios de comportamento, isolamento social e do trabalho, e de modo algum ser negligenciado pelo médico observador, o qual deve encaminhar para acompanhamento psicológico. Algumas vezes as escoriações podem evoluir para automutilação, como no caso de alucinação parasitária.

O exame clínico deve ser detalhado, avaliando-se a pele inteira, mucosas, couro cabeludo, unhas e região anogenital.[1] Um componente chave da inspeção é a determinação da presença ou ausência de lesões cutâneas primárias. A presença de lesões cutâneas primárias sugere origem dermatológica. Em pacientes sem lesão primária ou somente com lesões secundárias, como, por exemplo, escoriação, hiperpigmentação e liqueinificação, sugere origem sistêmica, neurológica ou psicogênica.

Mesmo na ausência de achados físicos, a investigação inicial não deve incluir, na maioria das vezes, avaliação laboratorial extensa com o objetivo de procurar doenças sistêmicas. Muitos autores sugerem que tal avaliação deva ser realizada em pacientes sem lesões cutâneas no exame físico e que não respondam à terapêutica inicial por curto período de tempo.[13] A Figura 11.3 ilustra a sugestão de um algoritmo elaborado pelo FIEP.[1]

Alergia & Imunologia Aplicação Clínica

Tabela 11.3 – Avaliação diagnóstica dos pacientes com prurido.		
Anamnese	Antecedentes pessoais, aparecimento e evolução do prurido, presença e aparecimento de lesões cutâneas, alergias e doenças dermatológicas, predisposição para dermatite atópica, emagrecimento, fadiga, estresse emocional, uso de medicamentos, antecedentes familiares	
Exame físico	Básico	Exame físico geral, avaliação cutânea feita por dermatologista
	Específico	Avaliações: clínica, neurológica, psicossomática, ginecológica, urológica
Avaliação laboratorial	Básica	Eletrólitos, hemograma completo, eletroforese de proteínas, perfil de ferro, glicemia, ureia, creatinina, enzimas hepáticas, bilirrubinas, fosfatase alcalina, sorologias para hepatites virais, função tireoidiana, IgE sérica, PSA, urina tipo I, pesquisa de sangue oculto nas fezes
	Específica	Autoanticorpos tireoidianos, paratormônio, ácido úrico, ácido fólico, vitamina B12, imunoglobulinas, porfirinas, mielograma (mastocitose), imunoeletroforese, *swab* para candidíase, mediadores mastocitários em urina de 24 horas
Procedimentos diagnósticos	Biópsia de pele com imunofluorescência no caso de doenças dermatológicas sem critérios definidos, teste respiratório para *Helicobacter pylori*, teste H2 exalado para deficiência de lactose, endoscopia digestiva alta com biópsia	
Exames de imagem	Básico	Raios x de tórax, ultrassom de abdome
	Específico	Tomografia ou ressonância para detecção de tumores e, no caso de prurido neuropático, ultrassonografia de tireoide

Adaptada de Weisshaar E, *et al.*[1]

Prurido Cutâneo Crônico

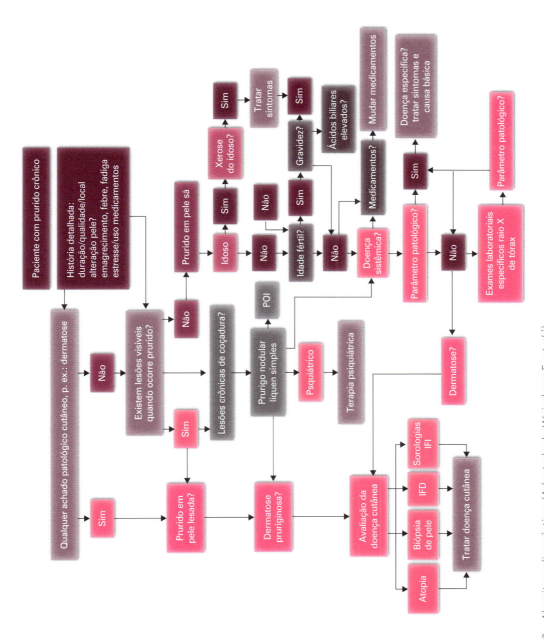

Figura 11.3 – Algoritmo diagnóstico. (Adaptada de Weisshaar E, et al.[1])

TRATAMENTO

O tratamento deve ser individualizado e sempre discutido com o paciente com o objetivo de atingir melhor aderência. Algumas terapias podem não estar autorizadas para prurido crônico e podem ser unicamente prescritas *off-label*, o que requer termo de consentimento informado.

Medidas gerais são utilizadas conforme resumidas na Tabela 11.5, como, por exemplo, aplicação de bandagens frias e úmidas, aplicação de calor local por curto período de tempo. A Tabela 11.4 resume, passo a passo, sugestões gerais para a abordagem inicial dos pacientes com prurido.

Terapia sintomática tópica

- **Anestésicos locais:** agem por meio de diferentes receptores cutâneos; podem ser usados na dor, disestesia e prurido. Benzocaína, lidocaína, pramoxina, isolados ou em associação, têm sido utilizados, porém com curta duração. Nos tipos de prurido localizado, como notalgia parestésica, bons resultados têm sido descritos. Em áreas maiores, associação de polidocanol 2-10% com ureia 3% tem mostrado bons resultados, mas sempre como tratamento coadjuvante. O risco de sensibilização em uso crônico é baixo.[51]

- **Corticoides:** o uso de corticoterapia local é eficaz somente em casos de doenças cutâneas inflamatórias e por curto tempo, de preferência com propionato de fluticasona, acetato de metilpredinisolona e fluorato de mometasona.[1]

- **Capsaicina:** é o agente da pimenta *chilli* e usado para alívio da dor. A aplicação de capsaicina ativa as fibras C a liberarem neurotransmissores ocasionando eritema e sensação de queimação. Depois de repetidas aplicações de capsaicina, a sensação de queimação diminui devido à taquifilaxia e à retração das fibras nervosas epidérmicas, porém o prurido reaparece algumas semanas após término do tratamento, revelando ausência da degeneração permanente das fibras nervosas. A concentração

Tabela 11.4 – Abordagem terapêutico-sintomática passo a passo.	
Passo 1	• Medidas gerais, uso de hidratante • Terapia sintomática inicial: anti-histamínicos sistêmicos, corticoides tópicos
Passo 2	Terapia direcionada à causa
Passo 3	Em prurido de origem desconhecida ou insucesso no passo 2: terapia local sintomática ou sistêmica, como, p. ex., capsaicina, inibidores da calcineurina, agonistas canabinoides, naltrexone, gabapentina, fototerapia UV, imunossupressores (ciclosporina)
Tratamento concomitante	• Diagnóstico e tratamento de doenças ocultas • Medidas gerais • Em distúrbios do sono: anti-histamínicos sedativos, tranquilizantes, antidepressivos tricíclicos, neurolépticos • Tratamento psicossomático e terapia comportamental para coçadura • Em lesões de coçadura erosivas: antissépticos, corticoide tópico

Adaptada de Weisshaar E, *et al.*[1]

mais tolerada é 0,025% podendo ser manipulada em veículo lipofílico. Para prurido em couro cabeludo, pode ser diluída em álcool sendo 0,025% em *spiritus dilutus* para tratar prurido em couro cabeludo. Na concentração de 0,006%, é recomendada para prurido anal. De modo geral, o fator restritivo ao uso são os efeitos colaterais.[52]

- **Agonistas dos receptores canabinoides:** apresenta propriedades antipruriginosa e analgésica. O *N*-palmitoiletanolamina tem tido bons resultados em tratamentos tópicos de prurigo, prurido de origem desconhecida e neuralgia pós-herpética.
- **Tacrolimus e pimecrolimus:** exercem seu efeito por meio de suas propriedades neuronais e imunológicas, com boa eficácia no tratamento do prurido da dermatite atópica.
- **Ácido acetilsalicílico:** é utilizado tópico em pacientes com líquen simples.
- **Doxepina:** apresenta efeito eficaz na apresentação de creme a 5% para dermatite atópica, líquen simples, dermatite de contato e numular.[53]
- **Zinco:** há poucos estudos na literatura acerca da eficácia do uso de óxido de zinco para prurido crônico. Utiliza-se na apresentação de creme de 10 a 50%, para casos de prurido localizado.
- **Mentol:** é um álcool obtido de óleo essencial da hortelã ou preparado sinteticamente. Quando aplicado na pele e mucosas, desencadeia dilatação capilar, causando sensação de esfriamento, seguido por efeito analgésico. É utilizado em pó, loção ou unguento nas concentrações de 1 a 10%.[54,55]
- **Cânfora é um óleo essencial contendo terpenos, solúvel em álcool:** quando aplicado à pele, ocasiona uma sensação de calor que é seguida por um pequeno grau de anestesia. É utilizada em loções ou unguentos nas concentrações de 2 a 20%.[55]
- **Inibidores de mastócitos:** o prurido da dermatite atópica responde à aplicação tópica de cromoglicato de sódio.[56]

Tratamento sistêmico

Diversas são as abordagens possíveis para o tratamento sistêmico de pacientes acometidos por prurido crônico. As Tabelas 11.5, 11.6, 11.7 e 11.8 ilustram algumas sugestões de tratamento doença-específica e, a seguir, comenta-se, individualmente, o grupo de medicamentos, bem como o uso de fototerapia e a abordagem psicológica.

- **Anti-histamínicos:** antirreceptor-H1 não sedantes oferecem redução eficaz no prurido em doenças associadas a aumento da desgranulação mastocitária, como urticária e mastocitose, porém as doses necessárias excedem, na maioria das vezes, quatro vezes as descritas em bula. Doses maiores dos anti-histamínicos de segunda geração melhoram o efeito sonífero. Hidroxizine é o anti-histamínico de primeira geração mais utilizado e possui sedação, atividades ansiolíticas e antipruriginosas; em adultos, a dose varia de 75 a 100 mg e, em crianças, de 1 a 2,5 mg/kg/dia. Além disso, anti-histamínicos são amplamente utilizados como medicamentos de primeira linha para tratamento de prurido crônico em doenças sistêmicas, como doença renal crônica, colestase, doenças hematopoiéticas e doenças tireoidianas.

A associação de anti-histamínicos e antileucotrienos tem sido descrita como eficaz na melhora do prurido em urticária crônica.[57,58]

Alergia & Imunologia Aplicação Clínica

- **Inibidores de mastócitos:** cetotifeno mostrou-se eficaz somente em poucos pacientes com doença renal crônica.[59]

- **Corticosteroides:** não há estudos avaliando a eficácia do uso isolado de corticoides em prurido crônico.

Tabela 11.5 – Medidas gerais para tratamento do prurido crônico.	
Evitar	• Ressecamento da pele (clima seco, calor/sauna, banhos frequentes • Contato com substâncias irritativas (camomila, óleo de melaleuca) • Comidas muito quentes e condimentadas, ingestão de bebidas quentes e álcool • Estresse, roupas de fios sintéticos • Em pacientes atópicos, evitar aeroalérgenos
Aplicar	• Sabonetes com pH neutro, hidratantes, óleos pós-banho • Água tépida, banhos rápidos • Após banho, não esfregar a pele para enxugá-la • Roupas leves e permeáveis ao ar (algodão) • Hidratante após o banho ainda com a pele úmida • Medicamentos calmantes tópicos, sobretudo à noite, como cremes com ureia, cânfora, mentol, polidocanol, tanino • Bandagens úmidas, bandagens com chá preto, banhos com água morna
Técnicas de relaxamento	Terapias de relaxamento, educação psicossocial
Educação	Quebra do círculo vicioso prurido-coçadura-prurido Programas de treinamento educacional para crianças com dermatite atópica

Adaptada de Weisshaar E, *et al.*[1]

Tabela 11.6 – Terapêutica em dermatite atópica.	
Efeito antipruriginoso confirmado em estudos controlados	• Corticoide tópico e oral • Ciclosporina • Antagonista de leucotrieno • Interferon gama • Tacrolimus tópico 2 x/dia • Pimecrolimus tópico 2 x/dia • Doxepina 5% creme 2 x/dia
Efeitos ambíguos em estudos controlados	• Anti-histamínicos tópicos e sistêmicos • Naltrexone 50 mg/dia • Nicofenolatomofetil
Efeito antipruriginoso em relatos de casos	• Macrolídios • Imunoglobulina IV • UVA1/UVB311 • Capsaicina 3-5 x/dia

Adaptada de Weisshaar E, *et al.*[1]

Prurido Cutâneo Crônico

Tabela 11.7 – Opções terapêuticas em prurido de origem hepática ou colestática.	
Efeito antipruriginoso confirmado em estudos controlados	• Colestiramina 4 a 16 g dia (exceto em CBP) • Acido ursodesoxicólico 13 a 15 mg/kg/dia • Rifampicina 300 a 600 mg dia • Naltrexona 50 mg/dia • Naloxona 0,2/mcg/kg/min • Nalmefine 20 mg 2 x/dia • Sertralina 75 a 100 mg ao dia • Talidomida 100 mg por dia
Efeitos ambíguos em estudos controlados	Ondansentrona 4 mg ou 8 mg/dia IV ou 8 mg via oral
Efeito antipruriginoso em relatos de casos	• Fenobarbital 2 a 5 mg/kg/dia • Estanazolol 5 mg/dia • Fototerapia UVA e UVB • Terapia de luz brilhante (10.00 lux) refletidas no olhos até 60 minutos 2 x/dia • Etanercept 25 mg SC 2 x/semana • Perfusão plasmática • Diálise da albumina extracorpórea com sistema recirculante de absorção molecular • Transplante hepático

Adaptada de Weisshaar E, *et al.*[1]

Tabela 11.8 – Opções terapêuticas na doença renal.	
Efeito antipruriginoso confirmado em estudos controlados	• Carvão ativado 6 g/dia • Gabapentina 300 mg 3 x/semana pós-diálise • Creme de ácido gamalinoleico 3 x/dia • Capsaicina 3 a 5 x/dia • Fototerapia UVB • Acupuntura • Nalfurafine intravenoso pós-diálise • Talidomina 100 mg/dia
Efeitos ambíguos em estudos controlados	• Naltrexone 50 mg/dia • Ondansentrona 8 mg/dia VO
Efeito antipruriginoso em relatos de casos	• Colestiramina • Tacrolimus 2 x/dia • Cremes com lípides e endocanabinoides • Mirtazapina • Cromoglicato de sódio • Eritropoietina 36 UI/kg 3 x/semana • Lidocaína 200 mg IV/dia • Cetotifeno 1-2 mg/dia

Adaptada de Weisshaar E, *et al.*[1]

Capítulo 11

Entretanto, em dermatite de contato, desidrose penfigoide bolhoso, ocorre rápida redução do prurido e que pode ser explicada pela alta potência anti-inflamatória dos corticoides. O uso de corticoide pode ser feito em casos graves de prurido, porém não mais de duas semanas, e o mais utilizado é a predinisona na dose de 2,5 a 100 mg por dia.[60]

- **Receptor agonistas e antagonistas opioides:** estudos clínicos e experimentais têm demonstrado que o prurido pode ser desencadeado ou intensificado por receptores μ-opioides exógeno e endógeno. Este fenômeno pode ser explicado pela ativação de receptores medulares opioides, sobretudo κ-opioides. O oposto é verdadeiro para μ-opioides. A sua ligação aos receptores κ-opioides leva à inibição do prurido. Diversos estudos clínicos têm demonstrado que diferentes antagonistas dos receptores μ-opioides podem, significativamente, diminuir o prurido. No estudo randomizado duplo-cego controlado, antagonistas dos receptores μ-opioides, como nalmefine, naloxona e naltrexona, exibiram alta potência antipruriginosa. Por exemplo, o prurido da urticária crônica, da dermatite atópica e da colestase mostrou bom controle e resposta terapêutica com uso de nalmefine (10 mg, 2 x/dia) e naltrexone (50-100 mg/dia). Os relatos de casos têm eficácia demonstrada no prurigo nodular, amiloidose macular, líquen amiloide, prurido em micose fungoide, psoríase vulgar, prurido aquagênico, prurido causado por hidroxiletil e prurido de origem indeterminada.[61-64]
- **Gabapentina e pregabalina:** a gabapentina é um antiepiléptico, também usado em distúrbios neuropáticos causadores de dor ou prurido. Os mecanismos de ação da gabapentina, um 1-amino-metil-ciclo-hexano ácido acético e um análogo estrutural do inibidor ácido neurotransmissores aminobutírico (GABA), permanecem desconhecidos. Ela é usada na neuralgia pós-herpética, sobretudo com dor paroxística ou prurido. Indicações informais são prurido braquiorradial e linfoma cutâneo das células T. A gabapentina apresenta boa resposta para tratamento do prurido associado à doença renal crônica. A pregabalina é um medicamento semelhante à gabapentina, sendo uma droga mais recente, e tem sido sugerida para prurido relacionado com o uso de cetuximab e prurido aquagênico.[65-67]
- **Antidepressivos:** fatores psicoemocionais são conhecidos por modular o "limiar de coceira". Sob certas circunstâncias, podem desencadear ou aumentar o prurido. O prurido é um fator de estresse importante e pode provocar doenças psiquiátricas e sofrimento psíquico. Os transtornos depressivos estão presentes em cerca de 10% dos pacientes com prurido crônico. Portanto, sintomas depressivos são tratados nesses pacientes, e alguns antidepressivos também exercem um efeito no prurido por meio da sua ação farmacológica na serotonina e na histamina. Inibidores da receptação seletiva da serotonina (SSRIs), como a paroxetina, podem ter efeito antipruriginoso em pacientes com prurido por policitemia vera, psicogênico ou paraneoplásico e em outros pacientes com prurido de origem indeterminada. Antidepressivos, como mirtazapina e, especialmente, doxepina têm

sido eficazes na urticária, dermatite atópica e prurido relacionados com o HIV. A paroxetina (20 mg/dia) exibiu efeitos antipruriginosos em pacientes com policitemia vera, prurido paraneoplásico e doença psiquiátrica. Efeitos colaterais graves cardíacos têm sido descritos, portanto, sobretudo nos idosos, esse tratamento deve ser usado com cautela. É recomendada uma avaliação psiquiátrica antes de iniciar o tratamento por causa de seus efeitos estimulantes.[68]

- **Antagonistas dos receptores da serotonina:** devido ao significado fisiopatológico da serotonina em diferentes quadros, como doença renal e doenças hepáticas, os antagonistas dos receptores da serotonina do tipo 5-HT3, como ondansentrona (8 mg 1, a 3 x/dia), topisetron (5 mg/dia) e granisetron (1 mg/dia), tem sido descritos informalmente para tratar prurido crônico. Resultados contraditórios foram relatados em outros estudos usando a ondansentrona para tratamento de prurido em colestase e prurido induzido por opioides. Tem sido relatado o uso de ondansentrona em pacientes renais crônicos.[69]

- **Talidomida:** diversos mecanismos têm sido descritos para ação antipruriginosa da talidomida, entre eles efeito depressor central, efeito local na proliferação neural tissular do prurigo nodular e antagonismo do TNF-α. Os melhores resultados com talidomida foram obtidos no prurido nodular. Vários estudos têm demonstrado diminuição rápida de prurido com uso da talidomida (50-300 mg/dia). Um estudo prospectivo aberto de talidomida 100 mg/dia, seguido por UVB de banda estreita (TL-01), mostrou alta res-

posta com efeitos colaterais mínimos. A talidomida é teratogênica e existe um risco dose-dependente de neuropatia, sobretudo em doses diárias elevadas maiores que 100 mg/dia.[70-72]

- **Antagonista do receptor de leucotrienos, antagonistas de TNF:** antagonistas do receptor de leucotrienos (montelucaste) e antagonista do TNF influenciam na patogênese da dermatite atópica. Eles têm sido utilizados em combinação com anti-histamínicos como terapia antiprurido, principalmente em urticária.[1]

- **Ciclosporina A:** vários estudos demonstraram a eficácia do uso de ciclosporina A no tratamento da dermatite atópica. A ciclosporina A foi administrada em prurido nodular durante 24 a 36 semanas, usando doses de 3,0-4,5 mg/kg/dia. Observou-se melhora nas lesões e prurido após duas semanas de tratamento. É provável que, nestas doenças, ciclosporina A atue sobre prurido por sua ação imunossupressora.[73,74]

- **Aprepitant:** a substância P (SP) tem importante papel na indução do prurido cutâneo. Através da ligação ao receptor da neuroquinina 1 (NKR1) presentes em queratinócitos, vasos e mastócitos, a SP promove a inflamação e a desgranulação dos mastócitos. A SP é liberada a partir de neurônios sensoriais. Em condições com hiperplasia dos nervos da pele (dermatite atópica, prurigo nodular), os níveis de SP estão aumentados. Por conseguinte, a inibição dos efeitos de SP pruridogênico bloqueando o receptor correspondente, pode ter efeitos antipruriginosos. Diversos relatos de casos sugerem que a aprepitant (antagonista do receptor NKR1) tenha um papel positivo no tratamento de prurido crônico em linfoma cutâneo de células T, tumores sólidos e prurido induzido por drogas.[75]

Fototerapia UV

A terapia ultravioleta (UV) está bem estabelecida para tratar prurido e utiliza UVB (290-320 nm) e UVA (320-400 nm). Dermatoses inflamatórias associadas a prurido respondem bem aos diferentes tratamentos, como UVB 311. Para muitas outras doenças de pele, vários estudos têm demonstrado a eficácia do tratamento com UV, por exemplo, em psoríase, líquen plano, linfoma de células T e urticárias: solar, crônica, idiopática e pigmentosa. Pode-se supor que, em casos dermatoses pruriginosas de causa inflamatória, o prurido seja reduzido pela inibição de mediadores pró-inflamatórios, indução de anti-inflamatórios e fatores imunossupressores. UVB afeta sobretudo queratinócitos epidérmicos e células de Langerhans devido à sua penetração limitada na pele. UVA1, em contraste, atinge a derme e, portanto, pode afetar linfócitos T, mastócitos e células dendríticas, induzindo a apoptose dessas células. No entanto, a apoptose de mastócitos induzida por UVB tem sido aventada para explicar o alívio do prurido.

Em pacientes com prurido em pele sã, a terapia com UV tem sido particularmente eficaz, de modo especial nos pacientes com doença renal crônica. A terapia ultravioleta também tem sido referida como eficaz em vários casos de prurido metabólico. Prurido aquagênico mostrou resposta ao banho de PUVA (psoraleno + UVA). Para tratar prurido aquagênico, PUVA foi demonstrado ser superior ao BB-UVB em cinco pacientes.

Indivíduos infectados pelo HIV com prurido tiveram alívio significativo do prurido em um estudo aberto com 21 pacientes (33% prurido primário, 66% foliculite eosinofílica) ao serem tratados com UVB134. Em um único relato de caso, um paciente com linfoma de Hodgkin responderam bem ao BB-UVB. Uma análise retrospectiva de crianças até a idade de 18 anos, que sofrem de dermatite atópica e psoríase, sugere o uso de NB-UVB. Em crianças pré-adolescentes, um maior seguimento é essencial para determinar o verdadeiro risco carcinogênico ou a diminuição do crescimento; a radiação UV pode acelerar o fechamento das epífises dos ossos longos, com a terapia UV.

Terapia psicossomática (técnicas de relaxamento e psicoterapia): o círculo vicioso coceira-coçar tem que ser levado em conta quando um paciente é tratado para prurido. Além do tratamento sintomático e da causa básica, a terapia comportamental para evitar coçadura deve ser considerada como proposta terapêutica, como supressão consciente do reflexo por concentração intensa, distração ou reversão de hábitos. Essa abordagem tem-se mostrado eficaz no tratamento de pacientes com prurigo nodular que exibem um comportamento automático inconsciente para a coçadura.

Programas psicossociais adjuvantes são mais eficazes em dermatite atópica. Esses programas incluem estratégias para romper o ciclo vicioso de prurido e coçar, técnicas de gestão de relaxamento e estresse, bem como estratégias para lidar com as recaídas. Em pacientes com depressão coexistente, a psicoterapia em combinação com medicação psicotrópica pode ser útil até mesmo para tratar prurido de etiologias diferentes. Em escoriações neuróticas, psicofarmacoterapia combinada também é muitas vezes indicada.[76-80]

REFERÊNCIAS BIBLIOGRÁFICAS

1. Weisshaar E, Szepietowski JC, Darsow U, Misery L, Wallengren J, Mettang T, Gieler U, Lotti T, Lambert J, Maisel P, Streit M, Greaves MW, Carmichael AJ, Tschachler E, Ring J, Ständer S.European guideline on chronic pruritus.ActaDermVenereol. 2012 Sep;92(5):563-81

2. Cassano N, Tessari G, Vena GA, Girolomoni G. ChronicPruritus in the absence of specific skin disease: an update on pathophysiology, diagnosis, and therapy.Am J ClinDermatol. 2010 Dec 1;11(6):399-411.

3. Weisshaar EW, Dalgard F. Epidemiology of itch: adding to the burden of skin morbidity. ActaDermVenereol 2009;89: 339-350.

4. Zylicz Z, Twycross R, Jones EA. Pruritus in advanced disease. Oxford: Oxford University Press; 2004.

5. Ständer S, Weisshaar E, Mettang T, Szepietowski JC, Carstens E, Ikoma A, Bergasa NV, Gieler U, Misery L, Wallengren J, Darsow U, Streit M, Metze D, Luger TA, Greaves MW, Schmelz M, Yosipovitch G, Bernhard JD. Clinical Classification of Itch: a Position Paper of the International Forum for the Study of Itch. ActaDermVenereol 2007; 87: 291-294

6. Matterne U, Apfelbacher CJ, LoerbroksA, et al. Prevalence, correlates and characteristicsof chronic pruritus: a population based cross-sectional study. ActaDermVenereol 2011;91:674-9.

7. Stander S, Stumpf A, Osada N, Wilp S,Chatzigeorgakidis E, Pfeiderer B. Genderdifferences in chronic pruritus: women present different morbidity, more scratch lesions and higher burden. Br J Dermatol2013 February 6.

8. Davidson S, Giesler GJ. The multiple pathways for itch and their interactions with pain. Trends Neurosci 2010;33:550-8.

9. Papoiu AD, Coghill RC, Kraft RA, Wang H, Yosipovitch G. A tale of two itches: common features and notable differences in brain activation evoked by cowhage and histamine induced itch. Neuroimage 2012;59:3611-23.

10. Ikoma A, Steinhoff M, St.nder S,Yosipovitch G, Schmelz M. The neurobiologyof itch. Nat Rev Neurosci 2006;7:535-47.

11. Yosipovitch G, Bernhard JD. Chronic pruritus N Engl J Med 2013;368:1625-34.

12. Grundmann S, Ständer, S. Chronic Pruritus: Clinics and Treatment Ann Dermatol2011; 23:1-11.

13. Chosidow O. Clinical practices. Scabies. N Engl J Med 2006; 354:1718.

14. Bakker CV, Terra JB, Pas HH, Jonkman MF. Bullous pemphigoid as pruritus in the elderly: a common presentation. JAMA Dermatol 2013; 149:950.

15. Narita I, Iguchi S, Omori K, et al. Uremic pruritus in chronic hemodialysis patients. J Nephrol 2008; 21: 161-5

16. Mettang T, Pauli-Magnus C, Alscher DM. Uraemic pruritus- new perspectives and insights from recent trials. Nephrol Dial Transplant 2002; 17: 1558-1563.

17. Narita I, Iguchi S, Omori K, et al. Uremic pruritus in chronic hemodialysis patients. J Nephrol 2008; 21: 161-5.

18. Pisoni RL, Wikström B, Elder SJ, et al. Pruritus in haemodialysis patients: international results from the Dialysis Outcomes and Practice Patterns Study (DOPPS). Nephrol Dial Transplant 2006; 21: 3495-505.

19. Tessari G, DalleVedove C, Loschiavo C, et al. The impact of pruritus on the quality of life of patients undergoing dialysis: a single centre, cohort study. J Nephrol 2009; 22: 241-8.

20. Bergasa NV. The pruritus of cholestasis.J Hepatol 2005;43: 1078-1088.

21. Bergasa NV, Mehlman JK, Jones EA. Pruritus and fatigue in primary biliary cirrhosis. Baillieres Best Pract Res Clin Gastroenterol 2000; 14: 643-655.

22. Bergasa NV, Schmitt JM, Talbot TL, Alling DW, Swain MG, Turner ML, et al. Open-label trial of oral nalmefene therapy for the pruritus of cholestasis. Hepatology 1998; 27: 679-684.

23. Kremer AE, Dijk RV, Leckie P, Schaap FG, Kuiper EM,Mettang T, et al. Serum autotaxin is increased in pruritus of cholestasis, but not of other origin and responds to therapeutic interventions. Hepatology 2012

24. Neilly JB, Martin A, Simpson N, MacCuish AC. PruritusActaDermVenereol 92580 E. Weisshaar et al. in diabetes mellitus: investigation of prevalence and correlation with diabetes control. Diabetes Care 1986; 9:273-275.

25. Jabbour SA. Cutaneous manifestations of endocrine disorders:a guide for dermatologists. Am J ClinDermatol2003; 4: 315-331.

26. Nestler JE. Hemochromatosis and pruritus. Ann InternMed 1983; 98: 1026.

27. Diehn F, Tefferi A. Pruritus in polycythaemiavera: prevalence, laboratory correlates and management. Br JHaematol 2001; 115: 619-621.

28. Krajnik M, Zylicz Z. Pruritus in advanced internal diseases. Pathogenesis and treatment. Neth J Med 2001;58: 27-4

29. Gelfand JM, Rudikoff D. Evaluation and treatment of itching in HIV-infected patients. Mt Sinai J Med 2001;68: 298-308.

30. Eisman S. Pruritic papular eruption in HIV. Dermatol Clin2006; 24: 449-457.

31. Savk E, Savk O, Bolukbasi O, Culhaci N, Dikicioglu E, Karaman G, et al. Notalgia paresthetica: a study on pathogenesis.Int J Dermatol 2000; 39: 754-759.

32. Savk O, Savk E. Investigation of spinal pathology in nostalgia paresthetica. J Am AcadDermatol 2005; 52:1085-1087.

32. Goodkin R, Wingard E, Bernhard JD. Brachioradial pruritus: cervical spine disease and neurogenic/neuropathic(corrected) pruritus. J Am AcadDermatol 2003; 48:521-524.

33. Marziniak M, Phan NQ, Raap U, Siepmann D, Schurmeyer-Horst F, Pogatzki-Zahn E, et al. Brachioradial pruritus as a result of cervical spine pathology: the results of a magnetic resonance tomography study. J Am AcadDermatol

34. Bernhard JD, Bordeaux JS. Medical pearl: the ice-pack sign in brachioradial pruritus [letter]. J Am AcadDermatol 2005; 52: 1073

35. Reich A, Ständer S. Drug-induced Pruritus: A Review. Acta Derm Venereol 2009; 89: 236-244.

36. Mirzoyev SA, Davis MD. Brachioradial pruritus: Mayo Clinic experience over the past decade. Br J Dermatol 2013; 169:1007.

37. Wallengren J, Sundler F. Brachioradial pruritus is associated with a reduction in cutaneous innervation that normalizes during the symptom-free remissions. J Am AcadDermatol 2005; 52:142.

38. Marziniak M, Phan NQ, Raap U, et al. Brachioradial pruritus as a result of cervical spine pathology: the results of a magnetic resonan-

ce tomography study. J Am AcadDermatol 2011; 65:756.

39. Savk O, Savk E. Investigation of spinal pathology in notalgia paresthetica. J Am AcadDermatol 2005; 52:1085.

40. Oaklander AL, Bowsher D, Galer B, et al. Herpes zoster itch: preliminary epidemiologic data. J Pain 2003; 4:338.

41. Koeppel MC, Bramont C, Ceccaldi M, et al. Paroxysmal pruritus and multiple sclerosis. Br J Dermatol 1993; 129:597.

42. Cohen OS, Chapman J, Lee H, et al. Pruritus in familial Creutzfeldt-Jakob disease: a common symptom associated with central nervous system pathology. J Neurol 2011; 258:89.

43. Arnold LM, Auchenbach MB, McElroy SL. Psychogenic excoriation. Clinical features, proposed diagnostic criteria, epidemiology and approaches to treatment. CNS Drugs 2001; 15:351.

44. Yamamoto Y, Yamazaki S, Hayashino Y, et al. Association between frequency of pruritic symptoms and perceived psychological stress: a Japanese population-based study. Arch Dermatol 2009; 145:1384.

45. Patel T, Yosipovitch G. The management of chronic pruritus in the elderly. Skin Therapy Lett 2010; 15:5.

46. Namer B. Age related changes in human C-fiber function. NeurosciLett 2010; 470:185.

47. Rimoin LP, Kwatra SG, Yosipovitch G. Female-specific pruritus from childhood to post menopause: clinical features, hormonal factors, and treatment considerations. DermatolTher 2013; 26:157.

48. Ständer S, Stumpf A, Osada N, et al. Gender differences in chronic pruritus: women present different morbidity, more scratch lesions and higher burden. Br J Dermatol 2013; 168:1273.

49. Van Loey NE, Bremer M, Faber AW, et al. itching following burns: epidemiology and predictors. Br J Dermatol 2008; 158:95.

50. Lee SS, Yosipovitch G, Chan YH, Goh CL. Pruritus, pain, and small nerve fiber function in keloids: a controlled study. J Am Acad Dermatol 2004; 51:1002.

51. Weisshaar E, Heyer G, Forster C, Hornstein OP, HandwerkerHO. Antipruritugenerm Effekt antihistaminer gerund lokalan asthetischer externan achiontophoretischem Histaminreiz. Hautarzt 1996; 47: 355-360.

52. Szolcsanyi J. Forty years in capsaicin research for sensory pharmacology and physiology. Neuropeptides 2004; 38:377-384.

53. Drake LA, Millikan LE. The antipruritic effect of 5% doxepin cream in patients with eczematous dermatitis. DoxepinStudy Group. Arch Dermatol 1995; 131: 1403-1408.

54. Green BG, Schoen KL. Thermal and nociceptive sensations from menthol and their suppression by dynamic contact.Behav Brain Res 2007; 176: 284-291.

55. Macpherson LJ, Hwang SW, Miyamoto T, Dubin AE,Patapoutian A, Story GM. More than cool: promiscuous relationships of menthol and other sensory compounds.Mol Cell Neurosci 2006; 32: 335-343.

56. Haider SA. Treatment of atopic eczema in children: clinical trial of 10% sodium cromoglycate ointment. BMJ 1977;1: 1570-1572.

57. Asero R. Chronic unremitting urticaria: is the use of antihistamines above the licensed dose effective? A preliminary study of cetirizine at licensed and above-licensed doses.ClinExpDermatol 2007; 32: 34-38.

58. Nettis E, Colanardi MC, Paradiso MT, Ferrannini A.Desloratadine in combination with montelukast in the treatment of chronic urticaria: a randomized, doubleblind,placebo-controlled study. ClinExp Allergy 2004;34: 1401-1407.

59. Francos GC, Kauh YC, Gittlen SD, Schulman ES, BesarabA, Goyal S, et al. Elevated plasma histamine in chronic uremia. Effects of ketotifen on pruritus.Int J Dermatol1991; 30: 884-889.

60. Streit M, Von Felbert V, Braathen LR. Pruritus sine materia.Pathophysiologie, Abklarung und Therapie.Hautarzt2002; 53: 830-849.

61. Fjellner B, Hägermark O. Potentiation of histamine induced itch and flare responses in human skin by the enkephalin analogue FK–33-824, beta endorphin and morphine. Arch Dermatol Res 1982; 274: 29-37.

62. Phan NQ, Lotts T, Antal A, Bernhard JD, Ständer S. Systemic kappa opioid receptor agonists in the treatment of chronic pruritus: a literature review. ActaDermVenereol2012; 92: 555-560.

63. Bergasa NV, Alling DW, Talbot TL, Swain MG, YurdaydinC, Turner ML, et al. Effects of naloxone infusions inpatients with the pruritus of cholestasis. A double-blind,randomized, controlled trial. Ann Intern Med 1995; 123:161-167.

64. Banerji D, Fox R, Seleznick M, Lockey R. Controlledantipruritic trial of nalmefene in chronic urticaria and atopic dermatitis. J Allergy ClinImmunol 1988; 81: 252.

65. Kanitakis J. Brachioradialpruritus: report of a new case responding to gabapentin. Eur J Dermatol 2006; 16:311-312.

66. Mendham JE. Gabapentin for the treatment of itching produced by burns and wound healing in children: a pilot study. Burns 2004; 30: 851-853.

67. Gunal AI, Ozalp G, Yoldas TK, Gunal SY, Kirciman E, CelikerH. Gabapentin therapy for pruritus in haemodialysis patients: a randomized, placebo-controlled, double-blind trial. Nephrol Dial Transplant 2004; 19: 3137-3139.

68. Zylicz Z, Krajnik M, Sorge AA, Costantini M. Paroxetinein the treatment of severe non--dermatological pruritus: a randomized, controlled trial. J Pain Symptom Manage2003; 26: 1105-1112.

69. Ständer S, Bockenholt B, Schurmeyer-Horst F, WeishauptC, Heuft G, Luger TA, et al. Treatment of chronic pruritus with the selective serotonin re-uptake inhibitors paroxetine

70. Daly BM, Shuster S. Antipruritic action of thalidomide.ActaDermVenereol 2000; 80: 24-25.

71. Ferrandiz C, Carrascosa JM, Just M, Bielsa I, RiberaM. Sequential combined therapy with thalidomide and narrow-band (TL01) UVB in the treatment of prurigo nodularis. Dermatology 1997; 195: 359-361.

72. Gaspari A. Thalidomide neurotoxicity in dermatological patients: the next „STEP". J Invest Dermatol 2002; 119:987-988.

73. vanJoost T, Stolz E, Heule F. Efficacy of low--dose cyclosporinein severe atopic skin disease. Arch Dermatol1987; 123: 166-167.

74. Berth-Jones J, Smith SG, Graham-Brown RA. Nodular prurigo responds to cyclosporin. Br J Dermatol 1995; 132: 795-799.

75. Vincenzi B, Tonini G, Santini D. Aprepitant for erlotinib-induced pruritus. N Engl J Med 2010; 363: 397-398.

76. Rivard J, Lim HW. Ultraviolet phototherapy for pruritus.DermatolTher 2005; 18: 344-354.

Alergia & Imunologia Aplicação Clínica

77. Szepietowski JC, Morita A, Tsuji T. Ultraviolet B induces mast cell apoptosis: a hypothetical mechanism of ultravioletB treatment for uraemic pruritus. Med Hypotheses2002; 58: 167-170.

78. Menage HD, Norris PG, Hawk JL, Graves MW. The efficacy of psoralen photochemotherapy in the treatment of aquagenic pruritus.Br J Dermatol 1993; 129: 163-165.

79. Kaptanoglu AF, Oskay T. Ultraviolet B treatment for pruritus in Hodgkin's lymphoma. J Eur Acad Dermatol Venereol 2003; 17: 489-490.

80. Pavlovsky M, Baum S, Shpiro D, Pavlovsky L, PavlotskyF. Narrow band UVB: is it effective and safe for paediatric psoriasis and atopic dermatitis? J Eur Acad Dermatol Venereol 2011; 25: 727-729.

CAPÍTULO 12

Urticária

Rosana Câmara Agondi ■ Antonio Abílio Motta

INTRODUÇÃO

A urticária é o termo que se refere a um grupo de doenças cutâneas caracterizada pelo aparecimento abrupto de pápulas eritematosas e prurido transitórios acompanhados, na maioria das vezes, de angioedema.[1] Essas pápulas são de tamanhos variáveis e duram normalmente menos de 24 horas. A urticária e o angioedema são desencadeados pela ativação do mastócito na pele e a subsequente liberação de seus mediadores. A histamina tem papel importante, embora outros mediadores dos mastócitos, como leucotrienos, prostaglandinas e fator ativador de plaquetas (PAF), estejam também envolvidos no desencadeamento dos sintomas.[2,3]

O termo urticária foi usado pela primeira vez por Johann Frank em 1792. Em 1879, Paul Ehrlich descreveu os mastócitos, mais de 30 anos depois, Dale identificou a histamina como um mediador farmacológico importante da vasodilatação e permeabilidade vascular, e, em 1920, Lewis, na sua descrição da tríplice reação na pele, verificou o papel da histamina como um mediador da urticária.[4]

Somente após excluir a presença de patologias autoinflamatórias e de urticária vasculite é que a urticária crônica deve ser diagnosticada nos pacientes com urticas recorrentes.[2]

Tradicionalmente, a urticária (com ou sem angioedema) foi classificada como aguda ou crônica.[2] A urticária aguda é definida como uma condição autolimitada de aparecimento de pápula e/ou angioedema que se resolvem em até seis semanas (em geral, duas a três semanas); entretanto, essa urticária pode ser recorrente ou se tornar crônica. Após esse período, a doença é definida como urticária crônica.[2-4] A urticária crônica é normalmente definida como aquela em que os sintomas ocorrem na maioria dos dias da semana por mais de seis semanas. A urticária crônica tem sido tradicionalmente dividida em urticária física (pápulas desencadeadas por um estímulo físico, como pressão, fricção, contato ao frio ou à exposição ao sol) e urticária espontânea.[2-5]

URTICÁRIA AGUDA

A urticária aguda é comum e se apresenta em todas as faixas etárias. Sua natureza é transitória e quase sempre benigna. As pápulas ou placas eritematosas e transitórias podem ser observadas na Figura 12.1. Devido a essas características, a incidência pode ser subestimada, a gravidade, superestimada; há dificuldade para identificar possíveis causas e quantificar a resposta ao tratamento.[3]

A urticária aguda é uma das condições dermatológicas mais comuns, tanto nos adultos como nas crianças. Em geral, 12 a 22% da população sofrerão pelo menos uma vez na vida de algum subtipo de urticária.[3,6] A urticária aguda parece ser mais comum do que a doença crônica em crianças jovens. Nas crianças mais velhas, a prevalência de urticária aguda em relação à crônica parece semelhante àquela dos adultos. A maioria dos relatos mostra um leve predomínio do gênero feminino (60%).[3]

As crises de urticária aguda são idiopáticas em 30 a 50% dos casos. Entretanto, as crises podem ser desencadeadas por infecções, medicamentos ou alimentos[3] (Tabela 12.1). Urticária/angioedema é um dos tipos mais comuns de erupção induzida por medicamento. Em geral,

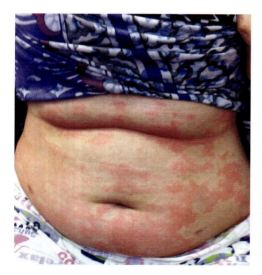
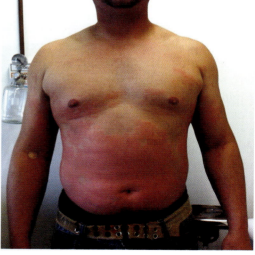

Figura 12.1 – Pacientes com pápulas e placas de urticária. (Serviço de Imunologia Clínica e Alergia do HC-FMUSP.)

Urticária

Tabela 12.1 Algumas das causas associadas à urticária aguda.	
Causas	**Etiologia**
Idiopática	?
Infecciosa	
Viral	Adenovírus, citomegalovírus, enterovírus, Epstein-Barr
	Hepatites: A,B,C
	Herpes simplex, Herpes-Zóster, varicela
	Parvovírus B19, rotavírus
	Vírus sincicial respiratório, Influenza A
Bacteriana	*Streptococcus* grupo A beta-hemolítico
	Haemophilus influenza, Staphylococcus aureus
Outros	*Anisakis simplex, Blastocystis hominis,* malária
	Mycoplasma, helmintos, escabiose
Medicamentos	Sulfas
	Antibióticos: beta-lactâmicos (cefalosporinas/penicilinas)
	Anti-inflamatórios não esteroidais (AINEs)
	Drogas anti-TNF-alfa
	Derivados do sangue, como gamaglobulina
	Hialuronidase, Isotretionina
	Contraste radiológico (iodo e gadolíneo)
	Metilprednisolona, opioides
	Inibidores de bomba de íons
	Vacinas
Alimentos	Leite, ovo, peixe, crustáceos, frutos do mar
	Trigo
	Frutas: pêssego, kiwi
	Tomate
Outras	Ferroada de insetos himenópteros
	Látex
	Doenças autoimunes: LES, tireoidites
	Doenças da tireoide/carcinoma papilífero da tireoide

Modificada de Sabroe RA *et al.*[3]

Capítulo 12

os medicamentos são a causa de urticária aguda em 10 a 27% dos casos. Muitos medicamentos estão implicados nas urticárias agudas, porém, os mais comuns são anti-inflamatórios não esteroidais (AINEs) e os antibióticos.[3] Quando o mecanismo envolvido é o de hipersensibilidade tipo I, vários alérgenos podem ser responsáveis pela urticária, como alimentos, látex, ferroadas de insetos e alguns antibióticos. Durante uma crise de urticária, as pápulas são variáveis em número e tamanho, transitórias e sem lesão residual. Mais de 50% da superfície corpórea pode estar comprometida. O angioedema está presente em 16 a 31% das vezes.[3] Os diagnósticos diferenciais incluem eritema multiforme, dermatite de contato aguda, doenças bolhosas autoimunes, lúpus eritematoso sistêmico, em que as lesões prodrômicas podem ser urticariformes ou urticária vasculite.[3]

Como a urticária aguda quase sempre se resolve espontaneamente, a avaliação laboratorial não é necessária, a menos que a história clínica e o exame físico indiquem uma investigação.[7] Com frequência, a causa pode ser identificada pela história do paciente (p. ex., infecção aguda, medicamentos, alimentos).[2] Algumas vezes, um hemograma pode auxiliar nos casos de infecções. Níveis de proteína C reativa (PCR) e/ou velocidade de hemossedimentação (VHS) elevados direcionam para uma causa inflamatória ou infecciosa. A pesquisa de IgE específica pode ser avaliada nos casos de suspeita de hipersensibilidade tipo I.[3] Nos casos leves, o tratamento não é necessário e recomenda-se afastar os medicamentos suspeitos, como também os prováveis alérgenos. Os anti-histamínicos não sedantes são os medicamentos de escolha. De modo eventual, anti-histamínicos de primeira geração podem ser indicados. Os pacientes devem ser informados sobre os efeitos colaterais desses medicamentos, como sedação e cuidado ao dirigir. Nos casos de urticária aguda grave, particularmente se associada à angioedema ou a sintomas sistêmicos, os corticoides podem ser utilizados por poucos dias (três a cinco dias). Algumas vezes, doses de até 20 ou 50 mg por dia de prednisolona são necessárias, já que esses medicamentos reduzem a duração da crise e a gravidade dos sintomas.[3] A maioria das crises de urticária aguda resolvem-se em duas a três semanas. As crises podem reaparecer se o paciente entrar em contato novamente com o agente desencadeante – medicamento ou alérgeno. Há poucos relatos na literatura da proporção de pacientes que progrediram de urticária aguda para urticária crônica.[3]

URTICÁRIA CRÔNICA (UC)

A UC é uma doença comum; sua prevalência na população geral varia de 0,5 a 5% e inclui tipos espontâneos e induzíveis. Na urticária crônica espontânea não se encontram desencadeantes específicos como na urticária induzível.[2,7]

As urticárias crônicas induzíveis incluem as urticárias físicas, a urticária colinérgica, a urticária de contato e a urticária aquagênica. Os subtipos de urticária crônica variam em termos de diagnóstico e tratamento. Assim, em cada paciente com UC, é essencial determinar qual tipo está presente; além disso, vários tipos de urticária espontânea e induzível podem ocorrer no mesmo paciente.[2] Uma investigação minuciosa mostrou que pelo menos 50% dos pacientes com UC espontânea seriam idiopáticas, ou seja, nenhuma causa foi identificada.[4]

Em relação à patologia, a pápula da urticária é clinicamente caracterizada por um edema central devido ao aumento da permeabilidade local dos capilares cutâneos e vênulas pós-capilares. O eritema da pápula é devido à vasodilatação, causada pela ação direta da histamina nas vênulas pós-capilares e o eritema circundante é o resultado do reflexo axônico, sendo essa reação descrita por Lewis (tríplice reação). As lesões costumam apresentar aumento de temperatura local por aumento do fluxo sanguíneo e o prurido é uma característica da urticária. O angioedema está quase sempre associado com a maioria dos subtipos de urticária, porém, diferente da urticária, o angioedema afeta a mucosa e a pele mais fina, com predileção por junção mucocutânea, como pálpebras e lábios. O aumento da permeabilidade vascular é abrupto e maciço, e localizado profundamente na derme, no tecido subcutâneo e na submucosa. O angioedema não apresenta, na maioria das vezes, eritema e/ou prurido, sendo a sensação mais dolorosa.[4]

O mastócito cutâneo é a "célula-alvo na urticária". Os mastócitos humanos são de dois tipos, baseados no conteúdo de protease dos grânulos. Os mastócitos do tipo Tc (MCTc) contêm triptase e quimase, e os mastócitos do tipo T (MCT), apenas triptase. Os MCTc predominam na pela humana e os mastócitos pulmonares são predominantemente do tipo MCT. A expressão do receptor de C5a (CD88) no MCTc nos mastócitos cutâneos, mas não nos mastócitos pulmonares, explicaria a ausência de envolvimento pulmonar na urticária crônica espontânea autoimune (IgG anti- receptor de IgE de alta afinidade – FcεR1).[4] A depleção da contagem dos basófilos periféricos pode ocorrer em alguns pacientes com urticária crônica espontânea. Essa anormalidade estava profundamente associada à presença de autoanticorpos IgG contra os receptores de alta afinidade para IgE (anti-FcεR1) funcionais (urticária crônica autoimune), sugerindo recrutamento ativo dos basófilos para a pele lesada. Além disso, os basófilos circulantes mostraram redução da resposta à ativação do FcεR1, que foi, recentemente, associada às alterações nesse receptor. A importância dos basófilos na patogênese da urticária crônica não está esclarecida.[4] Exames, como basopenia periférica e baixa liberação de histamina dos basófilos, podem estar associados com atividade da doença.[8]

O infiltrado inflamatório tem papel importante da urticária crônica espontânea, mas o mesmo não ocorre na urticária física que têm pouco ou nenhum infiltrado perivascular. O infiltrado perivascular na derme da lesão cutânea da urticária crônica espontânea contém sobretudo linfócitos T. A presença de infiltrado perivascular neutrofílico sem vasculite é observado na minoria dos pacientes (15%) com urticária crônica. A histologia neutrofílica é quase sempre observada na rara síndrome de Schnitzler (urticária, artralgia, febre, dor óssea e paraproteinemia IgM kappa). Embora não sendo uma característica predominante na UC espontânea, os neutrófilos são encontrados nas pápulas recentes (< 4 horas de duração).[4] O papel dos outros mediadores que não a histamina na geração de pápulas na UCE tem recebido pouca atenção.

Na urticária, o prurido é devido à liberação de mediadores pruritogênicos dos mastócitos, sendo a histamina o mais importante. O prurido evocado pela histamina é devido à ligação com a proteína G acoplada ao receptor H1 dos neurônios C (não mielinizados), que são distintos de neurônios que transmitem dor.[4]

Evidências recentes em diferentes modelos murinos sugerem que os receptores H4 possam também estar envolvidos no prurido e, em modelos experimentais, os antagonistas do receptor H4 mostraram-se promissores para o alívio do prurido evocado pela histamina. Os neurônios C também expressam receptores seletivos para protease triptase dos mastócitos, que podem contribuir para o prurido intenso experimentado por muitos pacientes com mastocitose, nos quais os níveis de triptase no soro são elevados.[4]

FATORES SUGERIDOS COMO CAUSAS OU DOENÇAS DE BASE DE URTICÁRIA

- **Infecções:** agudas por vírus ou bactérias estão associadas a urticária aguda e, também, agravamento da urticária espontânea crônica. Muitos estudos sugerem que as infecções crônicas persistentes, como *Helicobacter pylori*, sejam uma causa importante de urticária espontânea crônica; entretanto, sua significância é controversa, sobretudo em países menos desenvolvidos.[8] A evidência de que erradicação do *H. pylori* leve à melhora da UC é fraca e conflitante, levando à fraca recomendação para tratamento na rotina.[7] Outras infecções são relatadas na literatura,[8] como infecções crônicas, como hepatite B e C, EBV, herpes simples; e infestações parasitárias helmínticas.[7]
- **Autoimunidade:** a associação entre urticária crônica e doença autoimune tem sido reconhecida há muitos anos, especialmente em relação à doença autoimune da tireoide. Leznoff *et al.*, em 1983, relataram uma associação entre doença da tireoide autoimune e urticá-

ria crônica idiopática.[4,6] O'Donnell *et al.*[9] avaliaram a presença de autoimunidade em 182 pacientes com UC, por meio da pesquisa de anticorpos antitireoidianos microssomais. Desses pacientes, 18 com teste do soro autólogo positivo e 4 com teste negativo, num total de 22 (12%) pacientes, apresentaram anticorpos antitireoidianos microssomais, sugerindo uma associação entre ambas. Outras doenças autoimunes foram relacionadas, como LES, diabetes tipo I, dermatomiosite, polimiosite, síndrome de Sjögren e artrite reumatoide juvenil.[7] Essa associação não está esclarecida, embora 30 a 60% dos pacientes com UC espontânea tenham autoanticorpos IgG funcionais dirigidos contra FcεR1, e cerca de 5 a 10% produzam IgG anti-IgE. A alta prevalência de autoanticorpos anti-FcεR1 e antimicrossomais da tireoide na UC espontânea não é explicado por um epítopo compartilhado por esses dois autoanticorpos, e é provavelmente devido à predisposição genética para o desenvolvimento de doença autoimune compartilhada por pacientes com essas duas doenças. Em favor dessa interpretação, os pacientes com urticária crônica têm uma frequência aumentada de alelos HLA-DR e HLA-DQ, que são caracteristicamente associados a doenças autoimunes.[4-7]

Autoimunidade antitireoide

Autoanticorpos antitireoglobulinas, antiantígeno microssomal da tireoide e antiperoxidase da tireoide podem ser detectados nos pacientes com UC espontânea, independente de uma alteração da função da tireoide. Entretanto, estudos recentes não demonstraram efeito terapêutico da tiroxina na urticária.[6,8]

Autoimunidade anti-IgE ou anti-FcεR1

Os autoanticorpos IgG anti-IgE ou anti-FcεR1 ativam mastócitos e basófilos pela ligação cruzada das IgE ou de seus receptores de alta afinidade. A presença de tais autoanticorpos deveria ser demonstrada por um ensaio de liberação de histamina, usando-se soro dos pacientes e basófilos de doadores saudáveis. Porém, trata-se de uma técnica complicada e limitada. Os testes do autossoro ou de soro autólogo, que são realizados pela aplicação intradérmica de soro autólogo, têm sido amplamente utilizados como um teste de triagem devido à sua relativa simplicidade e alta sensibilidade; porém, sua especificidade não foi estabelecida. Para esse teste, o AH1 deve ser suspenso por pelo menos dois a três dias, também corticoide sistêmico equivalente a dose ≥ 15 mg/d, heparina e antileucotrienos.[6,8]

Urticária vasculite

Na urticária vasculite com complemento normal ou baixo, doenças autoimunes, como LES, devem ser investigadas. A urticária vasculite se caracteriza por lesões mais duradouras (> 24 horas), com maior sensação dolorosa do que pruriginosa e, comumente, desenvolvimento de lesão residual. Porém, algumas vezes, podem ser evanescentes e com duração menor que 24 horas semelhantes à urticária crônica; o diagnóstico dessa condição deve ser confirmado pela biópsia de pele demonstrando a presença de vasculite leucocitoclástica.[7]

As síndromes autoinflamatórias são um grupo de condições que envolvem ação de mediadores da resposta imune inata. A síndrome de urticária vasculite hipocomplementêmica é a forma mais grave dessa condição, e está associada a febre, artralgias, glomerulonefrites, uveí-tes ou episclerites, dor abdominal recorrente, doença pulmonar obstrutiva e urticária e/ou angioedema.[7]

- **Doenças orgânicas:** muitas doenças, como as malignas (sobretudo linforreticulares e linfoproliferativas), têm sido relatadas como doença de base da urticária espontânea. Em algumas situações, o tratamento da doença de base resulta na remissão da urticária. Em relação à urticária física, a crioglobulinemia foi identificada em alguns pacientes com urticária de contato ao frio. Além disso, o *screening* de neoplasia maligna não é uma rotina recomendada, devido à incidência semelhante de neoplasia nos pacientes com urticária e na população geral.[8]

Diagnóstico de urticária

Na UC espontânea, o procedimento diagnóstico consiste de dois passos; primeiro todos os pacientes devem ser investigados para doença inflamatória (VHS, PCR e hemograma) e o uso de medicamentos desencadeantes em potencial, como AINE, deve ser descontinuado. O segundo passo é recomendado para aqueles pacientes com UC espontânea de longa data ou grave e inclui a pesquisa da etiologia por meio de testes diagnósticos adicionais. Dependendo da história do paciente, este deveria ser testado para autorreatividade, alergia alimentar e infecção crônica.[2]

Para a UC induzível, detectar o desencadeante e determinar o limiar para procedimento diagnóstico. Se houver a suspeita de urticária induzida pelo frio, um teste de provocação na pele deve ser realizado e, se o resultado for positivo, o limiar, identificado. O mesmo deve ser realizado para a maioria das urticárias induzíveis.[2] Para a pesquisa de urticárias induzíveis, todas as medicações para urticária, sobretudo AH1, devem ser retiradas. Os AH1 devem ser suspensos pelo menos 48 horas antes do teste. Além disso, os testes de provocação devem ser realizados em locais com a presença de tratamento de emergência, porque os pacientes podem desenvolver sintomas sistêmicos incluindo choque.[8]

URTICÁRIAS INDUZÍVEIS: FÍSICAS (UF) E OUTRAS

As UF são caracterizadas por pápulas eritematosas e pruriginosas, com ou sem angioedema, induzidas por fatores físicos externos, que incluem estímulos mecânicos (fricção, pressão e vibração), térmicos (calor, frio) e radiação eletromagnética (radiação solar). E assim, conforme o fator desencadeante, a UF pode ser subdividida em urticária dermográfica sintomática, urticária de pressão tardia, urticária/angioedema vibratória, urticária de contato ao frio, urticária de contato ao calor e urticária solar. A urticária colinérgica, que é uma urticária induzível, não é classificada como UF porque seus sintomas ocorrem como resposta ao aumento da temperatura corporal. Os sinais e sintomas da urticária colinérgica são tipicamente provocados pelo exercício, banhos quentes, estresse e emoções e não por fatores físicos exógenos na pele. Essa urticária deve ser distinguida com cuidado da UC espontânea.[10,11]

Na urticária colinérgica e em todos os subtipos de urticária física, exceto urticária de pressão tardia, a pápula e/ou o angioedema aparecem rapidamente (ou seja, dentro de minutos) após a exposição ao desencadeante relevante e duram por um curto período de tempo (vários minutos a horas). No entanto, as reações sistêmicas com urticária generalizada e as manifestações extracutâneas variáveis podem também ocorrer. As UFs compreendem cerca de 25%, e a urticária colinérgica, cerca de 5% dos casos de urticária crônica. Elas ocorrem com mais frequência em adultos jovens. Alguns pacientes apresentam mais de um subtipo de UF ou outra urticária crônica simultaneamente.[10]

As UFs e a urticária colinérgica são diagnosticadas, na maioria das vezes, a partir da história clínica e confirmadas pelo teste de provocação positivo (Tabela 12.2). Como os pacientes com urticária espontânea podem também apresentar uma ou mais UF, todos os desencadeantes físicos que pareçam relevantes devem ser testados.[8] A provocação com os desencadeantes físicos deveria ser realizada utilizando-se força adequada do desencadeante em locais apropriados da pele não afetada recentemente pela urticária. Esses locais podem ser refratários por horas ou um dia após a reação urticariforme.[8] Além disso, as medidas dos limites individuais para cada desencadeante devem ser realizadas. Isso possibilita que ambos, paciente e médico, possam avaliar a atividade da doença e a resposta ao tratamento. O tratamento das urticárias induzíveis baseia-se em dois princípios básicos: evitar estímulos desencadeantes e inibir mediadores de mastócitos, como a histamina. Entretanto, evitar completamente os desencadeantes é quase sempre difícil, e alguns anti-histamínicos podem interferir com as atividades diárias. Portanto, os anti-histamínicos não sedantes de segunda geração são recomendados como tratamento sintomático de primeira linha.[10]

Urticária

Tabela 12.2 – Testes de provocação para urticárias induzíveis.		
Urticária induzível	**Teste**	**Leitura**
Colinérgica	Banho 42 ºC por 15 minutos após temperatura corporal aumentar > 1 ºC	10 minutos
Frio	Cubo de gelo no antebraço por 5 minutos	10 minutos
Calor	Bacia com água a 45 ºC no antebraço por 5 minutos	10 minutos
Solar	Dorso; UVA 2,4 a 4,2 J/cm² UVB 24-42 mJ/cm²	10 minutos
Pressão tardia	Antebraço: peso de 5 Kg cm no antebraço por 15 minutos	6 horas
Aquagênica	Compressa embebida em água na temperatura ambiente por 20 minutos	5-10 minutos

Modificada de Margel M *et al.*[11]

DESCRIÇÃO DAS URTICÁRIAS INDUZÍVEIS E TESTES DIAGNÓSTICOS

Dermografismo sintomático

É a forma mais comum das urticárias físicas, cerca de 50%, com prevalência de até 5% da população geral. A doença é caracterizada pelo prurido e/ou queimação ("pinicação") da pele antes da formação de pápulas, devido à força sobre a pele pela coçadura desta. Os sintomas tipicamente persistem por uma hora e meia a duas horas, a média de duração da doença é de 6 anos e meio. O teste de provocação deve ser realizado na região volar do antebraço ou no dorso pela fricção da pele por objeto rombo exercendo certa pressão sobre esta (p. ex., espátula de madeira).[8,10]

Urticária de Pressão Tardia (UPT)

A UPT é uma UF rara, e o tratamento é difícil. Além da pressão como fator desencadeante, muitos pacientes também apre-

sentam UC espontânea em 2 a 40% deles. A UPT isolada representa < 1% de todas as formas de urticárias. Um desencadeante principal é a aplicação da pressão vertical contínua; após um período de latência de 4 a 8 horas as pápulas aparecem nos sítios afetados (sobretudo nos ombros, cintura, palmas, plantas, dorso e nádegas), que podem ser acompanhadas de dor local, eritema, aumento de temperatura local, queimação e prurido. Essas pápulas persistem por 8 a 48 horas.[12] A biópsia de pele dos locais afetados revela um infiltrado inflamatório com predomínio de eosinófilos, mas sem vasculite.[8] As situações típicas que desencadeiam a UPT são carregar objetos, como bolsas, caminhar com calçados apertados, ficar sentado por longos períodos em cadeiras não acolchoadas. A média de duração da UPT é de seis a nove anos. A provocação pode ser realizada pela suspensão de 7 kg em uma fita de 3 cm no ombro por 15 minutos, dentre outros testes. A leitura deve ser realizada após 30 minutos e com 4, 6, 8 e 24 horas.

O teste é considerado positivo se uma pápula palpável ou angioedema com eritema aparecer 6 horas após a provocação. Além dos anti-histamínicos de segunda geração, outras opções de medicamentos são montelucaste, dapsona, sulfasalazina, omalizumabe e anti-TNF-alfa.[8,10]

Urticária de contato ao frio

Essa urticária é um subtipo comum de UF, caracterizada pela pápula e prurido ou angioedema após exposição ao frio. Representa cerca de 30% das UFs e 3% de todas as urticárias crônicas. Tipicamente, os sintomas ocorrem em minutos após o contato com ar, líquidos ou objetos frios, sendo restrita a área da pele exposta ao frio. Entretanto, o contato de áreas extensas da pele ao frio, como nadar em água fria, pode levar a reações sistêmicas acompanhadas por hipotensão, perda de consciência e choque. Alguns casos de óbito por anafilaxia foram relatados na literatura em pacientes com urticária ao frio durante imersão em água fria (natação). Os pacientes devem evitar bebidas frias, a fim de prevenir angioedema da orofaringe. A urticária ao frio pode ocorrer em qualquer idade com pico de prevalência no adulto jovem. A média de duração dos sintomas é de cinco a oito anos.[10,13]

Formas atípicas podem ocorrer, como a urticária colinérgica induzida pelo frio quando é induzida pelo exercício em ambientes frios; nesse caso, os testes tradicionais, como com cubo de gelo, são negativos. Algumas condições hereditárias (autossômicas dominantes) extremamente raras podem cursar com pápulas induzidas pelo frio, como urticária ao frio tardia familiar, síndrome autoinflamatória familiar e urticária ao frio atípica familiar.[10]

Em pacientes com história de pápulas ou angioedema induzidas pelo frio, um teste de estimulação com frio deve ser realizado. O método tradicional utiliza um cubo de gelo coberto com uma bolsa plástica fina, para diferenciar dos sintomas da urticária aquagênica, na região volar do antebraço, por 5 minutos. O tempo deve ser diminuído se a história for de reação grave. Por outro lado, se o paciente não desenvolver nenhuma pápula no local, o cubo de gelo pode ser aplicado por 20 minutos.[8,10] A resposta ao teste deve ser avaliada após 10 minutos da remoção do cubo de gelo. Esse teste é considerado positivo quando uma pápula palpável surge no local, associado ao prurido ou à queimação. Os pacientes com reação positiva deveriam ser testados para limite individual da temperatura. O tratamento sintomático de escolha na urticária ao frio é o anti-histamínico (AH1) de segunda geração. Para os casos mais graves, sem resposta ao AH1, as opções seriam dessensibilização induzida pelo frio e omalizumabe (anti-IgE).[8,10]

Urticária de contato ao calor

É rara, caracterizada pelo aparecimento de pápulas e eritema após exposição da pele ao calor. As pápulas induzidas pelo calor são normalmente bem definidas, limitadas à área de exposição. Elas se desenvolvem, tipicamente, em poucos minutos após o contato com o calor e resolve-se em 1 a 3 horas. O teste de provocação deve ser realizado, o calor deve ser aplicado por 5 minutos (metal, cilindro de vidro, bacia com água), à temperatura de até 45 °C. A avaliação dever ser realizada após 10 minutos da provocação. Se positivo, o limite de tempo deve ser determinado. As opções terapêuticas são AH1 de segunda geração e omalizumabe.[10]

Urticária solar

Também é um tipo raro de urticária física, caracterizada pelo aparecimento de lesões urticariformes (a maioria pruriginosa) que ocorrem normalmente após 5 a 15 minutos da exposição à luz (ultravioleta e/ou luz visível), e se resolvem em menos de 24 horas.[10,14] A urticária solar deve ser diferenciada da erupção polimórfica à luz, que se inicia normalmente minutos a horas após a exposição solar, e se manifesta como erupção inflamatória prolongada e persistente, como pápulas ou lesões papulovesiculares e placas que persistem por dias. Na urticária solar, por sua vez, as pápulas são transitórias.[10,14]

Na urticária solar, estudos epidemiológicos demonstraram maior prevalência para o gênero feminino, com maior frequência na faixa etária entre 20 e 40 anos. A atopia é comum nos pacientes com urticária solar (até 48%) e associações a outras UFs são frequentes (cerca de 30%).[10,14]

A radiação ultravioleta (UV) A é o espectro mais frequente no desencadeamento das reações cutâneas, seguido da luz visível e UVB. Para o diagnóstico de urticária solar, uma história detalhada e o teste de provocação são necessários. Idealmente, o teste de provocação deve ser realizado na pele não exposta ao sol, como tronco. A fonte de luz pode ser a luz solar ou com uma lâmpada especial para UVA/UVB a 10 cm de distância da pele com ou sem filtro. O local do teste deve ser avaliado 10 minutos após a irradiação.[8] O teste é considerado positivo se aparecerem pápulas visíveis com eritema e prurido ou queimação. A opção terapêutica inclui evitar a exposição solar com barreiras físicas (roupas), protetores solares e anti-histamínicos de segunda geração.[10]

Urticária ou angioedema vibratório

O angioedema vibratório é uma UF muito rara caracterizada pelo aparecimento de pápulas imediatamente após a exposição à vibração nos sítios de contato (em geral, em 10 minutos). Para provocação, o antebraço fica apoiado em um misturador de vórtex numa rotação entre 780 rpm e 1.380 rpm por 10 minutos. O local de aplicação deve ser avaliado 10 minutos após a aplicação. Opções terapêuticas são limitadas: evitar exposição ao estímulo vibratório e uso de AH1 de segunda geração.[8,10]

Urticária colinérgica

A urticária colinérgica é uma urticária induzível muito frequente que é definida por urticária e prurido após aumento da temperatura corporal ativamente induzida (p. ex., exercício) ou passivamente (como banho quente). O desenvolvimento de angioedema é muito raro. A urticária colinérgica deve ser diferenciada da urticária/anafilaxia induzida pelo exercício, que não é desencadeada por aquecimento passivo e frequentemente associada a sintomas sistêmicos. A urticária colinérgica é uma doença de adulto jovem. Na maioria dos pacientes, os sintomas se tornam mais leves com a idade até cessarem completamente. Os pacientes com urticária colinérgica tipicamente desenvolvem pápulas pequenas ao redor de 5 mm, de curta duração com eritema em áreas extensas, comumente localizadas nos membros e no tronco, poucos minutos após o exercício ou aquecimento passivo. Em alguns pacientes, o estresse emocional ou alimentos quentes ou apimentados podem desencadear sintomas.

Normalmente, as lesões cutâneas duram de 15 a 60 minutos.[10,15]

A acetilcolina é considerada o mediador central para a sudorese, e relatos da literatura demonstraram que uma injeção subcutânea de agentes colinérgicos induziu a sudorese e o desenvolvimento de numerosas urticárias puntiformes nos pacientes com UC.[15] Alguns estudos sugerem que a urticária colinérgica seria devido à alergia aos componentes do suor humano. Esses pacientes expressariam IgE específica para antígenos do suor.[10,15] Para diagnosticar e diferenciar urticária colinérgica de urticária/anafilaxia induzida pelo exercício, o teste de provocação deve ser realizado em dois tempos. Em um primeiro tempo, exercício físico moderado apropriado à idade do paciente. O exercício deve ser realizado a partir do ponto de sudorese por 15 minutos. O teste será positivo se uma erupção urticariforme típica aparecer em 10 minutos após a provocação com exercício. Em um momento posterior, um teste com banho quente deve ser realizado (pelo menos 24 horas após), temperatura de 42 °C por até 15 minutos (monitorar temperatura corporal). Na urticária colinérgica, esse teste também é positivo e ele não ocorre na urticária pelo exercício. A primeira linha de tratamento é evitar os desencadeantes e AH1 de 2ª geração.[10]

Urticária aquagênica

É rara, caracterizada pela presença de pápulas foliculares pequenas, prurido e eritema à exposição de soluções aquosas, independente da temperatura da água. As lesões aparecem entre 10 e 30 minutos após o contato com a água e duração de 20-60 minutos. A provocação é realizada pela aplicação de tecido umedecido à temperatura ambiente por 20 minutos.[10,16]

Urticária de contato

A urticária de contato é caracterizada pelo desenvolvimento imediato de pápula e eritema com prurido no sítio de contato com substâncias específicas. Esse tipo de urticária pode ter um mecanismo imunológico (IgE-mediado) ou, menos comumente, não imunológico. A pápula e o eritema comumente aparecem em 30 minutos e desaparecem completamente em poucas horas, e também podem evoluir para urticária generalizada e até anafilaxia.[8] A substância suspeita é aplicada na sua forma original no antebraço (volar) ou na parte superior do dorso por 15 a 20 minutos. Os consensos internacionais recomendam a leitura em 20 minutos após a provocação.[8]

TRATAMENTO DA URTICÁRIA

O manejo da UC envolve abordagens não farmacológica e farmacológica. Os pacientes com UC deveriam seguir algumas medidas gerais, com o objetivo de reduzir ou minimizar a exposição a uma série de cofatores que podem induzir à exacerbação da doença. Em geral, todas as condições que levem à vasodilatação (como bebida alcoólica, temperatura elevada, roupas apertadas, banhos quentes, alimentos apimentados) deveriam ser evitadas porque podem desencadear o aparecimento de pápulas. Até 15% dos pacientes com UC experimentam uma exacerbação da sua doença após uso de AAS ou inibidor da Cox-1 (diclofenaco, derivados do ácido propiônico, indometacina, oxicans); assim, os pacientes intolerantes devem evitar esses medicamentos ou usar AINEs com pouca ou nenhuma atividade Cox-1, como paracetamol ou etoricoxibe.[7,17]

O objetivo do tratamento da urticária é aliviar completamente os sintomas. Antes de iniciar o tratamento, a atividade da doença deve ser determinada usando-se um escore de atividade da urticária (UAS). O escore de atividade de urticária em sete dias consecutivos (UAS7) é um sistema de escore validado e simples. O paciente deve anotar o número de pápulas nas últimas 24 horas, como também a intensidade de prurido. Sem pápulas = 0; até 20 pápulas = 1; 20 a 50 pápulas = 2; e 50 ou mais pápulas = 3. Da mesma maneira, o prurido recebe 3 pontos quando for grave; 2, para o prurido moderado; 1, para prurido leve; e zero, para ausência de prurido. O escore diário (0-6) é obtido pela somatória dos escores, pápulas e prurido para atingir um escore semanal (UAS7) de 0 a 42 pontos[2,5,8] (Tabela 12.3).

A avaliação da gravidade da doença das urticárias induzíveis pode ser realizada de acordo com o limite dos fatores desencadeantes. Para a urticária e o angioedema espontâneos, o escore baseado em questionários pode ser utilizado, como o Índice de Qualidade de Vida Dermatológica (DLQI) e o Questionário de Qualidade de Vida para Urticária Crônica (CU-Q2oL).[8]

No tratamento sintomático da urticária, os anti-histamínicos não sedantes ou de segunda geração são os medicamentos de escolha. Estes medicamentos são efetivos e seguros sendo considerados de primeira linha no tratamento da urticária crônica.[7]

Conforme os consensos internacionais,[2] para os pacientes que não respondem adequadamente aos anti-histamínicos não sedantes em doses padronizadas, a dosagem poderá ser aumentada após um máximo de duas semanas até 4 vezes a dose padrão (*off label*). Estudos na literatura sustentam que essas doses altas são seguras e apresentam uma resposta superior às doses padronizadas.[2,7]

Para pacientes que não respondem a essa monoterapia, algumas opções podem ser usadas. Aqueles que não respondem adequadamente às doses máximas de AH1 são considerados refratários. Algumas alternativas têm sido utilizadas para o tratamento da UC, porém merecem consideração prévia. A adição de antagonistas H2 ou de antileucotrienos pode ser considerada para pacientes com UC com resposta insatisfatória à monoterapia com AH1 de segunda geração. Os

Tabela 12.3 – Escore de atividade de urticária (UAS – *urticaria activity score*) Doença totalmente controlada UAS = 0; totalmente não controlada UAS = 42.[5,18]		
Escore	**Pápulas/placas**	**Prurido**
0	Nenhuma	Nenhum
1	Leve (< 20/24h)	Leve: presente, mas não incomoda
2	Moderada (20-50/24h)	Moderado: incomoda, mas não interfere com atividade/sono
3	Forte (> 50/24h)	Forte: prurido grave incomoda e interfere com atividades/sono
Total do escore: 0-6		

Modificada de Zuberbier T *et al.*[5]

AH1 de primeira geração, como hidroxizina ou doxepina, podem ser também considerados nessa situação. Os corticosteroides sistêmicos são usados, na maioria das vezes, para pacientes com UC refratária, mas nenhum estudo científico controlado mostrou eficácia no controle da doença. Além disso, devido ao risco de efeitos adversos, o uso prolongado dos corticosteroides sistêmicos deve ser evitado sempre que possível. Os agentes anti-inflamatórios, como dapsona, sulfasalazina, hidroxicloroquina e colchicina, têm evidências limitadas para eficácia na UC e alguns necessitam de monitoramento laboratorial devido aos efeitos adversos. Porém, embora bem tolerados, estes medicamentos e os anti-h2 nao são mais considerados uma terapia padronizada.[2,7]

O último consenso indica AH1 de segunda geração como primeira opção (até quatro vezes a dose padronizada), e, caso não haja resposta a esse medicamento, outros podem ser considerados, como montelucaste, ciclosporina A e omalizumabe[2,18] (Figura 12.2).

Medicamentos utilizados para tratamento ou controle da UC

- **Anti-histamínicos:** os AH1 de segunda geração (bilastina, cetirizina, desloratadina, ebastina, fexofenadina, levocetirizina, loratadina, mizolastine e rupatadina) são considerados os principais medicamentos para tratamento da UC. Sua efetividade nos pacientes com urticária leve ou moderada foi mostrada por diversos estudos controlados.[17]

Os AH1 de primeira geração são efetivos nos pacientes com UC, mas sua eficácia não parece superior aos de segunda geração, embora apresentem maior grau de sedação e de diminuição cognitiva. A maioria dos estudos descreve que não há razão para usar os AH1 de primeira geração como tratamento de primeira linha ou como medicamento adicionado para trata-

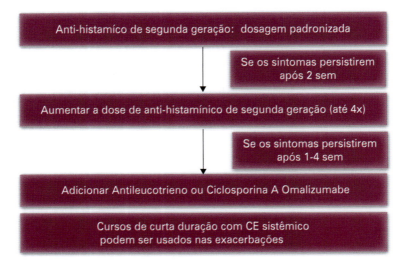

Figura 12.2 – 4th *International Consensus Meeting on Urticaria* – November 2012 Berlin. Modificado de Maurer M *et al.* 2013.[18]

mento de UC que não responda à AH1 de segunda geração.[17]

Nos pacientes com UC que não respondam adequadamente à AH1 segunda geração nas doses padronizadas, doses maiores podem ser utilizadas. Entretanto, a segurança dessas concentrações *off-label* dos AH1 de segunda geração é baseada em evidências em curto prazo e não em longo prazo. Eventualmente, esse aumento pode não ser eficaz.[17]

Alguns estudos antigos sugerem a eficácia de adicionar anti-H2 aos AH1, mas investigações subsequentes mostraram resultados conflitantes. Desse modo, em vista da baixa qualidade de evidência sustentando o uso de antagonista-H2 na associação com AH1 e o fato de que esta associação não é superior ao AH1 isolado, a recomendação é que não seja utilizado.[17]

- **Antagonistas de leucotrienos:** esses medicamentos não devem ser utilizados como monoterapia. Vários estudos não demonstraram eficácia superior da monoterapia aos AH1 isolados ou placebo. Na maioria das vezes, esses medicamentos são utilizados em combinação com AH1 e são particularmente eficazes nos pacientes com UC com teste do autossoro positivo ou aqueles com intolerância aos AINEs. Esses medicamentos devem ser utilizados para pacientes que não respondam adequadamente aos AH1, além de apresentar excelente perfil de segurança.[17,19]
- **Medicamentos anti-inflamatórios:** a categoria de anti-inflamatórios inclui dapsona, sulfasalazina e hidroxicloroquina. As evidências para a eficácia desses medicamentos no tratamento da UC são limitadas, mas não são caras e são relativamente seguras; poderiam ser uma opção de tratamento antes de se considerar agentes mais caros e/ou tóxicos.[17]
- **Dapsona:** esse medicamento do grupo das sulfas, se mostrou eficaz em diversos tipos de urticária e angioedema, como UC espontânea nas doses de 25 a 50 mg por dia. Embora na maioria das vezes bem tolerado, a dapsona pode induzir anemia dose-dependente e, infrequentemente, neuropatia periférica, erupção cutânea, queixas gastrointestinais, hepatotoxicidade, metemoglobinemia, discrasias sanguíneas e DRESS (*Drug Rash With Eosinophilia and Systemic Symptoms*) ou DHS (*Drug Hipersensitivity Syndrome*). Além disso, pode induzir hemólise grave nos indivíduos com deficiência de G6PD (glicose-6-fosfato desidrogenase). Portanto, o fenótipo G6PD deve ser checado em todos os pacientes antes de se iniciar o tratamento com dapsona.[17]
- **Sulfasalazina:** a eficácia da sulfasalazina é sustentada por estudos observacionais retrospectivos. A dose efetiva é até 2 g por dia e a resposta ocorre em um mês da terapia. Os efeitos colaterais incluem náusea, vômito, dispepsia e anorexia, cefaleia e, menos frequentemente, anormalidades hematológicas, proteinúria e hepatoxicidade.[17]
- **Hidroxicloroquina:** esse medicamento melhora de modo significativo a qualidade de vida dos pacientes com UC em estudos randomizados, cegos e controlados com placebo, embora o escore de atividade de urticária seja apenas levemente influenciado. O efeito colateral mais relevante, embora muito raro, é a retinopatia associada ao uso por tempo prolongado; antes de

seu uso o paciente deve realizar exame de fundo de olho.[17]

- **Medicamentos imunossupressores:** inibidores da calcineurina – a eficácia da ciclosporina na UC resistente a anti-histamínicos é sustentada por diversos relatos de casos, como também ensaios controlados. Estudos com ciclosporina em longo prazo sugerem que essa medicação seja eficaz na UC e capaz de induzir remissão. As doses eficazes variam entre 3 e 5 mg/kg/dia para serem empregadas por cerca de três a seis meses durante o qual a pressão arterial, a função renal e a função hepática devem ser regularmente monitoradas. Após a suspensão do medicamento, a remissão completa pode durar até nove meses em cerca de 50% dos pacientes, enquanto outros pacientes mostram diminuição do número de pápulas e recuperam a resposta ao tratamento com AH1; uma dose baixa como terapia de manutenção por até dois anos tem sido sugerida para aqueles que demonstram propensão marcante para recaída após a suspensão. Um estudo observacional mostrou que o tacrolimus pode ser efetivo na UC resistente ao AH1.[7,17]

- **Outros agentes imunossupressores:** a maioria tem sido usada para UC grave resistente ao AH1, embora a maioria se baseie em estudos não controlados. Metotrexato, numa dosagem semanal de 15 mg, parece efetivo e seguro na maioria dos pacientes com UC que não respondem à terapia convencional. Alguns relatos mostram eficácia de ciclofosfamida ou azatioprina nos pacientes com UC resistente ao AH1 com teste do autossoro positivo. Recentemente, o micofenolato mofetil, um inibidor da biossíntese das puri-

nas, apareceu como uma possível opção terapêutica para pacientes com UC que não respondam ao AH1 e/ou CE, junto com outro inibidor da biossíntese das purinas, a mizoribine.[17]

- **Biológicos:** omalizumabe – esse medicamento é um anticorpo IgG monoclonal humanizado recombinante que se liga às moléculas de IgE livres e/ou aos receptores de alta afinidade para IgE (FcεR1), inibe a função do mastócito e induz a apoptose de eosinófilos. É correntemente empregado como terapia adicionada para asma alérgica grave e tem sido demonstrado ser efetivo nos pacientes com UC. A efetividade do omalizumabe nos diferentes subtipos de UC que não respondam ao AH1 foi demonstrada em ambas as formas, autoimune e não autoimune.[17,20] Um estudo duplo-cego, randomizado e placebo controlado, envolvendo 323 pacientes com idades entre 12 e 75 anos e que não respondiam a AH1, associado a AH2 e/ou montelucaste, demonstrou que o omalizumabe reduzia os sintomas e era bem tolerado nas doses de 150 e 300 mg/ 4 semanas durante 12 semanas, sendo maior a eficácia na dose de 300 mg ao mês.[21] Outro trabalho demonstrou que o omalizumabe foi bem tolerado e reduziu sinais e sintomas da UC; entretanto, após a suspensão do medicamento, os sintomas retornaram ao longo de um período de 10 semanas.[17] Entretanto, o omalizumabe foi liberado pela FDA (*Food and Drug Administration*) para tratamento de UC em março de 2014, porém seu uso é limitado em função do alto custo.[22]

- **Imunoglobulina intravenosa:** o possível uso de gamaglobulina intravenosa (IVIg) foi sugerida por alguns relatos de pacientes com UC com teste do autossoro positivo e teste de liberação de histamina dos basófilos positivo que não respondam a outras terapias. Um estudo que utilizou 0,4 g/kg/dia por cinco dias consecutivos mostrou resultados favoráveis, mas estes resultados não foram observados em outros estudos. Portanto, IVIg deveria ser considerada apenas aos pacientes que não responderam a outros tratamentos, além de ser um medicamento de alto custo.[17]

- **Corticosteroides:** a eficácia do corticoide oral nos pacientes com UC que não respondem à terapia com AH1 é amplamente reconhecida. Entretanto, faltam estudos controlados; prednisona na dose de 0,3 a 0,5 mg/kg induz remissão da doença e subsequente controle com AH1 com doses padronizadas, em cerca de 50% dos casos. A maioria respondeu bem, mas os sintomas reaparecem quando as doses são diminuídas, ou após o término do tratamento. Porém, devido aos efeitos colaterais, o corticoide apenas deve ser utilizado em curtos cursos nos casos refratários ao tratamento convencional e na dose efetiva mínima, nunca deve ser mantido por longos períodos ou como tratamento profilático da UC.[17,20,23]

REFERÊNCIAS BIBLIOGRÁFICAS

1. Ortonne J-P. Urticaria and its subtypes: The role of second-generation antihistamines. Eur J Int Med 2012; 23: 26-30.
2. Maurer M, Magerl M, Metz M, Zuberbier T. Revisions to the international guidelines on the diagnosis and therapy of chronic urticaria. J Dtsch Dermatol Ges 2013 Aug 19 Epub ahead of print).
3. Sabroe RA. Acute urticaria. Immunol Allergy Clin N Am 2014; 34: 11-21.
4. Greaves MW. Pathology and classification of urticaria. Immunol Allergy Clin N Am 2014; 34: 1-9.
5. Zuberbier T, Asero R, Bindslev-Jensen C, Canonica GW, Church MK, Giménez-Arnau A, Grattan CEH, Kapp A, Merk HF, Rogala B, Saini S, Sánchez-Borges M, Schmid-Grendelmeier P, SchIunemannH, Staubach P, Vena GA, Wedi B, Maurer M. EAACI/GA²LEN/EDF/WAO guideline: definition, classification and diagnosis of urticaria. Allergy 2009; 64: 1417-26.
6. Kaplan AP, Greaves M. Pathogenesis of chronic urticaria. Clin Exp Allergy 2009; 39: 777-87.
7. Bernstein JA, Lang DM, Khan DA. The diagnosis and manegement of acute and chronic urticaria: 2014 update. J Allergy Clin Immunol 2014; 133: 1270-7.
8. Hide M, Hiragun M, Hiragun T. Diagnostics tests for urticaria. Immunol Allergy Clin N Am 2014; 34: 53-72.
9. O'Donnell BF, Francis DM, Swana GT, Seed PT, Kobza Black A, Greaves MW. Thyroid autoimmunity in chronic urticaria. Br J Dermatol 2005; 153: 331-5.
10. Abajian M, Schoepke N, Altrichter S, Zuberbier T, Maurer M. Physical urticarias and cholinergic urticária. Immunol Allergy Clin N Am 2014; 34: 73-88.
11. Magerl M, Borzova E, Giménez-Arnau A, Grattan CEH, Lawlor F, Mathelier-Fusade P, Metz M, Mlynek A, Maurer M. The definition and diagnostic testing of physical and cholinergic urticarias – EAACI/GA2LEN/EDF/UNEV consensus panel recommendations. Allergy 2009; 64: 1715-21.
12. Grundmann SA, Kiefer S, Luger TA, Brehler R. Delayed pressure urticarial – Dapsone heading for first-line therapy? JDDG 2011; 9: 908-12.
13. Siebenhaar F, Weller K, Mlynek A, Magerl M, Altrichter S, Viera dos Santos R, Maurer M, Zuberbier T. Acquired cold urticarial: clinical picture and update on diagnosis and treatment. Clin Exp Dermatol 2007; 32: 241-5.
14. Du-Thanh A, Debu A, Lalheve P, Guillot B, Dereure O, Peyron J-L. Solar urticaria: a time-extended retrospective series of 61 patients and review of literature. Eur J Dermatol 2013; 23: 202-7.

15. Nakamizo S, Egawa G, Miyachi Y, Kabashima K. Cholinergic urticaria: pathogenesis-based categorization and its treatment options. J Eur Acad Dermatol Venereol 2012; 26: 114-6.

16. Park H, Kim HS, Yoo DS, Kim JW, Kim CW, Kim SS, Hwang JI, Lee JY, Choi YJ. Aquagenic urticaria: a report of two cases. Ann Dermatol 2011; 23 (Suppl 3): S371-4.

17. AR= Asero R, Tedeschi A, Cugno M. Treatment of chronic urticaria. Immunol Allergy Clin N Am 2014; 34: 105-16.

18. Zuberbier T. A Summary of the New International. EAACI/GA2LEN/EDF/ WAO Guidelines in urticaria. WAO J 2012; 5: S1-S-5.

19. de Silva NL, Damayanthi H, Rajapakse AC, Rodrigo C, Rajapakse S. Leukotriene receptor antagonists for chronic urticaria: a systematic review. Allergy, Asthma Clin Immunol 2014; 10: 24 (pages 1-6).

20. Kaplan AP. Treatment of chronic spontaneous urticaria. Allergy Asthma Immunol Res 2012; 4: 326-31.

21. Kaplan A, Ledford D, Ashby M, Canvin J, Zazzali JL, Conner E, Veith J, Kamath N, Staubach P, Jakob T, Stirling RG, Kuna P, Berger W, Maurer M, Rosen K. Omalizumab in patients with symptomatic chronic idiopathic/spontaneous urticaria despite standard combination therapy. J Allergy Clin Immunol 2013; 132: 101-9.

22. Genentech. www.gene.com

23. Motta AA, Oliveira AKB. Urticária e Angioedema in: Clinica Médica, 1ª ed. Martins. Manole São Paulo; 7 : 57-69, 2009.

CAPÍTULO 13

Angioedemas

Antonio Abílio Motta ■ Rosana Câmara Agondi

INTRODUÇÃO

O angioedema (AE) é definido como um edema localizado na derme profunda e/ou mucosas do trato respiratório superior ou gastrointestinal. Pode ser agudo, angioedema de qualquer etiologia com duração inferior a seis semanas que, na maioria das vezes, tem causa estabelecida, sendo os medicamentos e os alimentos os mais frequentes; ou crônico, AE de qualquer natureza com duração superior a seis semanas. O angioedema que aparece tardiamente está associado, na maioria das vezes, a urticária crônica e quase sempre sem história familiar relatada pelo paciente.

Ocorre devido ao aumento da vasodilatação e da permeabilidade capilar, levando ao extravasamento de fluido para os espaços intersticiais. Há vários subtipos de angioedema, causados por diferentes processos patológicos. Diversos mediadores inflamatórios estão envolvidos nesse processo, e os principais são a histamina, a bradicinina, as prostaglandinas e os leucotrienos. O angioedema tem morbidade e mortalidade significativas.

O AE está associado a vários fatores e causas, como alérgenos, medicamentos, infecções e fatores genéticos, como no angioedema hereditário (AEH).[1]

O angioedema associado à urticária é usualmente mediado pela IgE (angioedema alérgico) e histamina, enquanto o angioedema sem urticária em geral é mediado pela bradicinina. O angioedema sem urticária pode ser devido à deficiência do inibidor da C1 esterase (C1-INH) ou outro mecanismo que resulta no excesso de bradicinina como, por exemplo, o decorrente do uso de anti-hipertensivos como o inibidor da enzima de conversão da angiotensina (IECA) ou do antidiabético Sitagliptina.[2]

A determinação da causa do angioedema é essencial para o tratamento correto do paciente. O AE alérgico e o associado à urticária respondem normalmente aos anti-histamínicos, corticosteroides e adrenalina.

O angioedema agudo nos seus diferentes subtipos tem prevalência estimada de 1:4.000 a 1:50.000. Os erros diagnósticos e o manejo errado do paciente podem ser fatais como no angioedema de glote (laringe), se não for tratado imediatamente.[3]

EPIDEMIOLOGIA

O angiodema e a urticária acometem 15 a 20% da população em alguma época da vida e podem ocorrer simultaneamente ou apresentar-se como entidade clínica isolada. A incidência é variável e depende da população estudada e do método de pesquisa utilizado. Observa-se uma prevalência maior em mulheres e adultos jovens. Um exemplo clássico de angiodema sem urticária é o angioedema hereditário, cuja deficiência do inibidor C1q esterase leva a um quadro de angioedema recorrente, que pode ser desencadeado por trauma, estresse emocional, mudanças bruscas de temperatura ou mesmo aparecer sem uma causa aparente. A incidência varia de 1:10.000 a 1:150.000 e independe de gênero e idade.[4]

ETIOLOGIA

O AE pode ser devido a múltiplas causas e várias patologias que podem estar associadas a ele, que devem ser pesquisadas pelos clínicos. Dentre as causas mais comuns nos adultos estão as reações a medicamentos, sendo os anti-inflamatórios não esteroidais (AINEs) derivados do ácido acetilsalicílico, dipirona; sulfas, antibióticos betalactânicos e hipotensores tipo IECA, os mais citados. Os alimentos mais implicados são os proteicos, como frutos do mar, peixe, ovo, leite etc. O AE pode fazer parte do quadro clínico do choque anafilático associado a sinais e sintomas sistêmicos respiratórios e/ou gastrointestinais, como rouquidão, prurido cutâneo, dispneia, sibilância, cólicas, vômitos, hipotensão e perda de consciência, desencadeadas sobretudo por picadas de himenópteros, penicilinas, alimentos e látex.

Além dessas, outras causas agudas ou crônicas são frequentemente encontradas associadas a doenças autoimunes, como tireoidite autoimune, diabetes melito, lúpus eritematoso sistêmico, artrite reumatoide, síndrome de Sjögren; doenças linfoproliferativas, como, por exemplo, linfomas e outras causas raras.

O angioedema, assim como a urticária, pode estar associado a fatores desencadeantes ou ser uma entidade autônoma com sua classificação e fisiopatologia própria, como ocorre com o angiodema hereditário.[5-6]

FISIOPATOLOGIA

O mastócito é a célula mais importante na fisiopatologia de qualquer tipo de urticária e do angioedema alérgico (IgE mediado/histaminérgico). A fisiopatologia da urticária e do angioedema alérgico decorrem da sua desgranulação. A desgranulação do mastócito pode ocorrer por mecanismos imunológicos, como, por exemplo, pela fixação de IgE específica a um determinado antígeno (como antígeno proteico) aos receptores de alta afinidade (FcεRI) dos mastócitos, levando a liberação de mediadores farmacológicos com atividades inflamatórias, como histamina, citocinas (leucotrienos, prostaglandinas etc.). Diversos medicamentos, como vancomicina, polimixina B, opiáceos, contrastes iodados, podem desgranular diretamente o mastócito sem a participação de mecanismos imunológicos, levando ao mesmo processo inflamatório.

A urticária e/ou angioedema decorre da liberação de vários mediadores farmacológicos que independem do tipo de desgranulação. O principal mediador é a histamina, que leva à dilatação capilar (eritema), seguido do aumento da permeabilidade capilar com extravasamento de fluido extracelular (edema), formando, em seguida, a pápula (urtica). A urtica, em geral, é muito pruriginosa.

O sistema do complemento pode ser ativado por duas vias: a via clássica, que depende da formação de imunocomplexos circulante, e a via alternada, que não depende da formação de imunocomplexos; quando ativado, pode levar à desgranulação do mastócito (Figura 13.1), tendo como consequência o aparecimento de angioedema e/ou urticas como, por exemplo, na doença do soro. Esse sistema é constituído por proteínas plasmáticas que desempenham importantes funções no mecanismo de defesa do organismo ou inflamação, como lise celular e formação de fragmentos peptídicos que promovem a degranulação de mastócitos e basófilos, vasodilatação, quimiotaxia, aderência celular e a estimulação ou inibição da resposta imune. Esses fragmentos resultam da ativação da clivagem proteica, e os

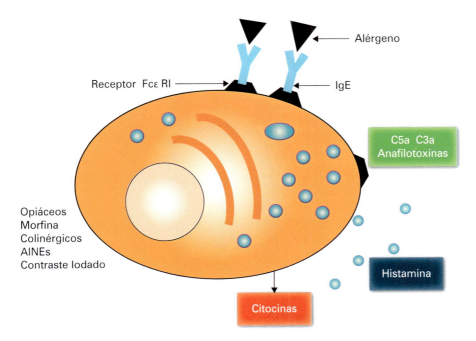

Figura 13.1 – Mecanismos de desgranulação de mastócitos.

derivados de C2 e C4 produzem intenso efeito inflamatório.

O C1INH age em diferentes etapas da síntese dos diversos mediadores inflamatórios. Ele inibe a ativação proteolítica de C2 e C4 da via clássica, a via de amplificação proteolítica do fator XII (fator de Hageman), a produção de calicreína, plasmina e a formação de cininas, sendo a principal a bradicinina. Portanto, a deficiência de C1INH causa inflamação desordenada consequente à produção exagerada de cininas (bradicinina) e de fragmentos de C2b, que parecem ser os principais mediadores, levando à vasodilatação com aumento da permeabilidade capilar e edema dos tecidos.[5]

QUADRO CLÍNICO

Ao contrário de outros tipos de angioedema, como, por exemplo, os angioedemas devido à insuficiência cardíaca, renal ou hipotireoidismo (mixedema), estes não são dependentes da gravidade; em geral, são assimétricos com margens mal definidas, a pele mantém a sua cor ou é levemente descolorida. Ao contrário da urticária, o angioedema não é pruriginoso, é quase sempre doloroso e, às vezes, apresenta sensação de queimação; pode ser único ou em várias localizações (múltiplo).

O AE tem predileção por locais de pele mais fina, como face e genitália, com duração entre 24 e 72 horas, dependendo da etiologia, sem deixar sequelas após a sua resolução. O edema pode ser doloroso e progride lentamente nas primeiras 36h, desaparecendo no final do terceiro dia. A associação com urticária se dá em cerca de 40% dos casos.

O angioedema pode iniciar de modo abrupto, como, por exemplo, o causado pelos AINEs ou de instalação lenta, como

no AEH. Ambos os tipos podem acometer o trato respiratório superior podendo levar à asfixia (edema de glote) ou trato gastrointestinal com aparecimento de cólicas intensas, náuseas, vômitos e diarreia.

Embora o angioedema afete em igual proporção homens e mulheres, os estrogênios aumentam as manifestações clínicas dessa patologia. Portanto, o uso de anovulatórios orais e o período pré-menstrual são condições exacerbadoras, sendo a gestação e a menopausa condições protetoras. Observa-se diminuição dos sintomas durante a gravidez, podendo haver remissão completa no último trimestre da gestação.[7]

CLASSIFICAÇÃO

O AE pode ser classificado em:

1. Mediado pela histamina/histaminérgico (desgranulação de mastócito – alérgico);
2. Associado ao inibidor da enzima de conversão da angiotensina (IECA);
3. Angioedema por AINEs;
4. Angioedema hereditário (AEH);
5. Angioedema adquirido (AEA); e
6. Angioedema idiopático (Tabela 13.1).

- **Angioedema mediado pela histamina:** o mastócito pode ser desgranulado por vários desencadeantes que podem se ligar ao anticorpo IgE e seu receptor, como alérgenos (proteínas), ou agir diretamente na membrana desta célula, como medicamentos (opioides e contraste radiológico) ou fatores físicos (sol, frio, pressão, exercício físico etc.), levando à liberação direta de histamina e citocinas – pró-inflamatórias e consequentemente ao aumento da permeabilidade vascular, edema e/ou urticária. Esse tipo de angioedema pode fazer parte do quadro clínico da

Angioedemas

Tabela 13.1 – Tipos de angioedema, associações, duração, mediadores.

	IECA	AEH	AEA	AE Alérgico	AE AINEs	AEI
Urticária	–	–	–	+ –	+ –	+ –
Duração AE > 72 Hs	+ –	+	+ –	+ –	+ –	+ –
Histamina	–	–	–	+	+	?
Bradicinina	+	+	+	–	–	?
C1-INH	N	↓	N↓	N	N	N
C1q	N	N	↓	N	N	N
IgE	–	–	–	+	+ –	?

IECA: inibidor da enzima de conversão da angiotensina; AEH: angioedema hereditário; AEA: angioedema adquirido; AEI: angioedema idiopático; AE AINEs: angioedema por anti-inflamatório não esteroidal; C1-INH: inibidor da C1 esterase; C1q: primeiro componente do sistema do complemento; IgE: imunoglobulina da classe E.

anafilaxia e normalmente responde ao tratamento com anti-histamínicos.[8]

- **Angioedema associado à enzima de conversão da angiotensina (IECA):** alguns tipos de AE são mediados por outras moléculas pró-inflamatórias que não a histamina, como, por exemplo, a bradicinina. A interação da bradicinina com seu receptor na superfície do endotélio vascular leva à sua dilatação e consequente angioedema. Esse tipo de edema não é acompanhado de urticária, como o AE causado pela histamina, e não responde aos anti-histamínicos. Ao redor de 1:200 pacientes tratados com IECA podem apresentar AE devido ao aumento plasmático da bradicinina devida à inibição natural de sua inativação. Indivíduos susceptíveis podem apresentar edema de face, sobretudo língua e lábios (Figura 13.2). Edema de glote, morte e eventos gastrointestinais quase nunca têm sido relatados. O diagnóstico de AE por IECA às vezes é difícil devido ao fato que o AE pode ocorrer após meses ou anos do uso desse medicamento, sendo descrito mais comumente com o captopril e enalapril, porém outros mecamentos da mesma classe podem

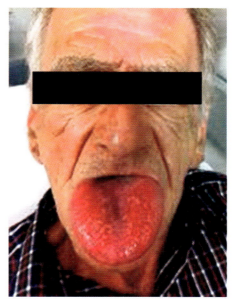

Figura 13.2 – Angioedema por inibidor da enzima de conversão da angiotensina (IECA).

também estar implicadas na patogenia do angioedema pelo IECA.

Na dúvida, este deve ser suspenso e o paciente deve ser tratado com outro tipo de hipotensor, devendo-se esperar, pelo menos, de duas a quatro semanas para que o efeito dessa troca seja observado.[9-11]

- **Angioedema associado ao uso de AINEs:** os AINEs agem no metabolismo do ácido aracdônico, levando ao acúmulo de mediadores pró-inflamatórios, como os leucotrienos. Os AINEs podem exacerbar ou desencadear asma, rinite, urticária, angioedema e anafilaxia[7] (Figura 13.3).

- **Angioedema hereditário:** é uma doença de herança autossômica dominante de penetrância variável, decorrente da deficiência funcional ou quantitativa de uma α2globulina sérica, a C1q esterase (C1INH), que inibe os primeiros componentes do sistema complemento; sua ausência leva à ativação da cascata do complemento com a produção e a liberação da bradicinina.

Tem início quase sempre na infância ou na adolescência, caracterizando-se por quadros agudos e graves de angioedema de extremidades, face ou cólicas intestinais; quando acomete a via aérea superior leva a óbito em 25% dos casos por insuficiência respiratória, devido ao edema de glote. A frequência das crises é variável, podendo ocorrer anualmente ou até diariamente. Há história de acometimento de vários membros da mesma família, e não ocorre associação com urticária; os pacientes referem, em algumas ocasiões, o aparecimento de eritemas esparsos (eritema marginado) que às vezes podem ser confundidos com urticária. As crises são desencadeadas quase sempre por traumas cirúrgicos ou não, estresse emocional, mudanças bruscas de temperatura, infecções ou sem causa aparente. O angioedema hereditário é classificado em:

- **Tipo I:** deficiência quantitativa: há defeito na síntese do inibidor do C1INH, que corresponde a 80% dos casos de AEH.
- **Tipo II:** deficiência funcional: há níveis satisfatórios do inibidor de C1INH, porém há um defeito funcional dessa enzima. Corresponde a cerca de 15% dos casos.[12]
- **Angioedema com inibidor de C1INH normal:** antes denominado Tipo III, acomete mais mulheres e muito raramente pode acometer homens das famílias das mulheres acometidas; tem íntima relação com hormônios estrogênicos; as crises costumam iniciar com o uso de anticoncepcionais à base de estrógeno, menarca ou início da gestação. O C1INH tanto quantitativo como funcional está normal, porém, clinicamente, esses pacientes têm o quadro clínico semelhante ao angioedema hereditário (Tipo I ou Tipo II); a sua fisiopatologia é pouco conhecida, alguns pacientes apresentam mutações no gen do Fator XII de coagulação[12] (Figuras 13.4 e 13.5) (Tabela 13.2).

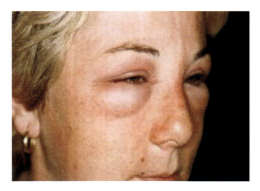

Figura 13.3 – Angioedema por antiinflamatório não esteroidal (AINEs).

Angioedemas

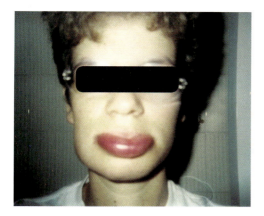

Figura 13.4 – Angioedema hereditário.

- **Angioedema adquirido:** ou deficiência adquirida de C1INH – é muito raro e quase sempre está associado a doenças linfoproliferativas (linfomas, leucemia linfocítica, macroglobulinemia, crioglobulinemia essencial e neoplasias) ou a doenças autoimunes (lúpus eritematoso sistêmico). O angioedema pode surgir anos antes da doença primária se manifestar. O AE desses pacientes é devido provavelmente à formação de autoanticorpos contra o C1INH ou ao catabolismo (clivagem proteolítica) acelerado do sistema de complemento. Os pacientes iniciam os sintomas a partir da quarta década de vida, não apresentam urticária e raramente têm história familiar de AE recorrente. Os sintomas clínicos são os mesmos do AEH tipo I ou II, sendo as cólicas menos comuns (Tabela 13.3).
- **Angioedema idiopático:** esse tipo de AE é assim designado quando não se consegue identificar a causa ou o fator desencadeante deste. Pode vir ou não associado à urticária; a histamina ou a bradicinina pode estar envolvida.[5]

Diagnóstico

Devido à heterogeneidade do angioedema, por suas múltiplas etiologias, é preciso uma investigação clínica minuciosa que começa na história clínica, exame físico, seguido de exames laboratoriais, de acordo com a suspeita e/ou associação com doenças sistêmicas. O diagnóstico do tipo de angioedema baseia-se sobre-

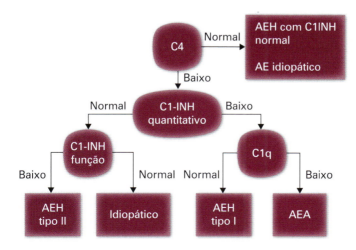

C1-INH = inibidor de C1, AEH = angioedema hereditário

Figura 13.5 – Algoritmo para diagnóstico do angioedema hereditário.

Alergia & Imunologia Aplicação Clínica

Tabela 13.2 – Critérios diagnósticos para AEH*.

Critérios clínicos

Principais:

1. Angiodema subcutâneo autolimitado e doloroso sem urticária, recorrente, às vezes com duração > 12h até 72h.
2. Dor abdominal sem etiologia evidente, recorrente com duração > 6h.
3. Edema recorrente de laringe.

Secundários:

1. História familiar recorrente de angioedema e/ou dor abdominal e/ou edema de laringe, morte súbita na família.

Critérios laboratoriais

1. Diminuição dos níveis de C1INH em menos de 50% dos valores normais.
2. Deficiência funcional do inibidor de C1INH em menos de 50% do normal nos período intercrises.
3. Mutação do gene do inibidor de C1INH com alteração da síntese ou função.

*O diagnóstico de AEH pode ser estabelecido na presença de um critério clínico principal e um critério laboratorial.[12]

Tabela 13.3 – Diferenças entre angioedema adquirido e hereditário.

Patologia/características	AEA	AEH
Início dos sintomas	Adultos	Infância/adolescência
História familiar	Ausente	Presente (em 90%)
Associação c/urticária	+/–	Ausente
Gênero	Ambos	Feminino (> prevalência)
C2	↔	↓ nas crises
C4	↔	↓
C1q	↓	↔
C1INH	↔	↓

C2 e C4: componentes do sistema do complemento; C1q: primeiro componente do sistema do complemento; C1INH: inibidor da C1 esterase.

tudo na história clínica muito bem detalhada, com os itens relacionados a seguir:

1. Tempo de início da doença (infância, adultos, idosos).
2. Frequência e duração dos sintomas (aguda ou crônica).
3. Distribuição do AE.
4. Associação a urticária ou eritema marginado.
5. Associação a dor, prurido, queimação e parestesia.
6. História familiar de AE ou atopia.
7. História pessoal de outras patologias.

8. Morte súbita na família por asfixia.
9. Alergias prévias, recorrentes e infecções.
10. Associações agentes físicos.
11. Uso de medicamentos (AINE, antibióticos, sulfas, anticoncepcionais, IECA etc.)
12. Alimentos proteicos.
13. Reações a picadas de insetos.
14. Relação com ciclo menstrual.
15. Exposição cirúrgica prévia.
16. Resposta à terapia.
17. Estresse emocional.
18. Qualidade de vida em relação ao AE.

No exame físico, devem ser observados a localização do angioedema, a associação com placas urticariformes ou eritema marginado e a restrição precoce de sinais de obstrução das vias aéreas, a fim de avaliar a gravidade do angioedema. Um exame físico sistemático é necessário para avaliar o acometimento de outros órgãos.

Na prática ambulatorial, dificilmente encontramos alterações ao exame físico do paciente com angiodema, pois ele está, na maioria das vezes, assintomático.

É importante salientar a investigação de doenças linfoproliferativas e autoimunes. Infelizmente, em muitos casos, os resultados da investigação são frustrantes, não se encontrando um fator etiológico[13] (Figura 13.6).

Diagnóstico diferencial

Talvez a doença mais comum que faz diagnóstico diferencial com angioedema seja a dermatite de contato alérgica (DCA). A pele ao redor dos olhos é particularmente mais susceptível ao edema. O edema é precedido por microvesículas e há uma história de exposição prévia sugestiva de DC. Representa a reação de hipersensibilidade tipo IVa, mediada por linfócitos T. O tratamento baseia-se no uso de hidrocortisona tópica, por até duas semanas, anti-histamínicos e afastamento da substância desencadeante.[16]

O angiodema episódico com eosinofilia (Síndrome de Gleich) é um diagnóstico diferencial de angioedema sem urticária. Nessa síndrome, os pacientes têm febre, perdem peso, eosinofilia no sangue periférico e leucocitose. É uma patologia incomum em que há aumento de interleucina 5 (IL5) e responde rapidamente a baixas doses de prednisona e anti-histamínicos.

A síndrome de Schnitzler está associada à urticária não pruriginosa e ao angiodema, relacionada com a macroglobulinemia secundária ao aumento de IgM. Febre, dor óssea e aumento do VHS fazem parte do quadro clínico.

A possibilidade de patologias do tecido conectivo também deve ser considerada, de modo particular em pacientes com edema facial e de mãos. LES, dermatopolimiosite e Síndrome de Sögren podem ter quadro clínico semelhante ao angioedema e à urticária. As manifestações mais comuns das doenças do tecido conectivo incluem rubor malar, fotossensibilidade, artrite e úlceras orais. Eritema periorbital, facial e edema são relativamente comuns no LES e na dermatopolimiosite. Na esclerodermia, o fenômeno de Raynaud está comumente presente.

A síndrome da veia cava superior está usualmente associada a rubor facial e a edema secundário localizado na região do pescoço e face devido à trombose ou compressão por um processo neoplásico.

Uma patologia rara é a síndrome de Muckle-Wells, doença de herança autossômica dominante, caracterizada por urticária, febre e edema de lábios que está associada a alterações dos nervos periféricos e associada à amiloidose renal.

A síndrome de Melkerson-Rosenthal é uma condição rara, na qual há aparecimento de edema labial, edema malar ou palpebral recorrente, e às vezes permanente, causando deformidade, acompanhado de paralisia facial do 7º par e língua escrotal ou geográfica (plicata). Seu diagnóstico é dado pela biópsia que apresenta um processo granulomatoso.

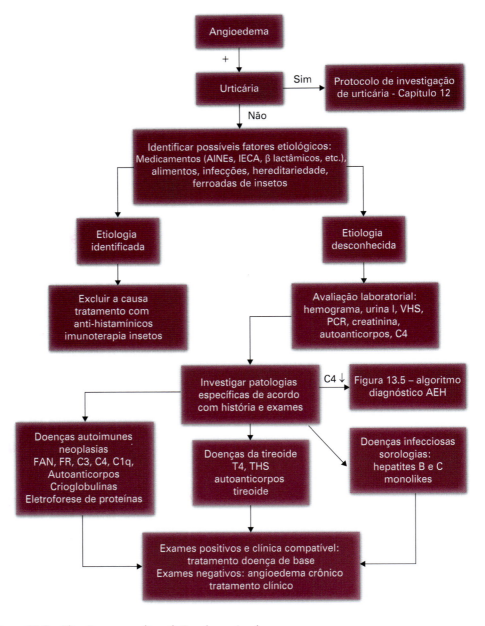

Figura 13.6 – Algoritmo para diagnóstico de angioedema.

As tireoideopatias podem estar associadas à urticária crônica. No hipotireoidismo pode haver um edema facial importante, acometendo sobretudo lábios e pálpebras, e no hipertireoidismo pode estar presente o mixedema pré-tibial, que envolve placas infiltradas na região pré-tibial.[5]

Exames laboratoriais gerais

O diagnóstico do angioedema baseia-se principalmente na anamnese; não se deve solicitar muitos exames laboratoriais sem uma boa história clínica numa primeira abordagem do paciente, apenas hemograma, urina I, RX de tórax, creatinina, C4 e autoanticorpos.

Exames laboratoriais específicos

Se os exames gerais iniciais não apresentarem alterações importantes, deve-se partir para exames mais específicos de acordo com a história e/ou suspeita clínica: sistema do complemento (C1INH quantitativo, funcional e C1q), IgE específica, tomografia do abdome, sorologias, eletroforese de proteínas e marcadores tumorais.

Tratamento

O ideal é que os pacientes sejam orientados a excluir os estímulos e/ou fatores desencadeantes do AE. Excluir os medicamentos suspeitos (AINEs, AAS, IECA, sitagliptina, anticoncepcionais etc.) e substituí-las por outras de classes diferentes. As doenças associadas devem ser tratadas de acordo a sua patologia, como, por exemplo, as infestações, infecções, as doenças inflamatórias ou autoimunes. Os AE agudos podem ser bem controlados com uso anti-histamínicos e corticosteroides sistêmicos de acordo com a intensidade do quadro clínico. Diante do curto período de tratamento, esses medicamentos apresentam poucos efeitos colaterais.

Nos AE crônicos, em geral não conseguimos encontrar a etiologia, sendo necessário o uso de sintomáticos por longos períodos. A primeira escolha no tratamento do AE crônico é, sem dúvida, o anti-histamínico. Os pacientes com intolerância a aspirina podem ser beneficiados com os antileucotrienos (Montelukaste) em associação com anti-histamínicos devido a sua atividade anti-inflamatória. Nos pacientes refratários e que não têm contraindicação, pode-se tentar o uso do ácido tranexâmico ou imunossupressores (Tabela 13.4).

Tratamento do angioedema hereditário

- **Orientações gerais:** educar o paciente sobre a sua doença, evitando os fatores que podem desencadear as crises de angioedema, como mudanças bruscas de temperatura, traumas, esportes de contato físico, estresse emocional etc. O tratamento do AEH deve focar a crise aguda, a profilaxia em curto e longo prazos e o seguimento ambulatorial.

  Não associar contraceptivos hormonais à base de estrógenos. Não utilizar os hipotensores inibidores da enzima conversora da angiotensina (IEACA) e a sitagliptina (antidiabético oral), pois podem agravar o AEH devido ao aumento da bradicinina.[14]

  A profilaxia também está indicada antes do uso de radiocontrastes estreptoquinase e plasminogênio (podem diminuir os níveis do inibidor de C1). O tipo de parto deve ser discutido com o obstetra, a cesárea produz menor trauma mecânico; deve-se utilizar o esquema de profilaxia de curta duração uma hora antes do parto. O paciente deve ter aconselhamento genético, pois há grande chance de os filhos nascerem com essa doença.[15]

Alergia & Imunologia Aplicação Clínica

Tabela 13.4 – Tratamento do angioedema.		
	Opções terapêuticas	**Exemplos**
1ª Opção	Anti-H1 de 2ª geração	• Loratadina • Cetirizina • Fexofenadina
2ª Opção	Associação de anti-H1 de classes diferentes: • Manhã: anti-H1 de 2ª geração • Noite: anti-H1 de 1ª geração	Loratadina/Fexofenadina/Cetirizina Hidroxizina/Dexclorfeniramina
3ª Opção	• Anti-H1 de 1ª + anti-H2 • Anti-H2 de 2ª + anti-H2	• Hidroxizine + Cimetidina • Loratadina + Cimetidina
4ª Opção	• Anti-H1 + • Antileucotrienos • Ácido Tranexâmico • Imunossupressores	• 2ª e/ou 1ª geração • Montelukaste • Transamin® • Ciclosporina A

- **Tratamento do AEH crise aguda:** suporte de emergência: intubação orotraqueal ou traqueostomia, acesso venoso, fluidos e medidas básicas de emergência, quando houver comprometimento de vias aéreas e hipotensão.

Tratamento de escolha é a reposição do próprio inibidor da C1q esterase (C1INH) o (Cynrise® – Shire ou Berinert® – Behring) quando disponível na dose de 20 U/Kg EV. Início de ação em 30 a 60 min, com remissão do edema dentro de duas a três horas, sendo completa após 24h. Nos casos mais graves, pode-se repetir a dose. A vida média é em torno de 64h, porém a proteína pode ser catabolizada mais rapidamente durante as crises e no pós-operatório, hoje disponível no Brasil.

A segunda opção é o bloqueador do receptor da bradicinina, o Icatibanto (Firazyr® – Shire) 30 mg/subcutâneo o mais precoce possível, após a instalação da crise de preferência, antes das primeiras horas da crise aguda.

A terceira opção, o ácido tranexâmico 10 mg/kg EV, se não houver contraindicação (coagulação intravascular e vasculopatia oclusiva aguda).

A quarta opção 2 U/dia por até dois dias de plasma fresco congelado, porém há risco de exacerbação paradoxal da crise de angioedema devido ao fato que o próprio plasma fornece mais componentes do complemento, o que pode intensificar o processo inflamatório, havendo o risco de reação transfusional e infecções; entretanto, isso não invalida o seu uso quando o C1INH não é disponível.

Devido ao fato de uma crise aguda de AEH poder simular um choque e/ou anafilaxia de outra etiologia, os seguintes medicamentos podem ser utilizados na rotina desse tratamento: adrenalina, anti-histamínicos e corticosteroides, quando o tratamento padrão da crise de AEH não for eficaz. O diagnóstico de AEH pode ser difícil na unidade de emergência porque o paciente com AEH pode também apresentar choque e/ou anafilaxia não dependente da falta do C1q esterase.[16]

Profilaxia de longa duração

No tratamento do AEH, os andrógenos utilizados são os atenuados, que no fígado estimulam a produção do C1INH através do gene responsável pela produção dessa enzima. Comercialmente no Brasil dispomos do Danazol (Ladogal®), na dose de 50 a 200 mg/dia ou Estanazolol, na dose de um a 4 mg/dia; esses andrógenos devem ser utilizados na menor dose necessária para remissão dos sintomas.[19] Os efeitos adversos mais frequentes são hipertensão arterial, amenorreia, virilização e colestase. A hepatite necrotizante é a complicação mais grave, porém rara. Esses pacientes devem ser seguidos ambulatorialmente e, a cada seis meses, deve-se monitorar sobretudo a função hepática e renal, função tireoideana, colesterol, triglicérides, amilase, e, anualmente, USG de abdome. Essas drogas não devem ser utilizadas em crianças e gestantes.

Outra opção terapêutica são os antifibrinolíticos que agem inibindo a plasmina, bloqueando a fibrinólise e a formação de fragmentos de C2b, evitando a ativação da cascata do complemento e, consequentemente, a liberação de mediadores inflamatórios. Pode-se utilizar o ácido epsilon aminocaproico (EACA®), na dose de 7 a 10 g/dia, ou o ácido tranexâmico (Transamin®), na dose de 1 a 2 g, divididos em 3 a 4 x/dia. Esses medicamentos são mais indicados nas crianças; eles reduzem a intensidades das crises sem alterar a sua frequência. Os efeitos adversos mais comuns são náuseas, vômitos, cefaleia, tontura e hipotensão postural. Os antifibrinolíticos são contraindicados em pacientes com hipersensibilidade ao medicamento, gravidez, doença renal e predisposição a trombose.[17]

Profilaxia de curta duração

A profilaxia de curta duração está indicada nos procedimentos de alto risco, como nas cirurgias faciais e procedimentos odontológicos. O estresse cirúrgico é um importante fator de risco para esses pacientes. Se possível, usar o concentrado purificado do C1INH na dose de 0,15 U/kg 0,35 U/kg uma hora antes do procedimento. O plasma fresco congelado é uma alternativa quando não houver o C1INH; ele é usado na dose de duas unidades de plasma uma hora antes do procedimento.

Outra opção são os andrógenos atenuados usados de três a cinco dias antes do procedimento em doses duas vezes maiores da dose de manutenção do paciente até a dose máxima do andrógeno[18-19] (Figura 13.7).

CONCLUSÃO E CONSIDERAÇÕES FINAIS

A urticária e o angioedema são enfermidades comuns, sendo facilmente reconhecidas pelos médicos e pacientes. No entanto, tornam-se patologias complexas quando consideramos as suas manifestações clínicas, causas, diagnósticos diferenciais e tratamento. O diagnóstico etiológico do angioedema torna-se, às vezes, um desafio para o clínico.

Em geral, o diagnóstico clínico do angioedema não apresenta dificuldade; o edema apresentado pelos pacientes, a relação causal, fatores desencadeantes e a evolução fugaz do quadro clínico orientam o diagnóstico. Entretanto, quando o AE dura mais de 72 horas, é doloroso e de difícil controle, deve-se pensar nos diagnósticos diferenciais ou associação a outras patologias, como AEH, AEA, doenças autoimunes, leucemias, linfomas etc.

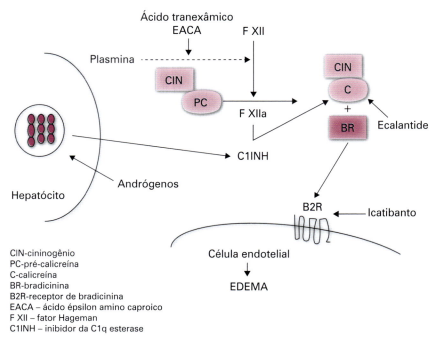

Figura 13.7 – Mecanismo de ação dos medicamentos para tratamento do AEH.[5]

O angiodema causado pelo IECA tem o seu diagnóstico na história clínica. Pode se manifestar após meses ou anos do uso da medicação e o tratamento se resume à suspensão da droga e à substituição por outra classe de anti-hipertensivos.

O angioedema isolado de início na infância ou adolescência, com antecedente pessoal, desencadeado por estresse físico e/ou emocional, traumas, mudanças bruscas de temperatura ou de causa desconhecida, associado ou não a procedimentos cirúrgicos ou odontológicos, leva a suspeita clínica de angiodema hereditário. Em muitos casos, o diagnóstico precoce é difícil e alguns pacientes podem evoluir com edema de glote e óbito.

O tratamento do angioedema pode ser dividido em medicamentoso e não medicamentoso, e visa melhorar a qualidade de vida do paciente. Devemos orientar o paciente quanto à identificação e à exclusão dos fatores precipitantes das crises, quando possível. Em pacientes ansiosos, que pioram as manifestações do AE em situações de estresse emocional, deve-se indicar a psicoterapia. O tratamento medicamentoso baseia-se no uso de anti-histamínicos como 1ª opção, medicamentos adjuvantes como antileucotrienos, ácido tranexâmico e imunossupressores, em casos graves e de difícil controle. Quando há o diagnóstico de doenças sistêmicas associadas à cura ou ao seu controle, pode haver indução ao controle dos sintomas do angioedema.[20]

REFERÊNCIAS BIBLIOGRÁFICAS

1. Motta AA, Tano LK. Urticária em Diagnóstico e Tratamento.1a edição. São Paulo. Editora Manole.2006.
2. Busse PJ, Buckland MS.Non-histaminergic angioedema:focus on bradykinin-mediated angioedema.Clin Exper Allergy 2012;43:385-394.

3. Jaiganesh T et al. Acute angioedema: recognition and management in the emergency department. European Journal of Emergency Medicine 2013;20:10-17.

4. Bouillet L, Boccon-Gibod I et al. Recurrent angioedema:diagnosis strategy and biological aspectes. Eur J Dermatol 2014; Apr 11.

5. Motta AA, Oliveira AKB. Urticária e Angioedema in: Clinica Médica, 1ª ed. Martins. Manole São Paulo; 7 : 57-69, 2009.

6. Abere W. Angioedema is not just 'deep urticaria' but an entity its own.Allergy 2014;69:549-552.

7. Naoko Inomata. Recent advances drug-induced angioedema. Allergology International. 2012; 61: 545-557.

8. Cicardi M, Aberer W et al. Classification, diagnosis and approach to treatment for approach to treatment for angioedema: consensus report from the Hereditary Angioedema International Working Group. Allergy 2014; 69: 602-616.

9. Baram M, Kommuri A, Sellers SA, Cohn JR. ACE Inibitor-Induced Angioedema. J Allergy Clin Immunol 2013;5: 442-445.

10. Beaudouin E, Defendi F et al. Iatrogenic angioedema associated with ACEi, sitagliptin and deficiency of 3 enzymes cataboling bradykinin. Eur Ann Allergy Clin Immunol 2014; 46: 119-122.

11. Zingale LC, Beltrami L et al.Angioedema without urticária: a large clinical survey.CMAJ 2006;175:1065-1070.

12. Giavina-Bianchi P, Motta AA et al. Brazilian guidelines for diagnosis and treatment of hereditary angioedema. Clinics 2011; 66:1627-1636.

13. Zuberbier T. A summary of the New International EAACI/GA (2)LEN/EDF/WAO Guidelines in urticária. WAO 2013; 5 : S1-5.

14. Dominas G, Yang WH, Santucci S, Harrison R, Karsh J. Improving patient outcomes in hereditary angioedema: reducing attack frequency usung routine prevention with C1 inibitor concentrate. BMJ 2014; May 21.

15. Gavigan G, Yang WH et al.The prophylactic use of C1 inibitor in hereditary angioedema patients undergoing invasive surgical procedures a retrospective study Allergy Asthma Clin Immunol 2014; 10(1):17.

16. Moell JJ, Bemstein JA et al. A consensus parameter for the evaluation and management of angioedema in the emergency department. Acad Emerg Med 2014; 21: 469-84.

17. Wintenberger C, Boccon-Gibod I et al.Tranexamic acid as maintenance treatment for non-histaminergic angioedema: analysis of efficacy and safety in 37 patients. Clin Exp Immunol 2014; May 14.

18. Tom Bowen, Marco Cicardi et al. International consensus algorithm for the diagnosis, therapy and management of hereditary angioedema. Asthma and Clinical Immunology 2010; 6: 1-13.

19. Bork K. Pasteurized and nanofiltered, plasma-derivaded C1 esterase inibitor concentrate for the treatment of hereditary angioedema. Immunotherapy 2014; March.

20. Alam R. Angioedema: what we know and what we need know. Immunol Allergy Clin North Am 2013; Nov 33(4).

CAPÍTULO 14

Dermatite de Contato

Antonio Abílio Motta ■ Octávio Grecco

INTRODUÇÃO

As dermatites de contato são reações cutâneas resultantes da exposição direta a algum agente externo ("molécula estranha") com a participação ou não de luz ultravioleta (fótons) na superfície da pele. Embora a dermatite de contato (DC) seja quase sempre associada à etiologia alérgica, cerca de 80% das dermatites de contato são provocadas por substâncias irritantes, levando a dermatites de contato não alérgicas ou irritativas. O processo inflamatório da dermatite de contato alérgica (DCA) é mediado por mecanismos imunológicos, podendo ser causada por substâncias inorgânicas ou orgânicas, enquanto a dermatite de contato por irritantes (DCI) é causada por dano tissular direto após contato com o agente agressor que inicia a reação inflamatória. A DCI pode ser desencadeada por um irritante primário absoluto, com pH muito baixo (ácido) ou pH muito alto (básico), que danifica a pele ao primeiro contato, ocasionando reações intensas com bolhas e ulcerações com aspecto de uma "queimadura" – os ácidos e aos álcalis são os principais exemplos. A DCI pode ser provocada por um irritante primário relativo que danifica a pele após contatos repetidos ou prolongados; os sabões, os detergentes, as fezes e a urina são os principais exemplos. Esses dois tipos de

Alergia & Imunologia Aplicação Clínica

dermatites são, sem dúvida, as causas mais frequentes de eczemas profissionais[1-2] (Tabela 14.1).

A dermatite de contato alérgica e a dermatite de contato irritativa podem ser diferenciadas quanto a causas, mecanismos fisiopatológicos, predisposição genética e testes cutâneos, e, quanto a apresentação clínica, tempo de aparecimento das lesões, resolução e demarcação anatômica da lesão[2] (Tabela 14.2).

Hoje, estima-se que temos no meio ambiente ao redor de seis milhões de produtos químicos; destes, cerca de três mil já foram citados na literatura médica como sensibilizantes de contato, e cerca de 30 ou 1% seriam responsáveis por 80% das DCA. Quando o agente causador da dermatite pode ser identificado e evitado, a cura da dermatite é evidente. Se o contato

persiste, a dermatite pode se tornar crônica e de difícil tratamento, podendo até impedir as atividades diárias do indivíduo.[3]

O teste de contato é o exame auxiliar mais importante; quando positivo, mostra apenas a que o paciente é sensibilizado, e sua interpretação depende da correlação entre aspecto clínico da lesão, a localização anatômica da dermatite, profissão, ocupação, *hobby* e as substâncias que ele entra em contato. Alguns pacientes com DC crônica (por mais de 12 meses), ou com episódios repetitivos de DC, nunca se recuperam da dermatite apropriadamente, apesar do afastamento do agente causal e do tratamento clínico. Portanto, é necessário tentar descobrir o mais cedo possível o/a agente/substância a que o paciente possa estar sensibilizado para que a sua dermatite de contato não se cronifi-

Tabela 14.1 – Diferenças entre as dermatites de contato alérgica e irritativa.[2]		
	Dermatite de contato alérgica	Dermatite de contato irritativa
Frequência Causas comuns	20% Cosméticos: fragrâncias e conservantes Sais metálicos: níquel, cromo, cobalto, mercúrio Germicidas (formolaldeído) Plantas Aditivos da borracha (tiurans) Resinas plásticas (epóxi, acrílico) Resina (colofônio) Látex Medicamentos tópicos	80% Água Sabões Detergentes Solventes Graxas Ácidos e álcalis Poeira Fibra de vidro
Concentração do agente Mecanismo	Menor Imunológico Tipo IVa (linfócito T) Lesão direta queratinócitos	Maior Não imunológico
Sensibilização Predisposição atópica Teste de sensibilidade	Necessária Dimunuída Teste de contato tardio	Desnecessária Aumentada Nenhum

Dermatite de Contato

Tabela 14.2 – Apresentação clínica e tratamento da dermatite de contato alérgica e irritativa.[2]		
	Dermatite de contato alérgica	**Dermatite de contato irritativa**
Tempo de aparecimento após contato	Algumas horas a 6 dias	Alguns minutos a 96 horas
Demarcação anatômica das lesões	Menos frequente	Mais frequente
Resolução clínica	+/- 3 semanas	+/- 96 horas
Tratamento	Afastamento da causa Corticosteroide tópico/sistêmico Anti-histamínico	Afastamento da causa Corticosteroide tópico/sistêmico Anti-histamínico

que. As DC são responsáveis por 10% das consultas atendidas em um consultório de dermatologistas e alergistas. Mais de 90% de todas as dermatoses ocupacionais são DC causadas pelo contato direto com produtos químicos no local de trabalho.[4]

A dermatite de contato é a terceira causa de consulta ao dermatologista e é responsável por cerca de 15 a 20% das doenças ocupacionais nos EUA.[5-6]

FISIOPATOLOGIA

Com apenas alguns milímetros de espessura, a pele é o maior órgão do corpo humano funcionando como barreira, porém, dependendo de vários fatores, pode ser vulnerável a alguns agentes, como infecções, alergias e traumas. A propriedade de barreira (defesa) da pele varia com a espessura, a permeabilidade, o local anatômico, o meio ambiente e a capacidade desta reagir imunologicamente.[7]

DERMATITE DE CONTATO POR IRRITANTES (DCI)

A DCI é causada por ação direta de substâncias químicas irritantes na epiderme, causando danos aos queratinócitos, levando ao aparecimento de bolhas e eventual necrose. Os queratinócitos lesados liberam

mediadores inflamatórios não específicos e fatores quimiotáticos. Esses mediadores (citocinas) causam dilatação dos vasos da derme (eritema), levando a extravasamento de plasma na derme (edema) e na epiderme (bolha) e infiltrados de várias células. A princípio, aparecem os linfócitos ao redor dos vasos dilatados do plexo vascular superficial; em seguida, há o aparecimento de neutrófilos chamados por seus fatores quimiotáteis; essas células são as predominantes nas DCI moderadas a graves. A epiderme apresenta edema intercelular (espongiose) e intracelular (*ballooning*), caracterizado por intensa palidez do citoplasma. A pele dos indivíduos atópicos é mais propensa a desenvolver a DCI, sobretudo naqueles com dermatite atópica.[8]

DERMATITE DE CONTATO ALÉRGICA (DCA)

A DCA é desencadeada por uma resposta imune específica contra determinantes antigênicos de substâncias químicas que entram em contato com a pele, desencadeando a reação Tipo IV de Gell & Coombs; hoje é classificada como reação Tipo IVa de Pichler.[22]

Normalmente apenas substâncias com baixo peso molecular (< 500 dáltons) são capazes de penetrar na pele intacta; por outro lado, a reação do Tipo IVa requer antígenos com mais de 5.000 dáltons. As substâncias com baixo peso molecular (haptenos) ligam-se a proteínas da própria pele, formando conjugados hapteno-proteína. O antígeno completo (hapteno-proteína) é processado e apresentado à célula apresentadora de antígenos da pele, células de Langerhans, que, em seguida leva, os antígenos específicos de superfície a se ligarem aos receptores específicos (MHC) de linfócitos T (LTh0), produzindo uma resposta imune.[8]

Quando ocorre a sensibilização (Via Aferente), o conjugado hapteno-proteína entra na epiderme, liga-se a célula de Langerhans, ativa os queratinócitos e células da derme a liberarem várias citocinas com propriedades inflamatórias, como a IL1,IL-6,IL-8, TNF-α e o GM-CSF. A célula de Langerhans, ligada ao conjugado através do complexo MHC, vai para o gânglio regional periférico (linfonodo).[8]

No linfonodo, o LTh0 é sensibilizado originando clones de LTh1 específicos; esta é a fase de sensibilização (Via Aferente) que ocorre ao redor de duas a três semanas. Após essa fase, se o indivíduo entrar em contato novamente com a mesma substância a que foi sensibilizado anteriormente, os seus LTh1 sensibilizados já possuem receptores específicos que serão guiados pelas adresinas das células endoteliais; em seguida, reconhecerão o antígeno ligado a célula de Langerhans e passarão a secretar várias citocinas, como IFN-γ, TNF-β, GM-CSF e IL-2, resultando em um processo inflamatório com edema intercelular (espongiose); esta é a fase de eczematização (Via Eferente), que dura entre 12 e 36 horas[7-8] (Figura 14.1).

Histologicamente, as lesões iniciais da DCA são caracterizadas por infiltrados de linfócitos ao redor de vênulas dilatadas do plexo venoso superficial. Alguns desses linfócitos migram através da derme papilar até a epiderme, induzindo um edema intercelular (espongiose), caracterizado pelo alargamento dos espaços e alongamento das pontes intercelulares entre os queratinócitos. Se esse processo desenvolve-

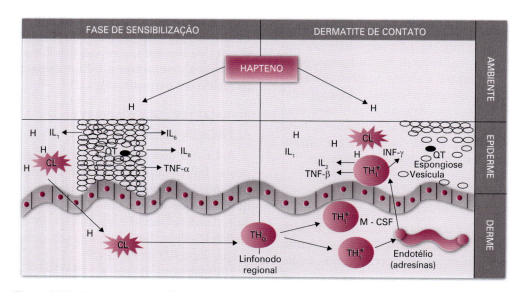

Figura 14.1 – Resposta imunológica na dermatite de contato alérgica.

-se rapidamente, a espongiose evolui para microvesículas. Desenvolvendo-se mais lentamente, a espongiose evolui para uma hiperplasia epidermal. As células do estrato córneo retêm o núcleo (paraqueratose) e ocorre a formação de descamação da epiderme com secreção de líquido seroso.

O infiltrado de linfócitos na derme torna-se mais intenso e, ocasionalmente, podem aparecer alguns eosinófilos. Qualquer fase da histologia da DCA é virtualmente indistinguível do eczema numular, do eczema desidrótico e da DCI na forma moderada.[8]

FOTODERMATITES DE CONTATO

As fotodermatites são muito semelhantes às dermatites de contato, sendo os mecanismos fisiopatológicos parecidos aos da DCI e da DCA, porém requerem a ação de radiação ultravioleta (fótons) para a absorção do antígeno através da pele. Histologicamente, as fotodermatites são indistinguíveis da DCI e da DCA.

As dermatites podem ser fototóxicas (fotoirritantes), como, por exemplo, as provocadas pelos Oxicans, certas plantas; ou as fotoalérgicas, como as provocadas pela Prometazina ou pelas Sulfas.[9]

HISTÓRIA NATURAL DA DC

As reações alérgicas cutâneas mais comuns diante de uma substância exógena são as dermatites eczematosas e, com menos frequência, as urticárias de contato; ambas podem ser localizadas ou generalizadas.

As dermatites não alérgicas, provocadas por substâncias irritantes, podem apresentar-se como dermatites acneiformes, hiper ou hipopigmentadas e, mais raramente, como púrpuras ou lesões atróficas.[10]

Na história das DC, vários fatores devem ser considerados, como:

a) Estímulo (quantidade e concentração da substância suspeita).
b) Higidez da pele em contato com a substância.
c) Duração do contato com a pele.
d) Latência (tempo de contato da substância e o aparecimento da lesão).
e) Evolução e resolução da dermatite.

1. **DCA:** pode apresentar-se na fase aguda com muito prurido, vesículas e bolhas. Na fase subaguda, o prurido e o eritema são de menor intensidade e, em geral, não há vesículas. Na forma crônica, o prurido é mínimo com ruptura de vesículas, descamação com alguns sinais de pós-inflamação, como hiper ou hipopigmentação e/ou liquinificação.

a) **Estímulo:** o antígeno, em geral, é um hapteno e, quando solúvel, é melhor absorvido pelo espaço intercelular, entrando, a seguir, em contato com os queratinócitos; dependendo da sua concentração, uma substância pode funcionar como um hapteno, em baixas concentrações pode levar a uma DCA, ou, em altas concentrações, funcionar como um irritante primário, levando a uma DCI. As células de Langerhans reconhecem o antígeno somente no estado haptênico.

b) **Estado da pele:** a espessura da pele está diretamente relacionada com o desenvolvimento da DCA. Locais da pele pouco espessos, como pálpebras, orelhas e genitais são mais susceptíveis a DCA, enquanto as palmas das mãos e solas dos pés são mais resistentes às DCA e mais susceptíveis à DCI. Devido à imaturidade imunológica, a DCA é menos frequente em crianças e nos idosos por deficiência imunológica natural. Ambientes muito quentes e úmidos facilitam a penetração do antígeno na pele; indivíduos que trabalham em contato direto com água e em locais úmidos podem facilitar a penetração de antígenos ou de substâncias irritantes. Pacientes com xerose e ou dermatite atópica têm maior vulnerabilidade devido à quebra da barreira cutânea.

c) **Duração do contato:** quando a exposição a uma substância é esporádica e retirada do local do contato com a pele em menos de 10 minutos através de lavagem com água abundante, pode haver diminuição da resposta imunológica; após 30 minutos do contato, a lavagem é inútil e a resposta imunológica ocorrerá. Quando o tempo de exposição é prolongado, por exemplo, contatos com bijuterias podem ter a DCA subaguda ou crônica. A antigenicidade de um hapteno pode ser aumentada, apesar do contato breve nos pacientes com anormalidades na barreira cutânea devido à sudorese (DCA aumenta no verão) ou pele xerótica.

d) **Latência:** é o período de tempo decorrido entre o contato com o alérgeno e o aparecimento da DCA. Fisiopatologicamente, é o tempo que a célula de Langerhans leva para transportar o conjugado hapteno-proteína da epiderme ao gânglio regional, onde os LTh0 são ativados a produzirem classes de células T (LTh1) sensibilizadas ao hapteno, que posteriormente migram para a área de contato com o antígeno na pele. As células de Langerhans acopladas ao hapteno ficam por vários dias nos gânglios regionais, desaparecendo gradualmente. A fase de sensibilização (Via Aferente) dura ao redor de duas a três semanas e, uma vez sensibilizado o segundo contato com o mesmo antígeno, levará à dermatite de contato alérgica (Via Eferente) ao redor de 24 a 48 horas (Figura 14.1).

e) **Evolução e resolução:** a liberação de mediadores inflamatórios pelas células T sensibilizadas (LTh1) produz clinicamente o eczema. Quando o contato com o antígeno é esporádico como, por exemplo, com a aroeira, o eczema resultante é agudo e sua resolução varia de 7 a 21 dias, raramente persistindo por mais de 40 dias. Tanto fatores ambientais como genéticos influenciam o curso da dermatite.

A resposta imunológica ao contato com um antígeno leva à eliminação deste e ao mesmo tempo mantém a integridade cutânea do indivíduo. Apesar da identificação e da remoção do antígeno, o quadro clínico pode, às vezes, permanecer por algumas semanas. Resoluções espontâneas podem ocorrer quando o antígeno é removido e os mediadores das células T são eliminados, por exemplo, com o uso de corticoides tópicos ou sistêmicos. Dosagens e administração insuficiente de corticoides em tempo menor que a história natural da DCA (14 a 21 dias) pode resultar em resposta clínica inadequada.[8-10-11]

2. **DCI:** a dermatite de contato por irritantes primários pode apresentar-se como um amplo espectro clínico: aguda, aguda tardia, irritante, acumulativa, eczemátide, traumática, pustular, acneiforme, não eritematosa e subjetiva.

A DCI é provocada por uma exposição direta de uma substância "irritante" na superfície da pele. A hipótese para se explicar a fisiopatologia da DCI é que o dano celular seria resultante da liberação não específica de mediadores de LT ativados. A resposta cutânea que se segue é, às vezes, indistinguível da DCA. No início, a DCI é bastante pruriginosa, com eritema e edema local com nítida demarcação da dermatite, às vezes dolorosa, podendo apresentar bolhas e quando muito intensa até necrose.

a) **Estímulo:** a substância irritante entra em contato direto com os queratinócitos da epiderme, resultando em uma resposta inflamatória que depende do pH; se este for muito alto ou muito baixo, pode levar à morte celular. Alguns alérgenos proteicos podem se tornar irritantes em concentrações elevadas.

b) **Estado da pele:** indivíduos em condições de trabalho úmido (p. ex., lavadores de pratos) apresentam um estado de hiper-hidratação cutânea que facilita a penetração do agente e que às vezes em ambiente seco não causariam uma DCI. Enquanto o afastamento da condição de trabalho úmido pode curar a dermatite, uma exposição prolongada e contínua (p. ex., detergentes, sabões) pode levar a uma DCI. Indivíduos atópicos apresentam maior prevalência de DCI que os não atópicos devido à diminuição dos ácidos graxos essenciais da barreira cutânea.

c) **Duração do contato:** o dano causado por um agente nocivo à pele depende de seu grau de irritabilidade. Quanto menor ou maior o pH que o neutro da substância, menor o tempo necessário para provocar dano celular. A DCI traumática pode ser provocada por um trauma agudo

(como queimadura química). A DCI cumulativa é consequência de exposição prolongada e contínua da pele a um agente (p. ex., detergentes) e quando o tempo de repouso da pele é muito curto não há tempo para que esta recupere suas barreiras de proteção naturais, e a DCI torna-se crônica.

d) **Latência:** é o tempo entre a exposição e a erupção da dermatite; em geral é curto de minutos a horas, com exceção da DCI acumulativa. Não há o período de sensibilização de LT como na DCA. Lavagem imediata ou neutralização do agente agressor pode minimizar a gravidade da lesão.

e) **Evolução e resolução**: é menos previsível que a história natural da DCA. O dano tissular pode ser visível em minutos (p. ex., queimadura por uma substância cáustica ou ácida) ou demorar meses, como no caso da exposição prolongada e contínua (como detergentes). A apresentação clínica é mais restrita à área de contato com o agente causador, não se estendendo muito além da área de contato, apresentando uma demarcação mais nítida do que na DCA. Sequelas tipo hiper ou hipopigmentação é mais frequente do que na DCA.[12]

DIAGNÓSTICO

Os diagnósticos em alergia-dermatologia são fundamentados na anamnese e na aparência clínica das lesões. A princípio, qualquer dermatite eczematosa deve ser suspeita de uma DC. A distribuição das lesões deve ser compatível com o contactante. Não há dúvida que as áreas expostas são mais propensas à DC. As mãos e a face são as áreas mais afetadas. Lesões eczematosas persistentes e em áreas cobertas são causadas, em geral, por drogas ou cosméticos.

HISTÓRIA CLÍNICA

A princípio, é necessário procurar uma exposição causal de agentes suspeitos no trabalho ou em casa. O paciente dever ser indagado sobre a sua profissão, ocupação e *hobby*. A história deve ser relacionada com a exposição cutânea e a dermatite. A DCI pode ser aguda pelo uso ocasional de uma substância ácida (como ácido sulfúrico) ou um álcali (p. ex., soda cáustica), ou se instalar de modo lento pelo uso constante após semanas ou meses aos agentes causadores, como, por exemplo, sabões e detergentes orgânicos. O aparecimento precoce de bolhas, úlceras e necrose indica uma DCI.

A melhora da dermatite nos fins de semana e nas férias fala a favor de uma DC profissional.

A DCA requer sensibilização prévia (Via Aferente) e uma vez sensibilizada (Via Eferente); o paciente pode fazer uma DCA em 24 a 48 horas após contato com o agente sensibilizante.[12]

Nos atópicos, estudos clínicos têm demonstrado resultados conflitantes de DCA; alguns trabalhos mostram incidências iguais, maiores ou menores do que na população não atópica. A aplicação por longo período de medicamentos tópicos (corticoides) leva a um "afinamento" na espessura da pele, o que facilitaria a sensibilização. Deve-se suspeitar de uma DCA quando o paciente piorar das lesões após o uso de drogas tópicas. A DCI é a dermatite ocupacional mais comum e mais encontrada em indivíduos atópicos, provavelmente devido ao fato que estes têm uma deficiência de ácidos graxos essenciais que protegem a pele de agentes agressivos do meio ambiente. Pacientes atópicos com eczemas persistentes, sobretudo no couro cabeludo, face, pescoço e antebraços (áreas expostas), podem ter uma dermatite de contato por ácaros.[13-14]

- **Dermatite de contato regional:** a seguir, relacionamos as regiões anatômicas mais acometidas (Tabela 14.3):

  - **Pálpebras:** a DCA é a dermatite mais comum, quase sempre causada por cosméticos aplicados nos cabelos,

Tabela 14.3 – Regiões anatômicas e possíveis causas de dermatite de contato alérgica.[2]	
Localização	**Causa possível**
Couro cabeludo	Tintura de cabelo, "permanente", xampus
Face	Cosméticos (para mãos e face)
Pálpebras	Esmalte de unha, rímel, "sombra"
Orelhas	Brincos, perfumes, fármacos
Lábios	Batom, pasta de dentes, frutas
Pescoço	Colares, perfumes, cosméticos, bronzeadores
Tronco	Metais, elásticos, roupas íntimas
Axilas	Desodorantes, tecidos (corantes, produtos químicos)
Genital	Fármacos, cosméticos, preservativos (látex)
Mãos	Ocupacional, sabões, detergentes, luvas, plantas, cosméticos
Pés	Calçados, meias

face, pálpebras e unhas, sendo o esmalte de unhas a causa mais frequente. Em torno de 25% dos pacientes com dermatite atópica apresentam dermatites crônicas nas pálpebras. Alguns alergistas-dermatologistas dizem que as pálpebras são as "antenas" das dermatites de contato.[15]

- **Mãos:** eczemas das mãos devem ser considerados como sintomas e não como diagnóstico. É importante considerar os diagnósticos diferenciais mais comuns, como desidrose, psoríase e dermatite atópica. Uma DCI ou DCA pode complicar uma dermatite já estabelecida anteriormente. A prevalência de DCA em pacientes com dermatites crônicas de mãos está entre 17 e 30%, sendo mais frequente no dorso das mãos, e na DCI as lesões são mais comuns nas regiões das palmas e na mão que o indivíduo mais usa (destro ou canhoto). Todos pacientes com dermatites crônicas de mãos devem se submeter aos testes de contato. Cosméticos aplicados nas mãos podem ser levados à face, causando dermatite (mãos → face).
- **Face:** é o local mais frequente da fotodermatite. O *status cosmeticus* é uma condição observada às vezes em pacientes que usaram cosméticos "livres de alérgenos" ou sabonetes que referem prurido, queimação ou "pinicação" após a aplicação, sendo, na maioria das vezes, de causas irritantes e não alérgicas.[15]
- **Couro cabeludo:** o couro cabeludo é particularmente resistente a contactantes. Alérgenos aplicados no couro cabeludo ou nos cabelos quase sempre produzem reações nas pálpebras, orelhas, face, pesco-

ço ou mãos, e, na maioria das vezes, o couro cabeludo é preservado devido à proteção natural de ácido graxo (gorduras). A dermatite de contato em couro cabeludo aparece nas dermatites de contato graves onde a face já foi afetada.

- **Tronco:** bijuterias, colares e elásticos (borracha) de acessórios de vestimentas são causas comuns de DCA.
- **Axilas:** dermatites localizadas na concavidade da axila podem ter como causa desodorantes, e, na lateral da axila, pode ser algum produto químico adicionado nas roupas (amaciantes, sabões etc.) ou nos tecidos (formol, corantes etc.).
- **Pernas:** a dermatite crônica, pelo êxtase vascular, quase sempre é complicada por uma DCA, em 60% dos casos temos testes de contato positivos a pelo menos uma substância, sendo os mais comuns o Iodo, a Prometazina, a Neomicina e a Nitrofurazona. A incidência de dermatites em regiões com êxtase venoso (dermatite ocre) é de três a 10 vezes maior que nas sem êxtase venoso.
- **Vulva:** vulvites e dermatites podem ser provocadas por drogas tópicas, cosméticos, géis anticoncepcionais ou preservativos (látex).
- **Região perianal:** prurido anal e proctite podem ser provocados por drogas tópicas, papel higiênico (perfumes, corantes). A ingestão de temperos, antibióticos e laxantes pode causar prurido anal.[16-17]

EXAME FÍSICO

A dermatite de contato é caracterizada clinicamente por lesões eritemato-pápulo-vesiculosas, sendo a vesícula o sinal dermatológico principal que a distingue no exame clínico. Dependendo da fase e do tipo da lesão, pode-se encontrar eritema, edema, vesícula, descamação, exudação, crostas, ulceração, bolhas, necrose, liquinificação, hiper ou hipopigmentação residual. As DC costumam aparecer nas áreas de pele mais delgadas, como pálpebras, face, orelhas, pescoço, dorso das mãos e pés e região inguinal. As lesões são mais frequentes nas áreas descobertas, porém pode evoluir e aparecerem em áreas cobertas. Lesões hiperpigmentadas e expostas ao sol podem estar relacionadas com plantas como fator etiológico, como, por exemplo, frutas cítricas, limão etc. Nas mulheres, dermatites em face, em 70% das vezes o fator etiológico são os cosméticos (Figura 14.2). Em 50% das vezes, a causa das dermatites em membros superiores nos homens é ocupacional. Quanto à localização das lesões e sua possível causa, veja a Tabela 14.3.[1-8]

DIAGNÓSTICO DIFERENCIAL

Algumas vezes, a DCA e a DCI são de difícil distinção tanto clínica como histologica, podendo, às vezes, ser diagnosticada por meio dos testes de contato. As dermatites de contato devem ser diferenciadas, sobretudo com outros tipos de lesões dermatológicas, como os eczemas não alérgicos, a dermatite atópica, as infecções, as fotodermatites e algumas lesões não eczematosas[10-18] (Tabela 14.4).

EXAMES DE LABORATÓRIO

a) **Biópsia de pele:** é um exame que não ajuda muito no diagnóstico das DC, pois, em geral, não consegue distinguir as várias formas de eczemas e, às vezes, nem mesmo diferenciar uma DCA de uma DCI, indicada apenas para diagnóstico diferencial.[19]

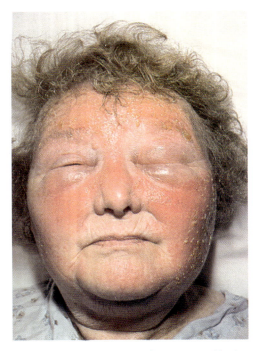

Figura 14.2 – Dermatite de contato alérgica aguda por cosmético.

Tabela 14.4 – Diagnósticos diferenciais das dermatites de contato.[2]

Eczemas	Dermatite atópica
	Dermatite seborreica
	Pitiríase rósea
	Eczema numular
	Disidrose
	Erupção eczematosa por medicamentos
Infecções	Herpes
	Tíneas
	Celulites
	Impetigo
Fotodermatites	Lúpus eritematoso
	Erupção polimorfa à luz
Dermatites não eczematosas	Psoríase
	Líquen plano

b) **Testes de contato:** é, sem dúvida, o exame padrão-ouro (*gold-standart*) dos exames para auxiliar no diagnóstico das DC. No início da investigação, deve-se aplicar o Teste de Contato Padrão (TCP *Standard*), em que são testadas as substâncias sensibilizantes mais comuns a que aquela população estudada estaria mais sensibilizada. Se o TCP for negativo, deve-se continuar a investigação com outros tipos de baterias de teste de contato, levando em conta a localização anatômica das lesões, tipo de profissão, *hobby* etc. O TC deve ser interpretado cuidadosamente, devendo ter correlação clara com a história e o exame físico. Um TC positivo significa que o indivíduo está sensibilizado àquela substância e, não necessariamente, que esta seja a causa da sua dermatite (Figura 14.3). Às vezes, ocorre no teste de contato positividade a alguma substância não referida pelo paciente ou não relacionada diretamente com sua profissão ou *hobby*; é necessário, então, verificar se essa substância não dá reação cruzada com alguma outra, como parafenilenodiamina e benzocaína, etilenodiamina e tiurans etc.[20-21]

c) **Fototeste de contato:** também denominado teste de contato com radiação ultravioleta. A técnica desse teste é a mesma do teste de contato "clássico", a diferença é que na primeira leitura, após a retirada da fita de contensão, o local é exposto a uma lâmpada especial tipo Kromayer com um filtro que absorva radiações UV abaixo de 3.200 A a uma distância de 50 cm por 16 minutos. Como controle, utiliza-se a mesma substância em outro local do corpo, porém sem expor esse local à radiação UV.[22]

Interpretação dos testes de contato

A correta interpretação dos TC e a seleção dos antígenos requerem experiência prévia. O teste de contato positivo significa apenas que o paciente está sensibilizado àquela substância e não necessariamente que ela é a causa da dermatite de contato atual. O teste de contato deve ser associado, necessariamente, à história clínica, ao local anatômico da dermatite e à profissão/*hobby* do paciente. Não devemos esquecer-nos das reações cruzadas entre as várias substâncias químicas entre si.[23]

TRATAMENTO

O tratamento ideal da DC requer a identificação e a eliminação do agente causador do meio ambiente em que vive o paciente. Algumas vezes, isso pode ser conseguido facilmente; p. ex., um antibiótico como a neomicina, às vezes torna-se virtualmente impossível como a formolaldeído (formol), conhecido como um potente e sensibilizante universal encontrado em quase todo tipo de in-

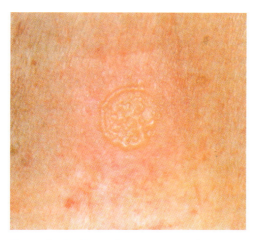

Figura 14.3 – Teste de contato positivo.

dústrias: têxtil, colas, papéis, cosméticos, desinfetantes, limpadores, polidores, farmacêutica, alimentícia, borracha, tintas e cigarros. Uma visita ao local de trabalho torna-se, às vezes, necessária nos casos de dermatites ocupacionais. Uma vez identificada a causa, o paciente deve ser instruído cuidadosamente acerca da substância a que ele foi sensibilizado, fornecendo uma lista na qual ela pode ser encontrada e, se possível, o seu substituto. A prevenção é a melhor maneira de evitarmos o aumento da prevalência e da incidência das DCI e DCA. A prevenção nos locais de trabalho requer o uso de equipamentos de proteção individual e que produtos irritantes sejam retirados e os potencialmente sensibilizantes substituídos, quando possível. Indivíduos atópicos devem evitar trabalho em que possam se sensibilizar facilmente. A proteção da pele a produtos químicos que causam DCA é difícil. Têm-se tentado vários tipos de barreiras, como luvas, cremes e/ou pomadas protetoras com resultados em geral pouco eficazes. A hipossensibilização na DC não está indicada; na literatura, vários trabalhos têm demonstrado falhas nesse tipo de tratamento. O tratamento na fase aguda baseia-se no uso de compressas frias, corticoides tópicos ou orais PUVA e imunossupressores.[24]

Corticoides

A droga de escolha no tratamento da DC é o corticosteroide tópico ou sistêmico por curto período de tempo, se a área afetada for grande. Deve-se escolher o tipo (potência) e o veículo do corticoide tópico. Nas áreas de pele fina (face, genitais), não é necessário usar corticoides fluorados de média e alta potência, devido à maior sensibilidade dessas áreas aos efeitos secundários dos corticoides

tópicos, como atrofia, hipopigmentação, estrias, acne e teleangectasias; nessas áreas, indicamos o uso de corticoides não fluorados, como a hidrocortisona (baixa potência); nas demais áreas, o corticoide fluorado de média potência resolve a maioria dos casos. Corticoides tópicos podem ser utilizados na forma de oclusão com filme plástico de PVC, que aumenta a sua penetração, diminuindo o tempo de resolução da dermatite. Nos locais de pele seca, utiliza-se pomadas, e nos úmidos, cremes. Os corticoides orais são usados nos casos agudos e extensos, quando o comprometimento da área corpórea for maior que 20%; por curtos períodos de tempo, por exemplo, a prednisona na dose de 0,5 a 1 mg/kg/peso, dependendo da gravidade; por 14 a 21 dias, que é o tempo médio da resolução clínica da DCA aguda, a dose inicial pode ser reduzida de 50% por semana. Nunca utilizar corticoides sistêmicos no controle dos casos de DC crônicos.[25-27]

Inibidores da calcioneurina

Os inibidores da calcioneurina podem ser usados como substitutos dos corticosteroides; no Brasil dispomos do Tracolimus (Protopic®) e do Pimecrolimus (Elidel®), sua indicação principal são os eczemas em áreas de pele fina (face) em que o corticosteroide é contraindicado; como efeito colateral, os pacientes referem leve ardor local nos primeiros dias de uso, que desaparece gradualmente. Os inibidores da calcioneurina não devem ser usados concomitantemente com tratamento de fototerapia; seu uso deve ser interrompido dias antes.[28-31]

Anti-histamínicos

Os anti-histamínicos (anti-H1) são de utilidade no tratamento das DCA, sobretudo na forma aguda, em que pode ocorrer prurido intenso.[1] Os anti-histamínicos de 2ª geração podem suprimir o efeito rebote após o tratamento com corticoide tópico. A cetirizina pode modular a expressão de moléculas de adesão como a ICAM-1 e interleucinas: INF-γ e IL-1 fundamentais na fisiopatologia da dermatite de contato alérgica.[32]

Puva

A fototerapia associada à ingestão de psoralenos pode ser usada em alguns casos resistentes à terapêutica clássica; sua restrição decorre que é feita somente em centros especializados, não tem os efeitos indesejáveis dos corticoides orais ou dos imunosupressores. A inconveniência é de que necessita de duas ou três aplicações por semana, às vezes por períodos prolongados, podendo ocorrer fototoxicidade (queimaduras) e, quando usada por longos períodos (meses ou anos), pode levar a danos na pele, como despigmentação, rugas, manchas, catarata e, mais raramente, câncer de pele (queratoacantomas ou carcinomas de células escamosas).

A fototerapia não deve ser usada concomitantemente com os inibidores tópicos da calcioneurina.[33]

CONCLUSÕES

O clínico e o alergista que se deparam com uma dermatite eczematosa devem observar os diagnósticos diferenciais e as diferentes formas de apresentação de uma dermatite de contato. Se houver suspeita de um contactante, deve-se logo procurar a causa, sobretudo se a dermatite persistir, apesar do tratamento clínico. O valor da biópsia é limitado e apenas pode confirmar um quadro de eczema ou outro diagnóstico diferencial. O teste de contato é ainda o principal exame auxi-

liar na elucidação etiológica da dermatite de contato alérgica, porém a sua indicação e a sua interpretação nem sempre são fáceis.

REFERÊNCIAS BIBLIOGRÁFICAS

1. Motta AA, Pomiecinski F. Dermatite de Contato. In: Lopes AC. Diagnóstico e Tratamento. 1a. ed. São Paulo: Manole; 2006: 294-300.
2. Motta AA, Aun MV, Kali J, Giavina-Bianchi P. Dermatite de Contato. Rev. Bras. Alerg.Imunopatol 2011; 34: 73-82.
3. Gober MD, Gaspari AA. Allergic contact dermatitis. Curr Dir Autoimmun 2008;10: 1-26.
4. Tan CH, Rasool S, Johnston GA. Contact dermatitis: allergic and irritant. Clin Dermatol 2014;32:11-124.
5. Cashman MW, Reutemann PA, Ehrlich A. Contact dermatitis in the United States: epidemiology, economic impact and workplace prevention. Clin Exper Allergy 2012; 42: 180-185.
6. NIOSH (The National Institute for Occupacional Safety and Health. www2a.ede.gov/nora/NaddinfoAllergy.html.)
7. Grabbe S, Schwarz T. Immunoregulatory mechanisms involved in elicitation of allergic contact dermatitis, Immunology Today 1998;19: 37-44.
8. Peiser M, Tralau T et al. Allergic contact dermatitis: epidemiology, molecular mechanisms, in vitro and regulatory aspects. Current knowledge assembled at an international workshop at BfR, Germany. Dermatol Clin 2012; 30: 87-98.
9. Roelandts R.The Diagnosis of Photosensetivity, Arch Dermatol 2000; 136: 1152-1157.
10. Agner T, Johansen JD, et al. Combined effects of irritants and allergens. Contac Dermatitis 2002; 47: 21-28.
11. Brasch J et al, Contact Dermatitis. JDDG 2007;10: 943-951.
12. Beltrani V.S. et al. Contact Dermatitis: a pratice parameter. Annals of Allergy, Asthma and Immunol 2006; 97: S1-S30.
13. Motta AA. Sensibilização a alérgenos ambientais em pacientes com dermatite atópica (Tese de Doutorado). São Paulo (São Paulo): Faculdade de Medicina da Universidade de São Paulo; 2001.

14. Makela L,Lammintausta K, Kalino K. Contact sensitivity and atopic dermatitis: association with prognosis, a follow-up study in 801 atopic patients. Contact Dermatistis 2007; 56: 76-80.

15. Laguna C et al. Dermatitis alérgica de contacto por cosméticos. Actas Dermosifil 2009;100: 53-60.

16. Fisher A.A Contact Dermatitis. 4th ed. Baltimore.MD: Willians & Wilkins 1995.

17. Watkins S, Zippin J. Allergic contact dermatitis and cosmetics. Cutis 2012; 4: 201-214.

18. Foy V. et al. Ethic variation in the skin irritation response. Contact Dermatitis 2001; 45: 346-349.

19. Freeberg I M, Fitzpatrick's Dermatology in General Medicine v I, 6th ed, New York:; Mc Graw-Hill, 2003.

20. Farrel AL., Warshaw EM., Zhao Y, Nelson D. Prevalence and methodology of patch testing by allergists in the United States: results of a cross-secional survey. Am J Contact Dermat 2003; 13: 157-163.

21. Fortacioer L., Charlesworth EM, Mak WY, Bahna SL.American College of Allergy, Asthma & Immunology. Patch Testing and Allergic Dermatologic Disease Survey: use of patch testing and effect of educatioin on confidence, attitude and usage. Am J Contact Dermat 2003; 13:164-169.

22. Pichler WJ et al.Delayed drug hypersentivity of T-cell stimulation.Br J Clin Pharmacol 2011; 71: 701-707.

23. Gonzalez-Perez R, Sanches-Martinez L et al. Patch testing in patients with perennial eczema. Actas Dermosifiliogr 2014; 14.

24. Bourk J, Coulson I, English J. Guidelines for care of contact dermatitis.British Journal of Dermatol 2001;145: 877-885.

25. Tamura T, Matsubara M, Hasegawa K, Karasawa A. Olopatine hydrochloride supress the rebound phenomenon after discontinuation of treatment with a topical steroid in mice with chronic contact dermatitis. Clin Exp Allergy 2005; 35: 97-103.

26. Veien NK, Otholm P, Thestrup-Pedersen K, Schou G. Long term intermitent treatment of chronic hand eczema with mometasone furoate.

27. Brazzini B, Pimpinelli N. New and established topical Br J Dermatol 1999; 140: 882-886.corcosteroids in dermatology: clinical pharmacology and therapeutic use. Am J Clin Dermatol 2002; 3:47-58.

28. Laurema AI, Maibach HI.Topical FK 506 clinical potencial or laboratory curiosity ? Dermatology 1994; 188: 173-176.

29. Belsito D, Wilson D, Warshaw E, et al. A prospective clinical trial of 0,1 % tracolimus oitment in a model of cronic allergic contact dermatitis. J Am Acad Dermatol 2006; 55: 40-6.

30. Gupta AK, Chow M. Pimecrolimus a review. J Eur Acad Dermatol Venereol 2003; 17: 493-503.

31. Nasr JS. Topical tracolimus in dermatology. Clin.Exper.Dermatol 2000; 25:250-254.

32. Boone M, Lespagnard L, Renard N, Song M, Rihoux JP. Adhesion molecule prolifes in atopic dermatitis vs. allergic contact dermatitis: pharmacological modulation by cetirizina. J Eur Acad Dermatol Venereol 2000;14: 263-266.

33. Rombold S et al. Efficacy of UVA phototerapy in 230 patients with various skin diseases. Photodermatol Photoimmunol Photomed 2008; 24: 19-23.

CAPÍTULO 15

Dermatite Atópica

Ariana Campos Yang ■ Paula Rezende Meireles Dias

INTRODUÇÃO

A dermatite atópica (DA) também conhecida como eczema atópico ou eczema infantil é uma doença inflamatória crônica da pele, bastante prevalente, que acomete indivíduos de todas as idades, porém é mais frequente na infância (90% dos casos tem início antes dos 5 anos de idade). Trata-se de uma condição potencialmente debilitante que pode comprometer a qualidade de vida dos seus portadores e de seus familiares. Seu curso é crônico e recidivante, com períodos de exacerbação e remissão. Caracteriza-se pelo intenso prurido, pele seca, lesões eczematosas, escoriações e liquenificações tipicamente distribuídas, conforme a faixa etária. Acompanha o quadro maior susceptibilidade a infecções cutâneas.

Os sintomas de DA desaparecem em cerca de 50% dos casos durante a adolescência, com a possibilidade de recidiva mais tardiamente, ou persistem, por vezes, durante a vida adulta. Na maioria das vezes, trata-se da primeira manifestação de atopia (produção contínua e exuberante de anticorpos da classe IgE para antígenos inócuos do meio ambiente) e com frequência precede ou está associada a outras doenças atópicas, como asma e rinoconjuntivite alérgicas, em um processo conhecido como marcha atópica.

Sua prevalência vem aumentando nas últimas décadas, sobretudo nas grandes cidades de países industrializados, presumivelmente devido a fatores ambientais, chegando a acometer 10-20% das crianças em idade escolar. Há maior prevalência no sexo masculino durante a infância, que se inverte na idade adulta. Famílias com nível socioeconômico mais elevado também apresentam maior incidência. Não está estabelecido se há diferenças étnicas.

CLASSIFICAÇÃO

A DA classifica-se como extrínseca ou alérgica na presença de sensibilização a antígenos do meio ambiente, níveis elevados de IgE e história familiar de atopia, correspondendo a 70 a 80% dos portadores da doença. Intrínseca ou não alérgica na ausência daquelas características, sendo menos frequente e de início mais tardio.

ETIOPATOGENIA

Trata-se de uma doença complexa cuja patogênese não está esclarecida. Sua expressão clínica baseia-se na interação de fatores genéticos e ambientais, induzindo disfunções imunes e da barreira epidérmica.

a) **Genética:** estudos epidemiológicos evidenciam a contribuição da genética na expressão de DA. Em gêmeos monozigóticos, há concordância de 85% da doença comparado com 21% nos gêmeos dizigóticos. Observou-se também a resolução da dermatite após transplante de medula óssea de doador não afetado pela doença. A atopia materna constitui um fator de risco maior para o aparecimento DA, assim como de outras doenças atópicas em seus descendentes.

b) **Aeroalérgenos:** a presença de sensibilização para alérgenos de ácaros do pó doméstico, animais, pólens e fungos nos portadores de DA é bastante frequente, porém seu impacto na doença é difícil de se estabelecer. Demonstrou-se que a broncoprovocação com extrato de ácaro induziu agravamento das lesões cutâneas em pacientes portadores de DA com asma. Esse fato sugere um provável envolvimento das vias respiratórias na indução e exacerbação da doença. Estudos realizados com teste de contato mostraram que alérgenos inalantes são capazes de levar ao aparecimento de eczema em alguns pacientes. A observação de que medidas de controle ambiental resultam na melhora clínica do paciente são também relevantes.

c) **Alérgenos alimentares:** alergias alimentares desempenham um papel na etiopatogenia de um subgrupo de pacientes com DA, particularmente em crianças com quadros exuberantes e persistentes, e contribuem para gravidade da doença. Os principais alimentos implicados são leite, ovo, trigo, soja e peixe. Com exceção de peixes, nozes e amendoim, os indivíduos tornam-se quase sempre tolerantes a esses alimentos após os cinco anos de idade.

Corantes e conservantes podem contribuir para exacerbação dos sintomas, assim como alimentos ricos ou liberadores de histamina, como morango, queijos, chocolate e alguns peixes. É importante ressaltar que a reatividade a esses alimentos e aos aditivos alimentares não se caracteriza como alergia e sim como intolerância e é, portanto, dependente da quantidade ingerida.

d) **Agentes microbianos:** as exotoxinas secretadas pelo *Staphylococcus aureus* podem atuar como superantígenos resultando na persistência ou na exacerbação da DA. Encontrou-se a presença de *S. aureus* na cultura de pele em mais de 90% dos portadores de DA. Metade dos indivíduos apresentam IgE específica para as toxinas dos estafilococos encontradas em sua pele. Recentemente, observou-se que a α-toxina estafilocócica é capaz de induzir profunda citotoxicidade aos queratinócitos.

Além de atuar como agentes infecciosos, fungos lipofílicos, como o *Pityrosporum ovale* e o dermatófito *Tricophytum rubrum,* têm sido associados a altos níveis de IgE específica em pacientes com DA. A significância clínica desses achados é sugerida pela melhora clínica após tratamento antifúngico.

e) **Fatores psicológicos e irritantes:** pacientes com DA respondem, na maioria das vezes, ao estresse com o ato de coçar, e a estimulação do sistema nervoso central pode intensificar a resposta vasomotora e da sudorese, o que contribui para reforçar o ciclo do prurido.

Fatores climáticos, hormonais e substâncias irritantes têm sido relacionados com a exacerbação da doença.

f) **Imunológicos:** a presença de níveis elevados de IgE e a ocorrência de lesões eczematosas indistinguíveis daquelas de portadores de imunodeficiências primárias de célula T sugerem a base imunológica da DA. Sua transferência, inadvertidamente, para receptores de medula óssea indica que há envolvimento dessas células na gênese da doença. Diversas alterações imunológicas, responsáveis por disfunções imunes, já foram descritas.

Baseado na dicotomia dos linfócitos T auxiliadores (Th), observou-se que a inflamação presente durante a fase inicial da doença apresenta predomínio do padrão Th2 (inflamação alérgica), que é substituído pelo padrão Th1 (citotoxicidade) nas fases posteriores. A presença das células Th1 sensibilizadas fica evidente com a resposta cutânea positiva ao teste de contato.

QUADRO CLÍNICO

O *prurido* costuma ser intenso, sua ausência exclui o diagnóstico de DA. Sua fisiopatologia está pouco esclarecida, sabe-se que, além da histamina, outros mediadores participam do processo. Na maioria das vezes, ocorre em crises desencadeadas por inúmeros fatores: sudorese, contato com irritantes e alérgenos, estresse. Além das escoriações, o prurido pode resultar em distúrbio do sono e irritabilidade.

A *xerose* (pele seca) é característica comum da doença e está relacionada com anormalidades na barreira cutânea. A pele mostra alterações quantitativas e qualitativas na composição de lípides e apresenta maior perda transepidérmica de água, resultando em ressecamento e susceptibilidade aumentada a irritantes (hiperreatividade cutânea).

O *eczema*, principal lesão da doença, pode apresentar-se de forma *aguda*, com predomínio de eritema, edema, vesículas e exsudação; *subaguda*, com lesões mais secas, eritema e descamação; ou *crônica*, com liquenificação e alterações pigmentares. Sua distribuição varia de acordo com a idade. Na *fase infantil* (até dois anos), há predomínio de lesões agudas em face e superfícies extensoras dos membros. Na *fase pré-puberal* (dois a 12 anos), em geral são subagudas e localizam-se preferencialmente em dobras flexoras e pescoço. Na *fase adulta* (a partir de 12 anos), predominam as lesões crônicas, que tendem afetar superfícies flexoras, pescoço e região periorbital.

Os pacientes apresentam, ainda, uma variedade de sinais, chamados estigmas atópicos, como hiperlinearidade palmar, prega de Dennie-Morgan (segunda prega infraorbital), queratose pilar, sinal de Hertog (rarefação lateral das sobrancelhas).

A doença manifesta-se em um amplo espectro de gravidade, desde a presença de poucos sinais e sintomas leves até quadros persistentes e exuberantes. A dermatite atópica é classificada em leve, moderada e grave, considerando basicamente a intensidade do prurido e a área corporal acometida.

DIAGNÓSTICO

O diagnóstico de DA é essencialmente clínico, visto que não há achados laboratoriais ou histopatológicos específicos da doença. Os critérios de Hanifin e Rajka[1] são os mais utilizados. A presença de três critérios maiores e três menores são necessários para o diagnóstico (Tabela 15.1).

Nos exames complementares, encontra-se, em 80% dos pacientes, eosinofilia no sangue periférico, IgE total elevada e anticorpos IgE específicos para aeroalérgenos e alimentos. Entretanto, esses achados são inespecíficos. A pesquisa de IgE específica *in vivo* (teste cutâneo de leitura imediata) e *in vitro* (CAPsystem) têm valor preditivo negativo de 90%, porém seu valor preditivo positivo é de apenas 50% em decorrência dos frequentes resultados falso-positivos.[2] Em razão disso, a relevância dos resultados deve ser avaliada com base na história clínica e só se justifica orientar uma dieta restritiva após confirmar o envolvimento do alérgenopor meio de provas de provocação.

A biópsia de pele é dispensável na maioria dos casos, tendo em vista que as alterações encontradas (hiperqueratose, acantose e espongiose) são comuns ao eczema de qualquer etiologia. Sua indicação pode ser importante, em casos selecionados, para auxiliar no diagnóstico diferencial.

COMPLICAÇÕES

As complicações da DA são, na sua maioria, decorrentes da agressão à pele, resultante do prurido, susceptibilidade à infecção ou inerentes ao tratamento.

As infecções estafilocócicas e estreptocócicas são frequentes e associadas à piora do eczema. Nem sempre se apresentam de modo evidente com lesões impetiginadas ou como foliculite; eventualmente se manifestam apenas com eritema generalizado de difícil controle.

As infecções virais também incidem com mais frequência, sobretudo o herpes simples, o molusco contagioso e as dermatofitoses.

Complicações oculares (úlceras de córnea, ceratocone e catarata) são relatadas principalmente nas manifestações graves da DA.

DIAGNÓSTICO DIFERENCIAL

O diagnóstico diferencial é extenso pelas características inespecíficas das lesões; os mais frequentes são dermatite seborreica, psoríase, dermatite de contato, escabiose, neurodermatite, dermatofitoses e até mesmo algumas formas de linfoma cutâneo. Algumas imunodeficiências, como a síndrome de Wiskott-Aldrich e a síndrome

Dermatite Atópica

Tabela 15.1 – Critérios diagnósticos de Hanifin & Rajka.	
Critérios maiores (3 ou mais):	
• Prurido • Morfologia e distribuição típica das lesões (envolvimento facial e extensor nas crianças e liquenificação e linearidade nos adultos) • História pessoal ou familiar de atopia • Dermatite crônica e recidivante	
Critérios menores (3 ou mais)	
Xerose	Hiperlinearidade palmar
Início precoce da doença	Tendência a infecções cutâneas
Queratose pilar	Prega infraorbital de Dennie-Morgan
Tensência à dermatite inespecífica de mãos e pés	Pitiríase alba
Dermografismo branco	Palidez ou eritema facial
Queilite	Eczema de mamilo
Pregas anteriores do pescoço	Acentuação perifolicular (queratose pilar)
Escurecimento periorbital	Alopécia areata
Sinal de Hertogue (rarefação das sombrancelhas)	Hiperreatividade cutânea (Tipo 1)
Elevação da IgE sérica	Enxaqueca (?)
Conjuntivites recorrentes	Intolerância alimentar
Curso influenciado por fatores emocionais	Catarata
Curso influenciado por fatores ambientais	Ceratocone
Prurido quando sua	Urticária colinérgica
Alergia ao níquel	

Guia prático para o manejo da dermatite atópica. Rev. Bras. Alerg. Imunopatol. – Vol. 29, Nº 6, 2006.

de hiper-IgE, apresentam lesões cutâneas semelhantes às da DA.

TRATAMENTO

O tratamento da DA envolve uma soma de ações direcionadas, basicamente, ao controle do prurido, xerose e inflamação.

MEDIDAS GERAIS

Primordialmente, consiste na redução da exposição aos fatores desencadeantes ou agravantes, o que envolve uma relação de confiança entre médico-paciente e o conhecimento da doença por parte do doente e seus familiares.

TRATAMENTO TÓPICO

a) **Hidratação**: a hidratação da pele é fundamental na abordagem clínica da DA. Está baseada no uso diário e frequente de emolientes, a fim de reforçar a barreira cutânea. Deve ser realizada logo após o banho. O hidratante ideal para cada paciente é o que combina boa capacidade de hidratação na ausência de irritabilidade. Devem-se evitar formulações perfumadas e com concentração de ureia acima de 5%, pois induzem ardor nas lesões.

b) **Corticosteroides tópicos:** os corticosteroides tópicos ocupam posição central no tratamento da DA, pois, se adotadas certas precauções, seu uso é efetivo e relativamente seguro. Além da indicação para o controle das exacerbações, tem sido preconizada sua aplicação intermitente para terapia de manutenção. Seus efeitos colaterais podem ser locais (atrofia, estria, telangectasia, hipopigmentação, acne) ou sistêmicos (supressão adrenal, catarata, glaucoma, déficit de crescimento em crianças). A escolha criteriosa do corticosteroide é capaz de minimizar esses efeitos, considerando a idade do paciente, o local a ser aplicado, a extensão da doença, o tipo de preparação, a potência, o tempo de uso e o método de aplicação.

As crianças são mais susceptíveis aos efeitos colaterais, tanto locais como sistêmicos; portanto, nessa faixa etária, prefere-se o uso de os corticosteroides de baixa e média potência não fluorados (hidrocortisona, desonida, mometasona). Observa-se maior absorção da medicação nas áreas de pele fina, flexuras e face e, portanto, preparações potentes ou muito potentes devem ser reservadas para aplicação em placas liquenificadas, palmas e plantas. As pomadas penetram melhor na pele e são mais adequadas para as lesões crônicas; cremes para lesões agudas e subagudas; e as loções para regiões pilosas.

c) **Inibidores da calcineurina tópicos:** recentemente, foi desenvolvida uma classe de imunomoduladores tópicos: pimecrolimo e tacrolimo. Eles atuam por meio da inibição da calcineurina fosfatase, impedindo a transcrição de genes para a secreção de citocinas envolvidas no processo inflamatório da doença. São indicados para o controle das exacerbações e como manutenção nos casos persistentes, e apresentam maior eficácia quando usados logo no início dos sintomas; podem ser aplicados em qualquer área do corpo, inclusive na face. A grande vantagem em relação aos corticosteroides é a segurança terapêutica. Irritação local é mencionada como principal efeito colateral e a absorção sistêmica extremamente baixa possibilita seu uso em longo prazo, sem os efeitos indesejáveis dos corticosteroides.

d) **Antibióticos tópicos:** as infecções secundárias alteram o curso da doença, e o uso apropriado de antibióticos, antifúngicos ou antivirais contribui para manter a DA estável. Os antibióticos tópicos são indicados para infecções localizadas. A escolha fundamenta-se na ação antiestafilocócica e antiestreptocócica, e, dentre as drogas disponíveis, destaca-se a mupirocina e o ácido fusídico.

TRATAMENTO SISTÊMICO

a) **Anti-histamínicos:** o prurido, quando refratário às medidas gerais e de hidratação, pode ser tratado com anti-histamínicos. Os de primeira geração (hidroxizine, difenidramina, clemastina) são mais efetivos no seu controle. Entretanto, seu uso prolongado está relacionado com taquifilaxia, e podem causar dificuldades no aprendizado escolar e na habilitação de trabalhar e dirigir. Nesses casos, pode-se tentar os anti--histamínicos não sedativos para avaliar sua eficácia.

b) **Antibióticos orais:** a administração oral dos antibióticos está indicada no tratamento das lesões infectadas extensas. A eritromicina é o antibiótico de escolha, porém, nos casos de resistência bacteriana, pode-se indicar cefalosporina ou clindamicina.

c) **Corticosteroides sistêmicos:** A utilização de corticosteroides sistêmicos deve ser restrita a casos graves e refratários ao tratamento, em virtude do elevado risco de efeitos colaterais e a possibilidade do agravamento do quadro após a sua retirada (efeito rebote). Os mais indicados são a prednisona ou prednisolona, na dose de 1-2 mg/kg/dia por via oral, administrados por períodos curtos. O uso de corticosteroides de depósito está contraindicado.

d) **Ciclosporina A:** a princípio, utilizada para transplantados renais, a ciclosporina, um derivado macrolídeo imunossupressor, é hoje a melhor droga para tratamento sistêmico da DA grave. Está indicada nos casos refratários, em dose baixa (2-5 mg/kg/dia, VO), por quatro a oito semanas com retirada gradual, embora possa ser mantida por mais tempo. A melhora clínica quase sempre é rápida. Seus principais efeitos colaterais, hipertensão arterial e insuficiência renal, costumam normalizar após a suspensão do medicamento e devem ser monitorados. Recomenda-se aferir a pressão arterial (PA) semanalmente no primeiro mês de tratamento e, a seguir, mensalmente. Um aumento de até 25% da PA basal implica redução da dose e maior que 25% em suspensão da droga. As dosagens de creatinina sérica e exames de urina são úteis para acompanhar a função renal.

e) **Outros imunossupressores:** o metotrexate, a azatioprina e o micofenolato mofetil constituem opção imunossupressora para DA grave resistente aos demais tratamentos. Ao contrário da ciclosporina, essas drogas apresentam mielotoxicidade.

f) **Fototerapia:** a fototerapia (UVA, UVB, UVA + UVB) e a fotoquimioterapia (PUVA) resultam em melhora dos sintomas e reduzem a necessidade de corticosteroides; são indicadas nos pacientes resistentes à terapia convencional. Os efeitos colaterais, em curto prazo, incluem eritema, prurido e pigmentação e, em longo prazo, fotoenvelhecimento e câncer de pele.

PERSPECTIVAS DE TRATAMENTO

a) **Dessensibilização Alérgica e Anti--IgE:** a imunoterapia alérgeno-específica para o tratamento da DA é controversa. Na pesquisa clínica, resultados promissores foram obtidos com a dessensibilização a ácaros por via oral.

Nos últimos anos, a utilização de anticorpo humanizado anti-IgE (Omalizumab) tem mostrado eficácia no tratamento da asma e da rinite alérgica. Estudos avaliando sua resposta na DA ainda estão em andamento.

b) **Probióticos:** os trabalhos existentes sugerem que a administração de lactobacilos probióticos (*Lactobacillus rhamnosus* e *L. reuteri*) está associada à ação profilática em lactentes de alto risco para atopia e à melhora do eczema em crianças com DA, porém não são conclusivos.

REFERÊNCIAS BIBLIOGRÁFICAS

1. Hanifin JM, RajKa G. Diagnostic features of atopic dermatitis. Acta Derm Venereol. Suppl (Stockh) 1980; 92: 44-7.
2. Burks AW, James JM, Hiegel A, Wilson G, Wheeler JG, Jones SM, et al. Atopic dermatitis and food hypersensitivity reactions. J Pediatr 1998;132:132-6.
3. Hanifin JM. In: Allergy Principles and Practice, 5º edição, 1998, p. 1123-34.

REFERÊNCIAS CONSULTADAS

Boguniewicz M, Eichenfield LF, Hultsch T. Current management of atopic dermatitis and interruption of the atopic march. J Allergy Clin Immunol 112 suppl (2003), pp. S140–S150.

Boguniewicz, M. Topical treatment of atopic dermatitis. Immunol Allergy Clin North Am. 2004 Nov;24(4):631-44, vi-vii

Ellis C, Luger T. International Consensus Conference on Atopic Dermatitis II (ICCAD II): clinical update and current treatment strategies. Br J Dermatol 2003; 148 (Suppl 63): 3-10

Harper JI et al. Ciclosporin for atopic dermatitis in children. Dermatology 2001; 203: 3-6.

Sicherer SH, Leung DY. Advances in allergic skin disease, anaphylaxis, and hypersensitivity reactions to foods, drugs, and insect stings. J Allergy Clin Immunol. 2004 Jul;114(1):118-24.

Site: www.aada.org.br – Associação de Apoio à Dermatite Atópica

Spergel JM, Paller AS. Atopic dermatitis and the atopic march. J Allergy Clin Immunol 112 suppl (2003), pp. S118–S127.

Sturgill S, Bernard LA. Atopic dermatitis update. Curr Opin Pediatr. 2004 Aug;16(4):396-401.

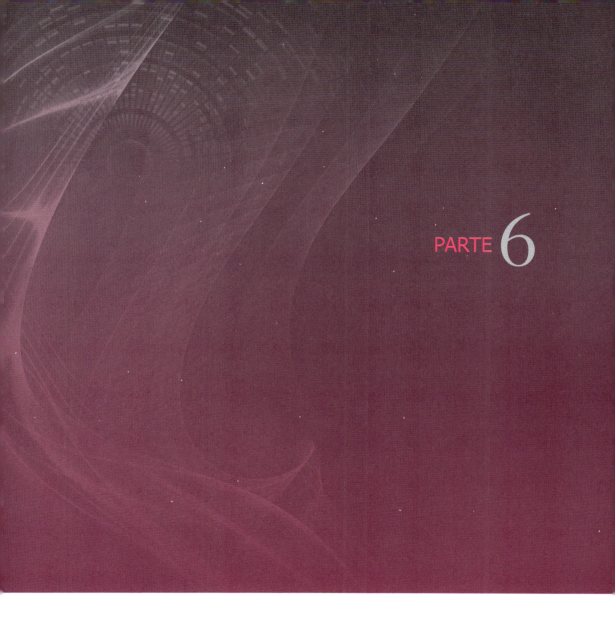

PARTE 6

Outras Manifestações Alérgicas

CAPÍTULO 16

Reações Adversas a Fármacos

Antonio Abílio Motta ■ Marcelo Vivolo Aun

INTRODUÇÃO E CONCEITOS

A Organização Mundial da Saúde (OMS) define como uma reação adversa à droga "qualquer efeito não terapêutico decorrente do uso de um fármaco nas doses habitualmente empregadas para prevenção, diagnóstico ou tratamento de doenças".[1]

As reações adversas a medicamentos (RAM) ou fármacos são classificadas como previsíveis, relacionadas com os efeitos diretos do medicamento, que podem ocorrer em qualquer indivíduo (p. ex., superdosagem, efeitos colaterais, efeitos secundários e interações medicamentosas); e imprevisíveis, não relacionadas diretamente com os efeitos do medicamento, como as reações de intolerância, idiossincrasia e hipersensibilidade,[2] conforme detalhado a seguir.

- Previsíveis (qualquer indivíduo)
  - **Superdosagem:** reações tóxicas causadas por doses excessivas da droga ou pelo comprometimento no mecanismo de excreção/metabolização da droga;
  - **Efeitos colaterais:** efeitos indesejáveis, relacionados com a ação terapêutica da droga, mas previstos, mesmo em doses farmacologicamente corretas;

- **Efeitos secundários:** consequência indireta, mas não inevitável, da ação farmacológica primária da droga;
- **Interação medicamentosa:** modificação do efeito de uma droga em decorrência do uso prévio ou concomitante de outra droga.
- Imprevisíveis (indivíduos susceptíveis)
  - **Intolerância:** maior sensibilidade a determinadas drogas, mesmo em pequenas doses, sem o envolvimento de qualquer mecanismo imunológico;
  - **Idiossincrasia:** reações a determinadas drogas, em decorrência de defeito enzimático-genético;
  - **Hipersensibilidade:** alérgica e não alérgica.

A Organização Mundial de Alergia (*World Allergy Organization* – WAO) define como hipersensibilidade qualquer reação iniciada por um estímulo definido e que possa ser reproduzida.[3] Desse modo, as reações de hipersensibilidade aos medicamentos podem ser subdivididas em:

- **Alérgicas ou imunológicas:** são reações de hipersensibilidade mediadas por um mecanismo imunológico;
- **Não alérgicas ou não imunológicas:** são reações muito semelhantes clinicamente às reações alérgicas, porém desencadeadas por outros mecanismos.

As "alergias a medicamentos, drogas ou fármacos" deveriam ficar restritas às reações de hipersensibilidade alérgicas. Contudo, diversas reações adversas a drogas, sobretudo as de hipersensibilidade não alérgica, acabam sendo taxadas equivocadamente como "alergias". Essa diferenciação é importante na hora de definir uma orientação futura ao paciente. O último consenso internacional sobre alergia a medicamentos sugere que o termo "alergia" fique restrito às reações nas quais foi possível comprovar um mecanismo imunológico, seja via teste *in vivo* ou *in vitro*. Caso não tenha havido tal demonstração, deve-se priorizar o termo "reação de hipersensibilidade a medicamento" (RHM).[4]

De qualquer modo, as RHM, tanto alérgicas como não alérgicas, são classificadas hoje, de acordo com o tempo de instalação do quadro clínico, em:[5]

- **Imediatas:** quando os sintomas aparecem até 1 hora após a administração do fármaco, como urticária, angioedema, broncoespasmo, anafilaxia etc.
- **Não imediatas:** quando os sintomas aparecem após 1 hora da administração do fármaco, como eczemas, exantemas, síndrome de Stevens-Johnson, pneumonites, nefrites, citopenias etc.

DADOS EPIDEMIOLÓGICOS

Estima-se que as reações adversas aos medicamentos ocorram em 15 a 30% dos pacientes internados, levando a óbito cerca de 0,1% dos pacientes clínicos e 0,01% dos pacientes cirúrgicos. Em pacientes ambulatoriais, a incidência de RAD é de 5% em adultos. De todas as reações adversas, 10 a 15% correspondem às RHM.[6]

ETIOLOGIA E FISIOPATOLOGIA

Uma vez administrado um fármaco, ele pode ativar o sistema imune por vários mecanismos e levar a uma vasta gama de manifestações clínicas de acordo com o mecanismo envolvido na reação.[7]

Os medicamentos, em geral, são haptenos, substâncias de baixo peso molecular (< 1.000 Dáltons) e pouco imunogênico. Os medicamentos do tipo hapteno podem se ligar a proteínas plasmáticas, formando um complexo de alto peso molecular, sensibilizar o indivíduo e desencadear uma reposta imune. Alguns fármacos são antígenos completos tendo estrutura proteica, de alto peso molecular, como a insulina, hormônios, penicilinas e estreptoquinase, podendo ativar o sistema imune diretamente.

Alguns fármacos comportam-se como pró-haptenos, ligando-se covalentemente a uma proteína após a sua metabolização; por exemplo, o sulfametoxazol é um pró-hapteno e o seu metabólito é o hapteno que poderá desencadear uma reação de hipersensibilidade.[7] Após a formação do antígeno (complexo medicamento-proteína), ocorre o reconhecimento por uma célula apresentadora de antígenos (APC), o processamento e a apresentação desse antígeno para o linfócito T, que se torna sensibilizado, podendo ocorrer reações mediadas, sobretudo por linfócitos B, (sensibilização humoral) com a produção de anticorpos das classes: IgE, IgG ou IgM, e a ativação dos mecanismos tipos I, II ou III de hipersensibilidade de Gell e Coombs, dependendo do tipo de anticorpo e antígeno (fármaco), ou por linfócitos T (sensibilização celular/mecanismo tipo IV). Hoje, o mecanismo Tipo IV é subdividido em quatro tipos: a, b, c, d, conforme o quadro clínico, as células e diferentes mediadores do sistema imune envolvidos nessa reação.[7] A Tabela 16.1 expressa os tipos de reações de hipersensibilidade, mecanismos envolvidos e alguns exemplos de síndromes clínicas.

Uma teoria recente é a da interação farmacológica com receptores imunológicos (*p-i concept*), em que determinados medicamentos poderiam se ligar diretamente ao receptor do linfócito T (TCR) ou ao complexo principal de histocompatibilidade (MHC), desencadeando uma resposta imune sem a necessidade da apresentação do antígeno por uma APC.[7,8]

Além disso, muitas das RHM exigem a presença de algum cofator do meio ambiente, como vírus ou radiação ultra-

Tabela 16.1 – Classificação das reações às drogas de acordo com os mecanismos de Gell e Coombs revisados.[10]		
Tipo	**Mecanismo**	**Exemplo**
I. Imediata	IgE, mastócitos e basófilos	Anafilaxia, urticária, angioedema, asma
II. Citotóxica	IgM e IgG, complemento, fagocitose	Citopenias, nefrites, pneumonites
III. Imunocomplexos	IgM e IgG, complemento, fagocitose	Doença do soro, febre, urticária, glomerulonefrite, vasculites
IV. Tardia		
IVa	Th1/Ativação de macrófagos	Dermatite de contato alérgica
IVb	Th2/Eosinófilos	Exantemas, SHIM/DRESS
IVc	Linfócitos T citotóxicos	Exantemas, SSJ e NET
IVd	Células T/neutrófilos	PEGA

SHIM/DRESS: síndrome de hipersensibilidade induzida por medicamento/*drug rash with eosinophilia and systemic symptoms*; SSJ: síndrome de *Stevens-Johnson*; NET: necrólise epidérmica tóxica; PEGA: pustulose exantemática generalizada aguda.

violeta, a fim de ativar o sistema imune e se manifestar clinicamente. Alguns exemplos são as fotodermatites, os exantemas morbiliformes tardios por beta-lactâmicos na vigência de infecções por Epstein-Barr vírus (EBV) ou a síndrome de hipersensibilidade induzida por medicamentos (SHIM), antes denominada DRESS (*drug reaction with eosinophilia and systemic symptoms*), na qual ocorre, comumente, a reativação de uma infecção viral por um agente da família herpes, como o HPV-6.[7]

No entanto, grande parte das RHM é considerada não alérgica, por não haver participação direta do sistema imune. Os mecanismos que envolvem a maioria dessas reações ainda são pouco conhecidos. Algumas drogas, como a codeína, a morfina e os contrastes iodados, podem provocar a desgranulação direta dos mastócitos e dos basófilos, liberando os mediadores inflamatórios, que provocam reações clinicamente semelhantes às reações de hipersensibilidade do tipo I.[2] A aspirina e os anti-inflamatórios não esteroidais (AINEs), por meio de sua ação inibitória na via da cicloxigenase (COX), podem promover modificações no metabolismo do ácido araquidônico, que se desvia para a via da lipoxigenase. Desse modo, uma série de mediadores é produzida, como os leucotrienos, que levam a um quadro inflamatório, podendo se manifestar clinicamente por asma, angioedema, urticária ou anafilaxia.[9]

QUADRO CLÍNICO

O quadro clínico das RHM é muito variado, podendo simular, praticamente, todas as doenças ou síndromes conhecidas. As manifestações cutâneas são as mais comuns, tanto de modo isolado quanto em associação às manifestações sistêmicas.

Porém, outros órgãos e sistemas podem ser acometidos na ausência de comprometimento cutâneo (Tabela 16.1).[10]

As erupções por medicamentos podem variar de um simples eritema benigno e transitório, que ocorre entre seis e nove dias após a introdução de um fármaco (em 1 a 3% dos indivíduos que utilizam alguma medicação), até os tipos mais graves, com incidência menor do que 1/10.000 usuários, como a Síndrome de Stevens-Johnson (SSJ) ou a necrólise epidérmica tóxica (NET – Síndrome de Lyell).

As erupções exantemáticas ou maculopapulares são as manifestações cutâneas mais frequentes das RHM (mais de 90% dos casos). A erupção inicia-se, em geral, entre o 4º e o 14º dia de tratamento, ou até um ou dois dias após o seu término. Prurido e febre baixa podem acompanhar o quadro cutâneo, desaparecendo após alguns dias. O diagnóstico diferencial das reações exantemáticas por drogas inclui erupções virais (EBV, CMV, HPV6, parvovírus B19 etc.), erupções tóxicas, reação enxerto *versus* hospedeiro aguda, Síndrome de Kawasaki, doença de Still, dentre outras. As drogas mais relacionadas com esse tipo de manifestação são o alopurinol, as aminopenicilinas, as cefalosporinas, os anticonvulsivantes e os antibióticos e as sulfonamidas.[11]

A urticária caracteriza-se por placas e/ou pápulas eritematosas transitórias, com prurido importante; em até 50% dos casos, está associada ao angioedema, surgindo alguns minutos ou poucas horas após a administração do medicamento (Figura 16.1). Os antibióticos e os relaxantes musculares estão entre as principais causas de urticária e angioedema por um mecanismo IgE mediado, enquanto os AINEs são as causas mais comuns por um mecanismo não IgE-mediado.[11]

Reações Adversas a Fármacos

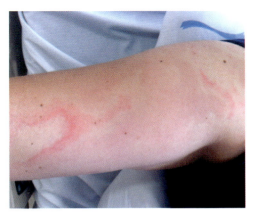

Figura 16.1 – Placa de urticária desencadeada por ácido acetilsalicílico.

As drogas estão também entre as três principais causas de anafilaxia, juntamente com alimentos e venenos de insetos (abordados separadamente em outro capítulo). Contudo, as drogas são as maiores responsáveis pelos óbitos por anafilaxia. Nos países desenvolvidos, os antibióticos betalactâmicos e relaxantes neuromusculares estão entre as principais causas, mas estudo recentemente publicado por nosso grupo mostrou que, no Brasil, os AINEs são a principal causa de anafilaxia, e sem o envolvimento da IgE.[12,13]

A erupção fixa por droga caracteriza-se por uma ou poucas placas eritemato-edematosas arredondadas e bem delimitadas, algumas vezes com bolha no centro da lesão. Podem ocorrer em qualquer parte do corpo e envolver mucosas, sobretudo lábios e genitais. A erupção evolui em alguns dias, com uma lesão residual acastanhada, que pode ser reativada no mesmo local após uma nova exposição à droga envolvida. Esse quadro está relacionado, com frequência, ao uso de derivados de fenazona, sulfonamidas, barbituratos, fenolftaleína, tetraciclinas e carbamazepina.[11]

São quatro as chamadas farmacodermias graves, RHM não imediatas que acometem a pele e que têm alta morbidade e são potencialmente fatais. São elas: pustulose exantemática generalizada aguda (PEGA), SHIM-DRESS, SSJ e NET.

A PEGA caracteriza-se por pequenas pústulas assépticas, em grande quantidade, que aparecem sobre uma área de eritema, sobretudo no pescoço, nas axilas, no tronco e nas extremidades superiores, podendo vir acompanhada de lesões em alvo (Figura 16.2).[14] Em pacientes com PEGA, não é raro o surgimento de leucocitose, com um número elevado de neutrófilos, hipocalcemia e insuficiência renal transitórias. O tempo entre a administração da droga e o surgimento das lesões é relativamente curto (menor do que dois dias). A erupção dura alguns dias e é seguida de descamação superficial. As principais drogas relacionadas com o quadro são os antibióticos (aminopenicilinas) e o diltiazem.[11,14] Os critérios diagnósticos para PEGA[14] são:

- Erupção pustulosa asséptica aguda;
- Febre acima de 38 °C;
- Neutrofilia com ou sem eosinofilia leve;
- Pústulas subcórneas ou intraepidérmicas na biópsia de pele;
- Resolução espontânea em menos de 15 dias.

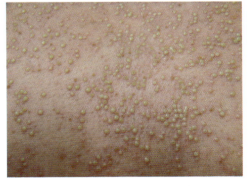

Figura 16.2 – Pustulose exantemática generalizada aguda no tronco desencadeada por amoxicilina.

Capítulo 16

A SHIM-DRESS é uma reação aguda e grave, definida pela presença de envolvimento multissistêmico e eosinofilia frequente. Clinicamente, manifesta-se por febre, erupção cutânea importante, aumento de linfonodos, alteração da função hepática e renal e acometimento pulmonar ou cardíaco, com anormalidades hematológicas, sobretudo eosinofilia e linfocitose, com atipias. Essa síndrome foi descrita, a princípio, com drogas anticonvulsivantes (carbamazepina, fenitoína e fenobarbital), sendo denominada síndrome de hipersensibilidade aos anticonvulsivantes. Posteriormente, um quadro semelhante foi observado com uma grande variedade de drogas, como alopurinol, dapsona, minociclina e nevirapina, passando a receber a denominação DRESS (*drug reaction with eosinophilia and systemic symptoms*). Como a eosinofilia nem sempre está presente, a denominação atual mais adequada é SHIM. Os sintomas aparecem, em geral, entre dois e seis semanas após o início do tratamento, evoluindo, de modo favorável, após a suspensão da droga. No entanto, casos fatais têm sido relatados na literatura, com uma incidência de 10 a 40% dos pacientes.[15] Os critérios diagnósticos para definição de caso de SHID-DRESS estão descritos no Tabela 16.2.[16]

A SSJ e a NET são reações graves decorrentes do uso de drogas, com baixa incidência e alta mortalidade. A incidência da SSJ é de 1 a 6 casos/milhão de pessoas/ano, enquanto a da NET é de 0,4 a 2 casos/milhão de pessoa/ano. Alguns autores sugerem que a SSJ e a NET sejam variantes de uma mesma doença, enquanto o eritema multiforme major (lesões em alvo e bolhosas, envolvendo extremidades e mucosas) deve ser considerado separadamente, uma vez que está mais relacionado com as infecções, sobretudo pelo herpes vírus.

Tabela 16.2 – Critérios de inclusão para potencial diagnóstico de SHIM/DRESS pelo grupo RegiSCAR.[16]

- Hospitalização
- Suspeita de reação relcacionada com o uso de droga
- *Rash* cutâneo agudo*
- Febre acima de 38 °C*
- Aumento de linfonodos em, no mínimo, dois sítios distintos*
- Envolvimento de, no mínimo, um órgão interno*
- Anormalidades no hemograma
- Linfocitose ou linfopenia*
- Eosinofilia (por porcentagem ou número absoluto)*
- Plaquetopenia*

*Três ou mais necessários.

Tanto a SSJ quanto a NET caracterizam-se por descolamento da epiderme, que varia de leve a grave, conforme a superfície corpórea acometida. De acordo com a extensão do descolamento da pele, a síndrome é classificada em SSJ, NET ou sobreposição (*overlapping*) SSJ-NET. Na SSJ, ocorre descolamento de menos de 10% da superfície corporal, enquanto na NET ocorre descolamento maior que 30%, e a sobreposição SSJ-NET fica entre 10 e 30%. O quadro pode iniciar com febre, irritação nos olhos e dor à deglutição, precedendo os sintomas cutâneos em um a três dias. As lesões na pele aparecem, a princípio, no tronco e, em seguida, espalham-se pela face, pelo pescoço e pela porção proximal dos membros superiores, com menor acometimento dos membros inferiores, embora possam ocorrer lesões na região palmar e plantar logo no início do quadro. Eritema e úlceras nos olhos, na boca e na mucosa genital estão presentes em mais de 90% dos casos. O epitélio do trato respiratório está envolvido em 25% dos casos de NET, podendo também ocorrer acometimento gastrointestinal. A princípio, as lesões são eritematosas ou maculopurpúricas, de tamanho e forma irregular, com tendência a coalescer. Conforme o envolvimento epidérmico progride, ocorre necrose das lesões, e a epiderme começa a descolar-se da derme, com a formação de bolhas (presença de sinal de Nikolsky). O uso de medicamentos está relacionado com até 50% dos casos de SSJ e 80% dos casos de NET, sendo os antibióticos sulfonamidas, anticonvulsivantes aromáticos (fenitoína, fenobarbital, carbamazepina etc.), AINEs (sobretudo oxicans), alopurinol e nevirapina, os mais frequentes (Figuras 16.3).[17,18] Há um sistema de classificação de gravidade da SSJ e NET (SCORTEN), que se relaciona diretamente com a mortalidade[18] (Tabela 16.3). Sugere-se que ele seja atualizado diariamente na assistência a esses pacientes para melhor definição da conduta.

DIAGNÓSTICO/EXAMES COMPLEMENTARES

O diagnóstico de uma RAM deve se basear, sobretudo, na anamnese e no exame físico. Em primeiro lugar, é necessário lembrar que as RAM são simuladoras de síndromes, que podem ou não acometer a pele. O questionamento ao paciente sobre medicações em uso deve fazer parte da anamnese de todo caso clínico, sobretudo de instalação recente. Deve-se conhecer as reações adversas mais comuns que cada medicamento pode desencadear, facilitando o diagnóstico etiológico de uma eventual RAM.

Tabela 16.3 – Escore para avaliação da necrólise epidérmica tóxica (SCORTEN).[18]

Idade > 40 anos
Presença de malignidade
Frequência cardíaca > 120/min
Área de superfície corporal envolvida > 10%
Ureia sérica > 10 mmol/L (28 mg/dL)
Glicose sérica > 14 mmol/L (252 mg/dL)
Bicarbonato sérico < 20 mmol/L (20 mEq/L)

Um ponto para cada fator de risco.
Mortalidade estimada baseada no escore total: 0 a 1 (3,2%); 2 (12,1%); 3 (35,3%); 4 (58,3%); ou 5 ou mais (90%).

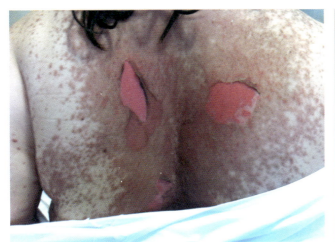
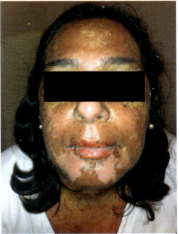

Figura 16.3 – Síndrome de Stevens-Johnson desencadeada por sulfametoxazol-trimetoprim. Nota-se o descolamento de pele de pequena extensão e o importante acometimento mucoso.

Outro fator importante ainda na abordagem inicial, especialmente do clínico que atende o paciente na vigência da reação, é afastar quadro grave que leve esse paciente a maior risco. É essencial salientar mais uma vez que pacientes com quadros cutâneos secundários a uma RHM podem estar tendo acometimento sistêmico que leve sua vida a risco. Há alguns sinais de alerta clínicos e laboratoriais (*red flags*) para reações potencialmente mais graves ou até fatais, e que merecem atenção especial e, por vezes, hospitalização, até em UTI. Esses sinais estão sumarizados na Tabela 16.4.[19]

A história clínica, embora muitas vezes cansativa, é de importância fundamental no diagnóstico das RHM. Isso inclui a relação de todos os medicamentos utilizados pelo paciente no momento da reação e nos dias antecedentes ao quadro. As drogas utilizadas devem ser organizadas de forma cronológica, procurando relacionar o tempo e o momento do uso com o início dos sintomas, formando uma "linha de tempo". Em geral, o fármaco introduzido mais recentemente é a droga envolvida. Quando um paciente está em tratamento com inúmeras drogas e apresenta uma RHM, os medicamentos de uso esporádico são, em geral, os mais

implicados. De acordo com as manifestações clínicas, é possível suspeitar de mais de uma droga. Por exemplo, o angioedema é causado com mais frequência por AINEs, inibidores da enzima conversora da angiotensina (IECA) e antibióticos. Por outro lado, a SHIM-DRESS é mais frequente com o uso de anticonvulsivantes e sulfonamidas. Muitas vezes, há uma grande dificuldade em determinar o agente causal da reação, mas a combinação de dados da história, com características do exame físico, torna possível a exclusão de determinado medicamento e a maior suspeita de outros.

Quanto ao diagnóstico etiológico do medicamento causador da reação, por vezes apenas a história e o exame físico não são suficientes. Nesses casos, testes *in vivo* e *in vitro* podem ajudar a afastar ou confirmar os fármacos suspeitos (Figura 16.4). Essa escolha deve ser discutida com médico alergista, haja vista que a realização e a interpretação desses testes são escopo do especialista. A escolha do teste ou do exame a ser realizado depende, basicamente, do mecanismo suspeito para aquele tipo de reação. A Figura 16.4 descreve a relação dos tipos de RHM, seus mecanismos prováveis e testes cutâneos possíveis a serem propostos. É importante

Tabela 16.4 – Sinais clínicos e laboratoriais de alerta para gravidade das RHM.[19]		
Clínicos		**Laboratoriais**
Gerais	**Cutâneos**	
Febre	Grande extensão de lesões	Eosinofilia
Mal-estar	Lesões mucosas	Linfocitose atípica
Dores pelo corpo	Bolhas	Aumento de TGO, TGP e DHL
Linfadenopatia	Sinal de Nikolsky positivo	Aumento de ureia e creatinina
Hepatoesplenomegalia		Acidose

Reações Adversas a Fármacos

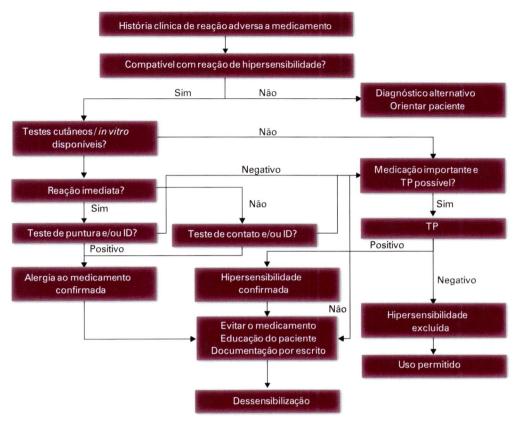

ID – intradérmico; TP – teste de provocação

Figura 16.4 – Proposta de abordagem para o paciente com história de reação de hipersensibilidade a medicamento. (Adaptada de Motta & Ensina[30])

salientar que existem controvérsias na literatura quanto à realização de testes *in vivo* em pacientes que apresentaram reações graves, como anafilaxia, SSJ, NET ou SHIM. Cada caso deve ser analisado de modo isolado; a avaliação do risco-benefício do procedimento deve ser sempre considerada.

Os testes *in vitro*, em geral, têm pouco valor na prática clínica, haja vista a pequena gama de exames disponíveis comercialmente. Em reações IgE-mediadas, pode-se lançar mão da pesquisa de IgE específica, exame conhecido como *RAST*, mas que, no Brasil, só está disponível comercialmente para as seguintes substâncias no universo das RHM: penicilina, ampicilina, amoxicilina, insulina e para o látex. Desse modo, além de não ter alta sensibilidade nas reações imediatas por esses agentes, só servem para investigação dessas reações imediatas. Outros exames laboratoriais na pesquisa das RHM estão reservados no Brasil, ainda apenas para pesquisa, como os testes de ativação de basófilos (Basotest) para reações imediatas e os testes de linfoproliferação para reações não imediatas.

Os testes cutâneos visam documentar a presença de uma sensibilização alérgica ao agente testado, de acordo com o mecanismo de hipersensibilidade envolvido no processo. São eles o teste de punctura (*prick test*), intradérmico e de contato (*patch test*) (Tabela 16.5). A realização dos testes cutâneos é reservada para especialistas em alergia e imunologia experientes nesses procedimentos, pois a técnica de preparo, diluição e interpretação dos resultados é complexa e alguns testes têm o potencial de levar a reações sistêmicas. Contudo, apesar de ter alta especificidade e alto valor preditivo positivo, a sensibilidade dos testes cutâneos na RHM é baixa e, sem dúvida, o resultado negativo não exclui aquele fármaco como causa da reação.[20]

Além disso, poucos testes têm diluição já bem padronizada. A academia europeia publicou recentemente um artigo sugerindo esquemas de diluições para testes cutâneos com vários grupos farmacológicos.[20] Os testes de leitura imediata para a penicilina, por exemplo, são padronizados e estão disponíveis comercialmente na Europa, incluindo tanto o determinante principal da penicilina (peniciloil – responsável pela maior parte das reações) quanto os determinantes menores (responsáveis pelas reações mais graves). No Brasil, o Ministério da Saúde desenvolveu um protocolo para a investigação de reações imediatas à penicilina, que utiliza a penicilina G potássica para a realização dos testes cutâneos de leitura imediata, com sensibilidade e especificidade satisfatórias.[21]

Quando os testes *in vitro* e/ou cutâneos não são conclusivos ou não estão disponíveis, o diagnóstico definitivo de uma reação de hipersensibilidade pode ser fornecido pelo teste de provocação (TP) (Figura 16.4).[22] Esse teste consiste em administrar a droga suspeita, ou um medicamento relacionado, ao paciente que apresentou a reação. Deve ser sempre realizado por um médico especialista e experiente, em um ambiente hospitalar preparado para um atendimento de emergência. A *European Network for*

Tabela 16.5 – Mecanismos de hipersensibilidade, algumas síndromes clínicas compatíveis e respectivos testes cutâneos.			
Mecanismo de hipersensibilidade	**Quadro clínico**	**Teste cutâneo**	**Tempo para leitura**
I – Anafilático/ Imediata	Urticária, angioedema, rinite, asma, anafilaxia	Punctura	15-20 min
		Intradérmico	15-20 min
		Contato	15-20 min
II – Citotoxicidade celular dependente de anticorpo	Nefrites, citopenias, pneumonites, pênfigos	Contato (?)	---
III – Imunocomplexos	Doença do soro, febre, vasculites, glomerulonefrite	Intradérmico (Reação de Arthus)	6-8h
IV – Celular	Eczemas, eritema fixo, exantemas, PEGA, DRESS, SSJ/NET	Intradérmico	72h
		Contato	48 e 96h (até 7 dias)

Drug Allergy (ENDA) indica os testes de provocação para situações específicas, como as citadas na Tabela 16.6.[22]

Os anestésicos locais são, com frequência, considerados responsáveis por uma série de reações anafiláticas, sobretudo em consultórios de dentistas. Os dois maiores estudos que envolveram pacientes com história sugestiva de reações a anestésicos locais, com 433 pacientes avaliados, demonstraram que, embora alguns indivíduos (< 20) tenham apresentado testes de punctura ou intradérmicos positivos para anestésicos locais, não houve nenhum TP com resultado positivo, o que sugere a ausência de reações mediadas por IgE nesses pacientes.[23,24] Desse modo, nos casos suspeitos, a conduta é identificar o anestésico utilizado e substituí-lo por outro de um grupo diferente. Se o anestésico suspeito for do grupo éster (PABA), deve-se trocar por qualquer anestésico do grupo amida. Se for do grupo amida, deve-se substituir por outro do mesmo grupo, visto que não dão reação cruzada entre si.[25] Em ambos os casos, a chance de ocorrer qualquer tipo de reação é muito pequena. Quando não se conhece a droga suspeita, opta-se, em nosso serviço, por realizar o teste de provocação com lidocaína, e é encontra-

do apenas um paciente verdadeiramente alérgico, com teste positivo, num universo de mais de 100 testes realizados com essa medicação desde 2005.[26]

Outra situação na qual utilizamos com frequência os testes de provocação é para encontro de alternativas terapêuticas em pacientes com hipersensibilidade a fármaco relacionado, como, por exemplo, provocação com celecoxibe ou paracetamol em pacientes com RHM por AINEs ou provocação com cefalosporina em pacientes com RHM por aminopenicilinas. Utilizando as indicações de TP propostas pela academia europeia de alergia, a positividade desses testes é baixa em nossa experiência.[27]

TRATAMENTO

A primeira medida a ser tomada no tratamento de qualquer suspeita de RAM é a retirada de todos os medicamentos suspeitos. Em pacientes com AIDS, observou-se que, nas reações graves, o índice de mortalidade é menor quando o medicamento suspeito é suspenso antes do aparecimento das bolhas, em relação aos pacientes que o fizeram após a evolução das lesões. Portanto, parece lógico que uma medida semelhante deva ser

Tabela 16.6 – Indicações para os testes de provocação com medicamentos.[22]
Excluir hipersensibilidade em pacientes com história não sugestiva de hipersensibilidade (p. ex., pacientes com sintomas inespecíficos, como sintomas vagais durante a aplicação de anestesia local).
Fornecer medicamentos farmacológica e/ou estruturalmente não relacionados e seguros em casos de hipersensibilidade comprovada (p. ex., uso de antibióticos de outra classe em pacientes com alergia aos betalactâmicos).
Excluir a reatividade cruzada de medicamentos relacionados em casos de hipersensibilidade comprovada (p. ex., testar cefalosporina em pacientes com alergia a aminopenicilina).
Estabelecer o diagnóstico em pacientes com história sugestiva de RHM e testes negativos, não conclusivos ou não disponíveis (p. ex., exantema maculopapular por aminopenicilina e testes *in vitro* e cutâneos negativos).

Alergia & Imunologia Aplicação Clínica

tomada em qualquer tipo de RAM. Alguns autores sugerem até o uso de plasmaférese para os casos graves (NET), em uma tentativa de eliminar os metabólitos da droga causadora e as citocinas inflamatórias envolvidas na fisiopatologia da reação, embora esse tipo de conduta mais agressiva ainda não tenha demonstrado benefício evidente.[17]

Se o paciente estiver utilizando vários fármacos, deve-se eliminar os menos necessários e os mais prováveis e avaliar os riscos (necessidade da droga) *versus* os benefícios (gravidade da reação).[4]

O tratamento farmacológico deve ser sempre orientado de acordo com o quadro clínico. Reações imediatas mais brandas, como a urticária não extensa ou o angioedema palpebral, em geral, respondem bem com apenas anti-histamínicos H1 por via oral. Por outro lado, reações mais graves, como a anafilaxia, requerem um tratamento de urgência, sendo necessárias medidas como manutenção das vias aéreas, adrenalina intramuscular, anti-histamínicos anti-H1 e anti-H2, drogas beta-adrenérgicas e corticosteroides. Para o tratamento das reações tardias, como o *rash* cutâneo, a SHIM e a PEGA, o medicamento de escolha deve ser sempre o corticosteroide, podendo ser de uso tópico ou sistêmico, de acordo com a extensão das lesões. Na SHIM, por vezes essa corticoterapia é por tempo prolongado e em altas doses, com recorrência da reação quando da redução das doses usadas.

No entanto, na SSJ e, sobretudo, na NET, o tratamento com medicamentos ainda é muito controverso. Tanto o uso de corticosteroide isolado quanto a pulsoterapia com imunoglobulina humana intravenosa (IgIV), como a associação entre eles, têm resultados discutíveis.

O uso da IgIV tem sido discutido sob a justificativa de que a IgIV bloquearia a sinalização intracelular via Fas nos queratinócitos, evitando a sua apoptose e posterior necrose cutânea. Contudo, os resultados ainda são conflitantes, e qualquer benefício em termos de mortalidade parece ser pequeno. Os corticoides parecem ter algum benefício na SSJ, mas não na NET já instalada. As evidências atuais indicam que os possíveis benefícios dessas drogas ocorreriam quando introduzidas no início desses quadros (antes de 48 horas). Porém, os casos dessa gravidade devem ser discutidos individualmente com especialistas. A profilaxia com antibióticos também é uma conduta que deve ser evitada, devendo-se optar por antibioticoterapia somente quando houver evidência de infecção. A única intervenção certamente eficaz é o suporte geral, em unidade de queimados ou de terapia intensiva, com apoio multidisciplinar.[28,29]

PROFILAXIA

Todo fármaco tem indicação precisa. Ao receitar um medicamento, o médico precisa conhecer muito bem a sua farmacologia, sua dose, os efeitos colaterais, as interações com outros fármacos etc. Deve-se sempre avisar o paciente sobre os possíveis efeitos colaterais de um medicamento, como sonolência com o uso de anti-histamínicos. Em geral, esses efeitos colaterais ocorrem nos primeiros dias de uso da droga e desaparecem com o uso regular. Os pacientes devem ser sempre questionados quanto à ocorrência de reação prévia com algum medicamento. Também é sempre importante considerar a possibilidade de reações cruzadas entre os fármacos administrados. Após o uso de um medicamento parenteral, o paciente deve ser observado por, pelo menos, uma hora, dada a possibilidade de ocorrência de reações anafiláticas nesse intervalo. Embora pouco frequente, há casos descritos de anafilaxia bifásica. Esquemas profiláticos com corticosteroides e anti-histamínicos podem ser indicados para pacientes que apresentaram RHM não imunológicas, como com contrastes radiológicos.[4]

DESSENSIBILIZAÇÃO

A dessensibilização ou a indução de tolerância a um determinado fármaco é um procedimento que pode ser realizado em situações específicas, como na ausência de alternativas terapêuticas à droga que provocou a reação. Um exemplo é o caso da gestante com sífilis, em que o único tratamento efetivo para a mãe e o feto é a penicilina. Caso a gestante tenha um antecedente de RHM por penicilina, deve-se tentar a dessensibilização, uma vez que não há alternativa eficaz. Há diversos protocolos para a dessensibilização, que variam de acordo com a experiência de cada centro.

Outras indicações comuns da dessensibilização incluem pacientes diabéticos tipo I com reação à insulina, pacientes com câncer que apresentem reação aos quimioterápicos, vasculopatas que necessitem de aspirina como antiagregante plaquetário e tenham RHM com AINEs ou sulfametoxazol-trimetoprim em HIV positivos com indicação de profilaxia para pneumocistose e reação prévia com esse medicamento.

Algumas considerações são importantes sobre a dessensibilização. A dessensibilização é um procedimento de alto risco, reservado para casos em que não há alternativa terapêutica ao fármaco em questão. Sempre deve ser realizado em ambiente hospitalar, com alergista experiente presente. Além disso, temos que lembrar que essa tolerância é transitória e, se o medicamento for descontinuado, o procedimento terá de ser refeito antes de uma nova exposição.[4]

A abordagem do paciente com RHM, desde a suspeita clínica até os testes e orientação terapêutica, está resumida na Figura 16.4.

CONSIDERAÇÕES FINAIS

As RHM são frequentes e potencialmente graves. Grande parte dessas reações ocorre por mecanismos não imunológicos. Dentre os mecanismos imunológicos envolvidos, os mais comuns são os de hipersensibilidade tipo I e IV. Embora as manifestações clínicas possam variar, o envolvimento cutâneo está presente em mais de 90% dos casos. O diagnóstico deve se basear, sobretudo, na história clínica, uma vez que existem poucos exames subsidiários padronizados disponíveis e com sensibilidade baixa. Com isso, os testes de provocação feitos por especialistas acabam sendo uma boa opção para definição diagnóstica e encontro de alternativa terapêutica. Após a eliminação dos medicamentos suspeitos, o tratamento farmacológico e o prognóstico da reação dependem do mecanismo fisiopatológico envolvido. Para a prevenção de novas reações, é fundamental proporcionar alternativas terapêuticas e orientar o paciente de maneira adequada.

REFERÊNCIAS BIBLIOGRÁFICAS

1. Gruchalla RS. Drug Allergy. J Allergy Clin Immunol 2003; S548-59.
2. Ditto AM. Drug Allergy – Part A: Introduction, epidemiology, classification of adverse reactions, immunochemical basis, risk factors, evaluation of patients with suspected drug allergy, patient management consi-

derations. In: Grammer LC, Greenberger PA (eds.). Patterson's allergic diseases. 6.ed. Philadelphia: Lippincott Williams & Wilkins 2002. p.295-334.

3. Greenberger PA. Drug Allergy. J Allergy Clin Immunol 2006; S464-70.

4. Demoly P, Adkinson, Brockow K, Castells M, Chiriac AM, Greenberger PA, Khan DA et al. International Consensus on drug allergy. Allergy 2014; 69: 420-37).

5. Romano A, Demoly P. Recent advances in the diagnosis of drug allergy. Curr Opin Allergy Clin Immunol. 2007;7(4):299-303.

6. Gomes ER, Demoly P. Epidemiology of hypersensitivity drug reactions. Current Opin Allergy Clin Immunol 2005; 5:309-16.

7. Caubet JC, Pichler WJ, Eigenmann PA. Educational case series: Mechanisms of drug allergy. Pediatr Allergy Immunol. 2011;22(6):559-67.

8. Pichler WJ, Beeler A, Keller M, Lerch M, Posadas S, Schimd D et al. Pharmacological interaction of drugs with immune receptors: the p-i concept. Allergology International 2006; 55:17-25.

9. Kowalski ML, Asero R, Bavbek S, Blanca M, Blanca-Lopez N, Bochenek G et al. Classification and practical approach to the diagnosis and management of hypersensitivity to nonsteroidal anti-inflammatory drugs. Allergy 2013; 68: 1219-32.

10. Lerch M, Pichler WJ. The immunological and clinical spectrum of delayed drug-induced exanthems. Curr Opin Allergy Clin Immunol 2004; 4:411-9.

11. Rojeau J. Clinical heterogeneity of drug hypersensitivity. Toxicology 2005; 209:123-9.

12. Simons FE, Ardusso LR, Dimov V, Ebisawa M, El-Gamal YM, Lockey RF et al. World Allergy Organization Anaphylaxis Guidelines: 2013 update of the evidence base. Int Arch Allergy Immunol. 2013;162(3):193-204.

13. Aun MV, Blanca M, Ribeiro MR, Garro LS, Kalil J, Castells M et al. Non-steroidal anti-inflammatory drugs are major causes of drug-induced anaphylaxis. J Allergy Clin Immunol 2014 in press.

14. Sidoroff A, Havely S, Bouwes-Bavinck J-N et al. AGEP – A clinical reaction pattern. J Cutan Pathol 2001; 28:113-9.

15. Peyriere H, Dereure O, Brenton H, Demoly P, Cociglio M, Blayac J-P et al. Variability in the clinical pattern of cutaneous side-effects of drugs with systemic symptoms: does a DRESS syndrome really exist? Br J Dermatol 2006; 155:422-8.

16. Kardaun SH, Sidoroff A, Valeyrie-Allanore L, Halevy S, Davidovici BB, Mockenhaupt M. Variability in the clinical pattern of cutaneous side-effects of drugs with systemic symptoms: does a DRESS syndrome really exist? Br J Dermatol. 2007;156(3):609-11.

17. Khalili B, Bahna SL. Pathogenesis and recent therapeutic trends in Stevens-Johnson syndrome and toxic epidermal necrolysis. Ann Allergy Asthma Immunol 2006; 97:272-81.

18. Bastuji-Garin S, Fouchard N, Bertocchi M, Roujeau JC, Revuz J, Wolkenstein P. SCORTEN: a severity-of-illness score for toxic epidermal necrolysis. J Invest Dermatol 2000; 115:149-53.

19. Roujeau JC, Stern RS Severe adverse cutaneous reactions to drugs. N Engl J Med. 199;331(19):1272-85.

20. Brockow K, Garvey LH, Aberer W, Atanaskovic-Markovic M, Barbaud A, Bilo MB et al. Skin test concentrations for systemically administered drugs - an ENDA/EAACI Drug Allergy Interest Group position paper. Allergy. 2013;68(6):702-12.

21. Ministério da Saúde. Testes de sensibilidade a penicilina – manual, 1999. Disponível em: http://www.aids.gov.br.

22. Aberer W, Bircher A, Romano A, Blanca M, Campi P, Fernandez J et al. Drug provocation testing in the diagnosis of drug hypersensitivity reactions: general considerations. Allergy 2003; 58:854-63.

23. Helmut G, Kaufmann R, Kalveram CM. Adverse reactions to local anesthetics: analysis of 197 cases. J Allergy Clin Immunol 1996; 97:933-7.

24. Berkum Y, Ben-Zvi A, Levy Y, Galili D, Shalit M. Evaluation of adverse reactions to local anesthetics: experience in 236 patients. Ann Allergy Asthma Immunol 2003; 91:342-5.

25. Tanno LK, Ensina LFC, Kalil J, Motta AA. Provocation test in patients with suspected local anesthetics hypersensitivity – A practical proposal approach. Rev. bras. alerg. imunopatol. 2008; 31(3):113-8.

Reações Adversas a Fármacos

26. Ribeiro MR, Castro RA, Aun MV, Garro LS, Giavina-Bianchi P, Kalil J et al. Sensibilização a cocaína e naestésico do grupo amida existe? Braz J Allergy Immunol 2013; 1(2): 118 (PO122).

27. Aun MV, Bisaccioni C, Garro LS, Rodrigues AT, Tanno LK, Ensina LF et al. Outcomes and safety of drug provocation tests. Allergy Asthma Proc. 2011;32(4):301-6.

28. Lee HY, Lim YL, Thirumoorthy T, Pang SM. The role of intravenous immunoglobulin in toxic epidermal necrolysis: a retrospective analysis of 64 patients managed in a specialized centre. Br J Dermatol. 2013 Dec;169(6):1304-9.

29. Lee HY, Dunant A, Sekula P, Mockenhaupt M, Wolkenstein P, Valeyrie-Allanore L et al. The role of prior corticosteroid use on the clinical course of Stevens-Johnson syndrome and toxic epidermal necrolysis: a case-control analysis of patients selected from the multinational EuroSCAR and RegiSCAR studies. Br J Dermatol. 2012;167(3):555-62.

30. Motta AA, Ensina LFC. Reações adversas às drogas. In: Martins MA et al. Tratado de Clínica Médica Volume 7. 1st ed. Barueri-SP, Manole, 88-96, 2009.

CAPÍTULO 17

Alergia Alimentar

Ariana Campos Yang ■ Paula Rezende Meireles Dias

INTRODUÇÃO E CONCEITOS

Alergia alimentar é definida como evento adverso resultante de uma resposta imunológica específica que ocorre de forma reprodutível em exposição a um determinado alimento. Já a intolerância alimentar é definida como uma reação não imunológica que inclui mecanismos metabólicos, tóxicos, farmacológicos e também mecanismos ainda não elucidados.

São considerados fatores de risco para o desenvolvimento de alergia alimentar o momento da introdução dos alimentos na dieta infantil, dieta rica em gorduras e obesidade, insuficiência de vitamina D, genética, estilo e qualidade de vida.

Nos últimos anos, observou-se aumento na incidência e no diagnóstico das alergias alimentares. Além disso, foi observado aumento de reações mais graves e redução na capacidade de tolerância aos alimentos, o que torna ainda mais interessante e intrigante o estudo dessas patologias.

DADOS EPIDEMIOLÓGICOS

As determinações sobre a prevalência de alergia alimentar não são precisas, uma vez que fatores, como definições de alergia, populações de estudo, metodologias, variação geográfica, idades, exposições alimentares e outros, influenciam nas estimativas.

O aumento recente da prevalência de alergia alimentar é uma realidade observada e relatada em diversas partes do mundo. Inclusive no Brasil, onde não temos informações epidemiológicas específicas desse problema, o crescente número de alergias alimentares é nitidamente percebido por especialistas da área.

Uma ampla revisão da literatura concluiu que alergia alimentar afeta mais de 1 a 2%, mas menos do que 10% da população. Estudos americanos recentes estimam que cerca de 5% dos adultos e 8% das crianças apresentam alergia alimentar. Entre as crianças com alergia alimentar, 2,4% apresentam alergia a múltiplos alimentos e cerca de 3% apresentaram reações severas aos alimentos. Em relação aos alimentos implicados em reações em crianças, o leite é o mais comum (2,2%), seguido pelo ovo (1,8%), amendoim (1,8%), nozes e castanhas (1,7%). Em relação aos adultos, os mariscos (1,9%), frutas (1,6%) e vegetais (1,3%) são os alérgenos mais comuns.

FATOTES DE RISCO

Diversos fatores de risco para sensibilização a alérgenos alimentares e alergia alimentar foram propostos.

Não está esclarecido por que alguns indivíduos desenvolvem sensibilização a alérgenos alimentares enquanto a maior parte das pessoas são imunologicamente tolerantes. Evidências sugerem que fatores ambientais são importantes, bem como gênero, raça, etnia, dentre outros.

Na infância, o gênero masculino apresenta maiores taxas de alergia alimentar, diferente da idade adulta, em que as mulheres são mais acometidas. Essa diferença sugere influências genéticas e endocrinológicas.

As características genéticas tem sido exploradas em busca da identificação de genes específicos e estudo de HLA. Em relação à raça, os asiáticos parecem apresentar risco para alergia alimentar, bem como as crianças negras, quando comparadas com as brancas.

Obesidade, dieta gordurosa e redução do consumo de ômega 3, bem como de antioxidantes, são apontados como fatores de risco.

Algumas medicações e tratamentos, como, por exemplo, o uso de inibidores de bomba de prótons, podem estar relacionados com uma alteração na digestão do alimento, podendo ser considerados fatores de risco para alergia alimentar.

A atopia, de um modo geral, é considerada fator de risco, sobretudo a dermatite atópica, na qual até 35% dos pacientes com a doença podem apresentar alergia alimentar.

Na última década, estudou-se bastante a relação entre alergia alimentar e níveis séricos de vitamina D. Estudo australiano apontou maiores taxas de alergia alimentar a amendoim e ovo em regiões mais afastadas do equador, com menor radiação UV. Outros estudos americanos concluem que suficiência de vitamina D é um fator protetor para alergia alimentar. Gestantes que realizam reposição de vitamina D reduzem o risco de sensibilização a alérgenos alimentares nas suas crianças. Entretanto, há estudos que mostram que o aumento materno de vitamina D na gravidez e no parto estão relacionados com alergia alimentar. Ensaios clínicos controlados são necessários para determinar quando essas intervenções podem afetar os resultados.

Alguns estudos apontam que pacientes com alergia alimentar apresentam risco para asma de difícil controle, e ter asma pode ser um risco para alergia alimentar fatal.

De modo geral, a avaliação e o estudo dos fatores de risco promovem maneiras de prevenção da alergia alimentar e possibilitam tratamentos futuros.

EVOLUÇÃO NATURAL

Em geral, crianças alérgicas a leite, ovo, trigo e soja tornam-se tolerantes durante a infância, mas alergias a amendoim, nozes e castanhas, peixes e crustáceos são, em geral, persistentes.

O prognóstico também varia de acordo com a patología, como, por exemplo, a alergia alimentar relacionada com esofagite eosinofílica, que parece apresentar pouca chance de resolução.

Há evidências que as taxas de resolução das alergias alimentares comuns, como leite, ovo, trigo e soja, estejam diminuindo. Em relação aos níveis de IgE específica, níveis elevados parecem estar relacionados com pior prognóstico, quando comparados com baixos níveis, e a redução da IgE específica ao longo do tempo parece ser sinal de tolerância.

Testes avançados que avaliam a qual proteína específica a IgE se liga no alimento, os epítopos pelos quais as proteínas são reconhecidas e a afinidade da ligação podem levar a novos indicadores de prognóstico na alergia alimentar.

FISIOPATOLOGIA: MECANISMO IgE MEDIADO, MECANISMO NÃO IgE MEDIADO E MISTOS (IgE E NÃO IgE MEDIADOS) E SUAS MANIFESTAÇÕES CLÍNICAS

O *National Institute of Allergy and Infectious Diseases* identifica quatro categorias de reações adversas a alimentos: IgE mediadas, não IgE mediadas, mistas ou mediadas por células. Nessa classificação, doença celíaca é enquadrada nas reações não IgE mediadas.

Diversos órgãos podem ser afetados pelas reações a alimentos, como pele, trato gastrointestinal, respiratório e cardiovascular.

A seguir, exemplos de patologias e suas características são apresentados nas Tabelas 17.1, 17.2 e 17.3

Há muitas desordens que parecem alergia alimentar mas não são. Por exemplo, a rinite gustatória, em que a ingestão de alimentos apimentados causa rinorreia no paciente. Outros exemplos são a liberação de toxinas por alguns peixes e, ainda, alimentos que causam aumento na salivação.

A relação entre alergia alimentar e esofagite eosinofílica tem sido cada vez mais estudada, sendo o leite, trigo, soja e ovo os alimentos mais implicados.

DIAGNÓSTICO: ANAMNESE, TESTES CUTÂNEOS, IgE ESPECÍFICA, CRD, PROVAS DE PROVOCAÇÃO ORAL, DIETAS DE RESTRIÇÃO

O diagnóstico das alergias alimentares é baseado em quatro pilares:

- Anamnese e exame físico;
- Dieta de restrição;
- Testes para detecção de IgE específica (*in vivo* e *in vitro*);
- Testes de provocação oral.

Para o diagnóstico das alergias alimentares, é necessário uma anamnese completa e cuidadosa. O relato das manifestações clínicas após a ingestão do alimento deve ser detalhado. A relação temporal entre a ingestão e o início das reações é fundamental, bem como a reprodutibilidade das reações.

Alergia & Imunologia Aplicação Clínica

Tabela 17.1 – Reações IgE mediadas.			
Manifestações	Características	Idade típica	Alimentos comuns causadores
Urticária/ angioedema	Reações pela ingestão ou contato direto na pele (urticária de contato)	Crianças > adultos	Ovo, leite, trigo, soja, amendoim, castanhas, peixes e frutos do mar
Síndrome da alergia oral (associada a sensibilização a pólen)	Prurido e discreto edema em cavidade oral Pode piorar após estação com pólen	Adultos > crianças	Frutas/vegetais Cozidos geralmente são toleráveis
Rinite/asma	Geralmente sintomas em reações anafiláticas Raramente quadro isolado	Criança > adulto	Ovo, leite, trigo, soja, amendoim, castanhas, peixes e frutos do mar Quadros ocupacionais: trigo, ovo
Gastrointestinal	Vômitos isolados Geralmente em reações anafiláticas	Criança > adulto	Ovo, leite, trigo, soja, amendoim, castanhas, peixes e frutos do mar
Anafilaxia	Rápida evolução em múltiplos órgãos	Qualquer idade	Qualquer alimento, sendo os mais comuns amendoim, castanhas, peixes e frutos do mar, leite e ovo
Anafilaxia induzida por exercício	Anafilaxia somente quando a ingestão é seguida de exercício físico	Adolescentes e adultos	Trigo é o mais comum. Relatos com frutos do mar e aipo

Adaptada de Sicherer e Sampson, 2013.

Tabela 17.2 – Reações mistas (IgE e não IgE mediadas).			
Manifestações	Características	Idade típica	Alimentos comuns causadores
Dermatite Atópica	Associada a alergia alimentar em 35%. Casos moderados e graves	Crianças > adultos	Principalmente leite e ovo
Gastroenteropatia eosinofílica	Sintomas variam com grau e localização da infiltração Esôfago: disfagia, dor, impactação Geral: ascite, perda de peso, edema	Qualquer idade	Múltiplos alimentos

Adaptada de Sicherer e Sampson, 2013.

Alergia Alimentar

Tabela 17.3 – Reações não IgE mediadas.			
Manifestações	**Características**	**Idade típica**	**Alimentos comuns causadores**
FPIES*	Reação após 2 horas de ingestão. Náusea, letargia, diarreia, hipotensão (15%)	Infância	Leite, arroz, soja, aveia
Proctocolite	Sangramento vivo nas fezes com preservação do estado geral da criança	< 6 meses	Leite (geralmente através do aleitamento materno)
Síndrome de Heiner	Rara. Infiltrado pulmonar com sintomas de vias aéreas superiores, deficiência de ferro e anemia	Infância	Leite
Doença Celíaca	Desordem autoimune, levando a enteropatia e má absorção causada pela Gliadina (proteína do glúten) Ocorre em indivíduos geneticamente predispostos.	Qualquer idade	Glúten (trigo, centeio, cevada)

*FPIS: Food protein induced enterocolitis syndrome.
Adaptada de Sicherer e Sampson, 2013.

Os teste cutâneo de leitura imediata (TCLI) constitui ferramenta importante nas reações IgE mediadas. Em relação aos alimentos, há extratos comerciais disponíveis para a compra e também pode-se realizar o *prick-to-prick* com o alimento *in natura*. Sempre importante lembrar que o teste cutâneo positivo não significa alergia e sim sensibilização, e seu resultado necessita ser correlacionado à clínica do paciente.

A IgE sérica específica também pode auxiliar nossa investigação, e como o teste cutâneo também precisa ser interpretado de acordo com a história do paciente.

O teste cutâneo de leitura imediata e a determinação dos níveis de séricos de anticorpos IgE específicos para alimentos foram avaliados quanto à capacidade de prever a probabilidade de desencadeamento oral positivo para apenas alguns alimentos (leite de vaca, ovo, peixe, amendoim e castanhas). Para outros alimentos, nenhum nível prediz com precisão se um determinado indivíduo vai reagir ao alimento suspeito. Um estudo mostrou que cerca de 50% dos indivíduos com suspeita de alergia alimentar com sensibilização IgE específica apresentaram desencadeamento oral negativo.

Com a evolução dos testes, é possível hoje refinarmos a pesquisa quantitativa das alergias IgE mediadas por meio da identificação de componentes de alérgenos (CRD).

Muitas vezes esses componentes nos auxiliam no prognóstico das alergias alimentares, como a caseína (um componente do leite de vaca), quando presente, pode estar relacionada com a persistência de alergia à proteína do leite de vaca.

Em outros casos, os componentes podem nos auxiliar a entender melhor os casos de reatividade cruzada, na qual os alérgenos envolvidos apresentam homologia em sua sequência de aminoácidos de mais de 70%. Em pacientes polissensibilizados, como, por exemplo, a síndrome látex fruta, a reação com frutas (p. ex., pêssego, maçã) em pacientes sensibilizados a pólen, dentre outras. Embora o uso dos componentes nos auxiliem na prática diária, é necessário lembrar que o mesmo indica sensibilização, e seu resultado deve ser cuidadosamente correlacionado com a história clínica do paciente.

Os testes de provocação oral continuam sendo o padrão-ouro no diagnóstico das alergias alimentares, porém, muitas vezes, não são realizados pelos especialistas por falta de treinamento, estrutura, pelo tempo que deve ser dispensado a cada teste e, sobretudo, pelo receio de reações graves.

São três as formas de teste de provocação oral: provocação oral aberta, simples cego e duplo cego placebo controlada.

A provocação oral aberta é aquela em que o paciente recebe o alimento sem mascaramento algum, ou seja, sabe o alimento que está sendo testado. Na maioria das vezes, esse tipo de provocação é indicada quando os especialistas têm fortes suspeitas que o alimento não é causador de reação e/ou desejamos reintroduzir o alimento suspeito na dieta do paciente.

A provocação oral simples cego é aquela em que somente o médico sabe qual alimento é oferecido ao paciente. A vantagem desse teste é diminuir fatores que dificultem a interpretação do teste, como medo, ansiedade, sintomas subjetivos, como aperto na garganta, dores, prurido etc.

A provocação oral duplo cego placebo controlada é realizada em duas etapas, em dois dias distintos, um para o placebo e outro dia de teste para o alimento.

O médico e o paciente não sabem em qual etapa o alimento foi oferecido. Para esse tipo de provocação oral, é necessária uma terceira pessoa que define as etapas do teste. Esse tipo de provocação é considerado padrão-ouro no diagnóstico da alergia alimentar por ter reduzidos ao máximo os fatores que podem levar a interpretações duvidosas durante o teste.

A seguir, a Tabela 17.4 com exemplos de indicações de teste de provocação oral.

Sempre que um paciente apresentar exclusão de alimentos a reintrodução deles deve ser realizada por testes de provocação oral, por especialista treinado, em ambiente equipado e/ou hospitalar. A reintrodução alimentar em casa, sem supervisão médica, apresenta riscos e deve ser desencorajada.

Em resumo, para o diagnóstico das alergias alimentares é necessária a conjunção da história clínica e testes alérgicos que auxiliem no diagnóstico. É necessário ter muito cuidado na solicitação e na interpretação de testes para evitarmos restrições alimentares equivocadas, expondo o paciente a riscos nutricionais e piora significativa em sua qualidade de vida.

TRATAMENTO

Exclusão alimentar e manejo das reações

Alergia alimentar IgE mediada é uma questão mundial de saúde que afeta milhões de pessoas. A restrição do alimento implicado, orientações, adequações nutricionais e a prescrição de adrenalina autoinjetável é realizada rotineiramente. Nos últimos anos, esforços crescentes por tratamentos efetivos para a alergia alimentar e melhora da qualidade de vida de pacientes e familiares tem sido objeto de estudo e atenção.

Alergia Alimentar

Tabela 17.4 – Indicações de teste de provocação oral.			
Situação clínica	Indicação	Tipo de teste	Local
Anafilaxia	Não indicado para diagnóstico. Avaliação de tolerância clínica a cada 12 meses.	Aberto	Hospital
Reação alérgica generalizada importante em um único órgão (ex: urticária, angioedema, vômito, sintomas respiratórios) ocorrida imediatamente (em até duas horas após a ingestão) com pesquisa para imunoglobulina E (IgE) específica ao LV positiva.	Não indicado para diagnóstico. Verificar a cada 9-12 meses, dependendo da idade, para avaliar a aquisição de tolerância clínica.	Aberto	Hospital
História clínica de enterocolite desencadeada pelo LV, com pelo menos um episódio anterior.	Não indicado para diagnóstico. Avaliar a aquisição de tolerância clínica a cada 18-24 meses.	Aberto	Hospital
Dermatite atópica moderada a grave resistente à terapia tópica por período razoável, na presença de IgE específica ao LV.	Indicado	DCPC	Hospital
Situação clínica não sugestiva e/ou sem resposta imediata (ex: dermatite atópica) quando o paciente ou sua familia são convencidos da existência da APLV e, portanto, inclinados a interpretar qualquer sinal clínico como relacionado com a ingestão de LV.	Indicado	DCPC	Hospital
Primeira introdução de LV em crianças sensibilizadas.	Indicado	Aberto	Hospital
Reintrodução do LV em pacientes com dieta de exclusão por vários meses após detecção de IgE específica ao LV e na ausência de uma história clínica sugestiva.	Indicado	Aberto	Hospital
Sintomas subjetivos (náuseas, dor abdominal, prurido oral, etc.) após a ingestão.	Indicado	DCPC	Hospital

DCPC - duplo cego placebo controlado.

Capítulo 17

Alergia & Imunologia Aplicação Clínica

A monitoração apropriada do estado nutricional e a educação continuada de pais e cuidadores são etapas fundamentais para o sucesso do tratamento.

Um estudo multicêntrico observacional que avaliou 512 crianças em idade pré-escolar (COFAR), alérgicas a ovo e leite, apontou a importância e a necessidade de educação e treinamento para reconhecimento de reações por pais, cuidadores e até mesmo dos próprios pacientes. Do total de crianças avaliadas, 56% reportaram mais de uma reação por ano. A maioria das reações foi atribuída à leitura errônea ou à não identificação do alimento no rótulo de produtos, levando à ingestão não intencional e consequente reação. Outros fatores apontados foram a contaminação no preparo dos alimentos (por exemplo, em vasilhas, panelas e colheres), e também a ingestão acidental de alimentos oferecidos por terceiros.

Chamou atenção nesse estudo que 11% das reações foram consequência de ingestão não acidental, ou seja os pais ou cuidadores oferecem o alimento a criança como forma de testar a tolerância, ficando evidente a necessidade de orientação e entendimento do risco.

Do total de reações graves (11,4%), somente 29% realizou uso de adrenalina autoinjetável. Os motivos para não realização foram desde não reconhecimento de gravidade a medo de aplicar a medicação.

A leitura de rótulos deve ser orientada e esforços para a melhoria dos rótulos tem sido realizados com o objetivo de melhorar a segurança na dieta dos pacientes alérgicos. Estudo recente avaliou a concentração de alimentos, como leite, ovo e amendoim, em 401 produtos que apresentavam em seu rótulo a informação "pode conter". Cerca de 5,3% desses produtos apresentaram esses alimentos em sua composição. Dentre os alimentos que não apresentavam informações de restrição em seu rótulo, 1,9% apresentaram contaminação de outros alimentos. É importante orientar o paciente a entrar em contato com o SAC da empresa e, na dúvida, não ingerir.

PREVENÇÃO

Muitos estudos avaliam dieta materna, uso de fórmulas para prevenção e qual a melhor idade para introdução de alimentos sólidos.

Até o momento, dietas maternas com restrições específicas não são recomendadas. O aleitamento materno exclusivo superior a quatro meses é incentivado, mas, quando não é possível em pacientes de risco (familiares atópicos), pode-se considerar o uso de fórmulas hidrolisadas.

A introdução de alimentos sólidos e/ ou específicos na dieta da criança não a protege para o risco de alergia alimentar e não deve ser retardada.

O uso de prebióticos e probióticos é controverso. Revisão Cochane recente avaliou quatro estudos com 1.428 crianças; concluiu que podem existir evidências para a prevenção de eczemas com uso de prebióticos, mas ressalta que mais estudos são necessários antes de iniciarmos o uso de prebióticos em nossa rotina.

Em 2012, a Organização Mundial de Saúde realizou revisão e concluiu que probióticos não têm ação estabelecida na prevenção ou no tratamento das alergias.

NOVAS TERAPIAS

Diversas vias para imunoterapia têm sido estudadas para alergia alimentar em diferentes estágios de investigação e estudo clínico, sendo as três principais: oral, sublingual e subcutânea. Alguns estudos recentes foram realizados por via retal e intralinfática.

A imunoterapia oral (OIT) tem sido muito estudada na última década com boas respostas em curto e em longo prazo.

A imunoterapia oral tem sido estudada associada a anticorpos anti-IgE, com a finalidade de aumentar a segurança durante o tratamento.

O maior avanço recente foi a percepção de que a grande parte das crianças alérgicas a ovo e leite toleram alimentos processados que contenham esses alérgenos, e que a ingestão desses alimentos pode acelerar a aquisição de tolerância.

AVALIAÇÃO DE TOLERÂNCIA: COMO E QUANDO IDENTIFICAR TOLERÂNCIA?

Sabe-se que até os primeiros cinco anos de vida cerca de 85% das crianças alérgicas a alimentos de ingestão rotineira, como ovo, leite, trigo e soja, tornam-se tolerantes ao consumo desses alimentos, ou seja, os ingerem sem posterior reação alérgica. Porém, outro grupo de pacientes, mesmo após essa idade, mantém reações muitas vezes graves quando em contato com os alimentos. Como mencionado, com o uso dos componentes, hoje pode-se avaliar a probabilidade de evolução para tolerância ou persistência através de IgE específica para caseína, ovomucoide, dentre outros.

Estudando grupos de pacientes alérgicos à proteína do leite de vaca IgE mediada e sua evolução, foi observado que 75% das crianças acima de seis anos de idade toleram alimentos processados que contenham leite em seus ingredientes (*muffins*, bolos e, posteriormente, panquecas). Além da constatação de escapes na dieta sem reações, muitos autores acreditam que manter esses escapes acelere a tolerância do paciente ao alimento.

Desafio é identificar quando esses pacientes toleram os alimentos processados e não colocá-los em risco. Além disso, a anamnese é peça fundamental. Checar em cada consulta se houve contato inadvertido com alimentos processados, semiprocessados ou até mesmo *in natura*, com ou sem reações.

Os níveis de IgE específica para o alimento e para componentes, se em decréscimo, estão a favor de evolução para tolerância.

Mas o diagnóstico só é estabelecido após prova de provocação oral, com alimentos processados até serem liberadas as formas *in natura*.

REFERÊNCIAS CONSULTADAS

Boyce JA, Assa'ad A, Burks AW, Jones SM, Sampson HA, Wood RA, et al. Guidelines for the diagnosis and management of food allergy in the United States: report of the NIAID-sponsored expert panel. J Allergy Clin Immunol 2010;126(Suppl):S1-58.

Caubet JC, Nowak – Wegrzyn A, Moshier E, Godbold J, Wang J, Sampson HA. Utility of casein-specific IgE levels in predicting reactivity to baked milk. J Allergy Clin. Immunol. 2013; 131 (1): 222-4, 1-4

Chafen JJ, Newberry SJ, Riedl MA, Bravata DM, Maglione M, Suttorp MJ, et al. Diagnosing and managing common food allergies: a systematic review. JAMA 2010;303:1848-56.

DeBrosse CW, Franciosi JP, King EC, Butz BK, Greenberg AB, Collins MH, et al. Long-term outcomes in pediatric-onset esophageal eosinophilia. J Allergy Clin Immunol 2011;128:132-8.

Fiocchi A, Burks W, Bahna SL, Bielory L, Boyle RJ, Cocco R, et al. Clinical Use of Probiotics in Pediatric Allergy (CUPPA): a World Allergy Organization posi- tion paper. World Allergy Organ J 2012;5:148-67.

Fleischer DM, Spergel JM, Assa'ad AH, Pongracic JA. Primary Prevention of Allergic Disease Through Nutritional Interventions. J Allergy Clin Immunol Pract 2013;1:29-36

Ford LS, Taylor SL, Pacenza R, Niemann LM, Lambrecht DM, Sicherer SH. Food allergen advisory labeling and product contamination with egg, milk, and peanut. J Allergy Clin Immunol 2010;126:384-5.

Alergia & Imunologia Aplicação Clínica

Gupta RS, Springston EE, Warrier MR, Smith B, Kumar R, Pongracic J, et al. The Prevalence, severity, and distribution of childhood food allergy in the United States. Pediatrics 2011;128:e9-1

Jackson KD, Howie LD, Akinbami LJ. Trends in allergic conditions among children: United States 1997-2011. NCHS Data Brief 2013;(121):1-8.

Jones SM, Burks AW, Dupont C.State of the art on food allergen immunotherapy: oral, sublingual, and epicutaneous. J Allergy Clin Immunol. 2014;133(2):318-23.

Kim JS, Nowak-Wegrzyn A, Sicherer SH, Noone S, Moshier EL, Sampson HA. Dietary baked milk accelerates the resolution of cow's milk allergy in children. J Allergy Clin Immunol 2011;128:125-31.

Leischer DM, Perry TT, Atkins D, Wood RA, Burks AW, Jones SM, et al. Allergic reactions to foods in preschool-aged children in a prospective observational food allergy study. Pediatrics 2012;130:e25-32.

Neuman-Sunshine DL, Eckman JA, Keet CA, Matsui EC, Peng RD, Lenehan PJ, et al. The natural history of persistent peanut allergy. Ann Allergy Asthma Immunol 2012;108:326-31.

Osborn DA, Sinn JK. Prebiotics in infants for prevention of allergy. Cochrane Database Syst Rev 2013;(3):CD006474.

Sampson HA. Food allergy. Part 2: diagnosis and management. J Allergy Clin Immunol 1999; 103: 981-9.

Savilahti EM, Rantanen V, Lin JS, Karinen S, Saarinen KM, Goldis M, et al. Early recovery from cow's milk allergy is associated with decreasing IgE and increasing IgG4 binding to cow's milk epitopes. J Allergy Clin Immunol 2010; 125:1315-21.

Sicherer SH, Sampson HA. Food allergy: Epidemiology, pathogenesis, diagnosis, and treatment. J Allergy Clin Immunol 2014;133:291-307.

CAPÍTULO 18

Alergia ao Látex

Laila Sabino Garro ■ Violeta Régnier Galvão ■ Pedro Giavina-Bianchi

INTRODUÇÃO

Alergia ao látex é definida como uma reação imunológica contra as proteínas do látex que ocorre no indivíduo sensibilizado previamente.[1] O látex é uma seiva de origem vegetal extraída da seringueira (*Hevea brasiliensis*) e é utilizado para produção da borracha natural. Na indústria, está presente como matéria-prima para produção de diversos produtos de uso diário, como cerca de 400 produtos de uso médico-hospitalar.[2]

No ambiente hospitalar, as luvas são as principais fontes de proteínas do látex e são mediadoras da maior parte das reações.[3,4] O látex é encontrado em muitos produtos cirúrgicos porque é relativamente barato, durável e resistente.

Após os anos 80, a alergia ao látex eclodiu como uma entidade clínica emergente. O aumento de sua prevalência foi associado a diversos fatores, entre eles a generalização do uso de luvas e preservativos na profilaxia contra os vírus HIV, HBV e HCV, o que culminou com o aumento do contato e da sensibilização às proteínas do látex. Além disso, destaca-se a necessidade do aumento da produção de produtos à base de látex, com alterações no processo de fabricação e enriquecimento do conteúdo proteico alergênico nos produtos finais.[5]

O látex pode entrar em contato com o indivíduo através de mucosas (vias aéreas, trato genitourinário e trato digestório), pele, órgãos internos durante cirurgias, exposição intravenosa e inalatória.[2]

O ar ambiente de centros cirúrgicos e de enfermarias contém partículas de látex em suspensão (aerossóis) que são carreadas pelo talco lubrificante (amido de milho) utilizado nas luvas. O talco lubrificante é bastante leve e contém proteínas do látex, sendo veículo para disseminação aérea e possibilitando o contato do alérgeno com as mucosas das vias aéreas superiores e inferiores.[5]

O contato frequente com o látex facilita o processo de sensibilização e, posteriormente, origina as reações alérgicas, que podem ser fatais. O nível de exposição necessário para produzir sensibilização não é conhecido. No entanto, concentração igual ou superior a 0,6 ng/m^3 de partículas de látex no ar ambiente tem sido referida como fator de risco para o início de sintomas em pessoas sensibilizadas.[6]

O principal grupo de risco para sensibilização ao látex são os pacientes com espinha bífida. Os outros grupos de risco são os pacientes submetidos a múltiplas cirurgias, sobretudo com malformações urológicas, ou ortopédicas; os profissionais com exposição ao látex, como aqueles da área da saúde e os que atuam na indústria do látex; e os trabalhadores de plantações de seringueira.[5] No entanto, são descritos casos de reações alérgicas graves em indivíduos não pertencentes a grupos de risco, com a alergia ao látex acometendo também a população em geral. Outras situações também se associam ao maior risco de alergia ao látex, como antecedentes de doenças atópicas (asma alérgica, rinite alérgica, conjuntivite alérgica, dermatite atópica,[5,6] alergia alimentar com reativi-

dade cruzada ao látex[6] e dermatite em mãos); esta última levaria à ruptura da camada córnea, facilitando a penetração dos alérgenos através da barreira dérmica.[5]

Não há dados brasileiros, mas a literatura mundial estima que a prevalência de alergia ao látex na população geral seja menor que 1%.[1] Nas populações de risco, como profissionais da área de saúde, expostos a luvas de látex, e pacientes com espinha bífida operados precoce e repetidamente, a prevalência pode chegar a 36 e 72%, respectivamente.[7] Em relação aos pacientes com espinha bífida, recentemente foi realizado um estudo que incluiu 400 crianças e adolescentes em seguimento na Associação de Assistência à Criança Deficiente – AACD. Nesse grupo, a prevalência total de sensibilização ao látex era de 33,2%, dos quais 12,2% eram alérgicos ao látex e 21,0% eram apenas sensibilizados ao látex sem associação com o aparecimento de sintomas até aquele momento.[8]

A alergia ao látex é a segunda causa mais comum de anafilaxia perioperatória na população geral, e a primeira em pacientes com espinha bífida. Na França, a análise dos registros de anafilaxia perioperatória tornou possível observar, entre 1984 e 2000, um aumento crescente da alergia ao látex e aos antibióticos. Os sucessivos estudos prospectivos epidemiológicos mostraram incidência de anafilaxia ao látex de 0,5% (entre 1984 e 1989), 16,7% (entre 1999 e 2000) e 22,3% (entre 2001 e 2002).[9]

Em muitos países, a prevalência de alergia ao látex vem diminuindo em decorrência de medidas de controle à sua exposição, mas ainda se observa um aumento em outras nações.[10]

Segundo o Comitê Internacional de Nomenclatura de Alérgenos da IUIS

(*International Union of Immunological Societies*), estão identificados e caracterizados até a presente data 14 alérgenos do látex, que foram denominados *Hev b* 1 a *Hev b* 14[11] (Tabela 18.1).

Tabela 18.1 – Principais alérgenos de relevância clínica do látex e suas propriedades.	
Alérgenos	**Propriedades**
Hev b 1 e 3	Principais alérgenos em pacientes com espinha bífida
Hev b 5 e 6	Principais alérgenos em profissionais da saúde
Hev b 2, 4, 7 e 13	Alérgenos secundários em profissionais da saúde, porém relevantes
Hev b 6.02 e 7	Alérgenos com reatividade cruzada com frutas
Hev b 8, 11 e 12	Panalérgenos com reatividade cruzada desconhecida com frutas

Adaptada de Cabañes, 2012.[12]

MANIFESTAÇÕES CLÍNICAS

As manifestações clínicas atribuídas à alergia ao látex apresentam grande heterogeneidade. Os componentes relacionados com o aparecimento das manifestações clínicas são a proteína natural do látex e a presença de aditivos químicos, como antioxidantes e estabilizantes utilizados no processo de industrialização dos produtos à base de látex. Dentre os exemplos, podemos citar os tiurans, os carbamatos, os benzotiazóis e a parafenilenodiamina.[2,5,6]

Os agentes químicos inorgânicos (haptenos), utilizados na manufatura da borracha, podem causar reações de hipersensibilidade do tipo IVa, e a proteína natural do látex pode causar reações de hipersensibilidade do tipo I (urticária de contato, asma e rinoconjuntivite). Eventualmente, a proteína natural do látex também pode causar as reações de hipersensibilidade do tipo IVa (dermatite de contato).[2,5]

A dermatite de contato alérgica é desencadeada por reação de hipersensibilidade do tipo IVa, mediada por linfócitos T, em indivíduos previamente sensibilizados, e localiza-se em áreas de contato da pele. As manifestações clínicas são eritema, edema e pápulas, além de prurido, vesículas, xerose e descamação, com evolução posterior para eczema, ulcerações e até necrose. Os sintomas são, na maioria das vezes, limitados à zona de contato e ocorrem sobretudo em mãos e pés. A reação nos indivíduos sensibilizados surge de 4 a 6 horas após exposição, com pico entre 24 e 48 horas, sendo a resolução ao redor de três semanas.[6]

Em alguns casos, observa-se a dermatite de contato irritativa. Ela não tem base imunológica e é causada por múltiplos fatores irritantes, como a lavagem frequente das mãos com detergentes, sabões e desinfetantes, o contato com o talco das luvas, a oclusão ou a fricção pelas luvas. Ocorre com mais frequência em região interdigital e na face dorsal das mãos. A dermatite de contato irritativa deve ser avaliada como diagnóstico diferencial da dermatite de contato alérgica aos aditivos da borracha e pode se tornar fator predisponente para a sensibilização às proteínas do látex.[5]

As reações de hipersensibilidade do tipo I são relacionadas com o desenvolvimento de IgE específica para as proteínas do látex.[2] As manifestações clínicas caracterizam-se por uma notável diversidade, podendo variar desde prurido local, angioedema, urticária de contato, rinite, conjuntivite, asma e até anafilaxia.[12]

A reação sistêmica corresponde a anafilaxia, que pode surgir como a primeira manifestação de alergia ao látex, embora o mais frequente seja aparecer após alguns anos de outras manifestações[6] (Tabela 18.2). Em um estudo francês que caracterizou 518 casos de anafilaxia perioperatória ocorridos entre 1999 e 2000, 34% dos pacientes que apresentaram anafilaxia perioperatória secundária ao látex possuíam registros médicos prévios que indicavam sinais e sintomas sugestivos de alergia ao látex, como manifestações alérgicas após ingestão de frutas (síndrome látex-fruta) e sintomas após contato com produtos à base de borracha.[13]

Tabela 18.2 – Manifestações clínicas de hipersensibilidade do tipo I relacionadas com a alergia ao látex.	
Sistema envolvido	Sinais e sintomas
Cutâneo	Eritema, prurido, urticária, angioedema
Ocular	Eritema, edema, prurido, lacrimejamento
Respiratório	Rinite, tosse, disfonia, sibilância, dispneia
Digestivo	Diarreia, dor abdominal
Cardiovascular	Colapso circulatório, choque, parada cardíaca

Adaptada de Lopes, 2005.[6]

As manifestações clínicas de hipersensibilidade do tipo I dependem de vários fatores, como atopia, via de exposição, quantidade e duração do contato, que contribuem, inclusive, para os diferentes quadros clínicos.[5,6]

A reatividade cruzada do látex com alimentos de origem vegetal também é uma manifestação de hipersensibilidade do tipo I, e é denominada Síndrome Látex-Fruta. Ocorre pela presença de panalérgenos de origem vegetal. A homologia estrutural entre esses panalérgenos leva à reatividade cruzada entre as proteínas do látex e as proteínas de alimentos de origem vegetal. O principal panalérgeno associado à síndrome látex-fruta são as quitinases de classe 1. A atividade alergênica dessas quitinases parece se perder pelo aquecimento, o que pode explicar porque as frutas frescas são os principais alimentos associados à síndrome látex-fruta.[14]

Em razão de sua frequência e gravidade, a possibilidade de alergia a frutas e a outros alimentos de origem vegetal, como algumas raízes (mandioca, batata etc.) com reatividade cruzada descrita com látex, deve ser investigada em todos os doentes sensibilizados ao látex. Além disso, em todos os indivíduos que apresentem manifestações clínicas com a ingestão ou contato com qualquer um desses alimentos deve ser pesquisada alergia ao látex.[15] Os alimentos envolvidos na síndrome látex-fruta variam de acordo com os hábitos alimentares de cada região. Não obstante os poucos estudos brasileiros sobre o tema, os alimentos mais relacionados com síndrome látex-fruta em nosso meio são kiwi, maracujá, abacate, mandioca, batata e banana.[16]

No contexto da anafilaxia perioperatória, a apresentação clínica da alergia ao látex pode incluir colapso cardiovascular, eritema cutâneo e broncoespasmo. Tradicionalmente, tais sinais clínicos ocorrem nas fases de manutenção e recuperação anestésica, ao contrário de reações associadas a outros fármacos administrados durante procedimentos cirúrgicos que tendem a ocorrer mais precocemente. As cirurgias mais comumente associadas a manifestações clínicas de alergia ao látex incluem procedimentos ginecológicos, obstétricos, abdominais e ortopédicos.[17]

DIAGNÓSTICO

História clínica

Em virtude da sintomatologia relacionada ao látex ser muito diversificada, o direcionamento das informações colhidas na história clínica conduz de modo mais simples ao diagnóstico. Os pontos fundamentais na história clínica são:

- O paciente faz parte de um grupo de risco para alergia ao látex?
- O tipo de manifestação clínica (cutânea, respiratória, nasal, ocular e/ou cardiovascular), caracterizando se existem ou não sinais de anafilaxia.
- O intervalo de tempo entre a exposição ao látex e o início dos sintomas.
- Em que ambiente as reações ocorrem: domicílio, escola, festas, hospitais, laboratórios, procedimentos médico-hospitalares e/ou após a ingestão de alimentos de origem vegetal relacionados.
- Qual a frequência com que essas reações ocorrem.
- Há melhora espontânea dos sintomas? Quais medicações foram utilizadas para o tratamento da reação? Como foi a resposta às medicações?

Testes diagnósticos

Reações de hipersensibilidade do tipo I
Teste cutâneo de punctura – *Prick Test*

O teste cutâneo de punctura é realizado com extrato padronizado contendo as proteínas do látex. Deve ser aplicado na superfície volar do antebraço, acompanhado de controles negativo e positivo, por profissional treinado e em ambiente que disponha de recursos adequados para reversão de uma anafilaxia. O teste é considerado positivo se produzir uma pápula maior que 3 mm de diâmetro em relação ao controle negativo, após 20 minutos da aplicação.[18]

O teste de punctura apresenta elevada sensibilidade (90-98%) e especificidade (> 95%), sendo raras as reações adversas. Apesar do risco teórico de reações graves, como anafilaxia durante o procedimento, sobretudo em pacientes já sensibilizados ou com história de reação grave prévia, a literatura descreve apenas dois casos de anafilaxia durante a realização do teste e nenhum caso fatal. A maioria das reações adversas observadas envolviam o uso de extratos não padronizados.[3,19]

Não há contraindicação formal para o teste de punctura mesmo nos pacientes que apresentaram reações graves, embora seja preferível, nesses casos, a investigação por meio da dosagem de IgE sérica específica.[3] O uso de extratos padronizados é preferível aos não padronizados ou aos feitos artesanalmente, pois nestes há grande variação na sua composição proteica, e o risco de reações adversas é maior.

Dosagem de IgE sérica específica

Os testes laboratoriais apresentam sensibilidade inferior aos testes cutâneos (73-79%) e a sua especificidade depende da população considerada. Apesar disso, muitos autores relatam boa concordância entre teste cutâneo de punctura com extrato padronizado e IgE sérica específica para látex, concluindo que ambos os métodos podem ser usados para o diagnóstico de sensibilização ao látex.[20]

No Brasil, um dos métodos disponíveis e mais utilizados para a dosagem de IgE sérica específica contra o látex é o ImmunoCAP® (Thermo Fisher), que se caracteriza por ser um ensaio quantitativo *in vitro*. Estão disponíveis comercialmente *kits* para dosagem de IgE sérica específica para látex e para alguns de seus alérgenos recombinantes (r *Hev b* 1, 3, 5, 6.01, 6.02, 8, 9 e 11). O resultado é fornecido em valores absolutos a partir de 0,10 KUA/L.[21] Em pacientes com espinha bífida, estabeleceu-se a concentração de corte de 0,77 kU_A/L para IgE sérica específica para látex associada ao diagnóstico de alergia ao látex em relação à sensibilização ao látex.[8]

Outro método disponível em nosso meio para dosagem *in vitro* é o Immulite® (Siemmens) que dispõe de *kits* para dosagem de IgE sérica específica para látex, com resultados também a partir de 0,10 KUA/L.[22]

Recentemente, foi disponibilizado o ImmunoCAP ISAC® (Thermo Fisher), um teste semiquantitativo que torna possível a dosagem simultânea de vários anticorpos específicos num único teste, necessitando apenas de 20 µL de soro. Tem aplicabilidade promissora no contexto da alergia alimentar e ao látex, mas com contemplação apenas dos recombinantes do látex r *Hev b* 1, 3, 5, 6 e 8.[23]

Testes de provocação

O teste de provocação com látex pode ser usado em casos de dúvida diagnóstica, sobretudo quando há discordância entre a história clínica e o teste cutâneo de punctura e/ou dosagem de IgE sérica específica. Também é usado para avaliar resultados do tratamento com imunoterapia específica para látex.[24]

Várias técnicas têm sido propostas, por meio da exposição aos alérgenos do látex por diferentes vias: cutânea, sublingual, nasal e brônquica.[25,26]

A dificuldade na interpretação e na reprodutibilidade dos resultados dos testes de provocação reside na variabilidade entre os protocolos em relação ao material utilizado (quantidade de proteínas de látex), ao tempo de exposição dos pacientes e à validação dos escores de sintomas e medicação.[3,26] O teste de provocação deve ser realizado em regime de hospital-dia. O monitoramento deve incluir aferições de pulso, pressão arterial, saturação periférica de oxigênio, pico de fluxo expiratório e inspeção da pele e mucosas (orofaringe) após cada fase da provocação. Os pacientes devem permanecer sob vigilância médica por pelo menos duas horas após a prova. O teste será considerado positivo se ocorrerem um ou mais dos seguintes sinais e sintomas: eritema, prurido cutâneo local ou generalizado, prurido em mucosas, urticária, angioedema, tosse, dispneia ou sintomas de conjuntivite, rinite ou asma.[24]

O teste de provocação cutânea ou teste do uso da luva (*use-test*) é a técnica mais utilizada e consiste em solicitar ao paciente que proceda à lavagem e secagem das mãos, seguidas da colocação de um dedo de luva de látex em uma das mãos por 15 minutos. Não ocorrendo nenhuma reação, procede-se à colocação da luva inteira de látex por 15 minutos. Na ausência de reação, deixa-se a luva inteira por uma hora. Como controle, utiliza-se uma luva sintética (vinil ou nitrila) na outra mão, pelo mesmo período. Depois disso, as mãos são novamente lavadas e observa-se se houve alguma reação local. O *use-test* é considerado positivo quando ocorrem reações imediatas na mão exposta à luva de látex, sem a ocorrência de reações na mão exposta ao controle. Do mesmo modo, podem ocorrer sintomas sistêmicos ou a distância, como sintomas de rinoconjuntivite e asma. Pacientes com dermatite nas mãos em atividade não devem ser provocados.[18,24,27] Em casos duvidosos, o tempo de realização do teste pode ser prolongado ou ele pode ser repetido em dias consecutivos. A maior limitação do teste de uso da luva é a natureza subjetiva da resposta e a dificuldade para mascarar o procedimento. Além disso, o conteúdo alergênico das luvas de látex é, na maioria das vezes, variável (mesmo entre lotes do mesmo fornecedor), tornando difícil a reprodução dos resultados.

Reações de hipersensibilidade do tipo IVa

Teste de Contato (TC) – *Patch test*

O teste de contato (TC) tradicional (bateria padrão) pode ser utilizado para o diagnóstico de reações de hipersensibilidade tardia (tipo IVa) aos aditivos da borracha em pacientes com dermatite de contato expostos ao látex. Podemos também testar a própria luva do paciente; corta-se um quadrado de um centímetro de lado e aplica-se na pele do paciente ocluindo com uma fita de micropore. Os aditivos envolvidos com mais frequência são os tiurans e carbamatos. O TC é realizado pela aplicação de amostras das substâncias na pele íntegra do dorso do paciente por 48 horas. Não ocorrendo reações nos primeiros 15 a 30 minutos, dá-se continuidade, e o paciente é reavaliado em 48 e 96 horas após a colocação do teste.[27]

A Figura 18.1 demonstra, de modo prático, as etapas que podem ser seguidas na investigação diagnóstica da alergia ao látex, de acordo com as recomendações sugeridas pela Associação Brasileira de Alergia e Imunopatologia.

PREVENÇÃO

Não obstante todos os avanços científicos, a medida mais efetiva para o controle da alergia ao látex ainda é evitar a exposição ao alérgeno. As medidas preventivas podem ser divididas em primária, secundária e terciária.

Prevenção primária

São medidas que visam evitar a sensibilização ao látex em indivíduos com alto risco para alergia ao látex, como crianças portadoras de espinha bífida ou más formações que necessitarão de várias correções cirúrgicas. Nesses indivíduos, deve-se evitar o contato com o látex desde o nascimento, e, em todos os procedimentos a que forem submetidos, devem ser substituídas as luvas de borracha natural por luvas de borracha sintéticas (vinil, silicone, neoprene, nitrila ou poliuretano).[28] Essas medidas também devem ser aplicadas aos trabalhadores da área de saúde expostos ao látex. O uso de luvas sem talco e com baixos teores de proteínas do látex (< 50 μ/g de material) também diminui a sensibilização ao látex em trabalhadores da área de saúde, pois ocasiona menor quantidade de partículas de látex em suspensão no ar.[27,29]

Prevenção secundária

São medidas adotadas para aqueles indivíduos sensibilizados ao látex, detectados por meio de testes séricos e/ou cutâneos, mas que ainda não desenvolveram a doença alérgica ao látex. São indicadas as mesmas medidas da prevenção primária, não só para o grupo de alto risco e sim para todos os indivíduos sensibilizados. Os pacientes devem ser orientados quanto à possibilidade de reação cruzada com certos alimentos, além de serem orientados a reconhecer produtos contendo látex no uso pessoal e hospitalar.[3,27]

Prevenção terciária

Indicada para indivíduos alérgicos ao látex, ou seja, que apresentam sensibilização ao látex e história de reação após contato com ele. Além das medidas adotadas nas prevenções primária e secundária, o paciente deve ter um plano de ação por escrito, contendo a prescrição de adrenalina autoinjetável no caso da ocorrência de anafilaxia. Ele deve ser orientado quanto aos sintomas iniciais de anafilaxia e deve iniciar, o mais breve possível, o plano de medicação proposto.[3,27]

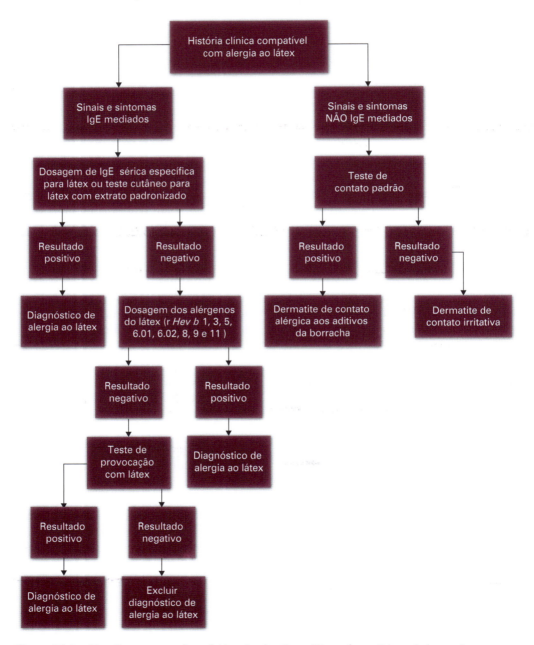

Figura 18.1 – Algoritmo para o diagnóstico de alergia ao látex e/ou aditivos da borracha.

Prevenção em cirurgias e procedimentos diagnósticos

O primeiro passo na prevenção da anafilaxia perioperatória ou em procedimentos consiste em realizar uma triagem que visa identificar pacientes com risco elevado para alergia ao látex. Além disso, na avaliação pré-operatória, deve-se interrogar a respeito da ocorrência de manifestações clínicas alérgicas (prurido, urticária, angioedema, hiperemia conjuntival, lacrimejamento), secundárias à ingestão de frutas ou ao contato com produtos de borracha, por serem indicativas de alergia ao látex.

Confirmado o diagnóstico de alergia ao látex, o leito e o prontuário devem ser identificados com o objetivo de se evitar o contato do paciente com materiais contendo látex. Ninguém na sala cirúrgica deve usar luvas de látex e o procedimento deve ser marcado para o primeiro horário da sala, quando as partículas dispersas de látex estão em níveis mais baixos. Medicações acondicionadas em frascos com tampas de látex devem ser evitadas sempre que possível. Na impossibilidade disso, a tampa não deve ser perfurada, mas sim retirada.[9]

Alguns protocolos recomendam medicações profiláticas pré-operatórias, como corticosteroides e anti-histamínicos (anti-H1 e anti-H2) em pacientes alérgicos ao látex, mas tais medidas não impedem a ocorrência de reações anafiláticas e podem mascarar os sintomas iniciais de uma reação, sendo seu uso controverso na literatura.[30]

REFERÊNCIAS BIBLIOGRÁFICAS

1. Bernardini R, Novembre E, Ingargiola A, Veltroni M, Mugnaini L, Cianferoni A, et al. Prevalence and risk factors of latex sensitization in an unselected pediatric population. J Allergy Clin Immunol. 1998 May; 101(5):621–5.

2. Binkley HM, Schroyer T, Catalfano J. Latex allergies: a review of recognition, evaluation, management, prevention, education, and alternative product use. J Athl Train. 2003 Apr;38(2):133–40.

3. Yunginger JW, Jones RT, Fransway AF, Kelso JM, Warner MA, Hunt LW. Extractable latex allergens and proteins in disposable medical gloves and other rubber products. J Allergy Clin Immunol. 1994 May;93(5):836–42.

4. Zucker-Pinchoff B, Stadtmauer GJ. Latex allergy. Mt Sinai J Med New York. 2002 Mar;69(1-2):88–95.

5. Gaspar A, Faria E. Alergia ao látex. Rev Port Imunoalergologia. 2012;20(3):173–92.

6. Lopes I. Manifestações clínicas. Rev Port Imunoalergologia. 2005;13(1):19–22.

7. Charous BL, Blanco C, Tarlo S, Hamilton RG, Baur X, Beezhold D, et al. Natural rubber latex allergy after 12 years: recommendations and perspectives. J Allergy Clin Immunol. 2002 Jan;109(1):31–4.

8. Garro LS. Identificação dos fatores associados à sensibilização e alergia ao látex em pacientes com defeito de fechamento do tubo neural [tese]. São Paulo: Faculdade de Medicina, Universidade de São Paulo; 2013.

9. Mertes PM, Lambert M, Guéant-Rodriguez RM, Aimone-Gastin I, Mouton-Faivre C, Moneret-Vautrin DA, et al. Perioperative anaphylaxis. Immunol Allergy Clin North Am. 2009 Aug;29(3):429–51.

10. Bousquet J, Flahault A, Vandenplas O, Ameille J, Duron J-J, Pecquet C, et al. Natural rubber latex allergy among health care workers: a systematic review of the evidence. J Allergy Clin Immunol. 2006 Aug;118(2):447–54.

11. IUIS Allergen Nomenclature Sub-Committee. Allergen Nomenclature [Internet]. Disponível em: http://www.allergen.org/search.php?allergensource=latex&searchsource=Search. Consultado em: 03 de julho de 2014.

12. Cabañes N, Igea JM, de la Hoz B, Agustín P, Blanco C, Domínguez J, et al. Latex allergy: Position Paper. J Investig Allergol Clin Immunol. 2012;22(5):313–330; quiz follow 330.

13. Mertes PM, Laxenaire M-C, Alla F, Groupe d'Etudes des Réactions Anaphylactoïdes Peranesthésiques. Anaphylactic and anaphylac-

toid reactions occurring during anesthesia in France in 1999-2000. Anesthesiology. 2003 Sep;99(3):536–45.

14. Sánchez-Monge R, Blanco C, Perales AD, Collada C, Carrillo T, Aragoncillo C, et al. Class I chitinases, the panallergens responsible for the latex-fruit syndrome, are induced by ethylene treatment and inactivated by heating. J Allergy Clin Immunol. 2000 Jul;106(1 Pt 1):190–5.

15. Pires G. Alergia Cruzada. Rev Port Imunoalergologia. 2005;13(1):23–6.

16. Almeida CA PP, Curi SV FF, Andrade MEB AW. Alergia ao Látex tipo I e alergia alimentar. Rev Bras Alerg E Imunopatol. 2010;33(4):123–6.

17. Galvão VR, Giavina-Bianchi P, Castells M. Perioperative anaphylaxis. Curr Allergy Asthma Rep. 2014 Aug;14(8):452.

18. Bernardini R, Pucci N, Azzari C, Novembre E, De Martino M, Milani M. Sensitivity and specificity of different skin prick tests with latex extracts in pediatric patients with suspected natural rubber latex allergy – A cohort study. Pediatr Allergy Immunol. 2008 Jun 1;19(4):315–8.

19. Nettis E, Dambra P, Soccio AL, Ferrannini A, Tursi A. Latex hypersensitivity: relationship with positive prick test and patch test responses among hairdressers. Allergy. 2003 Jan;58(1):57–61.

20. Liccardi G, D'Amato G, Canonica GW, Salzillo A, Piccolo A, Passalacqua G. Systemic reactions from skin testing: literature review. J Investig Allergol Clin Immunol. 2006;16(2):75–8.

21. Johansson SGO. ImmunoCAP Specific IgE test: an objective tool for research and routine allergy diagnosis. Expert Rev Mol Diagn. 2004 May;4(3):273–9.

22. Biagini RE, MacKenzie BA, Sammons DL, Smith JP, Krieg EF, Robertson SA, et al. Latex specific IgE: performance characteristics of the IMMULITE 2000 3gAllergy assay compared with skin testing. Ann Allergy Asthma Immunol Off Publ Am Coll Allergy Asthma Immunol. 2006 Aug;97(2):196–202.

23. Shreffler WG. Microarrayed recombinant allergens for diagnostic testing. J Allergy Clin Immunol. 2011 Apr;127(4):843–849; quiz 850–851.

24. Nucera E, Schiavino D, Pollastrini E, Rendeli C, Pietrini D, Tabacco F, et al. Sublingual desensitization in children with congenital malformations and latex allergy. Pediatr Allergy Immunol Off Publ Eur Soc Pediatr Allergy Immunol. 2006 Dec;17(8):606–12.

25. Palczynski C, Walusiak J, Ruta U, Gorski P. Nasal provocation test in the diagnosis of natural rubber latex allergy. Allergy. 2000 Jan;55(1):34–41.

26. Hamilton RG. Diagnosis of natural rubber latex allergy. Methods San Diego Calif. 2002 May;27(1):22–31.

27. Taylor JS, Erkek E. Latex allergy: diagnosis and management. Dermatol Ther. 2004;17(4):289–301.

28. Nieto A, Mazón A, Pamies R, Lanuza A, Muñoz A, Estornell F, et al. Efficacy of latex avoidance for primary prevention of latex sensitization in children with spina bifida. J Pediatr. 2002 Mar;140(3):370–2.

29. LaMontagne AD, Radi S, Elder DS, Abramson MJ, Sim M. Primary prevention of latex related sensitisation and occupational asthma: a systematic review. Occup Environ Med. 2006 May;63(5):359–64.

30. Setlock MA, Cotter TP, Rosner D. Latex allergy: failure of prophylaxis to prevent severe reaction. Anesth Analg. 1993 Mar;76(3):650–2.

CAPÍTULO 19

Reações Alérgicas Causadas por Venenos de *Hymenoptera*

Alexandra Sayuri Watanabe

INTRODUÇÃO

Os insetos da ordem *Hymenoptera* de maior importância para a área médica em virtude da gravidade das reações que seus venenos podem ocasionar pertencem às famílias *Apidae* (abelhas), *Vespidae* (vespas) e *Formicidae* (formigas), e esses insetos possuem na parte final do abdome um aparelho ovipositor modificado, que durante a evolução das espécies perdeu sua função, servindo apenas como ferrão para defesa e imobilização de seus inimigos[1] (Figura 19.1).

Abelhas

Composta de cerca de 20 mil espécies distribuídas em nove famílias. Somente 5% das espécies de abelhas são realmente sociais, apresentando comportamento variável, que difere de espécie para espécie. No Brasil, com o intuito de aumentar a produção de mel, em 1957, foram introduzidas no país abelhas africanas (*Apis mellifera scutellata sp.*), ocorrendo a hibridização com as abelhas europeias (*Apis mellifera sp.*) aqui existentes.

Alergia & Imunologia Aplicação Clínica

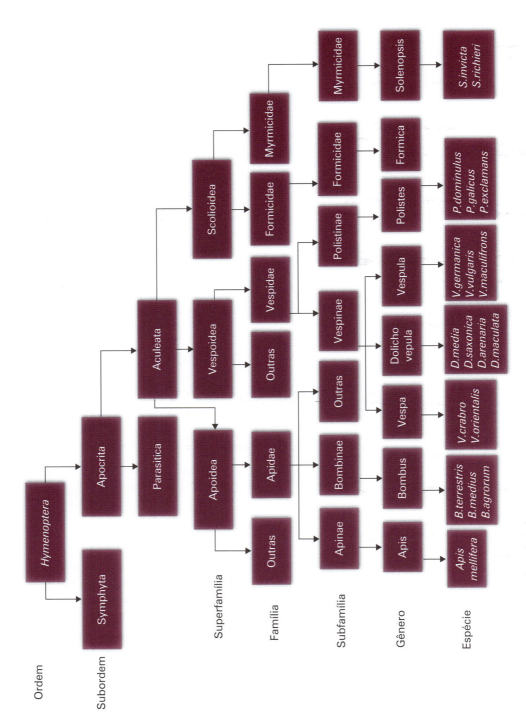

Figura 19.1 – Taxonomia da ordem *hymenoptera*.

O ferrão da abelha compreende uma parte glandular, na qual se produz o veneno, e uma estrutura quitinosa e muscular, que serve para ejeção do veneno, protrusão e introdução do ferrão. Apresenta farpas na sua superfície que se fixam à pele logo após a ferroada e, quando o inseto tenta sair do local, todo sistema é destacado, permanecendo na vítima. O inseto, portanto, morre a seguir. Noventa por cento do conteúdo do saco do veneno é liberado em cerca de 20 segundos, e o conteúdo total é introduzido dentro de um minuto.[2]

Vespas

No Brasil, há mais de 450 espécies catalogadas, sendo constituídas sobretudo pelo gênero *Polistes*; apresentam distribuição cosmopolita e provavelmente são as maiores responsáveis por acidentes alérgicos. Algumas espécies de vespas, após o ato de ferroar, podem perder parte de seu ferrão e do abdome, podendo confundir paciente e médico, pois, na maioria das vezes, são abelhas que deixam ferrão no local.[2]

Formigas

As pertencentes à subfamília *Myrmicinae* de interesse médico, denominadas formigas-de-fogo ou lava-pés (gênero Solenopsis). As espécies mais importantes são a *Solenopsis invicta* (vermelha) e *Solenopsis richteri* (preta).[2]

EPIDEMIOLOGIA

A maioria das reações que os venenos desses insetos podem causar são reações locais, sem complicações em curto ou em longo tempo. Entretanto, algumas pessoas podem apresentar reações alérgicas sistêmicas ou até mesmo um evento fatal. Nos EUA, 0,5 a 3,3% dos adultos têm reação alérgica sistêmica após a ferroada, e a incidência é menor nas crianças, ocorrendo em 0,15 a 0,8%.[3,4]

- **Prevalência de sensibilização**: indicada por teste cutâneo positivo ou pela determinação de Imunoglobulina E específica contra o veneno do inseto em pacientes que não apresentam história positiva, é estimada entre 9,3 e 28,7% na população adulta.[3]

FATORES DE RISCO

Na população geral, adultos jovens, gênero masculino (2 homens:1 mulher) e o tipo de inseto envolvido (ferroadas por abelhas na literatura demonstram maior gravidade de reações).

Adultos têm maior probabilidade de apresentar reações ao serem ferroados novamente do que crianças. O risco aumenta com a idade, pois está particularmente relacionado com comorbidades, sobretudo a presença de doenças cardiovasculares e pacientes que fazem tratamento com betabloqueadores e inibidores da enzima de conversão da angiotensina (IECA).

Pacientes que apresentam mastocitose, mesmo sendo pacientes não alérgicos, sabidamente são pessoas predispostas a reações graves após ferroada desses insetos. A possibilidade da atopia ser fator de risco para reações alérgicas tem sido bastante estudada e aceita por vários autores.[5]

Um grupo interessante de estudos são os apicultores, pois eles são quase sempre ferroados por abelhas durante um longo período. Na literatura mundial, muitos autores consideram apicultores atópicos como grupo de risco para manifestações alérgicas por venenos de abelhas. Porém, em 1995, foi realizado um estudo com 78 apicultores pelo Grupo de Alergia a

Venenos de Insetos do Hospital das Clínicas do setor de Imunologia Clínica e Alergia da Faculdade de Medicina da USP, demonstrando não haver maior predisposição a manifestações alérgicas por venenos de abelhas no grupo de atópicos.[6] Talvez esses resultados divergentes estejam relacionados com as características da apicultura brasileira.[6]

MORTALIDADE

Há variação na prevalência dependendo da região, pela presença de características geográficas do local, da densidade de insetos, hábitos da população e do sistema de registros de óbitos. Na Europa, são registradas 100 mortes anuais por veneno de insetos e nos EUA, 40 mortes anuais.[3] No Brasil, segundo os dados do Centro de Vigilância Epidemiológica do Estado de São Paulo, entre os anos de 1998 e 12 de maio de 2014, foram registrados 24.031 acidentes causados por abelhas, resultando em 36 óbitos.[6]

HISTÓRIA NATURAL

Estudos conduzidos para se avaliar a história natural são importantes para orientar médicos e pacientes quanto a ferroadas futuras. O paciente que apresentar uma reação anafilática grave não significa que numa ferroada subsequente desenvolverá a mesma reação ou mais grave. Estudos retrospectivos mostram que a simples presença de anticorpos IgE veneno-específicos constituem risco de reações sistêmicas futuras, porém não há parâmetros identificados que possam predizer quais indivíduos sensibilizados apresentarão reações sistêmicas. Desde que uma reação alérgica a ferroada tenha ocorrido, o risco de uma nova reação é maior, e está relacionado também com a idade do paciente.

Reação local extensa

Na maioria das vezes, repete a mesma reação, mas pode ter risco de 10% de reação anafilática em ferroadas subsequentes e permanece nesse mesmo valor após 10 a 20 anos.

Reação sistêmica cutânea

Em crianças, o risco de reações mais graves em futuras ferroadas é de cerca de 10%, e em adultos esse risco é de 20%. Após 10 a 20 anos esse risco em crianças cai para 5% e em adultos, 10%.

Reação sistêmica grave

Em crianças, o risco de desenvolver uma reação sistêmica grave em ferroadas futuras é de 40%, e, em adultos, o risco é de cerca de 60% de reações sistêmicas graves. Após 10 a 20 anos, diminui para 30% em crianças e, em adultos, para 40%.[7]

FISIOPATOLOGIA

As reações alérgicas são direcionadas contra os constituintes alergênicos proteicos presentes nos venenos. O fator mais importante nessas reações alérgicas é a presença de anticorpos IgE veneno-específico. Já a presença de anticorpos IgG veneno-específico é considerada como fator de proteção ou "bloqueador" da reação. Nos pacientes alérgicos, há preferência na produção de interleucinas com perfil Th2 com a capacidade de induzirem a formação de IgE. As células ativadas na presença de IL-4 e IL-13 causam a seleção de isotipos de IgE durante a maturação das células B ativadas com subsequente produção de IgE específica ao veneno. Essa ativação das células B promove formação de IgE e IgG4. As moléculas de IgE ligam-se a mastócitos e basófilos por meio de receptores de alta afinidade (FcεRI), mantendo-os em um estado de prontidão ou estado de sensibilização. No próximo contato com o mesmo alérgeno, ocorre a ligação deste a pelo menos duas moléculas de IgE fixadas à superfície de mastócitos, levando à desgranulação de mediadores químicos com as mais variadas atividades biológicas.

A resposta imunológica depende do tipo, da quantidade e da frequência de apresentação do veneno desses insetos. Portanto, podem estar envolvidos os seguintes mecanismos de hipersensibilidade:

1. **Imediata:** pela participação da IgE específica (reação anafilática).
2. **Citotóxica:** participação de anticorpos IgG e IgM contra antígenos da superfície celular ou da matriz celular. Um exemplo desse mecanismo seria a anemia hemolítica causada pelo veneno.
3. **Imunocomplexos:** caracterizada pela participação de imunocomplexos circulantes de IgG ou IgM com antígenos dos venenos que, em grande quantidade, começam a depositar próximos a leito vascular e ativam o sistema complemento, levando ao recrutamento e à ativação de células inflamatórias, caracterizando a doença do soro.

Como os venenos também apresentam substâncias com as mais variadas atividades biológicas (aminas biogênicas, peptídeos, enzimas, lipídeos e aminoácidos livres), se forem injetadas em grandes quantidades, podem causar reações de grande intensidade, por mecanismos tóxicos e pseudoalérgicos. A grande maioria das reações é resultante das ações farmacológicas de seus componentes; entretanto, podem estar relacionadas com outras doenças preexistentes, sendo o veneno apenas um agravante da situação, como ocorre, por exemplo, em pacientes que apresentam mastocitose.[6]

QUADRO CLÍNICO

As reações a ferroadas de *Hymenoptera* podem ser classificadas como reação tóxica e reação alérgica. As reações tóxicas podem ser reação local ou reação generalizada; já as reações alérgicas podem ser locais, extensas ou anafiláticas. A reação tóxica local apresenta uma área de edema, calor local, eritema e dor no local da ferroada; resolvido em poucas horas. Ferroadas de formigas apresentam característica peculiar, pois no local há formação de pústula em 24 horas.

Por outro lado, reações tóxicas sistêmicas são causadas pelos efeitos fisiológicos de grande quantidade de veneno injetada após múltiplas ferroadas, simulando reações anafiláticas. Os sintomas são, na maioria das vezes, gastrointestinais: vômitos, diarreia e dores abdominais, podendo ser acompanhados por cefaleia, febre, espasmos musculares, convulsão e, até mesmo, morte.

As reações locais extensas caracterizam-se por uma área maior de eritema e edema ao redor do sítio da ferroada, que podem persistir por 48 horas ou mais, chegando a durar mais de uma semana. A infecção secundária, nesses casos, não é rara.

As reações anafiláticas podem ser subdivididas, segundo a intensidade dos sintomas, em:[8]

- **Grau I:** urticária, prurido, mal-estar, ansiedade;
- **Grau II:** um dos sintomas anteriores e dois ou mais dos seguintes: broncoconstrição leve, náuseas, vômitos, dor abdominal, diarreia e angioedema. Este pode ser considerado grau II quando aparecer isoladamente;

- **Grau III:** um dos anteriores e dois ou mais dos seguintes: dispneia, sibilos, estridor (esses três já são considerados grau III quando aparecem isoladamente), disfagia, disartria, rouquidão, fraqueza, confusão mental e sensação de morte eminente;
- **Grau IV:** um dos anteriores e dois ou mais dos seguintes: queda de pressão arterial, colapso, perda de consciência, incontinência urinária e cianose.

As reações tardias de hipersensibilidade citotóxica e por imunocomplexos são pouco frequentes, talvez por falhas no diagnóstico etiológico, pois a correlação entre causa e efeito é extremamente difícil; podendo manifestar-se por distúrbios renais, encefalopatias, neurites, miocardites, vasculites, anemias hemolíticas e pela doença do soro.

Outras complicações incluem a Síndrome de Guillain-Barré, Púrpura de Henoch-Schönlein, Síndrome de Reye-*like*, infarto do miocárdio e arritmia cardíaca.

DIAGNÓSTICO

O diagnóstico é baseado na história clínica e na pesquisa de anticorpos IgE veneno-específica, seja por teste cutâneo (punctura e/ou teste intradérmico) ou por teste *in vitro*, após pelo menos três a quatro semanas depois do evento agudo para reduzir a probabilidade de resultado falso-positivo.[9] Esses testes não apenas confirmam o diagnóstico, mas também identificam o veneno adequado para ser utilizado na imunoterapia.

A história clínica deve ser bastante valorizada e detalhada quanto a fatores, como inseto responsável pelo acidente (solicitar ao paciente que descreva o inseto: tamanho, cor, formato), número e localização das ferroadas, descrição minuciosa dos sintomas apresentados (sintomas cutâneos, respiratórios, gastrointestinais ou cardiológicos); qual tratamento medicamentoso administrado, e se há história anterior de ferroadas e tipo da reação.

Os testes cutâneos devem ser realizados com extratos padronizados e provenientes do próprio inseto. Realiza-se primeiro um teste de punctura com diluições crescentes e, caso este seja negativo, faz-se o teste intradérmico. O teste positivo indica apenas sensibilização prévia, sendo incapaz de predizer se haverá reação na próxima exposição e a gravidade da reação.

Para a determinação de anticorpos IgE veneno-específicos (testes *in vitro*), podem ser utilizados o teste da ImmunoCAP Phadia. Cerca de 10 a 15% dos pacientes com testes cutâneos positivos podem apresentar pesquisa de IgE específica negativa ou baixa.

REATIVIDADE CRUZADA

Sabe-se que existe reação cruzada entre os componentes dos venenos de diferentes himenópteros. O ensaio de inibição competitiva da IgE específica é utilizado para definir qual a melhor composição de venenos na imunoterapia de indivíduos alérgicos ao veneno desses himenópteros.[10]

Egner *et al.*[11] observaram que 30 a 50% dos pacientes alérgicos a venenos de *Hymenoptera* exibem teste cutâneo e/ou evidência sorológica de dupla-positividade ao veneno de abelha e de vespa. Ambos os venenos possuem hialuronidase, uma proteína em que se acredita ser a causa da dupla positividade. Outro fator importante a ser considerado foi recentemente investigado por Hemmer *et al.*[12] sobre o papel dos determinantes de carboidratos na reatividade cruzada entre venenos de abelha e vespa. Embora de se acredite que os anticorpos IgE carboidratos-específicos apresentem mínima implicação clínica, os autores reforçam o conceito que esses anticorpos podem confundir o resultado sorológico ou do teste cutâneo, e então interferir com a identificação correta de qual veneno seria sensibilizante.

A dupla positividade entre formiga e vespa ocorre porque a fosfolipase A1 apresenta homologia parcial com a fosfolipase A1 do veneno de vespa e Sol i 3 tem cerca de 50% de homologia com o antígeno 5 do veneno de vespa.[13]

TRATAMENTO

Reações locais

Não necessitam de tratamento, mas analgésicos e compressas com água fria podem ser usadas para reduzir a dor local e o edema. Infecções secundárias em pessoas imunocompetentes são raras, e os antibióticos não são indicados na ausência de infecção. Caso a ferroada seja por formiga, a pústula deve ser mantida intacta.

Reação local extensa

Conduzidas como nas reações anteriores, entretanto, em algumas ocasiões elas podem ser graves com edema e eritema extenso. Nesses casos, podem ser utilizados corticoides tópicos ou orais e anti-inflamatórios para controle da dor.

Reações sistêmicas

- **Generalizadas leves:** podem ser usadas apenas anti-histamínicos;
- **Casos graves:** adrenalina é o medicamento de escolha. É muito importante reconhecer precocemente as reações e aplicar imediatamente a adrenalina. As fatalidades ocorreram, em geral, pela demora na aplicação desse medicamento.[14] A dose recomendada é a

seguinte: adrenalina aquosa (concentração 1:1000): 0,3-0,5 mL em adultos e 0,01 mL/kg em crianças (máximo de 0,3 mL/dose, devendo a administração administrada ser intramuscular (vasto lateral da coxa), podendo ser repetida a cada 5 minutos, se necessário;[15]
- Anti-histamínico injetável, corticoides por via parenteral, β2 agonista e vasopressores podem ser necessários, além dos cuidados de manutenção de vias aéreas pérmeas e controle da pressão arterial;
- Profilaxia das reações alérgicas: evitar uso de perfumes adocicados ou fortes; evitar andar com pés descalços em jardins ou próximo à piscina; procurar andar com botas em áreas rurais e orientar plano de ação e uso de adrenalina autoinjetável em caso de reação sistêmica grave.

Imunoterapia específica

Considerado tratamento seguro e eficaz para evitar reações anafiláticas induzidas por ferroadas de *Hymenoptera* em pessoas com história de reações sistêmicas. Esse tratamento previne as reações alérgicas sistêmicas em 75 a 95%, quando a dose de manutenção da imunoterapia é de 100 mcg/mL. É, na maioria das vezes, administrada por três a cinco anos e, quando descontinuada, protege contra reações sistêmicas futuras na maioria dos indivíduos por, pelo menos, sete anos, além de uma melhora importante na qualidade de vida do paciente. Embora não haja estudos controlados, indivíduos que apresentam reações sistêmicas após ferroadas de formigas também ficam protegidos pela imunoterapia com o extrato de corpo total.[16]

Embora a imunoterapia seja efetiva, há desvantagens que devem ser consideradas, como custo, inconveniência, ocorrência de reações adversas à imunoterapia e a necessidade de tratamento prolongado. Portanto, antes de iniciar o procedimento, é importante determinar quais pacientes devem ser considerados para o tratamento (Tabela 19.1).

CONTRAINDICAÇÕES À IMUNOTERAPIA

Há várias contraindicações[18] a serem citadas; as mais importantes são a doença cardiovascular, tratamento com β-bloqueadores, como soluções oftalmológicas tópicas, asma grave, obstrução de vias aéreas crônicas irreversíveis, incluindo pacientes com volume expiratório forçado no primeiro segundo (VEF$_1$) < 70% do predito, apesar de tratamento adequado, desordens imunopatológicas, como pneumonite de hipersensibilidade, incluindo aspergilose broncopulmonar alérgica, imunodeficiências, distúrbios psiquiátricos e pacientes não colaborativos.

REAÇÕES ADVERSAS À IMUNOTERAPIA

Consistem em reações no local das injeções (dor, eritema ou edema), ocorrendo nas primeiras semanas do tratamento; ou mais graves, levando a reações anafiláticas. A frequência e a gravidade das reações sistêmicas variam entre os estudos, dependendo da seleção do paciente, da doença, do extrato do alérgeno e do regime de indução. Cerca de 50% dos pacientes desenvolvem reações no local da aplicação e 16% dos pacientes adultos desenvolvem reações sistêmicas, que consistem de asma ou rinite leve que respondem adequadamente ao tratamento com anti-histamínicos ou com β2-agonista; urticária, angioedema, reações de prurido, eritema, e, mais raramente, obstrução brônquica, e até mesmo choque anafilático. A segurança da imunoterapia pode ser aumentada introduzindo-se anti-histamínicos como pré-medicação.[18]

Tabela 19.1 – Indicações da imunoterapia segundo a gravidade da reação alérgica.[17]			
	Tipo da reação	Teste cutâneo	Imunoterapia
Criança	Reação generalizada grau I ou II	Positivo	Avaliar caso individualmente
Adulto	Reação generalizada grau I ou II	Positivo	Sim
Criança ou adulto	Reação local extensa	Positivo ou negativo	Não*
	Reação generalizada grau III ou IV	Positivo	Sim

*A imunoterapia é também eficaz para os indivíduos que tem reação local extensa especialmente naqueles que estão em alto risco para levar várias ferroadas por causa da ocupação ou da susceptibilidade, por isso pode ser indicada nessas situações.

CONSIDERAÇÕES FINAIS

As reações sistêmicas induzidas por venenos de *Hymenoptera* levam a importante morbidade e mortalidade. A imunoterapia veneno-específica é a opção de escolha para evitar reações sistêmicas futuras, diminuir reações locais extensas e melhorar da qualidade de vida desses pacientes. Além disso, orientações ao paciente são fundamentais em cada consulta, seja auxiliando no controle da ansiedade e do medo de nova reação, seja na revisão do plano de ação personalizado e da aplicação de adrenalina autoinjetável.

REFERÊNCIAS BIBLIOGRÁFICAS

1. Wikipédia. 2014 [citado em 11/08/2014]. Disponível em http://pt.wikipedia.org/wiki/Hymenoptera.

2. Homem de Mello MHSH. Abelhas africanizadas na cidade de São Paulo – uma abordagem epidemiológica. [Dissertação de Mestrado]. São Paulo: Departamento de Epidemiologia da Faculdade de Saúde Pública da Universidade de São Paulo;2000.

3. Golden DB,Marsh DG, Kagey-Sobotka A, et al. Epidemiology of insect venom sensitivity. JAMA 1989; 262: 240-4.

4. Settipane GA, Boyd GK. Prevalence of bee sting allergy in 4,992 boy scouts. Acta Allergol 1970; 25: 286-91.

5. Bilo` BM, Bonifazi F. Epidemiology of insect-venom anaphylaxis. Curr Opin Allergy Clin Immunol 2008; 8: 330-7.

6. Castro FFM. Anafilaxia por venenos de Hymenoptera: Experiência de 20 anos. São Paulo. 2002. Tese de Livre-docência apresentada ao Departamento de Clínica Médica da Faculdade de Medicina da Universidade de São Paulo na Área de Imunologia Clínica e Alergia.

7. Golden DBK. Insect sting allergy and venom immunotherapy: A model and a mystery. J Allergy Clin Immunol 2005; 115: 439-47.

8. Müller, U. Hymenoptera venom hypersensitivity: an update. Clin Exp Allergy 1998; 28: 4-6.

9. Bilo BM, Rueff F, Mosbech H, Bonifazi F, Oude-Elberink JN. Diagnosis of Hymenoptera venom allergy. Allergy 2005; 60: 1339-49.

10. Hamilton, RG & Adkinson, NF. 23. Clinical laboratory assessment of IgE-dependent hypersensitivity. J Allergy Clin Immunol 2003; 111: S687-701.

11. Egner W, Ward C, Brown DL, et. al. The frequency and clinical significance of specific IgE to both wasp (Vespula) and honeybee (Apis) venoms in the same patient. Clin Exp Allergy 1998; 28: 26-34.

12. Hemmer W, Focke M, Kolarich D, et al., Antibody binding to venom carbohydrates is a frequent cause for double positivity to honeybee and yellow jacket venom in patients with stinging insect allergy. J Clin Immunol 2001; 108: 1045-52.

13. Hoffman D. Hymenoptera venom:XXIV. The amino acid sequences of imported fire ant venoms allergens Sol i 2, Sol i 3 and Sol i 4. J Allergy Clin Immunol 1993; 91: 71-8.

14. Kemp SF, Lockey RF, Simons FE. Epinephrine: the drug of choice for anaphylaxis. A statement of the World Allergy Organization. Allergy 2008; 63: 1061-70.

15. Simons FE, Gu X, Simons KJ. Epinephrine absorption in adults: intramuscular versus subcutaneous injection. J Allergy Clin Immunol 2001; 108: 871-3.

16. Golden DB, Kwiterovich KA, Kagey-Sobotka A, Lichtenstein LM. Discontinuing venom immunotherapy: extended observations. J Allergy Clin Immunol 1998; 101:298–305.

17. Pesek RD, Lockey RF. Treatment of Hymenoptera venom allergy: an update. Curr Opin Allergy Clin Immunol 2014; 14: 340-46.

18. Cox L, Nelson H, Lockey R, Calabria C, Chacko T, Finegold I, Nelson M, Weber R, Bernstein DI, Blessing-Moore J, Khan DA, Lang DM, Nicklas RA, Oppenheimer J, Portnoy JM, Randolph C, Schuller DE, Spector SL, Tilles S, Wallace D. Allergen immunotherapy: a practice parameter third update. J Allergy Clin Immunol 2011; 127 (Suppl 1): S1-55.

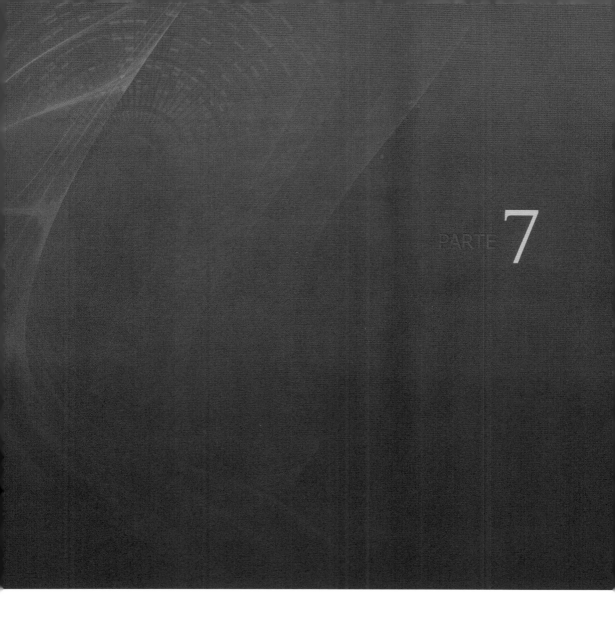

PARTE 7

Alergia Ocupacional

CAPÍTULO 20

Alergia Ocupacional

Clóvis Eduardo Santos Galvão ■ Cynthia Mafra Fonseca de Lima

INTRODUÇÃO

Com os novos hábitos de vida, o indivíduo adulto tem passado muito mais tempo no seu ambiente de trabalho, onde fica exposto a uma variedade de substâncias potencialmente irritativas e imunogênicas que podem causar doenças. O risco de o trabalhador desenvolver doenças devido à exposição a diferentes substâncias presentes no ambiente de trabalho é conhecido desde a antiguidade, no entanto, essa maior exposição tem sido considerada um dos fatores associados ao aumento da prevalência das doenças ocupacionais.[1]

Não obstante o crescente aumento na incidência dessas doenças, acredita-se que o verdadeiro número seja subestimado, tanto pela dificuldade de confirmação diagnóstica como pela relutância do trabalhador que muitas vezes não procura um serviço médico para confirmar o diagnóstico com receio de perder o emprego. O conhecimento sobre as características e as comorbidades inerentes às doenças ocupacionais é importante, não só para o tratamento dos trabalhadores acometidos como também para a prevenção de novos casos.

A identificação de novos agentes, métodos diagnósticos e de novos conhecimentos sobre sua fisiopatologia e história natural trouxe um considerável avanço na área das doenças ocupacionais.[2] Quando o mecanismo patogênico envolvido nesses quadros ocupacionais é imunológico, por exemplo, uma reação de hipersensibilidade, pode-se dizer que se trata de uma alergia ocupacional. Clinicamente, os trabalhadores expostos podem desenvolver alergias ocupacionais respiratórias, como asma e rinite ocupacionais, bem como quadros cutâneos representados sobretudo pelas dermatites de contato ocupacionais.

A seguir, citaremos as principais características de doenças respiratórias e dermatoses alérgicas desenvolvidas no ambiente de trabalho, descrevendo seus principais aspectos, como o diagnóstico e tratamento, comentando ainda os fatores e/ou situações de risco, bem como os agentes causadores, enfatizando a visão imunoalérgica para essas doenças ocupacionais.

ASMA OCUPACIONAL

Definição e epidemiologia

A asma ocupacional (AO) é caracterizada pela limitação variável ao fluxo de ar e/ou hiper-reatividade das vias aéreas devido a causas e condições presentes, especificamente, no ambiente de trabalho e não a estímulos encontrados fora deste. É considerada a pneumopatia ocupacional mais prevalente, correspondendo a 26 a 52% das doenças respiratórias ocupacionais nos países industrializados, mas essa frequência pode variar dependendo do tipo de ocupação e do país estudado. Acredita-se que até um quarto dos adultos com asma nos EUA e na Europa têm asma relacionada ao trabalho.[3]

Recentemente, especialistas do *American College of Chest Physicians* definiram asma relacionada com o trabalho (ART)

como "asma que é exacerbada ou induzida por exposições a inalantes no local de trabalho".[4] Com base nessa definição, a ART pode ser ainda subclassificada em duas categorias que muitas vezes se sobrepõem:

1. Asma agravada no ambiente de trabalho, que refere-se a exacerbação da asma preexistente, devido a exposições no local de trabalho; e
2. Asma ocupacional (AO), que se refere à asma de início recente induzida por exposições no local de trabalho.

Essa condição se desenvolve como o resultado direto da exposição no ambiente de trabalho, nesses casos o paciente geralmente não apresenta história pessoal prévia de asma, e o início do quadro clínico se dá na idade adulta.[4]

É importante ressaltar que a história prévia de asma não descarta o diagnóstico de asma ocupacional e deve ser levado em conta se o agente etiológico é o mesmo responsável pelo quadro clínico anterior.

Mecanismos fisiopatológicos e agentes ocupacionais

A AO pode apresentar um período de latência, ou seja, um intervalo de tempo entre o início da exposição e o aparecimento dos sintomas que pode variar de semanas a vários meses, ou pode ocorrer sem período de latência, em que os sintomas aparecem logo após a exposição ao agente causador.

A forma clínica mais comum é a AO com período de latência, geralmente causada por substâncias naturais ou sintéticas de alto peso molecular como farinhas e proteínas animais e algumas de baixo peso molecular como anidridos e sais de platina. O mecanismo imunológico envolvido pode ser IgE dependente ou não mediado por IgE.

Quando os agentes ocupacionais induzem a produção de anticorpos IgE específicos, caracterizam uma Reação de Hipersensibilidade Tipo I de Gel e Coombs (alergia clássica), mas, nos casos em que não há participação do anticorpo IgE, a maioria dos agentes tem baixo peso molecular, como os isocianatos, e induzem AO por mecanismo imunológico inespecífico, pois há evidências de influxo de células inflamatórias e liberação de mediadores nas vias aéreas sem demonstrar a participação consistente de IgE específica. Esse mecanismo não está completamente esclarecido, mas são descritos fenômenos imunológicos, como desgranulação inespecífica de mastócitos, fixação de complemento e infiltrado de linfócitos T.[5]

O mecanismo envolvido na AO sem latência é, na maioria das vezes, não imunológico e essa doença é classicamente desencadeada por mecanismos irritativos que incluem irritação direta na mucosa das vias aéreas, lesão tóxica desencadeada por exposição a altas concentrações de agentes ocupacionais ou ainda efeitos farmacológicos dos irritantes, que podem induzir broncoespasmo. Nesse grupo, está incluída a Síndrome da Disfunção Reativa das Vias Aéreas, que se segue a uma exposição aguda a grandes quantidades de fumaças e gases tóxicos, como a amônia. Nesses casos, acredita-se que a descamação do epitélio resulte em inflamação das vias aéreas, devido à perda dos fatores relaxantes derivados do epitélio e à exposição e à estimulação de terminações nervosas (inflamação neurogênica).[6] Portanto, a AO pode ser induzida por diferentes mecanismos e também difere em muitos outros aspectos, como na apresentação clínica, nas características dos trabalhadores em risco, no tipo de reação produzida na broncoprovocação, dentre outros que estão resumidos na Tabela 20.1.[7]

Embora a asma por mecanismo imunológico seja a mais frequente, os quadros que envolvem reações mediadas por IgE são minoria. Observa-se uma relação

Tabela 20.1 – Categorias de asma ocupacionais e suas principais características.			
	Asma com latência		
Características	IgE dependente	IgE independente	Asma sem latência
Tempo de exposição	Longo	Curto	Em horas
Resposta à provocação	Imediata ou bifásica	Tardia	Desconhecida
Prevalência	Menor 5%	Maior 5%	Desconhecida
Fatores predisponentes	Atopia, fumo	Desconhecidos	Desconhecidos
Ativação de linfócitos	++++	++++	+
Ativação de eosinófilos	++++		+++
Fibrose subepitelial	+	+	++++
Espasmo de membrana basal	++++	++++	++++
Descamação epitelial	+	+	++++

Modificado de Chan-Yeung M et al, 1995.[6]

dose-resposta entre o grau de exposição e o desenvolvimento de AO relacionada com diferentes agentes, como cedro vermelho e colofônia, mas essa correlação não está clara para todos os agentes ocupacionais.[7]

Embora alguns estudos demonstrem que o nível de exposição ao agente causal é um fator importante para o desenvolvimento de AO, observa-se que apenas uma parte dos trabalhadores desenvolve sensibilização ou AO, mesmo considerando um nível de exposição semelhante. Portanto, não está estabelecido se picos de exposição ou exposições menores por mais tempo seriam mais relevantes na indução da sensibilização e desenvolvimento de AO. Esses achados sugerem que alguns fatores de susceptibilidade ligados ao próprio indivíduo estão também envolvidos.

A atopia tem sido constantemente associada aos casos que envolvem agentes de alto peso molecular, e o tabagismo tem sido associado ao desenvolvimento de AO em trabalhadores expostos a sais de platina e compostos de anidridos que possuem peso molecular mais baixo.[7]

Mais de 500 substâncias já foram descritas como agentes ocupacionais e incluem produtos naturais e sintéticos, encontrados em diferentes processos industriais. Esses agentes causam asma por meio de mecanismos imunológicos com a participação ou não de IgE. Os gases irritantes, como cloro e amônia, estão relacionados com AO sem período de latência. O composto parafenilenodiamina, presente nas tinturas de cabelo, é uma causa conhecida de dermatite de contato em cabeleireiros e consumidoras. Recentemente, também tem sido apontado como etiologia de asma, rinite e urticária de contato ocupacionais.[8]

A Tabela 20.2 apresenta os principais agentes ocupacionais envolvidos na AO.[6]

Tabela 20.2 – Agentes ocupacionais envolvidos na Asma Ocupacional com período de latência.	
Agente causador	Profissões de risco
Agentes de alto PM	
Cereais	Padeiros e moleiros
Proteinas de animais	Tratadores, técnicos de laboratório
Enzimas	Padeiros, limpeza, farmácia
Látex	Área da saúde
Agentes de baixo PM	
Isocinatos	Tintas, plásticos, espumas, borrachas
Madeiras	Marcineiros, movilaria
Anidridos	Plásticos, resina-epoxi
Metais	Refinarias, soldadores
Corantes	Confecções
Formaldeido, glutaraldeido	Hospital
Persulfato de amônia	Cabeleleiros

Modificado de Chan-Yeung M *et al*, 1995.[6]

Quadro clínico e diagnóstico

As manifestações clínicas e a prevalência de sensibilização diferem de acordo com a natureza do agente desencadeante. O desenvolvimento dos sintomas pode ocorrer após algumas semanas até vários anos, e a duração da exposição tende a ser mais curta para os produtos químicos de baixo peso molecular.[5] A Figura 20.1 resume a história da AO com período de latência.

Alergia Ocupacional

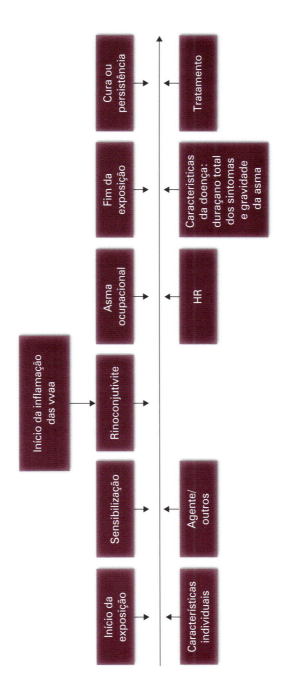

Figura 20.1 – História natural da asma ocupacional com período de latência.

Os sintomas das vias aéreas inferiores e a presença de hiper-reatividade brônquica podem ser precedidos de sintomas rinoconjuntivais. No primeiro momento da investigação dos quadros sugestivos de AO, o diagnóstico de asma deve ser confirmado pela história clínica e dos testes de função pulmonar. Posteriormente, deve-se estabelecer o nexo causal e o diagnóstico etiológico por meio de testes imunológicos e da broncoprovocação específica, quando indicada. A monitorização seriada do pico de fluxo expiratório pode ser útil, sobretudo se houver melhora nos períodos de afastamento do trabalho, como finais de semana ou férias. Deve-se considerar o diagnóstico de AO em todo indivíduo com asma que se inicia na idade adulta. A queixa clássica é a piora dos sintomas no ambiente de trabalho, seguido de melhora nos finais de semana e feriados. No entanto, esse padrão nem sempre está presente, e os finais de semana podem não ser longos o suficiente para proporcionar melhora dos sintomas, que podem, inclusive, ser mais intensos após o fim da jornada de trabalho. Despertares noturnos também podem ocorrer.

Além do emprego atual, também devem ser consideradas as atividades profissionais anteriores e o histórico ocupacional, pois podem estar relacionadas com o quadro. Não obstante a história sugestiva de AO e em trabalhador exposto a um sensibilizante conhecido ser importante, não pode ser utilizada isoladamente para fechar o diagnóstico, sendo necessários testes objetivos adicionais.

Deve ser realizada uma visita ao local de trabalho sempre, pois o trabalhador pode omitir informações importantes sobre o ambiente.[9]

É importante ressaltar que a obstrução reversível do fluxo de ar e/ou aumento da hiper-reatividade brônquica na presença de espirometria normal confirmam o diagnóstico de asma, mas não de AO. Por outro lado, o diagnóstico de AO deve ser afastado se a broncoprovocação inespecífica com histamina ou carbacol/metacolina, realizada durante o período em que o paciente está trabalhando e/ou sintomático, é negativa.[9]

Muitas vezes, devido a características intrínsecas ao agente suspeito, a broncoprovocação específica não pode ser realizada. Nesse caso, deve-se utilizar a medida seriada do pico de fluxo expiratório (PFE) que deve ser feita com o indivíduo trabalhando e afastado do trabalho, pelo mesmo período de tempo. Esse teste apresenta limitações, pois depende muito da habilidade e da colaboração do trabalhador, que deve ser orientado a registrar três a quatro medidas diárias, tanto no ambiente de trabalho como fora dele. A sensibilidade e a especificidade dessa abordagem são de 64 e 77% respectivamente, e a monitorização deve ser feita durante o período mínimo de duas semanas.[10]

A broncoprovocação específica torna possível reproduzir, sob condições controladas, a exposição do trabalhador em seu ambiente de trabalho, e é considerada padrão-ouro para o diagnóstico de AO. Deve ser realizada por profissionais treinados e em um ambiente equipado para atendimento de reações sistêmicas graves.[11] Não há um protocolo padrão, mas algumas recomendações gerais devem ser seguidas, como não fazer em pacientes sintomáticos ou com VEF1 abaixo de 70% do predito e suspender os broncodilatadores antes do procedimento.[9]

A determinação da IgE específica *in vivo* e *in vitro* são úteis somente nos casos mediados por IgE, e têm valor limitado pela falta de reagentes padronizados comercialmente disponíveis.

O diagnóstico de AO induzida por irritantes é baseado inteiramente na história clínica e na demonstração de obstrução do fluxo de ar e/ou hiper-reatividade brônquica. Na maioria das vezes, há relato de exposição a grandes quantidades de determinado agente, seguida por sintomas respiratórios, na ausência de história prévia de asma.[5]

Técnicas não invasivas, como a medida do óxido nítrico exalado e a análise do escarro induzido, têm sido propostas como métodos de avaliação do processo inflamatório e podem ajudar no diagnóstico precoce da AO. No entanto, sua utilização ainda não está padronizada para a prática clínica diária.[12]

No ambulatório de alergia ocupacional do Serviço de Imunologia Clínica e Alergia do HC-FMUSP dispõe de uma cabine de provocação desenhada especialmente para as provocações específicas, em que é possível controlar diferentes variáveis durante o teste, e o paciente com suspeita de AO é avaliado segundo algoritmo ilustrado na Figura 20.2.

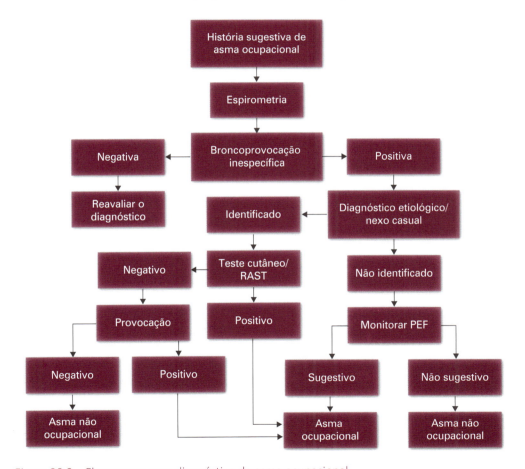

Figura 20.2 – Fluxograma para diagnóstico de asma ocupacional.

Modificado de Malo & Chan-Yeung, JACI 2001 (2).

Em nosso meio, entre os pacientes com diagnóstico suspeito ou confirmado de AO em acompanhamento no Ambulatório de Doenças Imunoalérgicas Ocupacionais do HCFMUSP, 40% apresenta quadro clínico sugestivo de AO e 60% de asma agravada pelo trabalho. Dentre os pacientes com AO, pouco mais da metade obtuve confirmação diagnóstica, seja por monitorização do PFE seriado, por broncoprovocação específica ou associação de ambos os exames. A maior limitação nesses casos se dá por não identificação do agente ocupacional envolvido, ou pelo fato de o trabalhador já se encontrar afastado do ambiente ocupacional. Nesse grupo, 45% eram atópicos. As profissões mais encontradas entre os pacientes com doença confirmada foram: funcionários de limpeza, trabalhadores de construção civil e manipulação de fármacos.

Tratamento

O afastamento da exposição ao agente causal é essencial para a obtenção de melhora clínica e para evitar a piora.[13] Estudos mostram que a permanência do trabalhador no local de trabalho, ou da exposição ao agente ocupacional envolvido, agrava o prognóstico da asma. Cerca 75% dos trabalhadores com AO permanecem com hiper-reatividade brônquica, mesmo após a remoção da exposição ao agente causal, embora a intensidade dos sintomas seja geralmente leve.

Uma vez confirmado o diagnóstico de AO, o trabalhador é afastado da exposição e o tratamento medicamentoso deve ser iniciado, considerando as particularidades de cada caso e seguindo os consensos e diretrizes para o tratamento da asma não ocupacional, de acordo com a intensidade do quadro.

Essa confirmação é importante, não só para o trabalhador, mas também para o empregador, pois os órgãos envolvidos com previdência e seguridade social exigem diagnóstico bem documentado por meio de testes precisos e objetivos, antes de aceitarem um pedido de afastamento relacionado com a AO. A partir de então, programas de reabilitação adequados devem ser oferecidos ao trabalhador.[13,14]

Os tratamentos imunológicos (como agentes biológicos e imunoterapia alérgeno-específica) podem ser considerados como potenciais opções terapêuticas para as doenças ocupacionais mediadas por IgE. Por exemplo, muitos estudos com a imunoterapia específica para látex mostraram resultados favoráveis. Por outro lado, apenas alguns relatos têm sugerido eficácia da imunoterapia específica para os casos de asma ocupacional em padeiros ou em profissionais de laboratório que lidam com animais. Acredita-se que o desenvolvimento de novas tecnologias, como os alérgenos recombinantes e o diagnóstico resolvido por componentes, possam melhorar a qualidade dos testes diagnósticos e da imunoterapia específica para as alergias ocupacionais. Além disso, alguns autores relataram eficácia da utilização do omalizumab como opção terapêutica em alguns casos selecionados de alergia ocupacional e para reduzir reações adversas graves durante a fase de indução imunoterapia alérgeno-específica.[14]

RINITE OCUPACIONAL

Definição e epidemiologia

A rinite ocupacional (RO) é caracterizada pela presença de sintomas nasais associados à exposição aos agentes de alto ou baixo peso molecular e/ou substâncias irritantes no ambiente de trabalho. Assim como na asma ocupacional, pode envolver mecanismos imunológicos ou não. Essa condição coexiste, na maioria das vezes, com asma ocupacional, tendo sido apontada como um estágio inicial do comprometimento das vias aéreas. Acredita-se que, se a exposição ao agente for persistente, a RO possa evoluir para asma, embora os relatos não sejam unânimes entre os autores.[15]

A prevalência pode variar de acordo com os critérios usados para o diagnóstico, a aérea geográfica, o tipo de agente ocupacional e da ocupação do trabalhador. Por exemplo, um estudo entre funcionários de laboratórios de pesquisa em uma universidade que eram expostos a cobaias encontrou prevalência de 42% para sintomas autorrelatados de rinite relacionados com o trabalho. No entanto, em relação a uma provável RO definida pela presença de sintomas de rinite e positividade aos testes cutâneos, a prevalência diminuiu para 15%. Quando esses casos foram submetidos a provocação específica, a prevalência caiu para 6%. Tais resultados confirmam a baixa especificidade dos questionários de sintomas para diagnóstico de RO.[16]

A incidência de sintomas rinoconjuntivais relacionados com o trabalho é maior nos primeiros 12 a 20 meses de atividade profissional e aumenta com a duração da exposição até um período de 24 meses. Este curto período de latência sugere a necessidade de maior vigilância nos primeiros anos de exposição. História de sintomas atópicos é comum em trabalhadores que desenvolvem RO alérgica, chamando atenção para atopia como um fator de risco para o desenvolvimento de RO.[15]

Mecanismos fisiopatológicos

A inflamação das vias aéreas nasais pode ocorrer por meio de sensibilização específica, irritação aguda ou crônica da mucosa, ou ambos. As sensibilizações aos compostos de alto peso molecular são classicamente mediadas pela IgE, enquanto a sensibilização aos de baixo peso molecular envolve tanto resposta IgE mediada como outras por mecanismos menos esclarecidos. Agentes irritantes como partículas grandes, gases hidrossolúveis e vapores levam à lesão direta da mucosa, sem o envolvimento de resposta imunológica específica. A exposição a substâncias, como a fumaça de cigarro, formol e capsaicina, resulta na liberação de neuropeptídeos, como a Substância P, que são neurotransmissores responsáveis pelo desencadeamento de resposta inflamatória neurogênica.[15]

A RO pode ser classificada em:

1. **Incômoda:** quando o indivíduo apresenta sensibilidade olfativa muito alta, relatando sintomas quando se expõe a substâncias, como detergentes e perfumes;
2. **Irritativa:** quando ocorre inflamação inespecífica no nariz sem envolver mecanismos imunológicos específicos;
3. **Corrosiva:** quando ocorre inflamação intensa, com lesão da mucosa nasal e alterações permanentes nas funções fisiológicas do nariz, após exposição a altas concentrações de gases quimicossolúveis e irritantes, como cloro e amônia;
4. **Alérgica (ou imunológica):** que envolve mecanismo mediado por IgE.[17]

A Tabela 20.3 mostra alguns dos principais agentes causadores de RO com exemplos das exposições típicas

Quadro clínico e diagnóstico

Mediante o contato com os agentes no ambiente de trabalho, o indivíduo aco-

Alergia & Imunologia Aplicação Clínica

Tabela 20.3 – Agentes causadores de rinite ocupacional e exposições características.		
Classificação	**Agente**	**Exposição**
Incômoda	Detergentes	Supermercado
	Perfumes	Loja de departamento
Irritativa	Poluentes ambientais	Trabalhadores de rua
	Fumaça de cigarro	Qualquer lugar
	Ar frio	Frigoríficos
	Spray de cabelos	Loja de departamento
	Talco	Indústria de cosméticos
Alérgica (Imunológica)	Naturais	
	• Látex	Profissionais da área de saúde
	Camundongos	Técnicos de laboratórios
	Sintéticos	
	• Anidridos ácidos	Trabalhadores com resina epoxi
	• Platina	Artesãos de jóias
	• Isocianatos	Pintores
Corrosiva	Amônia	Indústrias químicas

Adaptada de Bardana EJ Jr. 1995.[14]

metido apresenta a congestão nasal resultante da vasodilatação e do aumento da permeabilidade vascular, o prurido e os espirros decorrentes da estimulação nervosa sensorial, e a coriza, como resultado da estimulação das glândulas e do aumento da permeabilidade vascular. Dessa maneira, os sintomas da RO são os mesmos das outras rinites, e aparecem como resultado da resposta da mucosa nasal a estímulos externos.

Considerando a relevância epidemiológica e das implicações médico-legais, a rinite ocupacional deve ser considerada na prática clínica diária por todos os médicos. Em adultos com rinite de início tardio, causas ocupacionais devem ser pesquisadas e os pacientes que possuem uma associação ocupacional devem ser encaminhados para avaliações específicas.[18]

É essencial a confirmação do nexo causal entre o agente ocupacional suspeito e os sintomas por meio de medidas objetivas, como os testes cutâneos, que podem avaliar a presença de sensibilização, mas só significam doença se as manifestações clínicas forem associadas à sensibilização demonstrada no teste. Mesmo nos grupos de risco para RO, a alta frequência dos sintomas de rinite pode levar à incidência superestimada. Além disso, a maioria dos agentes ocupacionais não dispõe de extratos padronizados para a realização desses testes que ajudam apenas na avaliação dos casos mediados por IgE.[15]

A nasoprovocação específica, realizada sob condições controladas, seria o método mais adequado para a confirmação diagnóstica de RO, nos casos em que os testes cutâneos não estão indicados ou não podem ser realizados. A resposta à nasoprovocação pode ser medida através de escore de sintomas, análise de mediadores inflamatórios e avaliação da congestão nasal por rinomanometria, rinometria acústica e pico de fluxo inspiratório nasal. Esse procedimento, entretanto, ainda não é realizado na rotina da maioria dos centros, pois carece de melhor padronização tanto na sua realização como na interpretação.[19]

Tratamento

Assim como na asma ocupacional, a abordagem mais eficaz para o controle da RO seria evitar a exposição ao agente ocupacional desencadeante. Devem-se seguir as recomendações convencionais de farmacoterapia, com anti-histamínicos e corticoides tópicos nasais, visando ao controle dos sintomas de acordo com diretrizes e consensos vigentes para as rinites alérgicas não ocupacionais, como o ARIA.[20] Diversas medidas podem ser tomadas para evitar ou diminuir a exposição, como uso de equipamentos de proteção individual pelo trabalhador, redução do tempo de exposição, melhoria das condições de ventilação da área de trabalho e, finalmente, a substituição do agente ocupacional causal por outra substância.[15]

DERMATOSES OCUPACIONAIS
Definição e epidemiologia

As dermatoses ocupacionais estão em segundo lugar entre as doenças ocupacionais mais frequentes e são definidas como desordens cutâneas causadas por fatores primariamente associados ao ambiente de trabalho.

Para identificar uma doença de pele, como dermatose ocupacional, são utilizados três critérios:

1. A lesão cutânea deve ter se desenvolvido pela primeira vez quando o paciente estava em uma ocupação presumivelmente associada a dermatite;

2. A lesão cutânea deve melhorar com o afastamento do ambiente de trabalho e piorar com o retorno;

3. Deve existir um agente etiológico no ambiente de trabalho que pode ser relacionado com o aparecimento da lesão.

Etiologia

Na ordem de frequência, as causas diretas de dermatose ocupacional são de natureza química, mecânica, física e biológica. As causas mais comuns das dermatites de contato irritativas são produtos de limpeza, plásticos e resinas, lubrificantes, sabões/detergentes, fibra de vidro e poeira particulada, produtos alimentícios, e derivados de petróleo, metais e óleos para máquinas. Alguns grupos de trabalhadores estão mais susceptíveis, como, por exemplo, os trabalhadores de limpeza profissional. Os alérgenos relevantes nessa população são os produtos químicos presentes na borracha e desinfetantes, sobretudo thiurams e formaldeído.[22]

A história pessoal de atopia, devido ao ressecamento, à alteração da barreira cutânea e à maior predisposição a outras sensibilizações, é considerada um fator de risco para o desenvolvimento de doenças ocupacionais cutâneas. Outros fatores de risco são conhecidos em indivíduos predispostos, como a imunossupressão, a capacidade intelectual do trabalhador para manusear materiais perigosos, o sítio anatômico exposto (quanto mais fina a pele maior a probabilidade de lesão), a pigmentação da pele (menos susceptível à lesão, mas leva mais tempo para cicatrizar e tende a ficar com mais cicatrizes) e o envelhecimento da pele, que a torna menos resistente (seja pela idade ou por ação do sol).[21]

Fatores ambientais, como a baixa umidade do ar e frio, diminuem a quantidade de água no estrato córneo. Baixas temperaturas também reduzem a elasticidade do estrato córneo, causando rachaduras e fissuras. Exposição a irritantes é a causa de 80% de todas as dermatoses ocupacionais. Muitos agentes podem agir tanto como irritantes como alérgenos. As infecções ocorrem mais provavelmente nos trabalhadores da área da saúde e fazendeiros.[23]

Quadro clínico e fisiopatologia

A maioria dos casos de dermatite de contato tratada pelos médicos é atribuída a fatores ocupacionais; essas doenças compreendem em torno de 90 a 95% das doenças cutâneas ocupacionais. A dermatite de contato é definida como qualquer alteração na pele e/ou anexos (cabelos, unhas e mucosas), resultante do contato ou exposição a um agente exógeno (físico ou químico).

O tipo mais comum é a dermatite de contato irritativa, que é identificada quando a inflamação induzida pelo contato não é imunológica e o quadro clínico é resultado de lesão celular causada diretamente pelo agente irritante. Quando a inflamação ocorre por uma resposta inflamatória induzida por um hapteno em potencial, denomina-se dermatite de contato alérgica.[24]

A dermatite de contato irritativa compreende um espectro de alterações cutâneas, que incluem as formas aguda, aguda tardia, irritante, cumulativa, traumática, eczemátide, pustular e acneiforme, subjetiva.

O aspecto clínico é dependente do tipo de substância e tempo de exposição. Uma reação inflamatória aguda e grave causada por um irritante primário forte pode incluir necrose e ulceração, enquanto as lesões crônicas se apresentam com liquenificação, escoriações, descamação e hiperqueratose. As mãos são as mais frequentemente afetadas pela dermatite irritativa, devido à maior exposição.[24]

Ao contrário da irritativa, a dermatite de contato alérgica é uma entidade clínica bem estabelecida. No ambiente de trabalho, são considerados os seguintes fatores para reações alérgicas: fatores ligados ao hospedeiro; fatores ligados ao ambiente, agentes causadores potenciais e a reação imunológica envolvida.[21,23]

A reação alérgica padrão, expressa pela pele quando ela reage com uma substância alergênica, é uma dermatite eczematosa, considerada um exemplo típico de reação de hipersensibilidade tardia (Tipo IVa de Gell e Coombs), mediada, a princípio, por células Th1 sensibilizadas. Menos frequentemente, pode ocorrer uma reação urticariforme (urticária de contato), traduzindo uma reação de hipersensibilidade Tipo I.

Todas as reações alérgicas são específicas e não são dose-dependentes. Na reação de hipersensibilidade tardia, ocorre um período de latência após o contato com o alérgeno, que pode variar de 12 a 48 horas, correspondendo ao tempo que as células de Langerhans (apresentadoras de antígeno) levam até carregar o hapteno aos linfonodos regionais, onde será apresentado aos linfócitos T que migram ao sítio do contato. Ao serem novamente ativados, esses linfócitos T liberam mediadores produzindo uma reação inflamatória que se traduz em uma erupção eczematosa, que, quando aguda, é bastante pruriginosa, eritematosa e vesicular e, quando crônica, tem prurido leve a moderado, com espessamento da pele, descamação, menos eritema e quase sempre tem fissuras; as lesões subagudas apresentam características das duas anteriores.[21,24] Observa-se uma considerável sobreposição entre as características das dermatites de contato irritativa e alérgica, como mostrado na Tabela 20.4.

Diagnóstico e tratamento

Não obstante a escassez de estudos, sabe-se que o impacto econômico dessa doença é considerável. Nos EUA, 20 a 25% de todos os casos relatados resultaram em média na ausência de 10 a 12 dias no trabalho. Além do desconforto e impacto na qualidade de vida, dermatites de contato também afetam a estabilidade psicossocial e econômica dos trabalhadores.[24]

A prevenção é de extrema importância e pode ser alcançada por meio de medidas simples, que nem sempre são colocadas em prática. A prioridade maior seria a eliminação e/ou substituição do irritante ou alérgeno no ambiente de trabalho, bem como o uso de equipamentos de proteção individual e medidas de higiene ambiental. Outra medida importante seria uma triagem dos indivíduos predispostos antes da contratação. No entanto, existem barreiras trabalhistas que consideram essa triagem como uma espécie de discriminação, tornando-a difícil de ser realizada na prática.[24]

O padrão-ouro para a identificação de um alérgeno é o teste de contato ou *Patch Test*, que é utilizado para confirmar o diagnóstico das dermatites de contato alérgicas e recomendado para qualquer paciente com lesão eczematosa persistente. A bateria padrão constituída de 25 a 30 antígenos é capaz de identificar até 80% dos alérgenos ocupacionais. Alérgenos adicionais podem ser testados baseados na história de exposição individual, mas a limitação nesses casos é a falta de padronização que compromete o resultado. Para o tratamento das lesões, recomenda-se o uso de corticoides tópicos e, nos casos mais graves, muitas vezes é necessário o uso de corticoides sistêmicos. O uso de anti-histamínicos ajuda a controlar o prurido.[21]

Diversos estudos têm sido realizados com o objetivo de entender melhor as questões sobre as alergias ocupacionais que ainda continuam sem resposta.

Tabela 20.4 – Comparação entre dermatite de contato alérgica e irritativa.		
	Irritante	**Alérgica**
Morfologia clínica	Dermatite similar à alérgica	Dermatite espongiótica
Início da reação após o contato	Minutos a 48h	24 horas a 5-6 dias
Forma bem demarcada	Geralmente típica	Pode ocorrer
Resolução clínica	Diminui com 96 horas	14 a 28 dias
Causas comuns		
Concentração do agente	Importante	Menos importante
Mecanismo envolvido	Não imunológico; não requer sensibilização; lesão de queratinócitos	Imunológico; requer sensibilização; células T ativadas por antígenos
Teste diagnóstico	Nenhum	Teste de contato

Extraído de Beltrani VS, 2003.[20]

Estudo genéticos têm sido desenvolvidos visando identificar genótipos de alto risco para o desenvolvimento de alergias ocupacionais. Embora ainda existam poucos estudos, já tem sido descrito alelos HLA associados à asma induzida pelo diisocianato, assim como o polimorfismo nos genes do receptor de Il-4 e do CD14.[25]

CONSIDERAÇÕES FINAIS

Um melhor entendimento sobre os fatores de riscos relacionados ao agente ocupacional, ao ambiente de trabalho e ao próprio trabalhador pode ajudar no desenvolvimento de métodos mais acurados para o diagnóstico e tratamento dessas doenças. Quanto mais precocemente a doença ocupacional é detectada, melhor é o prognóstico para o trabalhador afetado. Os novos conhecimentos sobre as alergias ocupacionais possibilitam, ainda, a criação de medidas preventivas que podem evitar o comprometimento de trabalhadores sadios. A abordagem deve ser multiprofissional, envolvendo a participação não apenas de profissionais da área de saúde, mas também de engenheiros higienistas, assistentes sociais, psicólogos, considerando o importante impacto socioeconômico das doenças ocupacionais para os trabalhadores e para a sociedade em geral.

REFERÊNCIAS BIBLIOGRÁFICAS

1. Galvao CES. Asma e rinite ocupacionais – visão imunoalérgica. Rev. bras. alerg. imunopatol. 2010; 33(1):02-07.
2. Peden DB1, Bush RK Advances in environmental and occupational disorders in 2012. J Allergy Clin Immunol. 2013 Mar;131(3):668-74.
3. Kogevinas M1, Zock JP, Jarvis D, et al. Exposure to substances in the workplace and new-onset asthma: an international prospective population-based study (ECRHS-II). Lancet. 2007 Jul 28;370(9584):336-41.
4. Tarlo SM, Balmes J, Balkinssoon R, et al. Diagnosis and management of work-related asthma: American College Of Chest Physicians Consensus Statement. Chest 2008;134:1S--41S.
5. Malo JL, Chan-Yeung M. Occupational Asthma. J Allergy Clin Immunol 2001; 108:317-28.
6. Chan-Yeung M at al. Occupational Asthma. Review article. N Engl J Med 1995; 333:107-112.
7. Becklake MR, Malo JL, Chang-Yeung M. Epidemiological approaches in occupational asthma. Reactive airways dysfunction syndrome, or irritant-induced asthma. In: Bernstein IL, Chan-Yeung M, Malo JL, Bernstein DI, editors. Asthma in the workplace, 2nd ed. New York: Marcel Dekker Inc; 1999. p27-65.
8. Helaskoski E, Suojalehto H, Virtanen H, Airaksinen L, Kuuliala O, Aalto-Korte K. et al. Occupational asthma, rhinitis, and contact urticaria caused by oxidative hair dyes in hairdressers. Ann Allergy Asthma Immunol. 2014 Jan;112(1):46-52.
9. Cartier A. Diagnosing occupational asthma. Allergy Clin Immunol Int 2003;15:197-202.
10. Dykewicz MS. Occupational asthma: current concepts in pathogenesis, diagnosis and management. J Allergy Clin Immunol 2009;123:519-28.
11. Tarlo SM. When Should Specific Occupational Challenge Tests Be Performed ? Chest. 2013;143(5):1196-1198
12. Lemiere C. Non-invasive assessment of airway inflammation in occupational lung disease. Curr Opin Allergy Clin Immunol 2002;2(2):109-114.
13. Moscato G, Pala G, Boillat MA, Folletti I, Gerth van Wijk R, Olgiati-Des Gouttes D, EAACI position paper: prevention of work--related respiratory allergies among pre-apprentices or apprentices and young workers. Allergy. 2011 Sep;66(9):1164-73.
14. Crivellaro M, Senna G, Marcer G, Passalacqua G. Immunological treatments for occupational allergy. Int J Immunopathol Pharmacol 2013 Jul-Sep;26(3):579-84.
15. Gautrin D, Desrosiers M, Castano R. Occupational rhinitis. Curr Opin Allergy Clin Immunol 2006; 6:77-84.
16. Ruoppi P, Koistinen T, Susitaival P et al. Frequency of allergic rhinitis to laboratory ani-

Alergia Ocupacional

mals in university emploees as confirmed by chamber challenges. Allergy 2004; 59:295-301.

17. Bardana EJ Jr. Occupational asthma and related respiratory disorders. Dis month 1995; 41:143-199.

18. Moscato G, Rolla G, Siracusa A. Occupational rhinitis: consensus on diagnosis and medicolegal implications. Curr Opin Otolaryngol Head Neck Surg. 2011 Feb;19(1):36-42.

19. Bousquet J, van Cauwenberge P, Khaltaev N. Allergic rhinitis and its impact on asthma. J Allergy Clin Immunol 2001;108 Suppl 5:147-334.

20. Howarth PH, Persson CG, Meltzer EO et al. Objective monitoring of nasal airway inflammation in rhinitis. J Allergy Clin Immunol 2005; 115(3 pt 2): S414-441.

21. Beltrani VS. Occupational Dermatoses. Curr Opin Allergy Clin Immunol 2003;3:115-123.

22. Bauer A. Contact dermatitis in the cleaning industry. Curr Opin Allergy Clin Immunol. 2013 Oct;13(5):521-4.

23. Mozzanica N. Pathogenic aspects of allergic and irritant contact dermatitis. Clin Dermatol 1992;2:115-121.

24. Kock P. Occupational contact dermatitis. Am J Clin Dermatol 2001;2(6):353-365.

25. Bernstein DI. Genetics of occupational asthma. Curr Opin Allergy Clin Immunol. 2011 Apr;11(2):86-9.

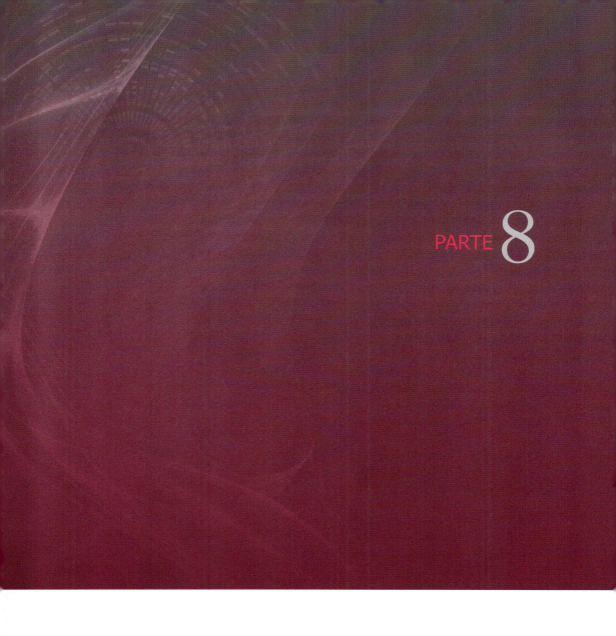

PARTE 8

Imunodeficiência

CAPÍTULO 21

Imunodeficiências Primárias

Cristina Maria Kokron ■ Myrthes Toledo Barros

INTRODUÇÃO

As imunodeficiências primárias (IDPs) são doenças hereditárias causadas por defeitos em um ou mais componentes do sistema imunológico. Originalmente, eram vistas como doenças raras, caracterizadas por expressão clínica grave de início precoce. Entretanto, hoje dois aspectos ficaram mais evidentes: são patologias não tão raras quanto se acreditava inicialmente, e a sua frequência é praticamente a mesma tanto entre adolescentes e adultos como em crianças e lactentes. Estima-se que nos EUA nascem cerca de 1 em cada 1.200 indivíduos com defeito em algum componente do sistema imune, mas apenas uma pequena porcentagem tem defeitos que poderiam determinar complicações com risco de morte.[1] As imunodeficiências podem resultar de defeitos de maturação ou ativação de linfócitos, ou de defeitos dos mecanismos efetores da imunidade inata e adquirida. Boa parte delas são monogênicas com herança mendeliana simples, entretanto, outras apresentam origem poligênica complexa. Observa-se uma diversidade fenotípica das IDPs que pode ser decorrente da variabilidade de penetrância e expressão gênica, além da interação entre os fatores genéticos e ambientais.[2] Nesse contexto, defeitos no mesmo gene podem determinar fenótipos clínicos diferentes assim como diferentes genes podem determinar fenótipos clínicos iguais.[3]

Desde a descrição da primeira imunodeficiência, por Bruton, em 1952, mais de 200 patologias foram identificadas, e novos defeitos genéticos têm sido reportados praticamente todos os meses. Hoje, o Comitê de Classificação das Imunodeficiências Primárias da União Internacional das Sociedades de Imunologia Clínica (IUIS) divide as imunodeficiências do seguinte modo:

1. Imunodeficiências combinadas;
2. Imunodeficiências combinadas com características associadas ou sindrômicas;
3. Deficiências predominantes de anticorpo;
4. Doenças de desregulação imunológica;
5. Defeitos congênitos de número e/ou função de fagócitos;
6. Defeitos da imunidade inata;
7. Doenças autoinflamatórias;
8. Deficiências de complemento; e
9. Fenocópias de IDPs.[4]

Na Figura 21.1, pode-se observar a distribuição das IDP no Brasil (BRAGID – www.imunopediatria.org.br), conforme a classificação da IUIS. Mais recentemente, Carneiro-Sampaio *et al.* (2013),[5] publicaram a distribuição de uma casuística de 1.008 pacientes com diagnóstico de Imunodeficiência Primária, acompanhados em um único complexo hospitalar em São Paulo (Hospital das Clínicas, Faculdade de Medicina da Universidade de São Paulo), e observaram distribuição semelhante.

Estudos epidemiológicos revelam ampla variação geográfica e étnica da incidência, prevalência e padrão de distribuição das imunodeficiências primárias. Os principais dados epidemiológicos são: deficiência de IgA, a mais comum, 1:333 a 1:18.500; agamaglobulinemia 1:50.000; imunodeficiência comum variável 1:10.000 a 1:50.000; imunodeficiência combinada grave 1:100.000.[6] Também é interessante ressaltar que as diferentes faixas etárias têm prevalências diferentes dos diversos grupos de imunodeficiências, como observado na Figura 21.2.

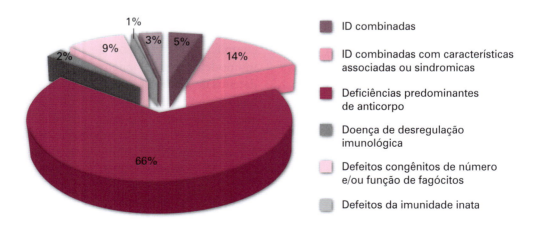

Figura 21.1 – Distribuição das imunodeficiências primárias na América Latina. Dados obtidos do LASID – *Latin American Society for Immunodeficiencies,* agosto 2014. N = 5.191 pacientes.

Imunodeficiências Primárias

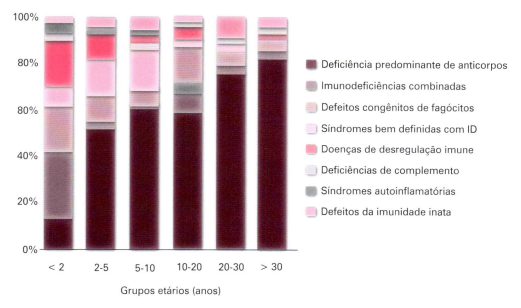

Figura 21.2 – Distribuição das imunodeficiências primárias nas diferentes faixas etárias.
Fonte: Carneiro-Sampaio et al., J Clin Immunol, 2014.[5]

Interessantemente, a prevalência das diversas imunodeficiências nos vários grupos etários diferiu apenas em crianças até os dois anos de idade. Vale ressaltar que, nesses pacientes, as deficiências predominantemente de anticorpos foram pouco frequentes com maior número de imunodeficiências combinadas.

Características clínicas comuns às imunodeficiências primárias

A história do paciente com suspeita de imunodeficiência deve abranger informações, como número, localização e gravidade das infecções, necessidade de antibióticos e hospitalização. O tipo de infecções muitas vezes pode ser a primeira pista quanto à natureza do defeito imunológico, sobretudo a presença de infecções oportunistas. Os pacientes imunodeficientes são mais propensos também ao desenvolvimento de autoimunidade, inflamação, alergias e processos malignos.[7] É importante também saber o histórico de imunizações com as possíveis reações adversas, assim como investigar a história familiar com relação à consanguinidade, mortes infantis prematuras por causas desconhecidas e história de imunodeficiência ou de ocorrência familiar dos sintomas.[8] Alguns achados de exame físico como fenótipos sindrômicos também podem orientar em relação a determinadas imunodeficiências. A Fundação Jeffrey Modell, juntamente com a Cruz Vermelha Americana, desenvolveu um folheto para divulgação dos 10 sinais de alerta sugestivos de imunodeficiências primárias, e o BRAGID adaptou esses sinais ao nosso meio (Tabela 21.1).

Os defeitos da imunidade humoral caracterizam-se por infecções de repetição de vias aéreas superiores e inferiores por bactérias piogênicas, podendo ocorrer também gastroenterites. A idade de início das infecções depende do grau de

Alergia & Imunologia Aplicação Clínica

Tabela 21.1 – Dez sinais de alerta para imunodeficiências primárias, adaptados ao nosso meio (BRAGID).[9]
1. Duas ou mais pneumonias no último ano
2. Quatro ou mais otites no último ano
3. Estomatites de repetição ou moniliíase por mais de dois meses
4. Abscessos de repetição ou ectima
5. Um episódio de infecção sistêmica grave (meningite, osteoartrite, septicemia)
6. Infecções intestinais de repetição ou diarreia crônica
7. Asma grave, doença do colágeno ou doença autoimune
8. Efeito adverso ao BCG e/ou infecção por micobactérias
9. Fenótipo clínico sugestivo de síndrome associada a imunodeficiência
10. História familiar de imunodeficiência

Adaptada da Fundação Jeffrey Modell e Cruz Vermelha Americana.

deficiência, e, nos casos mais extremos, as infecções aparecem a partir dos 6-8 meses de vida, quando caem os níveis de anticorpos maternos. O sistema complemento e os fagócitos também são importantes na defesa do organismo contra bactérias piogênicas, justificando a necessidade de avaliação dos três sistemas em pacientes com susceptibilidade anormal a infecções bacterianas. Defeitos da imunidade celular determinam aumento de suscetibilidade a infecções virais, fúngicas e por patógenos intracelulares. Observa-se também aumento das infecções bacterianas como consequência de anormalidades na resposta humoral decorrentes da estimulação deficiente de linfócitos B pelos dos linfócitos T. As infecções podem ocorrer em qualquer sistema, e os micro-organismos causadores das infecções são sugestivos do tipo de defeito imunológico presente. Deficiências de fagócitos caracterizam-se por queda tardia do coto umbilical, furunculoses e abscessos profundos, além de gengivites e periodontites. Alguns desses defeitos determinam susceptibilidade aumentada a infecções fúngicas, como o *Aspergillus.* Os defeitos do sistema complemento podem determinar aumento de susceptibilidade a infecções, em especial meningites meningocócicas de repetição, bem como quadros sugestivos de autoimunidade. Os micro-organismos mais prevalentes de causar infecção nos diversos grupos de imunodeficiências estão listados na Tabela 21.2.

Alguns dados de exame físico podem fornecer dicas importantes. Atenção especial deve ser dada ao atraso do crescimento e desenvolvimento, perda de peso, aumento ou ausência de linfonodos, organomegalia, dermatite, petéquias, anormalidades faciais, anormalidades cardíacas, candidíase oral, baixa estatura, ataxia e teleangiectasia.

Pacientes com agamaglobulinemia apresentam ausência de tonsilas e outros tecidos linfoides. Albinismo parcial caracteriza defeitos de diluição de pigmentos,

Imunodeficiências Primárias

Tabela 21.2 – Tipos de infecções associados às categorias maiores de imunodeficiências primárias.

Deficiência/ patógeno	Anticorpos	Combinada	Fagócitos	Complemento
Vírus	Enteroviroses	Todos	Não	Não
Bactérias	S. pneumoniae, H. influenzae, Moraxella, S. aureus, P. aeruginosa, N. meningitidis Mycoplasma pn	S. pneumoniae, H. influenzae, S. aureus, P. aeruginosa, N. meningitidis L. monocytogenes, S. typhi, flora entérica	S. aureus, flora entérica, P. aeruginosa, S. typhi	S. pneumoniae, Moraxella, H. influenzae, S. aureus, P. aeruginosa, especialmente N. meningitidis
Micobactérias	Não	Não tuberculosa, inclusive BCG	Não tuberculosa, inclusive BCG	Não
Fungos	Não	Candida sp., Criptococcus, H. capsulatum, Aspergillus sp	Candida sp, Aspergillus sp	Não
Protozoários	Giardia	P. jirovecii Toxoplama gondii Cryptosporidium	Não	Não

Adaptada de Notarangelo, J Allergy Clin Immunol, 2010.[2]

presença de ataxia e teleangiectasias oculares é observada na ataxia-telangiectasia; microcefalia é comum nos defeitos de reparo do DNA. Petéquias e eczema são característicos da Síndrome de Wiskott-Aldrich; eritrodermia generalizada é observada na Síndrome de Omenn, mas também em IPEX.[2]

Avaliação laboratorial do paciente com suspeita de IDP

A avaliação inicial inclui hemograma completo, dosagem de imunoglobulinas e testes de hipersensibilidade tardia, que já fornecem um panorama sobre o estado imunológico do paciente. De acordo com a suspeita diagnóstica, podem ser solicitados exames mais específicos conforme apresentados na Tabela 21.3.[10] Critérios diagnósticos para algumas das imuno-

deficiências primárias foram publicados por Conley em 1999.[11]

O diagnóstico de certeza da imunodeficiência deve ser estabelecido, sempre que possível, por meio de técnicas de biologia molecular.[10]

Os pacientes imunodeficientes são mais propensos ao desenvolvimento de autoimunidade, inflamação, alergias e processos malignos, cabe ressaltar que essas patologias também devem ser investigadas de acordo com o quadro clínico presente.

Tratamento das imunodeficiências primárias

O tratamento depende do tipo e gravidade da imunodeficiência.[13,14] De modo geral, as imunodeficiências humorais mais graves necessitam de reposição

Alergia & Imunologia Aplicação Clínica

Tabela 21.3 – Avaliação laboratorial básica na suspeita de imunodeficiências.		
	Avaliação inicial	**Avaliação adicional**
Imunidade humoral	Dosagem de IgG, IgA, IgM, IgE Dosagem de anticorpos específicos a antígenos vacinais ou infecções naturais: rubéola, sarampo, poliovírus, tétano, difteria, *Haemophilus influenzae* Dosagem de subclasses de IgG quantificação de isoemaglutininas para avaliação da função de IgM (exceto em indivíduos do grupo sanguíneo AB)	Quantificação de linfócitos B Dosagem de anticorpos para pneumococo após vacinação
Imunidade celular	Quantificação de linfócitos (hemograma) Testes cutâneos de hipersensibilidade tardia: PPD, tricofitina, candidina, difteria (teste de Schick), tétano	Quantificação de linfócitos T CD3+, CD4+, CD8+ Cultura de linfócitos com mitógenos e antígenos. Dosagem de citocinas, quantificação de expressão de receptores celulares por citometria de fluxo

Adaptada de Kokron e Barros, 2009.[12]

de imunoglobulinas; as imunodeficiências celulares, de transplante de células-tronco hematopoiéticas (TCTH); as doenças de desregulação imunológica, de profilaxia com antibióticos e TCTH; as deficiências de fagócitos, de profilaxia com antifúngicos e antibióticos e TCTH; os defeitos da imunidade inata, profilaxia com antibióticos e antifúngicos; e as deficiências de complemento, antibioticoterapia. O diagnóstico precoce é fundamental para a redução da morbimortalidade e crítico para o aconselhamento genético adequado.

Abordagem geral

As orientações devem ser individualizadas para cada paciente dependendo da idade, do tipo e da gravidade da imunodeficiência, complicações associadas e das condições socioeconômicas (Tabela 21.4).

Esquema vacinal

A vacinação de pacientes com imunodeficiências primárias deve ser criteriosa e obedecer às normas já bem estabelecidas (Tabela 21.5).[8,14]

Processos infecciosos

A antibioticoterapia deve ser de início precoce e de duração prolongada. Sempre que possível, a cultura de secreções e hemocultura devem ser realizadas previamente ao início do tratamento.[14] A profilaxia dos processos infecciosos está indicada em diversas ocasiões. Nas hipogamaglobulinemias complicadas por bronquiectasias, está indicada a antibioticoterapia associada à fisioterapia respiratória, mesmo na vigência de tratamento com imunoglobulina intravenosa. Na doença granulomatosa crônica, são utilizados o sulfametoxazol-trimetoprim para as infecções bacterianas e o itraconazol para

Imunodeficiências Primárias

Tabela 21.4 – Tratamento das Imunodeficiências: orientações gerais.	
Higiene ambiental	1. Evitar contato com pessoas doentes (especialmente com infecções respiratórias e doenças exantemáticas), aglomerações e frequência a berçários e creches 2. Retardar admissão à escola para após os quatro anos de idade 3. Dormir em quarto individual 4. Limpeza adequada dos utensílios 5. Não utilizar vaporizadores e umidificadores que favoreçam a proliferação de fungos e bactérias 6. Evitar ressecamento excessivo do ar 7. Não fumar e evitar tabagismo passivo
Higiene pessoal	1. Lavagem frequente das mãos; cuidados com as unhas e pele; banhos diários 2. Profilaxia e tratamento das cáries e das doenças periodontais, especialmente em pacientes com deficiência de fagócitos 3. Lavagem frequente da mucosa nasal com solução fisiológica
Nutrição	1. Aleitamento natural prolongado 2. Evitar alimentos crus ou mal cozidos 3. Dieta balanceada rica em vitaminas, sais minerais, fibras, ferro e oligoelementos 4. Monitorização de peso e altura, lembrando que o retardo do ganho ponderoestatural na criança ou a queda de peso no adulto pode estar associada a processos infecciosos crônicos, doenças autoimunes ou neoplasias
Aspectos psicológicos	1. Estabelecer relacionamento médico-paciente-família ideal 2. Evitar a superproteção 3. Promover a integração junto à sociedade, de acordo com o grau da doença 4. Acompanhamento especializado, se necessário
Prevenção ou antecipação	1. Estabelecimento precoce do diagnóstico exato do defeito molecular 2. No caso de mutações hereditárias, deve ser realizado aconselhamento genético para gestações futuras; abortamento terapêutico (em países com legislação estabelecida), transplante de medula óssea (neonatal ou intrauterino), isolamento da criança desde o nascimento (como no caso do SCID) 3. Redução da exposição a agentes infecciosos 4. Os derivados sanguíneos administrados a pacientes com suspeita de IDs celulares devem ser previamente irradiados (3.000 rads), conter poucos leucócitos e ser isentos de vírus
Vigilância periódica para neoplasias e doenças autoimunes	Seguimento clínico e laboratorial (exames bioquímicos, pesquisa de autoanticorpos, tomografia computadorizada de tórax, endoscopia do trato digestório, ultrassonografia abdominal, avaliação de função tireoideana, mamografia etc.)

Adaptada de Kokron e Barros, 2009.[12]

Alergia & Imunologia Aplicação Clínica

Tipo de vacina	Imunodeficiências humorais	Imunodeficiências celulares e combinadas	Deficiência de fagócitos	Deficiências de complemento
Agentes mortos ou recombinantes	Sem restrição	Sem restrição	Sem restrição	Sem restrição
Agentes vivos atenuados	Contraindicadas, exceto na DIgA com subclasses de IgG normais	Contraindicadas	Restrição apenas com vacinas bacterianas vivas, em especial BCG	Sem restrição

Tabela 21.5 – Esquema vacinal nas imunodeficiências primárias.

Vacinas com agentes mortos ou recombinantes (anti-influenza; DPT – antipneumocócica, *anti-Haemophilus*, hepatite A e B). Vacinas com agentes vivos atenuados (BCG, antipoliomielite oral, sarampo, rubéola, caxumba, febre amarela e varicela). A vacina oral contra poliomielite deve ser substituída pela vacina de vírus inativado (parenteral), inclusive em indivíduos normais contactantes de pacientes imunodeficientes. Essa contraindicação aplica-se também a crianças que apresentam antecedente familiar de doenças por imunodeficiências.
Adaptada de Kokron e Barros, 2009.[12]

aspergilose. A penicilina benzatina é prescrita para prevenção da meningite na deficiência de complemento. Por fim, nas deficiências celulares, o sulfametoxazol-trimetoprim está indicado para a profilaxia do *P. jirovecii*.[14]

Terapêutica de reposição com imunoglobulina

As preparações de imunoglobulina humana, contendo amplo espectro de especificidades de anticorpos, têm sido indicadas como terapia de substituição em pacientes com imunodeficiências do isótipo G. A reposição pode ser realizada por via intravenosa (IGIV), intramuscular (IM) ou subcutânea (SC). A administração IV constitui a forma mais utilizada hoje, apresentando diversas vantagens, como possibilidade de administração de doses altas em intervalos de tempo mais prolongados, ação mais rápida, ausência de proteólise em tecidos e aplicação praticamente indolor.[15]

A biodisponibilidade da IGIV é de 100%, e a taxa de degradação depende de sua concentração sérica, uma vez que concentrações mais altas resultam em catabolismo mais rápido. A vida média é de 18 a 29 dias, embora possa variar de acordo com a condição clínica. As concentrações de IgA variam de 25 a 970 mcg/dL, havendo três preparações que variam de 0,33 a 3,4 mcg/dL.

- **Dosagem e administração da IGIV:** a dose usual é de 300 a 600 mg/kg/mês, administradas em intervalos de duas a quatro semanas. A infusão deve ser iniciada em velocidade baixa (0,5 a 1,0 mg/kg por minuto); após 15 a 30 minutos, a velocidade é aumentada para 1,5 a 2,5 mg/kg por minuto e, a seguir, até o máximo tolerado (máximo de 4 mg/kg/min). Doses mais altas podem ser toleradas quando são utilizadas preparações com baixos teores de sódio e/ou açúcares, como estabilizantes.[15]

- **Efeitos adversos:** a reposição de IGIV é uma terapia complexa que pode causar vários efeitos adversos (Tabela 21.6). A maioria das reações depende

Imunodeficiências Primárias

Tabela 21.6 – Efeitos adversos decorrentes da administração de imunoglobulina intravenosa.	
Efeitos adversos comuns	Lombalgia; febre; calafrios; cefaleia; retenção hídrica; hipotensão; hipertensão; astenia; náuseas; vômitos; prurido; rubor cutâneo; parestesias
Efeitos adversos raros	Meningite asséptica; dor torácica; opressão; dispneia; enxaqueca; insuficiência renal
Efeitos adversos muito raros	Anafilaxia; acrodínia; alopecia; artrite; descamação; hipotermia; infecção; vasculite; insuficiência respiratória morte
Efeitos adversos teóricos (não documentados)	Infecção pelo HIV; doença de Creutzfeld-Jakob
Alteração de parâmetros laboratoriais	Aumento da viscosidade sérica; diminuição da velocidade de hemossedimentação; testes sorológicos falso-positivos para anticorpos antivirais, FAN, ANCA e fator reumatoide após infusão; hiponatremia dilucional; anemia hemolítica; neutropenia transitória

Adaptada de Kokron e Barros, 2009.[12]

da velocidade de infusão, podendo desaparecer se a IGIV for administrada mais lentamente ou suspensa até desaparecimento dos sintomas.[16]

- **Transplante de células hematopoéticas:** está indicado nas IDPs decorrentes de mutações em genes expressados exclusivamente em células hematopoéticas ou subpopulações celulares. Como fontes de células-tronco, podem ser usadas a medula óssea, as células-tronco do sangue periférico e as células-tronco do sangue de cordão umbilical. Entre as IDPs com indicação de TCTH, temos: SCID (todos), ID combinadas como deficiência de MHC classe II, deficiência de PNP; hipoplasia cartilagem-cabelo, Síndrome de Wiskott-Aldrich, deficiência de DOCK8, LAD, Chediak-Higashi, DCG, doença linfoproliferativa ligada ao X, Síndrome de hiper-IgM, síndrome linfoproliferativa autoimune, linfo-histiocitose hemofagocítica familiar. Em geral, não está indicada nas deficiências predominantes de anticorpo e complemento, e a experiência ainda é limitada nas doenças autoinflamatórias.[17,18]

A *terapia gênica* constitui tratamento com perspectiva de cura definitiva, cujas características são:

1. Tem por base a introdução de uma cópia funcional do gene defeituoso em número suficiente de células apropriadas, com expressão dos genes e correção da imunodeficiência;
2. Oferecer como vantagem o fato de não exigir a imunossupressão do hospedeiro;
3. Hoje, têm sido utilizados vetores lentivirais com inserção do gene normal no genoma do hospedeiro. Suas principais indicações são: SCID com deficiência de ADA, SCID ligado ao X, Doença Granulomatosa Crônica; Síndrome de Wiskott-Aldich. Terapia gênica para outras diversas imunodeficiências estão em estudo.[19,20]

Grupo I: Imunodeficiências combinadas

As imunodeficiências combinadas caracterizam-se por alterações da imunidade celular que, frequentemente, pela interação entre linfócitos B e T, podem também levar a defeitos na imunidade humoral, determinando deficiências graves ou não.[2] As principais deficiências combinadas estão listadas na Tabela 21.7.

Essas imunodeficiências são causadas por mutações genéticas conhecidas em grande parte dos casos, com herança autossômica recessiva ou ligada ao X.[22,23]

Clinicamente, os pacientes com imunodeficiência combinada apresentam um fenótipo clínico semelhante: infecções bacterianas, virais e fúngicas graves precocemente na infância, determinando pneumonias e diarreia com comprometimento importante do desenvolvimento ponderoestatural; infecções por micro-organismos oportunistas (*C. albicans*, *P. jirovecii*, micobactérias atípicas, varicela e CMV). Disseminação do BCG vacinal também é observada nesses pacientes.

Esse grupo de imunodeficiências representam entre 6 e 20% das imunodeficiências primárias. A avaliação laboratorial específica inclui, além do hemograma, radiografia do tórax (para visualização da imagem tímica), quantificação de linfócitos CD3, CD4 e CD8 e resposta linfoproliferativa. A linfopenia é observada no hemograma, e, nos casos de IDCG, esta é muito importante.

Imunodeficiências combinadas graves

As imunodeficiências combinadas graves (IDCG) são causadas por uma variedade de mutações que afetam a função de desenvolvimento de linfócitos T,[22-24] podendo ou não apresentar redução ou ausência de linfócitos B e células NK. A causa mais comum de IDCG é o defeito na cadeia gama comum do receptor de IL-2, que é responsável por quase metade dos casos.

As crianças com IDCG em geral têm aspecto normal ao nascimento, mas precocemente apresentam infecções graves, potencialmente letais, causadas por bactérias, vírus e fungos. As infecções observadas são diarreia, pneumonias, otites, sepse e infecções cutâneas. Os pacientes geralmente apresentam comprometimento ponderoestatural importante e infecções persistentes por micro-organismos oportunistas de baixa virulência (como *P. jiroveci*, *Candida sp.* e CMV – Tabela 21.2).

Na IDCG, a linfopenia é importante e pode ser observada já no sangue de cordão (< 2.500/mm³) ou contagem menor que 4.000/mm³ aos 6-7 meses de idade. As causas mais comuns e suas características estão apontadas na Tabela 21.7. IDCG é uma *emergência pediátrica*, e, a menos que se faça o TCTH, o paciente dificilmente completa o primeiro ano de vida. A reposição de imunoglobulinas não é suficiente para controlar as infecções. Entretanto, se o transplante for feito até os 3,5 meses de vida, há 97% de chance de sobrevida.[22,25]

Todavia, é importante ressaltar que a apresentação da IDCG nem sempre tem apresentação clássica, sendo claro que a apresentação clínica tem fenótipos variantes com considerável variabilidade imunológica.[22]

Grupo II: Imunodeficiências combinadas com características associadas ou sindrômicas

Esse grupo de imunodeficiências compreende diversas doenças em que, além da imunodeficiência, outras características clínicas estão presentes. As doenças mais características desse grupo estão sendo apresentadas na Tabela 21.8.

Tabela 21.7 – Características de algumas imunodeficiências combinadas.

Imunodeficiência	Patologias	Alterações imunológicas	Quadro clínico	Diagnóstico	Tratamento
IDCG T⁻B⁺	• IDCG Ligada ao X (Def. de cadeia γ) • Autossômica recessiva (Deficiência JAK3) • Deficiência de IL-7Rα • Deficiência de cadeias do CD3	Redução de LT LB normal ou aumentado NK normal ou reduzido Redução de Ig	Infecções graves de início precoce – diarreia crônica, candidíase persistente, pneumonia intersticial, infecções disseminadas pelo BCG	Hemograma Subpopulações linfocitárias TRECs Cultura de linfócitos com mitógenos Estudo genético	TCTH Reposição de gamaglobulina IV ou SC Profilaxia antimicrobiana Terapia gênica
IDCG T⁻B⁻	• Deficiência RAG 1 e 2 • Deficiência ADA • Disgenesia reticular • Deficiência de Artemis	Redução de LT, LB e NK	Infecções graves com autoimunidade e/ou granulomas	Hemograma Subpopulações linfocitárias TRECs Cultura de linfócitos com mitógenos Estudo genético	TCTH Reposição de gamaglobulina IV ou SC Profilaxia antimicrobiana Terapia gênica
Outras ID combinadas	Síndrome de Omenn	LT presentes LB reduzidos ou normais Redução de Ig (exceto IgE)	Eritrodermia, adenopatias, hepatoesplenomegalia, eosinofilia	Hemograma Subpopulações linfocitárias Cultura de linfócitos com mitógenos Estudo genético	Profilaxia antimicrobiana Reposição de gamaglobulina IV ou SC TCTH
	Deficiência do ligante de CD40 • Mutações no CD40L	LT normais LB apenas IgM e IgD+	Neutropenia, doença gastrointestinal e de fígado e vias biliares, infecções oportunistas	Subpopulações linfocitárias Expressão de CD40L Estudo genético	

(Continua)

(*Continuação*)

Tabela 21.7 – Características de algumas imunodeficiências combinadas.					
Imunodeficiência	Patologias	Alterações imunológicas	Quadro clínico	Diagnóstico	Tratamento
Outras ID combinadas	Deficiência de PNP	Redução progressiva de LT LB e Ig normais	Anemia hemolítica autoimune, disfunção neurológica	Subpopulações linfocitárias Atividade de PNP reduzida ou ausente em eritrócitos Ácido úrico sérico baixo Linfoproliferação com antígenos ausente Estudo genético	Profilaxia antimicrobiana Reposição de gamaglobulina IV ou SC TCTH
	Deficiência de ZAP-70	CD8 diminuído, CD4 normal, LB e Ig normais	Infecções de início mais tardio comparado a IDCGs, linfadenopatia	Subpopulações linfocitárias Linfoproliferação com mitógenos Estudo genético	
	Deficiência de MHC classe I	Redução de CD8, CD4 normal LB normais, Ig normais	Sinusite crônica, doença pulmonar cronica, vasculite, início na 2ª-3ª décadas de vida	Subpopulações linfocitárias Ausência de expressão de MHC classe I Estudo genético	
	Deficiência de MHC classe II • Mutações nos fatores de transcrição de MHCII	LT normais com redução de CD4 LB normais, Ig normais ou diminuídas	Diarreia, infecções do trato respiratório	Subpopulações linfocitárias Ausência de expressão de MHCII Linfoproliferação normal com mitógenos e ausente com antígenos Estudo genético	

IDCG : imunodeficiência combinada grave; PNP : purina nucleosídeo fosforilase; RAG : gene ativador de recombinase; ADA: adenosina deaminase; TCTH : transplante de células-tronco hematopoiéticas; ZAP 70 : proteína de 70kD associada à cadeiaζ; TAP : transportador associado ao processamento de antígenos; TREC: círculos de excisão de receptor de linfócitos T; LT: linfócitos T; LB : linfócitos B; NK : células *natural killer*.

Adaptada de Barreto e Kokron, Capítulo 31 – Imunodeficiências Primárias: Diagnóstico e Tratamento, *in press*.[21]

Imunodeficiências Primárias

Tabela 21.8 – Imunodeficiências combinadas com características associadas ou sindrômicas.

Imunodeficiência	Herança/Defeito	Alterações imunológicas	Quadro clínico	Diagnóstico	Tratamento
Síndrome de Wiskott-Aldrich	XL Mutações no gene WASP	Redução de LT, LB normal, redução de IgM, aumento de IgA e IgE, pobre resposta a antígenos polissacarídicos, NK número normal, mas redução da citotoxicidade Redução da função de LT regulador Quimiotaxia de fagócitos prejudicada	Trombocitopenia com plaquetas diminuídas, eczema, linfoma, infecções bacterianas e virais	Hemograma com plaquetas Dosagem de Ig e anticorpos específicos Testes cutâneos de hipersensibilidade tardia Citometria para proteína – WAS Estudo genético	Profilaxia com antibióticos e antivirais Infusão de plaquetas Reposição de imunoglobulina TCTH Terapia gênica (estudos)
Ataxia Telangiectasia	AR Mutações no gene ATM (defeitos no reparo do DNA)	Redução de LT Redução de IgA, IgE e subclasses de IgG (IgG2), aumento de IgM	Ataxia cerebelar progressiva, telangiectasia, infecções pulmonares, predisposição a processos malignos, radiossensibilidade	Dosagem de Ig Testes de radiossensibilidade Dosagem de α-fetoproteína Estudo genético	Evitar radiação Considerar reposição de profilaxia com antibióticos ou reposição de imunoglobulina
Síndrome de DiGeorge	AD ou mutações novas Deleção do 22q11.2 – afetam o desenvolvimento do timo	LT normal ou reduzido, LB normal, Ig normais ou reduzidas	Hipopatireoidismo, malformações conotruncais, anormalidades faciais	Hemograma Dosagem de Ig Subpopulações linfocitárias TRECs Proliferação de linfócitos com mitógenos e antígenos FISH para deleção de 22q11.2	Antibioticoterapia Avaliar indicação de transplante de timo ou transplante de células hematopoéticas (não TCTH)
Síndrome de Hiper-IgE	AD, mutações no STAT3 AR, mutações em TYK2 ou desconhecido na maioria dos casos	IgE ≥ 2000 UI, eosinofilia, Alterações na função Th17 Redução na produção de Ac específico	Alterações faciais, eczema, osteoporose, fraturas, alterações na dentição primária, infecções por *S. aureus*, *Aspergillus* e *Candida sp*	Dosagem de IgE sérica total Exames radiológicos Estudo genético	Profilaxia com antibióticos Considerar reposição de Imunoglobulinas

AD: autossômica dominante; AR: autossômica recessiva; XL: ligado ao X; IFT: imunofenotipagem; TCTH: transplante de células-tronco hematopoiéticas; STAT3: *signal transducer and activator of transcription 3*; TYK2: tirosinaquinase 2; DOCK8: proteína intracelular de sinalização.

Adaptada de Barreto e Kokron, Capítulo 31 – Imunodeficiências Primárias: Diagnóstico e Tratamento, *in press*.[21]

Com relação à *Síndrome de Wiskott-Aldrich*, além do quadro clássico de eczema e púrpura trombocitopênica com megacariócitos normais e plaquetas pequenas, e susceptibilidade a infecções, mutações hipomórficas do gene WASP estão associadas a um tipo mais leve da doença, apresentando apenas trombocitopenia ligada ao X. Outras mutações nesse gene determinam neutropenia e mielodisplasia ligada ao X.[2]

A primeira manifestação da *Síndrome de DiGeorge* pode ser a convulsão neonatal por hipocalcemia. Na maior parte dos casos, ocorre apenas hipoplasia tímica, e, por esse motivo, os pacientes apresentam, na maioria das vezes, linfopenia leve com imunoglobulinas normais.[4,8]

Na *ataxia-telangiectasia*, as alterações imunológicas são variáveis, e cerca de 95% dos pacientes têm níveis de alfafetoproteína elevados, que, aliado às manifestações clínicas, é um método fácil para estabelecimento do diagnóstico. É importante lembrar que a exposição à radiação deve ser evitada.[4,14] As infecções estafilocócicas acometendo pele, pulmões, fígado, baço, articulações e outros órgãos associado a níveis muito elevados de IgE caracterizam a *Síndrome de Hiper-IgE*. Na maioria das vezes, os pacientes apresentam dermatite eczematosa pruriginosa, sendo a dermatite atópica um diagnóstico diferencial.

Há duas formas de apresentação: autossômica dominante (defeito no STAT3) e autossômica recessiva (maioria com defeito genético desconhecido, alguns com defeito de TYK2). A forma autossômica dominante apresenta anormalidades faciais, esqueléticas e dentárias, enquanto na autossômica recessiva os pacientes têm também susceptibilidade a infecções virais, vasculite e autoimunidade.

Grupo III: Deficiências predominantes de anticorpos

Entre 50 e 65% das imunodeficiências primárias são causadas por problemas na imunidade humoral, constituindo, portanto, o grupo mais prevalente.

As deficiências humorais resultam da produção inadequada de anticorpos, seja qualitativa ou quantitativamente. O defeito molecular pode ser intrínseco do linfócito B ou por falha na interação entre linfócitos T e B, além de distúrbios da imunidade inata.[26] As deficiências de anticorpo representam um espectro heterogêneo de condições que vão desde deficiência de IgA ou de subclasses de IgG, quase sempre assintomáticas, até as agamaglobulinemias, nas quais a produção de todas as classes de imunoglobulinas e função de anticorpos está gravemente comprometida. Caracteristicamente, as deficiências humorais determinam o aparecimento de infecções do trato respiratório superior e inferior por bactérias encapsuladas, mas também apresentam infecções gastrointestinais (especialmente por giardia), abscessos cutâneos, meningites e artrites. Em geral, os pacientes portadores de deficiências humorais têm pouco comprometimento do desenvolvimento ponderoestatural. O início dos sintomas, dependendo do grau de imunodeficiência, pode ocorrer a partir do 6º-8º mês de vida, quando os anticorpos maternos, recebidos via transplacentária durante o terceiro trimestre da gravidez, ficam abaixo dos níveis protetores.[27] A avaliação laboratorial específica pode ser feita com a dosagem de anticorpos a antígenos vacinais, isoemaglutininas, resposta a antígenos polissacarídeos, quantificação de linfócitos B e RX *cavum* (adenoides).

Os defeitos humorais são divididos em seis grupos:

1. Redução importante de todas as classes de imunoglobulinas com linfócitos B ausentes ou muito diminuídos (agamaglobulinemias);
2. Redução importante de pelo menos duas classes de imunoglobulinas com linfócitos B normais ou levemente diminuídos (imunodeficiência comum variável);
3. Redução importante de IgG e IgA com IgM normal ou aumentada e número de linfócitos B normal (síndromes de Hiper-IgM);
4. Deficiências de isótipos de imunoglobulinas ou cadeia leve com número de linfócitos B normal (deficiência de subclasses de IgG e deficiência de IgA);
5. Defeitos específicos de anticorpos com imunoglobulinas normais e número normal de linfócitos B, e;
6. Hipogamaglobulinemia transitória da infância com número normal de linfócitos B.[4]

As principais doenças e suas características estão apresentadas na Tabela 21.9.

Agamaglobulinemia Ligada ao X (ALX)

É decorrente de defeitos em uma molécula de tradução de sinal chamada tirosina-quinase de Bruton (btk), que é essencial para a maturação dos linfócitos B e responsável por 80 a 90% das agamaglobulinemias. O bloqueio precoce na maturação dos linfócitos B determina número ausente ou muito reduzido dos linfócitos B circulantes.

Além das infecções bacterianas, os pacientes com agamaglobulinemia são especialmente susceptíveis a infecções por enterovírus e micoplasma. A incidência de doenças autoimunes e de doenças malignas pode estar discretamente aumentada.

Os linfonodos são muito pequenos, e as tonsilas e adenoides estão praticamente ausentes devido à ausência de centros germinativos, assim como não se observa esplenomegalia. De um modo geral, não há alterações de imunidade celular.[2,4,11,26] Entretanto, as infecções por enterovírus e a doença pulmonar crônica continuam sendo as duas maiores complicações.[2,14,27]

As características clínicas e laboratoriais, tratamento estão na Tabela 21.9.

Imunodeficiência Comum Variável (ICV)

Constitui a mais comum das imunodeficiências primárias, excluindo-se a deficiência de IgA. Sua prevalência varia de 1:25.000 a 1:100.000. Acomete desde crianças até adultos idosos, embora haja evidências de uma distribuição bimodal com picos entre um e cinco anos e entre 18 e 25 anos.[28,29]

É caracterizada por hipogamaglobulinemia com níveis baixos de pelo menos duas classes de imunoglobulinas: IgG e IgA e/ou IgM, número normal ou discretamente diminuído de linfócitos B e produção de anticorpos específicos em resposta reduzida ou ausente à exposição natural ou após imunização.

A imunidade celular pode estar comprometida em 50% dos pacientes, caracterizando-se pela inversão da relação CD4/CD8, tanto por diminuição de TCD4[+] como por aumento de TCD8[+], e por testes de hipersensibilidade cutânea negativos (PPD, tricofitina, candidina).[29]

A ICV está associada a um amplo espectro de manifestações clínicas. As principais manifestações clínicas são as infecções agudas, crônicas ou de repetição, sobretudo pneumonias, sinusite, otite e conjuntivite. Há alta prevalência de doenças gastrointestinais infecciosas e inflamatórias, como giardíase, doença

Alergia & Imunologia Aplicação Clínica

Tabela 21.9 – Deficiências predominantemente de anticorpos.

Imunodeficiência	Herança/Defeito	Alterações imunológicas	Quadro clínico	Diagnóstico	Tratamento
Agamaglobulinemia ligada ao X	Herança ligada ao X Mutações na Btk	Redução IgG, IgA e IgM Ausência de CD19 (< 2%) e CD20 Neutropenia em 25% dos casos	Infecções sinupulmonares, otites, osteomielite, piodermites, artrites, infecções virais, diarreia	Dosagem de Ig IFT de linfócitos B Análise da mutação genética	Reposição de gamaglobulina Profilaxia com antibióticos
Agamaglobulinemia autossômica recessiva	AR • Cadeia pesada μ • λ5, Igα, Igβ • BLNK	Redução IgG, IgA e IgM Ausência de CD19 (< 2%) e CD20	Infecções sinupulmonares, otites, osteomielite, piodermites, artrites, infecções virais, diarreia	Dosagem de Ig IFT de linfócitos B Análise da mutação genética	Reposição de gamaglobulina Profilaxia com antibióticos
Síndromes de Hiper-IgM	XL • CD40L AR • CD40, AID, UNG	IgM aumentada ou normal, IgG, IgA e IgE diminuídas	Infecções sinopulmonares, infecções por germes oportunistas, diarreia, neoplasias, citopenias	Dosagem de Ig Hemograma com neutropenia Análise da mutação genética	Reposição de gamaglobulina Profilaxia com antibióticos contra *P. jiroveci*, TCTH
Imunodeficiência comum variável	Herança variável, BAFF, TACI, ICOS, CD19, CD20, CD81, maioria com defeito genético desconhecido	Redução de IgG e IgA e/ou IgM Falha na produção de anticorpos específicos	Infecções sinupulmonares, otites, diarreia autoimunidade, esplenomegalia, linfadenopatia, bronquiectasias, granulomas	Dosagem de Ig Subpopulações linfocitárias Avaliação funcional de Ac: antígenos proteicos, polissacarídeos e iso-hemaglutininas Avaliação de subpopulações de LB de memória	Reposição de gamaglobulina Profilaxia com antibióticos

Deficiência de IgA	Herança variável Defeito desconhecido	Redução de IgA < 7 mg/dL Pode estar associada a Def. de IgG2	Assintomáticos Diarreia por *giardia lamblia* Sinusites, otites, pneumonias, atopia, autoimunidade	Dosagem de IgA	Não indicada reposição de gamaglobulina, exceto quando associado a outras deficiências humorais Profilaxia com antibióticos
Hipogamaglobulinemia transitória da Infância	Herança variável Defeito desconhecido	Baixa expressão de LB e redução de IgG e IgA	Assintomáticos, infecções pouco significantes	Dosagem de Ig, Subpopulações linfocitárias	Profilaxia com antibióticos Considerar a reposição de imunoglobulinas
Deficiência de subclasses de IgG	Herança variável Defeito desconhecido	Redução de subclasses de IgG Falha na produção de anticorpos proteicos e/ou polissacarídicos	Assintomáticos Infecções respiratórias de repetição	Dosagem de subclasses de IgG 1, 2, 3 e 4	Profilaxia com antibióticos Considerar a reposição de gamaglobulina humana
Deficiência de anticorpo específico	Herança variável Defeito desconhecido	Resposta deficiente de anticorpos específicos Ig normais	Infecções sinupulmonares de repetição	Avaliação funcional de ac. (pesquisa de anticorpo contra polissacarídeos)	Profilaxia com antibióticos Considerar a reposição de gamaglobulina humana

Btk: tirosinoquinase de Bruton; AD: autossômica dominante; AR: autossômica recessiva; XL: ligado ao X; IFT: imunofenotipagem; TCTH: transplante de células-tronco hematopoiéticas.

Adaptada de Barreto e Kokron, Capítulo 31 – Imunodeficiências Primárias: Diagnóstico e Tratamento, *in press*.[21]

sprue-*like*, má absorção inespecífica, hiperplasia nodular linfoide, doenças intestinais inflamatórias (colite ulcerativa, proctite ulcerativa ou doença de Crohn). Podem ocorrer infecções oportunistas com agentes virais ou fúngicos, mesmo na presença de imunidade celular aparentemente conservada. Alguns indivíduos desenvolvem granulomas não caseosos no pulmão, fígado, baço e pele, mimetizando sarcoidose, e as causas da relação aparente entre as duas doenças são desconhecidas.[28,29]

Estima-se que 20-50% dos pacientes apresentem doenças autoimunes associadas, como citopenias, anemia perniciosa, doença celíaca-*like* e vitiligo. Além disso, está documentada a incidência aumentada de processos malignos como linfoma não Hodgkin e câncer gástrico. O quadro clínico e laboratorial da doença é bastante heterogêneo, sugerindo etiologias diversas. No Brasil, em um estudo publicado de uma coorte de 71 pacientes acompanhados no HC-FMUSP,[29] observou-se que 86% dos pacientes apresentavam infecções de repetição, sobretudo sinopulmonares, 15% apresentavam manifestações autoimunes e 8%, neoplasias. A prevalência de disfunção da imunidade celular foi um pouco mais elevada nessa coorte do que nas relatadas na literatura.

O diagnóstico é estabelecido em pacientes com hipogamaglobulinemia nos quais outras causas de hipogamaglobulinemias primárias ou secundárias foram excluídas, como neoplasias, Infecções virais, enteropatias perdedoras de proteínas, síndrome nefrótica e uso de alguns medicamentos referidos na Tabela 21.10.

A fisiopatologia da ICV permanece pouco conhecida. A doença aparentemente pode resultar da desregulação do sistema imune em vários níveis, que resultam em uma via final comum à hipogamaglobulinemia que poderia explicar a grande heterogeneidade do quadro clínico da ICV.[28] O tipo de herança genética ainda não foi estabelecido, sendo provavelmente poligênica. A maioria dos casos parece ser esporádica, embora em 20% dos familiares de pacientes com ICV sejam detectadas alterações da imunidade humoral.

O tratamento da ICV é a infusão de imunoglobulina intravenosa na dose de 300-600 mg/kg, a cada três ou quatro semanas, para manutenção de níveis séricos maiores do que 700 mg/dL e antibioticoterapia. Outra opção, ainda não disponível no Brasil, é a administração da gamaglobulina por via subcutânea.[13-16,28] Alguns pacientes que apresentam processos infecciosos frequentes, ou diminuição da função pulmonar, podem beneficiar-se com a introdução de antibioticoterapia profilática.

Deficiência de IgA

É a imunodeficiência primária mais comum, cuja incidência varia entre os diferentes grupos étnicos: 1:70 (Espanha), 1:18.500 (Japão) e 1:965, no Brasil.[31] Embora a maioria dos casos seja esporádica, parece haver predisposição genética para a doença.

A fisiopatologia da DIgA ainda não foi esclarecida. A deficiência de IgA é definida por níveis de IgA sérica menores do que 7 mg/dL. O quadro clínico é variável, e a maioria dos indivíduos (entre 75 e 90%) é assintomática. Entretanto, apesar do curso relativamente benigno da DIgA, alguns pacientes apresentam predisposição para o desenvolvimento de doenças associadas, sendo as mais frequentes:

a) Infecções sinopulmonares de repetição, que representam o quadro clí-

Imunodeficiências Primárias

Tabela 21.10 – Imunodeficiências induzidas por medicações.							
Medicação	ICV	DIgA-DIgG2	DIgA	Medicação	ICV	Diga-Dig2	Diga
Sulfassalazina	X	X	X	Hidantoína	X	X	X
Ouro			X	Zonisamide		X	
Cloroquina			X	Carbamazepina	X		X
Penicilamina			X	Valproato			X
Captopril			X	Tiroxina*			X
Fenclofenaco			X	Levamisol*	X		
Ibuprofeno*			X	Ciclosporina*			X
Ácido salicílico*			X				

* Falta comprovação.
Hammarström L *et al*. Clin Exp Immunol 2000.[30]

nico mais comum; associação com deficiência da subclasse IgG2, pode ser detectada em 12% dos pacientes nos quais a apresentação clínica tende a ser mais exuberante;

b) Alterações gastrointestinais: susceptibilidade aumentada a agentes infecciosos, sobretudo à Giardia lamblia; intolerância a leite e glúten; má absorção isoladamente ou associada à hiperplasia nodular primária;

c) Doenças alérgicas decorrentes do defeito na barreira mucosa levando à sensibilização alérgenos do meio ambiente; estudos mostram incidência de DIgA de 1:50 em atópicos;

d) Produção de autoanticorpos e/ou doenças autoimunes, similares às encontradas na ICV;

e) Reações anafiláticas pós-transfusionais: ocorrem em cerca de um terço de pacientes com DIgA, após administração de plasma ou, até mesmo, de imunoglobulina intravenosa, sendo devidas, na maioria das vezes, à presença de anticorpos IgG anti-IgA. [32,33]

Empiricamente, o diagnóstico definitivo de DIgA pode ser estabelecido somente após os quatro anos de idade, a partir de quando pode ser afastada a possibilidade de formas transitórias da doença. A DigA pode ser primária ou secundária a condições similares à ICV.[34]

Não há tratamento específico para a deficiência de IgA. Em geral, a antibioticoterapia é introduzida conforme a necessidade ou profilaticamente. Em pacientes com DIgA, associada à deficiência de subclasses de IgG ou à deficiência de anticorpos específicos, com persistência de infecções graves apesar de antibioticoterapia profilática, a infusão de imunoglobulina pode ser indicada. Nesses casos, devido ao risco potencial de anafilaxia, deverão ser utilizados, preferencialmente, preparados com baixo teor de IgA.[32,33]

Síndrome de hiper-IgM

Caracteriza-se pela a deficiência de IgG e IgA com níveis normais ou aumentados de IgM. O quadro clínico caracteriza-se pela presença de otite, sinusite, pneumonia e diarreia grave já no primeiro ano de vida. A neutropenia, a anemia hemolítica e a trombocitopenia estão na maioria das vezes associadas. As infecções oportunistas por *Pneumocystis jirovecii* e doença hepática por *Cryptosporidium* também são comuns.[26]

A etiopatogenia da hiper-IgM é atribuída a um bloqueio na troca de isótipos das imunoglobulinas de IgM para os outros isótipos, havendo quatro defeitos moleculares já descritos.[4] O tratamento baseia-se na reposição intravenosa de imunoglobulinas e antibioticoterapia quando necessária ou profilática. O TCTH pode estar indicado em aluns casos.[14,16,18]

Deficiência de subclasses de IgG

São mais frequentes as infecções bacterianas e virais do trato respiratório. Têm sido descritas diversas associações entre deficiências de subclasses de IgG, como redução de resposta a um número restrito de polissacarídeos presentes na vacina antipneumocócica; memória imunológica pouco duradoura com os níveis de IgG voltando aos níveis anteriores aos da imunização após seis a 12 meses; ausência de anticorpos da subclasse IgG2 específicos. O diagnóstico é feito pelas dosagens de subclasses de IgG. O tratamento depende da gravidade do quadro clínico, podendo ser necessário desde apenas acompanhamento clínico até reposição de imunoglobulinas.[27]

Grupo IV: Doenças de desregulação imune

Algumas formas de imunodeficiências são caracterizadas sobretudo por manifestações autoimunes, refletindo distúrbio na homeostase do sistema imune. Esse grupo de imunodeficiências foi classificado separadamente a partir da classificação publicada em 2004 e consta de quatro grupos maiores: imunodeficiências com albinismo (Chediak-Higashi, Griscelli tipo 2); síndromes de linfo-histiocitose hemofagocítica familiar, síndromes linfoproliferativas (Síndrome linfoproliferativa ligada ao X – XLP tipo 1 e 2), e síndromes com autoimunidade (como ALPS, APECED, IPEX).[4] As principais doenças de desregulação imunológica e suas características estão apontadas na Tabela 21.11.

Entre as imunodeficiências que cursam com autoimunidade, o APECED (poliendocrinopatia autoimune com candidíase e distrofia ectodérmica) e o IPEX (desregulação imune, poliendocrinopatia e enteropatia ligada ao X) apresentam diferentes endocrinopatias, e o início dos sintomas para os pacientes com IPEX é bem precoce com quadro bastante grave e fatal se não forem submetidos logo a TCTH. Em contraste, o APECED tem início mais tardio com evolução benigna, caracterizando-se por candidíase mucocutânea, hipoparatireoidismo e insuficiência adrenal.[2]

Grupo V: Defeitos congênitos de número e/ou função de fagócitos

As disfunções fagocitárias causam susceptibilidade a infecções por bactérias e fungos variando desde quadros cutâneos de repetição leves até infecções graves e até mesmo fatais. As características das principais deficiências de fagócitos estão descritas na Tabela 21.12.

Esse grupo pode ser dividido em:

1. Defeitos da diferenciação de neutrófilos (como Síndrome de Kostman e neutropenia cíclica);
2. Defeitos da motilidade (como defeito de adesão leucocitária tipos 1 e 2, síndrome de Papillon-Lefèvre);

Tabela 21.11 – Doenças de desregulação imunológica.

Imunodeficiência	Herança/defeito	Alterações imunológicas	Quadro clínico	Diagnóstico	Tratamento
Síndrome de Chédiak-Higashi	AR. Mutações no gene LYST	Grânulos gigantes nos granulócitos. Função de NK e LT diminuídas	Albinismo parcial citopenias, hepatoesplenomegalia. Infecções recorrentes por S. aureus, Candida e Aspergillus	Hemograma com esfregaço de sangue periférico. Estudo genético	Profilaxia com antibióticos. TCTH
Linfohistiocitose hemofagocítica (LHF)	AR. Mutações em PRF1-perforina, UNC 13D, STX 11, STXBP 2	LT e LB normais, Ig normais. Redução ou ausência de NK	Inflamação grave, febre persistente, citopenia, esplenomegalia, hemofagocitose	Estudo genético	TCTH
Síndrome linfoproliferativa ligada ao X	XL. Mutações em SAP e XIAP	LT normal. LB normal ou reduzido. Ig reduzidas. NK ausente ou reduzido	Quadro desencadeado por infecção pelo EBV, febre, hepatites, linfadenopatia, síndrome hemofagocítica, anemia aplástica, linfoma	Dosagem de Ig. Estudo genético	TCTH. Reposição de gamaglobulina. Etoposide
ALPS	Defeitos na apoptose de linfócitos. AD-mutações em *TNFRSF6*, AR-TNFSF6, mutações em CASP 10, CASP 8	Aumento de LT CD4-, CD8- LB normal ou aumento de CD5+. Ig normais ou reduzidas	Esplenomegalia, adenopatia, citopenia autoimune, maior risco de linfomas	Estudo genético	TCTH. Corticoides. Imunossupressores
APECED	AR. Mutações no gene AIRE (regula a tolerância imunológica)	LB e LT normais, Ig normais	Autoimunidade (paratireoide, tireoide, adrenal), candidíase crônica, hipoplasia dentária	Autoanticorpos. Estudo genético	Reposição hormonal. Antifúngicos
IPEX	XL. Mutações em FOXP3	Falha na função do CD4+CD25+FOXP3+ (LT regulatórios). LB normais. IgA e IgE elevados	Enteropatia autoimune, diabetes, tireoidite, anemia hemolítica, trombocitopenia, eczema	Dosagem de Ig. Autoanticorpos. Estudo genético	Imunossupressores. Corticoides. TCTH
Def. CD25	AR. Mutações no IL-2Rα	LT normal ou discretamente reduzido, LB normal, Ig normais	Linfoproliferação, autoimunidade	Estudo genético	Imunossupressores

XL: ligado ao X; AD: autossômica dominante; SAP: proteína associada ao SLAM (molécula de ativação do linfócito de sinalização); XIAP: inibidor ligado ao X da apoptose; ALPS: *Autoimmune lymphoproliferative syndrome*; CASP: caspase; APECED: *autoimmune polyendocripathy with candidiasis and ectodermal dystrophy*); IPEX: *Immune dysregulation polyendocrinopathy enteropathy X-linked*; TCTH – transplante de células-tronco hematopoiéticas.

Adaptada de Barreto e Kokron, Capítulo 31 – Imunodeficiências Primárias: Diagnóstico e Tratamento, *in press*.[21]

Alergia & Imunologia Aplicação Clínica

Tabela 21.12 – Defeitos congênitos de número e/ou função de fagócitos.

Imunodeficiência	Herança/defeito	Alterações imunológicas	Quadro clínico	Diagnóstico	Tratamento
Neutropenia congênita grave	AD – ELANE AR – SCN3 (síndrome de Kostmann)	Alterações na diferenciação mieloide – neutropenia	Mielodisplasia Estomatites, onfalite Infecções bacterianas graves e precoces	Hemograma Estudo genético	Considerar profilaxia com antibióticos Fator estimulador de colônias de granulócitos TCTH
Neutropenia cíclica	AD Mutações em ELANE?	Neutropenia cíclica, porém com pouca repercussão Oscilação no número de plaquetas e outros leucócitos	Úlceras orais	Hemogramas seriados Estudo genético	Fator estimulador de colônias de granulócitos
Defeito de adesão leucocitária 1,2 e 3 (LAD)	AR LAD 1 – mutação no gene do CD18 LAD 2 – defeito no transporte da fucose LAD 3 – KIDLIN 3 (integrina)	Defeitos de quimiotaxia, aderência, endócitose LAD 1 – expressão baixa ou ausente de CD18 e CD11 LAD 2 – alterações no CD15s	Retardo na queda do coto umbilical, lesões cutâneas, periodontites Infecções bacterianas	Hemograma com leucocitose Avaliação da expressão do CD18 e CD11 em leucócitos Estudo genético	Profilaxia com antibióticos TCTH

Doença	Gene/Herança	Característica	Manifestações / Susceptibilidade	Diagnóstico	Tratamento
Doença Granulomatosa Crônica (DGC)	XL – CYBB AR – CYBA, NCF1, NCF2, NCF4	Defeito no *burst* oxidativo	Infecções fúngicas e bacterianas recorrentes, abscessos profundos, piodermites, oesteomielite	Teste de oxidação da diidrorodamina ou teste do NBT Estudo genético	Profilaxia com antibióticos e antifúngicos Interferon-gama humano TCTH (ligada ao X) Terapia gênica (estudos)
Susceptibilidade mendeliana a micobacterioses	AR – IL12RB1 AR – IL12p40 AR ou AD – IFNGR1 AR – IFNGR2 AD – STAT 1	Monócitos e linfócitos reduzidos	Susceptibilidade a infecções por salmonela e micobactérias, histoplasmose e infecções virais	Expressão dos receptores 1 e 2 Estudo funcional de STAT1 por citometria de fluxo Estudo genético	Reposição de IFN-γ e antibioticoterapia TCTH
Def. de GATA 2	AD Mutações de GATA 2	Citopenia em todas as linhagens por defeito no fator de transcrição GATA 2	Susceptibilidade a infecções por micobactérias, HPV, histoplasmose, proteinose alveolar	Estudo genético	Antibioticoterapia TCTH?

AD: autossômica dominante; AR: autossômico recessivo; ELANE: *elastase neutrophil expressed gene*; CYBB: *cytochrome b beta subunit*; CYBA: *cytochrome b alpha subunit*; NCF: *neutrophil cytosolic factor*; STAT 1: *signal transducer and activator of transcription*; GATA 2: *GATA biding protein 2*; TCTH: transplante de células-tronco hematopoiéticas.

Adaptada de Barreto e Kokron, Capítulo 31 – Imunodeficiências Primárias: Diagnóstico e Tratamento, *in press*.[21]

3. Defeitos do *burst* respiratório (como doença granulomatose crônica);
4. Susceptibilidade mendeliana a micobacterioses (como deficiência do receptor 1 de IFN-γ, deficiência de IL-12p40);
5. Outros defeitos (como IRF-8, GATA-2).[4]

Doença granulomatosa crônica

É a forma clássica de disfunção fagocitária. A DGC engloba um grupo heterogêneo de doenças cujo defeito está em um dos componentes do complexo fagocitário NADPH-oxidase ("PHOX"), que resulta na deficiência da produção de superóxidos, peróxidos e outros radicais microbicidas potentes e impede, portanto, a morte dos micro-organismos fagocitados. A herança é recessiva ligada ao X decorrente de defeitos na subunidade gp91(PHOX) em 70% dos casos. Os outros casos são de herança autossômica recessiva, causados por defeitos nas subunidades p47(PHOX), p67(PHOX) ou p22(PHOX). O quadro clínico da DGC caracteriza-se por infecções de repetição bacterianas e fúngicas, sendo as mais comuns em ordem decrescente: pneumonias, abscessos (pele, órgãos), adenites supurativas, osteomielite, bacteremia, fungemia, celulites e impetigo por bactérias catalase-positivas (*Staphylococcus aureus* e *Burkholderia cepacia*). Os pacientes com DGC são também especialmente susceptíveis a infecções por *Aspergillus*. Outros patógenos comumente isolados são: *E. coli, Salmonella, Pseudomonas, Klebsiella, Proteus, Serratia marcescens, Nocardia* e *Candida*. As micobacterioses não são frequentes nessa imunodeficiência. Além das manifestações infecciosas, também são comuns as lesões granulomatosas no trato gastrointestinal e no trato urinário, nos quais podem causar obstruções. O diagnóstico laboratorial é feito por meio de testes funcionais como o NBT (detecta reduções mediadas por superóxidos) ou DHR (depende da oxidação de um substrato fluoresceinado, a diidrorodamina). O diagnóstico de certeza é realizado pelas técnicas de biologia molecular para avaliação dos genes PHOX. Classicamente, o tratamento profilático inclui o uso de trimetroprim-sulfametoxazol e itraconazol. Também tem sido realizada com sucesso a profilaxia imunomoduladora com IFN-gama recombinante que, hipoteticamente, parece aumentar a produção de óxido nítrico e/ou a expressão do receptor Fc e/ou a fagocitose e, em última análise, restaurar, ao menos parcialmente, a função fagocitária. O tratamento curativo inclui o transplante de medula óssea ou de célula-tronco, e a terapia gênica está sendo testada em adulto.[2,35]

Susceptibilidade mendeliana a micobacterioses

Os defeitos na via de sinalização de IL-12/IFN-γ determinam a susceptibilidade mendeliana às micobacterioses. Clinicamente, caracteriza-se pela presença de infecções sistêmicas por micobactérias não tuberculosas. Lactentes podem apresentar infecções sistêmicas pelo BCG. Já foram descritos pacientes com defeitos completos do receptor de IFN-γ (IFNGR1 ou IFNGR2), que se manifestam de modo recessivo ou dominante, e também defeitos parciais; defeitos da cadeia beta 1 do receptor de IL-12 (IL-12R-beta 1); defeitos da cadeia p40 da IL-12 e defeitos do STAT1. O quadro clínico apresenta infecções micobacterianas não tuberculosas, sobretudo osteomielite, histoplasmose ou salmonelose.[36]

Grupo VI: Defeitos da imunidade inata

A importância da imunidade inata tem sido mais valorizada e estudada desde os anos de 1990. O melhor entendimento propiciou o diagnóstico de algumas anormalidades pouco compreendidas até então. Algumas das imunodeficiências classificadas nesse subgrupo e suas características estão listadas na Tabela 21.13.

Entre as deficiências da imunidade inata, destaca-se a candidíase mucocutânea crônica (CMC). A CMC é vista hoje como várias síndromes, com a característica comum de apresentarem candidíase crônica ou recorrente localizada na pele, unhas e membranas mucosas. Não há predisposição à doença invasiva, entretanto, acaba interferindo com a qualidade de vida, pois as lesões podem ser desfigurantes e debilitantes. Além de ser secundária a uma série de condições clínicas, pode ser característica clínica predominante em imunodeficiências primárias, como a Síndrome de Hiper-IgE e o APECED, ou pode aparecer isoladamente sem outras manifestações infecciosas ou endocrinopatias. Nesse último grupo de pacientes, foram detectadas mutações em CARD9, Dectina-1, IL17RA, IL17F, mas na maioria a causa é desconhecida.[37]

Grupo VII: Doenças autoinflamatórias

Na última década, vêm ganhando espaço as doenças autoinflamatórias, cujas manifestações clínicas são bastante semelhantes às das doenças autoimunes, mas nas quais os autoanticorpos inexistem ou estão em títulos baixos. As doenças autoinflamatórias passaram a ser mais bem investigadas a partir de 1999, quando foi descoberto o gene responsável por uma doença familiar rara caracterizada por episódios inflamatórios recorrentes, conhecida pela sigla TRAPS (TNFreceptorassociated periodic fever syndrome). Mais tarde, a Febre Familiar do Mediterrâneo (FMS), outra condição na qual também ocorrem episódios inflamatórios recorrentes, foi considerada de etiologia autoinflamatória e, juntamente com a TRAPS, passou a formar o cerne das doenças autoinflamatórias.[38,39]

O prefixo "auto" classifica essas doenças dentro do grupo em que o defeito está na reatividade contra o próprio, como ocorre nas doenças autoimunes. Já o sufixo "inflamatório" diferencia as doenças autoinflamatórias das autoimunes, uma vez que os defeitos não ocorrem na imunidade adaptativa e sim na imunidade natural.

O sistema imune inato utiliza uma série de moléculas conhecidas como receptores de reconhecimento de padrões que foram selecionados durante a evolução para o reconhecimento de padrões moleculares encontrados em micro-organismos. Famílias desses receptores incluem os receptores *Toll-like*, os receptores *NOD-like* (nucleotide oligomerization domain) e os NACHT (leucine-rich-repeat proteins) (NALPs). Ambos, NALP1 e NALP3, fazem parte de complexos intracitoplasmáticos denominados inflamasomas que regulam a ativação da caspase 1, que, por sua vez, converte as interleucinas em sua forma ativa.[40]

Variantes do NALP1 estão associadas a doenças autoimunes que cursam com vitiligo como, por exemplo, a tireoidite autoimune. Uma mutação do NALP3, também conhecida como criopirina, está associada a doenças inflamatórias de herança autossômica recessiva: a urticária familial a frio, a síndrome de Muckle-Wells e a doença inflamatória multissistêmica de início neonatal.[41]

Tabela 21.13 – Alterações da imunidade inata.					
Imunodeficiência	Herança/defeito	Alterações imunológicas	Quadro clínico	Diagnóstico	Tratamento
Def. NEMO (displasia ectodérmica anidrótica)	XL ou AD Mutações em NEMO	Linfócitos e monócitos afetados Defeito na sinalização da via NFκB IgG diminuída	Ausência parcial ou total de glândulas sudoríparas, cabelos esparsos, dismorfismos parcial e alterações na dentição, infecções de repetição por micobactérias	Hemograma Subpopulações linfocitárias Estudo genético	Antibioticoterapia Tratamento das comorbidades
Def. IRAK 4	AR Mutações em IRAK4	Deficiência da quinase 4 associada ao receptor de IL1	Infecções bacterianas piogênicas pelo pneumococo e estafilococo	Estudo genético	Antibioticoterapia Tratamento das comorbidades
WHIM	AD Mutação no CXCR4	IgG diminuída Neutropenia periférica Hipercelularidade na MO	Infecções pelo HPV, verrugas, periodontite, queda prematura dos dentes, infecções respiratórias recorrentes (*H. influenzae, S. aureus, P. mirabilis*)	Hemograma Dosagem de Ig Estudo genético	Antagonista do CXCR4 – perixafor (estudos) Antibioticoterapia Reposição de gamaglobulina
Candidíase mucocutânea crônica	AR – IL-17RA AD – IL-17F AD – ganho de função STAT1 AR – CARD9 Dectina-1	Alteração de função da via IL-17 Aumento de IL10 Redução da resposta de LT à *Candida*	Infecções recorrentes de pele mucosas pela *Candida albicans* Monitorar endocrinopatias	Cultura de linfócitos com cândida IL-17 Estudo genético	Antifúngicos

NEMO: modulador essencial do NFκB; XL: ligada ao X; AD: autossômica dominante; AR: autossômica recessivo; HPV: papilomavírus humano, IRAK: quinase associada ao receptor de IL1; MO: medula óssea; WHIM: Warts, Hypogammaglobulinemia, Infections, Myelokathexis Syndrome.

Adaptada de Barreto e Kokron, Capitulo 31 – Imunodeficiências Primárias: Diagnóstico e Tratamento, *in press.*[21]

Com a descoberta da criopirina como um defeito comum a um grupo de doenças sem definição na época, aumentou o conhecimento da fisiopatologia das doenças autoinflamatórias. A criopirina é um membro dos inflamassomos, um complexo macromolecular que atua na produção e ativação da IL-1β, a principal citocina proinflamatória.[40] Com o avanço dos conhecimentos, foi proposto por Dinarello que a definição das doenças autoinflamatórias estaria associada à inibição de IL-1β. Cabe ressaltar que o próprio autor alerta para o fato de que a dosagem elevada de IL-1β não é encontrada em todos os pacientes com a suspeita da doença.[40]

Hoje, tem sido proposta a seguinte definição: doenças autoinflamatórias são aquelas com sinais clínicos de inflamação, associadas a títulos elevados de proteínas de fase aguda, em que o cerne da disfunção está no sistema imune inato, determinada geneticamente ou desencadeada por fatores endógenos (Tabela 21.14).

Grupo VIII: Deficiências de complemento

Deficiências de praticamente todos os componentes solúveis do sistema complemento já foram descritas. A incidência é bastante baixa, entre 3 e 5%. Os defeitos dos componentes iniciais da via clássica (C1q, C1r, C2 e C4) determinam patologias inflamatórias autoimunes que lembram o lúpus eritematoso sistêmico e dificilmente estão associados a quadro de infecções de repetição, com exceção da deficiência de C2, que pode determinar infecções bacterianas leves. A deficiência de C3 causa infecções piogênicas graves de repetição e de início precoce, causadas sobretudo por bactérias encapsuladas, como pneumococo e hemófilos. Já os pacientes que apresentam deficiências de algum componente do complexo de ataque à membrana (C5, C6, C7 ou C8), ou de properdina ou fator D, apresentam susceptibilidade aumentada a infecções re-

Tabela 21.14 – Classificação das doenças autoinflamatórias.		
Doença	**Mecanismo molecular**	**Genética**
Episódica e multissistêmica		
FMF	Ativação do inflamassoma	Mendeliana; MEFV
TRAPS	Múltiplos	Mendeliana; TNFRSF1A
Deficiência de mevalonato quinase (incluindo HIDS)	Ativação do inflamassoma	Mendeliana; MVK
Síndrome de Muckle-Wells, FCU/FCAS	Ativação do inflamassoma	Mendeliana; NLRP3
Doença associada ao NLRP12	Ativação do NFκB	Mendeliana; NLRP12
PFAPA	Desregulação do eixo da IL-1β	Desconhecida
Episódica, afetando as articulações		
Gota	Ativação do inflamassoma induzidas por DAMP	Não mendeliana

(Continua)

Alergia & Imunologia Aplicação Clínica

(Continuação)

Tabela 21.14 – Classificação das doenças autoinflamatórias.		
Doença	**Mecanismo molecular**	**Genética**
Pseudogota	Ativação do inflamassoma induzidas por DAMP	Não mendeliana
Episódica, afetando osso		
CRMO	Não caracterizados	Desconhecida
Persistente e multissistêmica		
CINCA/NOMID	Ativação do inflamassoma	Mendeliana; NLRP3
JIA	Não caracterizados	Não mendeliana
AOSD	Não caracterizados	Não mendeliana
Síndrome de Schnitzler	Desregulação do eixo da IL-1β	Desconhecida
Síndromes de incapacidade do proteossoma	Desregulação do eixo da IL-6 e do interferon	Mendeliana; PSMB8
HLH familiar	Eficácia comprometida de linfócitos T citotóxicos com ativação compensatória de macrófagos	Mendeliana; UNC13D, PRF1, STX11
Doença de Behçet	Não caracterizados	Não mendeliana
Doença de Crohn	Ativação do NFκB	Não mendeliana
Síndrome de Blau	Ativação do NFκB	Mendeliana; NOD2
PAPA	Desregulação do eixo da IL-1β	Mendeliana; PSTPIP1/CD2BP1
SAPHO	Não caracterizados	Desconhecida
Síndrome de Majeed	Não caracterizados	Mendeliana; LPIN2
DIRA	Desregulação do eixo da IL-1β	Mendeliana; IL1RN
Persistente, afetando a pele		
DITRA	Desregulação do eixo da IL-1β	Mendeliana; IL36RN
Síndrome de Sweet	Não caracterizados	Desconhecida
Panniculite neutrofílica	Não caracterizados	Desconhecida
Acrodermatite Hallopeau	Não caracterizados	Desconhecida
Urticária de pressão	Não caracterizados	Desconhecida
Persistente, afetando o trato digestivo		
Enterocolite de início precoce	Inativação da sinalização de IL-10	Mendeliana; IL10RA e IL10RB

AOSD: doença de Still do adulto; CINCA: síndrome crônica infantil neurológica cutânea e articular; CRMO: osteomielite crônica multifocal recorrente; DAMP: padrões moleculares associados ao dano; DIRA: deficiência do antagonista do receptor de IL-1; DITRA –, deficiência do antagonista do receptor de IL-36; FCAS –, síndrome autoinflamatória familiar ao frio; FCU: urticária familiar por frio; FMF: febre mediterrânica familiar; HIDS: hiperimunoglobulinemia D e síndrome de febre periódica; HLH: linfohistiositosis hemofagocítica; JIA: artrite idiopatica juvenil; NFκB: fator nuclear kappa B; NOMID: doença inflamatória multissistêmica de início neonatal; PAPA –, síndrome de artrite piogênica, pioderma gangrenoso e acne; PFAPA – febre periódica, estomatite aftosa, faringite e adenite; SAPHO: sinovite, acne, pustulose, hiperostose e osteíte; TRAPS: síndrome periódica associada ao receptor do TNF.

Adaptada de Grateau G, Hentgen V, Stojanovic KS, Jéru I, Amselem S, Steichen O. How should we approach classification of autoinflammatory diseases? Nat. Rev. Rheumatol. 2013; 9:624–629.

320 Parte 8

Imunodeficiências Primárias

correntes e invasivas por *Neisseria*. As deficiências de MBL (lectina ligadora de manose) podem também estar associadas a infecções recorrentes, sobretudo na infância. O angioedema hereditário é causado pela deficiência do inibidor de C1 esterase, que é um regulador da via clássica do complemento.[2,42] A Tabela 21.15 mostra as características de algumas deficiências de complemento.

Tabela 21.15 – Deficiências de complemento.					
Imunodefi-ciência	Herança/ defeito	Alterações imunológicas	Quadro clínico	Diagnóstico	Tratamento
Def. de C1q	AR, mutações em C1QA, C1QB, C1QC	Ausência de CH50, defeito no MAC	LES-*like*, doenças reumatológicas, infecções	CH50 AP50 C1q Estudo genético	Tratamento específico para as doenças autoimunes
Def. de C1r/s	AR Mutações em C1r e C1s	Ausência do CH50, defeito no MAC	LES-*like*, doenças reumatológicas, infecções	CH50 AP50 C1r C1s Estudo genético	Tratamento específico para as doenças autoimunes
Def. C4	AR Mutações em C4 e perda precoce da ativação do complemento	AP50 normal Ausência do CH 50 Defeito na resposta a antígenos polissacarídicos	LES-*like*, doenças reumatológicas, LES, diabetes tipo1 Infecções, meningite bacteriana	AP50 CH50 C4 Estudo genético	Considerar profilaxia com antibióticos
Def. C2	AR Mutações em C2	AP50 normal CH 50 reduzido	LES-*like*, vasculite, polimiosite, infecções piogênicas, glomerulonefrite	CH50 AP50 C2 Estudo genético	Tratamento específico para as doenças autoimunes
Def. C3	AR Mutações em C3 e perda da ativação do complemento pelas vias clássica e alternativa	CH50 e AP50 reduzidos, defeito no MAC, defeito na atividade bactericida, defeito na resposta imune humoral	Infecções piogênicas graves, LES-*like*, glomerulonefrite, síndrome hemolítico-urêmica, Infecções por *Neisseria*, LES	CH50 AP50 C3 Estudo genético	Considerar profilaxia com antibióticos Tratamento específico para as doenças autoimunes

(*Continua*)

Alergia & Imunologia Aplicação Clínica

(*Continuação*)

Tabela 21.15 – Deficiências de complemento.					
Imunodefi-ciência	Herança/ defeito	Alterações imunológicas	Quadro clínico	Diagnóstico	Tratamento
Def. C5	AR Mutações em C5α ou C5β e perda da ativação do complemento	CH50 e AP50 reduzidos Defeito no MAC, defeito na atividade bactericida	Infecções por *Neisseria*, LES	CH50 AP50 C5 Estudo genético	Considerar profilaxia com antibióticos Considerar tratamento do LES
Def. C9	AR Mutações em C9 Perda da ativação terminal do complemento	CH50 e AP50 reduzidos Defeito no MAC, defeito na atividade bactericida	Infecções por *Neisseria*, podem estar associadas às def. de C5, C6, C7 e C8	CH50 AP50 C9, C5, C6, C7 e C8 Estudo genético	Considerar profilaxia com antibióticos
Def. Inibidor C1 esterase	AD Mutações no inibidor do C1 e perda da regulação da atividade proteolítica do C1	Ativação espontânea da via do complemento Consumo de C4 e C2 Produção de bradicinina	Angioedema hereditário	Dosagem do C1 esterase C2 C4 Estudo genético	Reposição de C1 esterase recombinante Bloqueador de bradicinina Bloquedor de calicreína Danazol e Anti-fibrinolíticos – profilaxia
Def. de fator I	AR Mutações no fator I	Ativação espontânea da via alternativa do complemento Redução de C3, AP50, CH50	Infecções piogênicas recorrentes, gromerulonefrite, LES, síndrome hemolítico-urêmica	C3 AP50 CH50 Estudo genético	Considerar profilaxia com antibióticos
Def. de fator H	AR Mutações no fator H	Ativação espontânea da via alternativa do complemento Redução de C3, AP50, CH50	Infecções por *Neisseria*, gromerulonefrite membranoproli-ferativa, síndrome hemolítico-urê-mica	C3 AP50 CH50 Estudo genético	Considerar profilaxia com antibióticos

(*Continua*)

Parte 8

Imunodeficiências Primárias

(Continuação)

Tabela 21.15 – Deficiências de complemento.					
Imunodeficiência	**Herança/ defeito**	**Alterações imunológicas**	**Quadro clínico**	**Diagnóstico**	**Tratamento**
Def. de properdina	XL Mutações na properdina	Ausência da atividade hemolítica AP50 reduzido CH50 normal	Infecções graves por *Neisseria*	AP50 CH50 Estudo genético	Considerar profilaxia com antibióticos
Def. de MASP2	AR Mutações em MASP 2	Ausência de atividade hemolítica pela via da lectina AP50 e CH50 normais	Infecções piogênicas Doença pulmonar inflamatória	AP50 CH50 Estudo genético	Considerar profilaxia com antibióticos

AR: autossômica recessiva; AD: autossômica dominante; CH50: complemento hemolítico 50%; MAC: complexo de ataque à membrana; AP50: complemento hemolítico total; LES: lúpus eritematoso sistêmico; MBL: *mannose binding lectina*; MASP 2: proteína ligadora da manone associada à serino-proteinase 2.
Adaptada de Barreto e Kokron, Capítulo 31 – Imunodeficiências Primárias: Diagnóstico e Tratamento, *in press*.[21]

REFERÊNCIAS BIBLIOGRÁFICAS

1. Boyle JM, Buckley RH. Population prevalence of diagnosed primary immunodeficiency diseases in the United States. J Clin Immunol, 27:497-502, 2007.

2. Notarangelo LD. Primary Immunodeficiencies. J Allergy Clin Immunol, 125:S182-94, 2010.

3. Maggina P, Gennery AR. Classification of primary immunodeficiencies: need for a revised approach? J Allergy Clin Immunol.131(2):292-4, 2013.

4. Al-Herz W, Bousfiha A, Casanova JL, Chatila T, Conley ME, Cunningham-Rundles C, Etzioni A, Franco JL, Gaspar HB, Holland SM, Klein C,Nonoyama S, Ochs HD, Oksenhendler E, Picard C, Puck JM, Sullivan K, Tang ML. Primary immunodeficiency diseases: an update on the classification from the international union of immunological societies expert committee for primary immunodeficiency. Front Immunol. 5:162; 2014.

5. Carneiro-Sampaio M, Moraes-Vasconcelos D, Kokron CM, Jacob CM, Toledo-Barros M, Dorna MB, Watanabe LA, Marinho AK, Castro AP, Pastorino AC, Silva CA, Ferreira MD, Rizzo LV, Kalil J, Duarte AJS. Primary Immunodeficiency Diseases in Different Age Groups: A Report on 1,008 Cases from a Single Brazilian Reference Center. J Clin Immunol, 33:716-724, 2013.

6. Bonilla FA, Geha RS. Update on primary immunodeficiency diseases. J Allergy Clin Immunol, 117:S435-41, 2006.

7. Parvaneh N, Casanova JL, Notarangelo LD, Conley ME. Primary Immunodeficiencies: a rapidly evolving story. J Allergy Clin Immunol; 131:314-23, 2013.

8. Bonilla FA, Bernstein IL, Khan DA, Ballas ZK, Chinen J, Frank MM et al. Practice parameter for the diagnosis and management of primary immunodeficiency. Ann Allergy Asthma Immunol; 94:S1-63, 2005.

9. BRAGID – Grupo Brasileiro de Imunodeficiências – www.imunopediatria.org.br

10. Spickett G. Oxford handbook of clinical immunology and allergy. 3.ed. Oxford: Oxford University Press; 2013.

11. Conley ME, Notarangelo LD, Etzioni A. Diagnostic criteria for primary immunodeficiencies. Clin Immunol 1999, 93: 190-7.

12. Kokron CM, Barros MT. Imunodeficiências Primárias. In: Milton de Arruda Martins; Flair José Carrilho; Venâncio Avancini, Ferreira Alves; Euclides Ayres de Castilho; Giovanni Guido Cerri; Chao Lung Wen. (Org.). Clínica Médica. 1ed.Tamboré: Manole, 7:145-164, 2009.

13. I Consenso Brasileiro sobre Diagnóstico e Terapêutica das Imunodeficiências. Rev Bras Alerg Imunopatol; 19:103-112, 1996.

14. Bonilla FA. Medical management of immunodeficiency. www.uptodate.com; tópico atualizado em 21/08/2014.

15. Orange JS, Hosnny EM, Weiler MD et al. Use of intravenous immunoglobulin human disease: a review of evidence by members of the primary Immunodeficiency Committee of the American Academy of Allergy, Asthma and Immunology. J Allergy Clin Immunol; 117: S525-53, 2006.

16. Berger M. Immune globulin therapy in primary immunodeficiency. www.uptodate. com; tópico atualizado em 13/09/2013.

17. Roifman CM, Fischer A, Notarangelo LD, de la Morena MT, Seger RA. Indications for hemopoietic stem cell transplantation. Immunol Allergy Clin North Am;30(2):261-2, 2010.

18. Bonilla FA. Hematopoietic cell transplantation for primary immunodeficiency. www.uptodate.com; tópico atualizado em 27/08/2014.

19. Sauer AV, Di Lorenzo B, Carriglio N, Aiuti A. Progress in gene therapy for primary immunodeficiencies using lentiviral vectors. Curr Op Allergy Clin Immunol, (Epub ahead of print) 8/09/2014.

20. Bonilla FA. Gene therapy for primary immunodeficiency. www.uptodate.com; tópico atualizado em 08/07/2012.

21. Barreto AK, Kokron CM. Capitulo 31 – Imunodeficiências Primárias: Diagnóstico e Tratamento. In livro Diagnóstico e Tratamento das Doenças Imunológicas, Schainberg & Geller. Elsevier. 2ª ed. In press.

22. Van der Burg M, Gennery AR. Educational paper: The expanding clinical and immunological spectrum of severe combined immunodeficiency. Eur J Pediatr, 170:561-71, 2011.

23. Cunningham-Rundles C; Ponda PP. Molecular defects in T – and B-cell primary immunodeficiency diseases. Nat Rev Immun; 5:880-92, 2005.

24. Kelly BT, Tam JS, Verbsky JW, Routes JM. Screening for severe combined immunodeficiency in neonates. Clin Epidemiol.; 5:363-9, 2013.

25. Pai SY, Logan BR, Griffith LM, Buckley RH, Parrott RE, Dvorak CC, et al. Transplantation Outcomes for Severe Combined Immunodeficiency, 2000-2009. N Engl J Med, 371:434-46, 2014.

26. Durandy A, Kracker S, Fischer A. Primary Antibody Deficiencies. Nat Rev Immunol, 13:519-33, 2013.

27. Ballow M: Primary Immunodeficiency disorders: antibody deficiency. J Allergy Clin Immunol; 109:581-81, 2002.

28. Jolles S. The Variable inCommon Variable Immunodeficiency: a disease of complex phenotypes. J Allergy Clin Immunol Pract, 1:545-56, 2013.

29. Kokron CM, Errante PR, Barros MT, Baracho GV, Camargo MM, Kalil J, Rizzo LV. Clinical and laboratory aspects of common variable immunodeficiency. An Acad Bras Cienc.;76:707-26, 2004.

30. Hammarström L, Vorechovsky I, Webster D. Selective IgA deficiency (sIgAD) and common variable immunodeficiency (CVID). Clin Exp Immunol; 120:225-231, 2000.

31. Carneiro-Sampaio MM, Carbonare SB, Rozentraub RB, de Araujo MN, Riberiro MA, Porto MH. Frequency of selective IgA deficiency among Brazilian blood donors and healthy pregnant women. Allergol Immunopathol (Madr); 17:213-6, 1989.

32. Wang N, Hammarström L. IgA deficiency: what is new? Curr Opin Allergy Clin Immunol, 12:602-8, 2012.

33. Jorgensen GH, Gardulf A, Sigurdsson MI, Sigurdardottir STh, Thorsteinsdottir I, Gudmundsson S, Hammarström L, Ludviksson BR. Clinical Symptoms in adults with selective IgA deficiency: a case control study. J Clin Immunol, 33:742-7, 2013.

34. Dalal I, Reid B, Nisbet-Brown E, Roifman CM. The outcome of patients with hypogammaglobulinemia in infancy and early childhood. J Pediatr; 133:144-6, 1998.

35. Lekstrom-Himes JA, Gallin JI. Immunodeficiency diseases caused by defects in phagocytes. N Eng J Med, 343:1703-14, 2000.

Imunodeficiências Primárias

36. Mansouri D, Adimi P, Mirsaeidi M et al. Inherited disorders of the IL-12-IFN-gamma axis in patients with disseminated BCG infection. Eur J Pediatr, 164: 753-7; 2005.

37. Hanna S, Etzioni A. New host defense mechanisms against Candida species clarify the basis of clinical phenotypes. J Allergy Clin Immunol;127:1433-7, 2011.

38. Barros, MT, Mendonça L, Barros RT. Capitulo XX – Autoimunidade. Diagnóstico e Tratamento. In livro Diagnóstico e Tratamento das Doenças Imunológicas, Schainberg & Geller. Elsevier. 2a ed. In press.

39. Grateau G, Hentgen V, Stojanovic KS, Jéru I, Amselem S, Steichen O. How should we approach classification of autoinflammatory diseases? Nat. Rev. Rheumatol. 9:624–629, 2013.

40. Abbas AK, Lichtman AH, Pillai S. Cellular and Molecular Immunology, 67h ed, USA, Saunders Elsevier, 2012.

41. Stojanov S, Kastner DL. Familial autoinflammatory diseases: genetics, pathogenesis and treatment. Curr Opin Rheumatol; 17:586, 2005.

42. Pettigrew HD, Teuber SS, Gershwin ME. Clinical significance of complement deficiencies. Ann N Y Acad Sci, 1173: 108-23, 2009.

CAPÍTULO 22

Imunodeficiências Secundárias

Luiz Augusto Marcondes Fonseca

DEFINIÇÃO

A definição de imunodeficiência é uma tarefa complexa, o que é demonstrado pela não existência de consenso na literatura. As definições atuais estabelecem que imunodeficiência é *um transtorno do sistema imunológico caracterizado pela incapacidade de se estabelecer uma imunidade efetiva em resposta ao desafio dos antígenos.* Os NIH (*National Institutes of Health* dos EUA) definem a imunodeficiência primária como uma condição existente desde o nascimento, causada por uma desordem genética, o que praticamente exclui a Imunodeficiência Comum Variável, transtorno genético que

com frequência se inicia na adolescência ou na idade adulta. O único conceito comum é que as imunodeficiências são classificadas em primárias, quando há uma base genética para o defeito na imunidade, e secundárias, quando essa base genética não é identificada.

O primeiro relato do termo "*imune deficiency,*" como título de artigo disponível no Pubmed, data de 1971 e foi publicado na revista *Pediatrics*. Nesse artigo, a Organização Mundial da Saúde (OMS) apresentou um relato de doenças que constituíam imunodeficiências primárias.[1] Embora abrangente, a definição da

OMS naquele trabalho excluía os defeitos do sistema imune inato.

As imunodeficiências secundárias (IDF secundárias) são de longe mais comuns que as imunodeficiências primárias. As IDF secundárias não são de base genética e têm, na maioria das vezes, um fator identificável, como vírus, bactérias, drogas, doenças, transtornos metabólicos ou condições ambientais.

A IDF secundária mais bem estudada é a Aids (síndrome da imunodeficiência adquirida), doença causada pelo vírus HIV, de alta mortalidade, mas que responde aos tratamentos antivirais hoje disponíveis.

Clinicamente, as IDF secundárias manifestam-se em dois polos:

1. Como aumento da predisposição a infecções, comumente mais prolongadas que o habitual, e de difícil resposta à terapêutica;

2. Pelo surgimento de determinados tipos de câncer (Figura 22.1). O tratamento de todas as IDF secundárias é a retirada do agente causal para reconstituição do sistema imune. Contudo, o comportamento do sistema após a retirada do agente é imprevisível.

Neste capítulo, revisaremos as principais causas e as manifestações clínicas das IDF secundárias, bem como as opções terapêuticas.

ALTERAÇÕES DO SISTEMA IMUNE PRÓPRIAS DOS IDOSOS

As alterações da imunidade próprias dos idosos, que constituem o que se chama de imunossenescência, predispõem-nos a infecções e a reações autoinflamatórias, que incluem desde manifestações autoimunes (como a artrite reumatoide, por exemplo, até a doença de Alzheimer). No

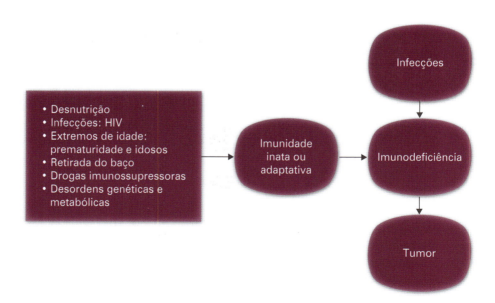

Figura 22.1 – Relação entre as principais causas de imunodeficiência secundária (IDF secundária) e suas manifestações clínicas. (*Adaptada de Chinen e Shearer; Secondary Immunodeficiencies, including HIV infection; Journal of Clinical Allergy and Immunology; February 2010.*)

entanto, nesse caso, é difícil discernir até onde uma condição patológica é primária da idade ou secundária a outras condições, devido às inúmeras interações do sistema imune.

Embora seja clinicamente visível que o idoso tenha alterações no sistema imune, não há estudos que definam a síndrome clínica da imunossenescência. O que se sabe é que a idade traz ao sistema imune alterações nas subpopulações celulares, no padrão de secreção de citocinas e na tolerância imunológica, como pode ser visto na Tabela 22.1.[11]

As células que mais sofrem alterações com o envelhecimento são os linfócitos T, efetores da resposta celular. O processo tem início com a involução temporal do timo, que é substituído histologicamente por tecido adiposo, causando diminuição da capacidade de proliferação de células T. Outra alteração frequentemente observada é o aumento quantitativo das células de memória na comparação com as células virgens, o que também é responsável por maior susceptibilidade a infecções.[3]

As células B estão quantitativamente pouco alteradas nos indivíduos idosos. Já suas funções podem ser prejudicadas devido às alterações das células T, que são coautoras das funções das células B. Contudo, algumas funções B que são independentes de células T mantêm-se alteradas, como, por exemplo, a resposta a antígenos polissacarídeos, o que contribui para explicar infecções bacterianas nos idosos.[5]

A quantidade de imunoglobulinas no sangue periférico, sobretudo IgM e IgG, aumenta discretamente com o avançar da

Tabela 22.1 – Alterações das subpopulações celulares associadas a senilidade.	
Componente do sistema imune	**Alterações associadas com a idade**
Célula CD4	Perda do repertório naive das células T; mudança de citocinas do padrão TH1 para TH2; menor ação T helper para células B
Célula CD8	Expansão das células CD8 de memória; células T com capacidade proliferativa raduzida; perda das células CD8 naive
Células B e células plasmáticas	Expansão de células B1 induzida por IL-6; excesso de baixa afinidade dos anticorpos; redução da função das células B2; redução do sinal coestimulatório CD4; pouca resposta humoral a neoantígenos
Neutrófilos	Função e número intactos mas redução da função superóxido; diminuição no influxo de cálcio; apoptose aumentada
Monócitos/macrófago	Diminuição do óxido nítrico e do peróxido de nitrogênio; aumento das moléculas de expressão coestimulatórias; redução da resposta bactericida ao IFN-gama; aumento da produção de prostaglandina E2
Célula NK	Aumento das células NK mas diminuição das suas funções líticas; diminuição da produção de IFN-gama e da resposta par IL-12 e IL-2
Célula T NK e célula T receptor gama/delta	Linfócitos que respondem a antígenos não peptídicos estão aparentemente inalterados

Adaptada de *Opal SM, Girard TD, Ely EW, The immunopathogenesis of Sepsis in Elderly Patients, Clinical Infectious Disease, 2005, supplement 7, 41.*

idade, e a IgA elevada pode servir como marcador prognóstico nos idosos, provavelmente por estar relacionada com a aterosclerose sistêmica.

As células NK constituem outro subtipo celular que sofre alterações com a senilidade, mas este fato carece de consenso. Em teoria, as células NK são linfócitos granulares que possuem em sua superfície marcadores CD 56 e 16, cuja função fisiológica está em lisar determinados grupos celulares neoplásicos, além de vírus, sem necessidade de contato prévio. Observa-se que, com a idade, essas células aumentam em número, mas suas funções citotóxicas não têm aumento de função.[4]

As citocinas são proteínas de baixo peso molecular que agem de forma autócrina, parácrina e endócrina em resposta a diversos estímulos. No sistema imune, elas têm função de controlar o tempo e a intensidade da resposta imunológica pela ativação, proliferação, secreção de anticorpos e secreção de outras citocinas. Diversas citocinas são consideradas importantes quando se estuda o sistema imune dos idosos, porém as de caráter pró-inflamatório ganham destaque, sobretudo IL-6, TNF-alfa e IL-1, além de outras citocinas que têm um papel na regulação imunológica, como IFN-gama e a IL-12. Com a idade, ocorre um desequilíbrio entre a produção e a liberação das citocinas, como, por exemplo, queda importante da IL-2 e aumento da IL-6. Como a IL-2 é um importante fator no estímulo às células T, não se sabe ao certo qual seria a causa ou a consequência desse desequilíbrio.[6]

Esse conjunto de alterações imunológicas denomina-se *inflammaging*, que é característica importante da imunossenescência. Esse é um estado inflamatório crônico que pode ser consequência tanto de estímulos antigênicos crônicos quanto de alterações idiopáticas de citocinas, que clinicamente acabam por manifestar-se como doenças crônicas.[7]

INFECÇÃO PELO VÍRUS HIV

A infecção pelo HIV é a imunodeficiência secundária mais bem estudada e mais conhecida, devido às suas altas prevalência e mortalidade. Quando não tratada, praticamente todos os indivíduos infectados evoluem para infecções por variados e múltiplos agentes infecciosos, o que se denomina AIDS (em português SIDA – síndrome da imunodeficiência adquirida). A transmissão do vírus HIV ocorre pelas vias sexual e parenteral, e, com menos frequência, por contato de sangue e secreções contaminadas com feridas abertas e mucosas. Pode ocorrer também a transmissão vertical, da mãe para o feto ou recém-nascido, na gravidez e no parto.[2]

O vírus HIV foi isolado em 1983 em sangue de indivíduos com AIDS; em 1986 outro vírus HIV foi também isolado. A partir de então, o vírus descrito em 1983 se tornou o HIV-1, e o isolado em 1986, o HIV-2. Somente em 1986, o termo Vírus da Imunodeficiência Humana foi sugerido, e este é o nome atual. O HIV é um RNA vírus, da família *Retroviridae* (retrovírus) e subfamília *Lentiviridae*. É um vírus citopático não oncogênico, que necessita da enzima transcriptase reversa para sua sobrevivência. Com essa enzima, o vírus transforma sua fita de RNA em uma de DNA, implantando-se no genoma do hospedeiro e multiplicando-se. O vírus tem tropismo por células T com marcador CD4 (CD4[+]) e por macrófagos.[8]

O vírus é bastante lábil no ambiente externo, sendo inativado por diversos agentes ambientais e químicos (calor, hipoclorito e glutaraldeído), e, fora do corpo humano, o vírus intracelular parece sobreviver até por um dia, enquanto a partícula viral livre parece ter sobrevida de até 15 dias.[8]

O genoma do HIV possui três genes estruturais (*gap*, *pol* e *env*) e seis genes regulatórios (*tat*, *ref*, *nef*, *vif*, *vpr* e *vpu*). A proteína do HIV separa o gene *gap* em proteínas chamadas p24, matriz, nucleocapsídeo, p6 e p2, todas com função de estabilizar o genoma do vírus. A lise do *pol* produz três proteínas: integrase, transcriptase reversa e protease, que cliva a proteína viral. O gene *env*, quando clivado, produz duas proteínas, gp120 e gp41, que são as responsáveis pela atração do vírus ao CD4.[9]

A infecção pelo HIV tem início com a ligação da proteína gp120 do vírus à molécula CD4 e ao receptor de citocina CCR5 nas células-alvo. As células infectadas migram para os linfonodos, onde a replicação inicial e a infecção de células TCD4 ocorrem. Durante a fase inicial da infecção pelo HIV, o tecido linfoide intestinal associado é drasticamente depletado e ocorre perda predominante das células TCD4 de memória, causando alta viremia e grande ativação imune. Nessa fase, pelo surgimento de células T citotóxicas CD8[+], as células TCD4 infectadas pelo vírus são controladas e a viremia diminui, observando-se aumento das células TCD8 positivas, queda das células TCD8 virgens e aumento proporcional das células HIV reativas. A linfopenia induzida pelo HIV ocorre por diversos mecanismos: apoptose induzida pelo próprio vírus; efeitos citopáticos do vírus HIV e ativação imune inespecífica com apoptose celular. Ocorre ainda uma forma adicional de autofagia, na qual as organelas são sequestradas e direcionadas para a via de ativação lisossômica, estas sobretudo associadas à proteína *env*.[9]

A fase aguda da infecção pelo HIV ocorre de uma a seis semanas depois da infecção, com sintomas inespecíficos, como febre, fadiga, mialgia e cefaleias. O período que se segue é marcado por doença assintomática, que costuma persistir por oito a 10 anos, quando ocorre aumento importante da viremia, mediado por diversas citocinas, que podem até ser usadas como marcadoras do controle da resposta viral do HIV. Sem o início da terapia antiviral, as células TCD4 infectadas pelo vírus HIV entram em queda progressiva e o hospedeiro inicia manifestações clínicas, causadas por diversos micro-organismos, em geral de caráter oportunista, na maior parte definidores de doença (Tabela 22.2).[9] As células TCD8[+], com o decorrer da doença, tendem a ficar menos efetivas, não se sabendo ao certo se se trata de defeito na ativação, na maturação ou intrínseco da célula. *In vitro*, assim como as células TCD4[+], elas tendem a não proliferar na ativação com TCR.[10]

Quanto aos linfócitos B e à produção de anticorpos, o sistema imune dos pacientes com HIV mostra-se paradoxalmente hiperativado e pouco responsivo. A hiperativação fica bem evidenciada pela hiperglobulinemia, da qual somente uma parte é direcionada ao HIV; plasmocitose medular; aumento da expressão de moléculas nos linfócitos B circulantes; aumento da presença de anticorpos reativos no plasma. Embora não tenha sido demonstrado, esse aumento de atividade das células B pode estar relacionado com o aumento do número de linfomas de células B nessa população. Apesar de hiperativadas, as células B estão pouco responsivas, o que é bem evidenciado pela pouca resposta vacinal a antígenos proteicos e polissacarídeos.[12]

Alergia & Imunologia Aplicação Clínica

Tabela 22.2 – Lista de doenças definidoras de AIDS (síndrome da imunodeficiência adquirida).
Doenças definidoras de SIDA (síndrome de imunodeficiência adquirida)
Candidíase de brônquio, traqueia ou pulmões
Candidíase esofágica
Câncer cervical invasivo
Paracoccidiodomisose disseminada ou extrapulmonar
Criptococose extrapulmonar
Infecção intestinal por criptosporídio com mais de 1 mês de duração
Doença por citomegalovírus (outras além de hepática, baço ou linfonodos) com início após o 1 mês de vida
Retinite por citomegalovírus (com perda da visão)
Encefalopatia relacionada ao HIV
Úlceras crônicas por herpes simples (mais de 1 mês de duração) ou bronquite, ou pneumonite ou esofagite com início após o 1 mês de vida
Histoplasmose disseminada ou extrapulmonar
Isosporíase intestinal crônica com mais de 1 mês de duração
Sarcoma de Kaposi
Pneumonia intersticial linfoide ou complexo pulmonar linfoide hiperplásico
Linfoma de Burkitt ou equivalente
Linfoma imunoblástico ou equivalente
Linfoma primário cerebral
Mycobacterium avium ou *mycobacterium kansaii* disseminados ou extrapulmonar
Mycobacterium tuberculosis de qualquer lugar
Pneumocystis jirovecii pulmonar
Pneumonia recorrente
Leucoencefalopatia multifocal progressiva
Sepse recorrente por salmonella
Toxoplasmose cerebral de início após o 1 ano de vida
Infecções bacterianas múltiplas ou recorrentes

Adaptada de *AIDS – Definition Conditions; Center for Disease Control; 2008 available in* <http://www.cdc.gov/mmwr/preview/mmwrhtml/rr5710a2.htm >

Os macrófagos teciduais são frequentemente infectados com HIV, e são considerados, como não são mortos pelo vírus, os reservatórios virais no organismo humano. Além de se tornarem reservatórios para a replicação viral, os macrófagos teciduais também são mantenedores da reação inflamatória, responsáveis pela liberação de grande carga de citocinas na corrente sanguínea, dentre as quais TNF-alfa, IL-1, IL-6 e IL-10.[13]

O diagnóstico da infecção pelo HIV é feito com um teste sorológico (ELISA) que detecta anticorpos anti-p24. O ELISA positivo é obrigatoriamente confirmado por meio de um teste sorológico mais completo, que detecta outros anticorpos contra as proteínas do vírus, o *Western blot* ou o *Immuno blot,* ou pela pesquisa de material genético do vírus por meio da reação de polimerase em cadeia (PCR).

O tratamento medicamentoso atual, com base em combinações de três ou mais medicamentos antirretrovirais, é capaz de conter a infecção, eliminar a população viral circulante e restabelecer, ao menos parcialmente, a integridade do sistema imune, de modo que a incidência de infecções oportunistas caia quase a zero. Entretanto, ainda não é possível considerar a cura medicamentosa da infecção pelo HIV, já que o vírus permanece albergado em "santuários", como os tecidos linfoides do intestino e dos linfonodos. Tentativas de retirada da medicação antirretroviral de pacientes assintomáticos resultaram em reaparecimento do vírus na corrente sanguínea e queda do número de células CD4, atestando a permanência da infecção no organismo.

DOENÇAS GENÉTICAS

Várias doenças genéticas, como a Síndrome de Down (trissomia do cromosso-

mo 21), a Síndrome de Turner, a anemia falciforme e a fibrose cística levam a graus variáveis de imunodeficiência e consequente predisposição a diferentes infecções e, no caso da primeira, a transtornos autoimunes.

SÍNDROME DE DOWN

Nessa síndrome, há uma frequência aumentada de infecções de vias aéreas, sobretudo das superiores, além de tireoidite autoimune que surge antes dos oito anos de idade em até 50% das crianças com a síndrome. Do ponto de vista imunológico, ocorrem linfopenia, déficit da resposta anticórpica, redução da quimiotaxia, da fagocitose e da capacidade de destruir bactérias.

SÍNDROME DE TURNER

Na Síndrome de Turner há diminuição da concentração sérica de imunoglobulinas e déficit da resposta proliferativa a mitógenos por parte dos linfócitos T. Em consequência, ocorrem infecções respiratórias e bronquiectasias.

ANEMIA FALCIFORME

Nessa doença genética frequente, que incide em populações de origem africana e seus descendentes, e se caracteriza por alterações na forma das hemácias que assumem aspecto de foice, os pacientes apresentam grande susceptibilidade a infecções por bactérias encapsuladas, em especial o *Streptococcus pneumoniae,* as quais se manifestam com mais frequência como pneumonia, meningite e sepse. A principal anormalidade associada a essas infecções é a autoesplenectomia, que ocorre antes dos dois anos de idade, prejudica a função de opsonização, e é devida a microinfartos do baço.

A prevenção de infecções associadas à anemia falciforme deve incluir todas as imunizações de rotina, como a vacina antipneumocócica, além de profilaxia antimicrobiana.[14]

FIBROSE CÍSTICA

Transtorno autossômico recessivo causado por mutações no gene da fibrose cística regulador da condutância transmembrana. A mutação leva a alterações da fluidez das secreções com consequente bloqueio dos túbulos, afetando o pâncreas, glândulas salivares, túbulos genitais e canalículos hepáticos. A alteração mais importante, porém, é a deficiência do *clearance* bacteriano mucociliar dos pulmões, associado à deficiência de produção de lisozimas, defensinas e catelicidinas, resultando na incapacidade de clarear colonizações bacterianas, com consequente progressão para pneumonia. A bactéria mais frequentemente implicada é a *Pseudomonas aeruginosa*, mas pode haver infecção por outros patógenos.[15] A imunidade adaptativa está intacta, o que se demonstra pela produção normal de anticorpos contra *Pseudomonas*, mas há evidências de déficit da imunidade inata. Fisioterapia respiratória e antibioticoterapia profilática beneficiam os pacientes de fibrose cística.

DISTÚRBIOS METABÓLICOS

A resposta imune é mediada por linfoproliferação, a qual depende da disponibilidade de energia e nutrientes. Sendo assim, não surpreende que os distúrbios metabólicos e nutricionais afetem essa resposta em maior ou menor grau, resultando em aumento de morbidade e mortalidade por infecções. A desnutrição grave, o diabetes melito e a enteropatia perdedora de proteínas podem prejudicar a função de todos os órgãos e sistemas, como o imune.

DESNUTRIÇÃO

A desnutrição é possivelmente a mais frequente causa de imunodeficiência, em termos mundiais, afetando indivíduos de todas as idades, sobretudo as crianças.[16] Ela pode resultar de baixa ingestão, consequente à pouca disponibilidade de alimentos (causa mais frequente), mas também de perda excessiva e/ou má absorção. Os indivíduos que apresentam desnutrição proteico-calórica perdem progressivamente a função e a capacidade de produzir linfócitos T, o que conduz à grande incidência de diarreia e de infecções respiratórias, situação agravada pelo déficit concomitante de micronutrientes, que leva à perda da proteção conferida pelas barreiras mucosas.[17] Em contraste, os níveis de imunoglobulinas séricas se mantêm normais por longo período, o que garante a efetividade da vacinação com consequente produção de anticorpos. A realimentação das crianças desnutridas resulta em recuperação da capacidade de proliferação dos linfócitos T, da fagocitose e da função do timo.

DEFICIÊNCIA DE VITAMINAS A E D

A deficiência de vitamina A acarreta prejuízo da função das mucosas e redução da produção de interferon-α. Quando crianças desnutridas recebem vitamina A concomitantemente com a vacina de sarampo, obtêm-se taxas mais elevadas de imunização efetiva.

Quanto à vitamina D, recentemente tem sido demonstrado seu papel essencial na modulação do sistema imune, sobretudo no desenvolvimento de respostas do tipo Th1 e na imunidade contra patógenos intracelulares, como o *Mycobacterium tuberculosis*.

DIABETES MELITO

Ambos os tipos de diabetes melito (I e II) se associam à maior susceptibilidade a infecções, devida a déficits imunes, alteração do metabolismo da glicose, má irrigação sanguínea e denervação tissular. As alterações imunes incluem linfopenia, anergia cutânea e deficiência da proliferação linfocitária *in vitro*.[18] A resposta imune humoral está quase sempre intacta, o que garante resposta normal às imunizações. No entanto, pode haver anormalidades da resposta imune inata, como má aderência de fagócitos, e anormalidades da quimiotaxia e da atividade bactericida. A manutenção da glicemia em níveis normais resulta na melhora da função fagocitária, reduzindo o risco de infecções.

INSUFICIÊNCIA RENAL CRÔNICA

Pacientes com insuficiência renal crônica (IRC) são bastante susceptíveis a infecções, chegando a apresentar taxas de mortalidade até 300 vezes superiores às de indivíduos normais.[19] A predisposição a infecções ocorre mesmo nos pacientes não dialíticos, mas é mais notória naqueles em diálise, seja peritoneal, seja hemodiálise. Os mecanismos subjacentes a infecções são variados, como desregulação do sistema imune, que se apresenta em estado de ativação celular, inflamação crônica e estresse oxidativo. Várias toxinas contra fagócitos já foram descritas no plasma e no líquido peritoneal desses pacientes, como a angiogenina e o *p*-cresol, além de duas proteínas, uma delas homóloga à cadeia leve de imunoglobulinas e outra inibidora da desgranulação. A disfunção dos fagócitos é o defeito mais comum e ubiquitário nos pacientes com IRC, ocorrendo diminuição da fagocitose, da quimiotaxia, da capacidade lítica

intracelular e da produção de radicais livres. Os mecanismos responsáveis por essas alterações não estão claros, porém sugere-se que o aumento do cálcio intracelular e a sobrecarga de ferro, que ocorrem em doença renal terminal, possam prejudicar a fagocitose. Várias outras anormalidades do sistema imune, tanto de seu braço inato como do adaptativo, estão presentes nos pacientes com IRC e em diálise, como linfopenia, redução da capacidade linfoproliferativa a mitógenos e antígenos e anergia cutânea. A maioria desses pacientes, entretanto, apresenta boa resposta anticórpica à vacinação, embora de duração mais curta, já que os títulos de anticorpos declinam em cerca de seis meses.

DÉFICITS IMUNOLÓGICOS SECUNDÁRIOS A DOENÇAS INFECCIOSAS

O encontro entre um organismo patogênico e seu hospedeiro resulta no desencadeamento de grande número de processos biológicos, durante os quais o patógeno busca estabelecer uma infecção e o hospedeiro, eliminá-la. Dessa situação, podem resultar alterações do sistema imune que acabam por favorecer infecções por um segundo organismo, o que pode ser exemplificado pela infecção pelo vírus da gripe (influenza), o qual, causando resposta inflamatória pulmonar, pode, paradoxalmente, favorecer infecções bacterianas. O exemplo mais notório, entretanto, é a infecção pelo HIV, já discutida neste mesmo capítulo, que causa um estado de imunodeficiência secundária permanente, ao contrário da grande maioria das demais infecções, cujo dano ao sistema imune costuma ser transitório, refletindo mais a resposta normal do sistema do que o enfraquecimento das defesas imunes. Em

Capítulo 22

alguns casos, como na tuberculose e infestações parasitárias, a imunossupressão se deve ao desgaste imposto ao organismo em geral, mais do que a comprometimento específico do sistema imune. A seguir, são descritos alguns exemplos de agentes infecciosos que podem induzir imunossupressão.

VÍRUS DA GRIPE (INFLUENZA)

A infecção pelo vírus influenza causa linfopenia transitória, basicamente da subpopulação T. Outras alterações encontradas são redução da linfoproliferação, aumento da atividade das células NK e geração de células T reguladoras, além de prejuízo da função de clareamento de muco, o que aumenta a aderência bacteriana e a susceptibilidade a infecções bacterianas secundárias, uma das causas mais comuns de morte durante as epidemias de gripe.

SARAMPO

Desde princípios do século XX, se sabe que indivíduos com sarampo apresentam resposta abolida ao teste cutâneo com tuberculina. O vírus do sarampo infecta o tecido linfoide através da molécula CD46, que é um receptor de complemento presente em monócitos e linfócitos, afetando a apresentação de antígenos, a lise mediada por células e a síntese de imunoglobulinas.[20] O período de imunossupressão dura apenas algumas semanas, mas pode persistir em alguns hospedeiros. Em casos raros, uma infecção persistente pelo sarampo se instala e causa panencefalite esclerosante subaguda, que é uma degeneração progressiva do sistema nervoso central mediada por inflamação crônica desencadeada pela persistência do antígeno do sarampo, apesar da presença de altos títulos de anticorpos específicos.

VÍRUS DA MONONUCLEOSE INFECCIOSA (VÍRUS EPSTEIN-BARR)

A infecção pelo vírus Epstein-Barr (EBV) é altamente disseminada em todo o mundo e geralmente subclínica. Às vezes, no entanto, ela pode se manifestar como uma doença linfoproliferativa autolimitada, a mononucleose infecciosa. O EBV parasita os linfócitos B, usando o antígeno de superfície CD21 para entrada e transforma tais células de modo a estabelecer uma infecção crônica, o que as impede de fazer apoptose. A eliminação das células B infectadas pelo EBV se dá pela ativação de linfócitos T (chamados de atípicos, devido a sua morfologia), que desenvolvem uma expansão oligoclonal maciça pela utilização limitada do gene Vβ do TCR (receptor de células T), o que resulta em anergia relativa de células T. Ocorre também expansão policlonal de células B, com aumento da produção de imunoglobulinas.[21] Todas essas alterações normalmente persistem por apenas algumas semanas.

A infecção pelo EBV em pacientes da síndrome linfoproliferativa recessiva ligada ao X, que ocorre em indivíduos que apresentam mutações no gene *SHD1A*, faz com que os afetados não consigam controlar a infecção pelo EBV, levando-os à morte por doença linfoproliferativa.

CITOMEGALOVÍRUS (CMV)

A infecção pelo CMV também leva a uma síndrome EBV-símile. O CMV infecta monócitos, provocando redução da capacidade de apresentar antígenos, devido à redução da expressão e da função da proteína do Complexo Principal de Histocompatibilidade (MHC, da sigla em inglês). Além disso, o CMV codifica um análogo da IL-10 humana, o qual inibe a ativação dos linfócitos.

BACTÉRIAS

Várias infecções bacterianas estão associadas a alterações da imunidade inata, como redução da quimiotaxia e da função reticuloendotelial, as quais, entretanto, não são observadas de maneira consistente e variam com a invasividade bacteriana, com a produção de produtos tóxicos bacterianos e com a capacidade do hospedeiro de conter a disseminação da infecção. Os *Streptococcus* e os *Staphylococcus spp* produzem uma família de toxinas, chamada de superantígenos, que induzem ativação não específica de linfócitos T, liberação de citocinas e apoptose celular, além de anergia de células T. Exemplos de doenças sistêmicas graves resultantes dos efeitos dos superantígenos são a escarlatina e a síndrome do choque tóxico.

OUTRAS CAUSAS DE IMUNODEFICIÊNCIA SECUNDÁRIA

Traumas graves e cirurgias causam aumento da susceptibilidade a infecções, por vários mecanismos, como perda da barreira epitelial, vasodilatação, aumento da permeabilidade dos vasos sanguíneos, ativação celular e liberação de citocinas. A maior ou menor relevância de cada um desses mecanismos depende do tipo de trauma ou do porte da cirurgia. Em consequência, pode haver facilitação do acesso de agentes patogênicos, hipotensão, aumento do número de células inflamatórias, lesão tissular inflamatória e liberação de IL-10, TGF-β e prostaglandinas. Esses fenômenos participam do desencadeamento da síndrome da resposta inflamatória sistêmica (SIRS, da sigla em inglês), a qual, quando tem etiologia infecciosa, caracteriza a sepse, e da síndrome do desconforto respiratório do adulto, as quais podem ocorrer após traumas graves ou cirurgias extensas.

Esplenectomias pós-trauma, por motivos hematológicos, ou a autoesplenectomia da anemia falciforme, aumentam significativamente o risco de infecções por agentes encapsulados, como o *S. pneumoniae* e o *H. influenzae*. Tais pacientes são beneficiados por imunização contra ambos os agentes, e também devem receber antibioticoterapia profilática antipneumocócica.

Exposições a grande intensidade de radiação ionizante, como as ocorridas em explosões de bombas atômicas sobre Hiroshima e Nagasaki, no Japão, acidentes de usinas nucleares, como as de Chernobyl, na antiga União Soviética, *Three Mile Island*, nos EUA, e Fukushima, no Japão, além do acidente com uma cápsula contendo césio radioativo, descartada de clínica de radioterapia em Goiânia, causam imunossupressão significativa; fato evidenciado pelo aumento da susceptibilidade a infecções e tumores. A imunidade celular está comprometida, bem como a produção de neutrófilos e linfócitos.

Outras possíveis causas de imunossupressão incluem a radiação ultravioleta (UV), a exposição a grandes altitudes e a hipóxia crônica.

O autor agradece a colaboração de Leonardo Oliveira Mendonça, Pedro Thiago Nóbrega, Beatriz Ravagnani e Melina Valdo.

REFERÊNCIAS BIBLIOGRÁFICAS

1. Fudenberg, H., R.A. Good, H.C. Goodman, et al. Primary immune deficiencies: Report of a World Health Organization Committee. Pediatrics 1971; 47: 927–946

2. Chinen J, Shearer WT. Secondary Immune deficiencies, Including HIV infection. Journal of Allergy and Clinical Immunology 2010; 125(2):197-203

3. Luz C, Dornelles F, Preissler T, Collaziol D, Cruz IM, Bauer ME. Impact of psychological

and endocrine factors on cytokine production of healthy elderly people. Mech Ageing Dev 2003;124(8-9):887-95

4. Franceschi C, Bonafè M, Valensin S, Olivieri F, De Luca M, Ottaviani E, De Benedictis G. Inflamm-aging. An evolutionary perspective on immune senescence. Ann N Y Acad Sci 2000; 908:244-54.

5. Colonna-Romano G, Aquino A, Bulati M, Di Lorenzo G, Listì F, Vitello S, Lio D, Candore G, Clesi G, Caruso C. Memory B Cell Subpopulations in the Aged. Rejuvenation Research 2006;1:142-52

6. Forsey RJ, Thompson JM, Ernerudh J, Hurst TL, Strindhall J, Johansson B, Nilsson B-O, Wikby A. Plasma cytokine profiles in elderly humans. Mechanisms of Ageing and Development 2003;124 (4): 487-493

7. Tonet AC, Nobrega OT. Imunossenescência:: a relação entre leucócitos, citocinas e doenças crônicas. Rev. Bras. Geriatr. Gerontol. Rio de Janeiro, 2008;11(2):259-73

8. Workshop on HIV/Aids and adult mortality in developing countries, Population Division, Department of Economic and Social Affairs, United Nations Secretariat New York, September 2003. Disponível em: http://www.un.org/esa/population/publications/adult-mort/UNAIDS_WHOPaper2.pdf

9. Zhang L, Su L, HIV-1 immunopathogenesis in humanized mouse models. Nature 2012;9: 237-44

10. Migueles SA, Laborico AC, Shupert WL, Sabbaghian MS, Rabin R, Hallahan CW, Van Baarle D, Kostense S, Miedema F, McLaughlin M, Ehler L, Metcalf J, Liu S, Connors M. HIV-specific CD8+ T cell proliferation is coupled to perforin expression and is maintained in non progressors. Nature Immunology 2002;3:1061-8.

11. Opal SM, Girard TD, Ely EW, The immunopathogenesis of Sepsis in Elderly Patients. Clinical Infectious Disease 2005; supplement 7: 41.

12. Shirai A, Cosentino M, Leitman-Klinman SF, Klinman DM. Human immuno deficiency virus infection induces both polyclonal and virus-specific B cell activation. Journal of Clinical Investigation1992 Feb;89(2):561-6.

13. Beschorner R. Human brain parenchymal microglia express CD14 and CD45 and are productively infected by HIV-1 in HIV-1 encephalitis. Brain Pathology. 2003 Apr; 13(2):231;author reply 231-2.

14. AdamkiewiczTV, Silk BJ, Howgate J, et al. Effectiveness of the 7-valent pneumococcal conjugate vaccine in children with sickle cell disease in the first decade of life. Pediatrics 2008;121:562-9.

15. Campodónico VL, Gadjeva M, Paradis-Bleau C, et al. Airway epithelial control of Pseumonas aeruginosa infection in cystic fibrosis. Trends Mol Med 2008;14:120-33.

16. Black RE, Allen LH, Bhutta ZA, et al. Maternal and Child Undernutrition Study Group. Maternal and child undernutrition: global and regional exposures and health consequences. Lancet 2008;371:243-60.

17. Cunningham-Rundles S, McNeely DF, Moon A. Mechanisms of nutrient modulation of the immunoresponse. J Allergy Clin Immunol 2005;115:1119-28

18. Daoud AK, Tayyar MA, Fouda IM, Harfeil NA. Effects of diabetes mellitus VS. in vitro hyperglycemia on select immune cell functions. J Immunotoxicol 2009;6:36-41.

19. Foley RN. Infectious complications in chronic dialysis patients. Perit Dial Int 2008;28(Suppl. 3):S 167-S171.

20. Griffin DE. Measles virus-induced suppression of immune responses. Immunol Rev 2010;236:176-89.

21. Williams H, Crawford DH. Epstein-Barr virus: the impact of scientific advances on clinical practice. Blood 2006;107:862

PARTE 9

Urgências em Alergia

CAPÍTULO 23

Anafilaxia

Marcelo Vivolo Aun ■ Carla Bisaccioni

DEFINIÇÃO

A anafilaxia pode ser caracterizada como uma reação sistêmica aguda, grave, que acomete vários órgãos e sistemas simultaneamente e é determinada pela atividade de mediadores farmacológicos liberados por mastócitos e basófilos ativados. A intensidade da liberação dessas substâncias e a sensibilidade individual determinam a repercussão clínica do fenômeno.[1] A definição mais atual sugerida pela Organização Mundial de Alergia (WAO) é a de que "anafilaxia é uma reação de hipersensibilidade sistêmica ou generalizada, que é grave, rápida em sua instalação e que pode levar à morte".[2] Também é conhecida como "alergia que mata" (*killer allergy*).

MECANISMOS

A anafilaxia pode ocorrer tanto por mecanismos imunológicos (alérgicos) como também por mecanismos não imunológicos (não alérgicos). Hoje, todas as reações são denominadas anafilaxia, imunológica ou não imunológica, e o antigo termo "anafilactoide" não deve ser mais utilizado[1,3,4] (Figura 23.1). O mecanismo clássico da anafilaxia envolve a produção de anticorpos IgE para alérgenos do ambiente. A ligação de anticorpos IgE a mastócitos e basófilos prepara o cenário para ativação dessas células após novo contato com o antígeno específico. A manifestação clínica será decorrente da atividade dos mediadores liberados por essas células.[1] Entretanto, como os mastócitos e basófilos são as células centrais desse processo, toda situação que causar ativação ou desgranulação maciça e generalizada dessas células pode ocasionar anafilaxia, independente de haver ou não o envolvimento da IgE ou do sistema imune.[1] Outros mecanismos que podem estar envolvidos em uma anafilaxia são:

- Ativação da cascata do complemento, com liberação das anafilatoxinas C3a e C5a (p. ex., uso de contrastes iodados);
- Modulação da cascata do ácido araquidônico com liberação de leucotrienos (p. ex., uso de anti-inflamatórios não esteroidais);
- Desgranulação ou ativação direta dos mastócitos (p. ex., opioides, bloqueadores neuromusculares etc.);
- Outros mecanismos (p. ex., anafilaxia induzida por exercício, dependente ou não de alimento e medicamento).

FATORES DE RISCO

Os fatores que aumentam o risco de anafilaxia grave ou fatal incluem: doenças concomitantes como asma e outras doenças respiratórias graves, doenças cardiovasculares, fatores relacionados com a idade, com a mastocitose. O uso de betabloqueadores ou inibidores da enzima conversora da angiotensina (ECA) também é associado à maior morbimortalidade da anafilaxia.[1,4]

FATORES DESENCADEANTES

Nos doentes internados, os principais desencadeantes são medicamentos, contrastes radiológicos e látex da borracha. É importante salientar que os fármacos são apontados como a maior causa de óbito por anafilaxia.[5] Dentre os medicamentos, os antibióticos betalactâmicos são os mais citados pela literatura internacional, mas estudos nacionais mostram que os anti-inflamatórios são mais associados no nosso meio.[6,7]

Os alimentos são os principais desencadeantes nas crianças, adolescentes e adultos jovens, podendo ocorrer variação regional, dependendo dos hábitos populacionais.[4]

Venenos de insetos (sobretudo abelhas, vespas e formigas) e medicamentos são, na maioria das vezes, associados à anafilaxia em adultos e idosos. Os principais medicamentos responsáveis pela anafilaxia em todo o mundo são antimicrobianos e anti-inflamatórios não esteroidais (AINEs). Outras causas de anafilaxia ligadas à prestação de serviço médico são: quimioterápicos, imunobiológicos, contraste iodado, testes cutâneos ou imunoterapia com alér-

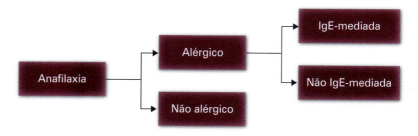

Figura 23.1 – Classificação da anafilaxia segundo o mecanismo fisiopatológico envolvido.[1]

genos, provocação ou dessensibilização com alimentos ou drogas. Nas anafilaxias intraoperatórias, destacam-se: látex, bloqueadores neuromusculares, antibióticos, hipnóticos e opioides.[4]

Agentes menos comumente implicados são plasma seminal e alérgenos ocupacionais, mas há casos nos quais há repetição do quadro anafilático sem identificação do agente, classificados como anafilaxia idiopática.[1,4] Em pacientes portadores de anafilaxia idiopática é indicado, sobretudo, investigar mastocitose sistêmica, mesmo que sem lesões cutâneas compatíveis com urticária pigmentosa e com as síndromes de ativação mastocitária não clonal.[8]

QUADRO CLÍNICO

Os sinais cutâneos estão presentes em 80 a 90% dos casos de anafilaxia e, quando ausentes, dificultam o diagnóstico. Os principais sinais e sintomas de anafilaxia são:[1,4]

- **Pele, tecido subcutâneo e mucosas:** prurido cutâneo, urticária, angioedema, exantema morbiliforme, prurido ocular, hiperemia de conjuntiva, edema palpebral, prurido nos lábios, língua, palato, ouvido, edema de língua, lábios, úvula, prurido de genitais, couro cabeludo, palmas e plantas;
- **Sintomas respiratórios:** prurido nasal, congestão, coriza, espirros, prurido em orofaringe, disfonia, sensação de aperto, estridor, tosse seca, aumento da frequência respiratória, dispneia, opressão torácica, sibilos, broncoespasmo, diminuição do pico de fluxo, cianose, falência respiratória;
- **Sintomas gastrointestinais:** dor abdominal, náuseas, vômitos, diarreia, disfagia;
- **Sistema cardiovascular:** dor torácica, taquicardia, bradicardia, palpitações, outras arritmias, hipotensão, choque, falência cardíaca;
- **Sistema nervoso central:** alteração de comportamento, irritabilidade, cefaleia, fraqueza, confusão, alteração visual.

Cerca de 30% dos casos de anafilaxia podem recidivar entre 4 e 24 horas após a fase hiperaguda (média de 6 a 12 horas), pelo recrutamento de eosinófilos. Essa segunda reação pode ser mais grave que a reação inicial, o que implica mudança no tratamento e leva à obrigatoriedade de se observar esses pacientes por 12 a 24 horas antes da alta hospitalar.[1,4]

DIAGNÓSTICO

O diagnóstico de anafilaxia baseia-se nos achados clínicos e estão sumarizados na Tabela 23.1.

EXAMES SUBSIDIÁRIOS

Algumas vezes, o diagnóstico da anafilaxia pode ser difícil. Como há vários diagnósticos diferenciais, pode-se realizar a dosagem da triptase sérica, que é liberada pelos mastócitos ativados e se encontra elevada até 6 horas após o evento. As amostras de sangue devem ser colhidas, de modo seriado, 15 minutos até 3 horas do início dos sintomas. Níveis aumentados sustentam a hipótese de anafilaxia por ferroada de insetos ou por medicamentos em pacientes hipotensos. Entretanto, na anafilaxia por alimentos e em normotensos, a triptase pode manter-se normal. É recomendada, ainda, a dosagem em momento distante da crise, pois pacientes portadores de mastocitose podem ter níveis persistentemente elevados.[8] Contudo, ainda é um exame pouco disponível na prática clínica.[1]

Alergia & Imunologia Aplicação Clínica

Tabela 23.1 – Critérios clínicos para o diagnóstico de anafilaxia.[1]
A anafilaxia é altamente provável quando qualquer um dos três critérios a seguir for preenchido:
1. Doença de início agudo (minutos a várias horas) com envolvimento da pele, tecido mucoso ou ambos (como urticária generalizada, prurido ou rubor facial, edema de lábios, língua e úvula), e pelo menos um dos seguintes: a) Comprometimento respiratório (p. ex., dispneia, sibilância, broncoespasmo, estridor, redução do pico de fluxo expiratório [PFE], hipoxemia); b) Redução da pressão arterial ou sintomas associados de disfunção terminal de órgão (p. ex., hipotonia, síncope, incontinência).
2. Dois ou mais dos seguintes que ocorrem rapidamente após a exposição a provável alérgeno para um determinado paciente (minutos ou várias horas): a) Envolvimento de pele-mucosa (urticária generalizada, prurido e rubor, edema de lábio/língua/úvula); b) Comprometimento respiratório; c) Redução da pressão sanguínea ou sintomas associados; d) Sintomas gastrointestinais persistentes (p. ex., cólicas abdominais, vômitos).
3. Redução da pressão sanguínea após exposição a alérgeno conhecido para determinado paciente (minutos ou várias horas): a) Lactentes e crianças: pressão sistólica baixa (idade específica) ou maior do que 30% de queda na pressão sistólica; b) Adultos: pressão sistólica abaixo de 90 mmHg ou queda maior do que 30% do seu basal.

DIAGNÓSTICO DIFERENCIAL

Os principais diagnósticos diferenciais da anafilaxia são: asma aguda, urticária aguda generalizada, angioedema, disfunção das cordas vocais, doenças cardiovasculares, eventos neurológicos, choque hipovolêmico/cardiogênico/séptico, angioedema hereditário, angioedema por inibidor da ECA, feocromocitoma, transtorno de ansiedade, mastocitose, síndromes do homem vermelho (vancomicina).[1]

ABORDAGEM

A abordagem do paciente com anafilaxia pode ser dividida em duas etapas:

- Tratamento da crise aguda, ou seja, da reação anafilática;
- Seguimento pós-crítico, com orientação futura para prevenir um novo evento ou minimizar os danos de uma nova crise aguda.

TRATAMENTO DA CRISE AGUDA

A base para o sucesso no tratamento é a rapidez das ações, seguindo o ABCD primário e secundário do doente grave. Nesse momento, a história clínica detalhada e o exame físico completo devem ser substituídos por uma abordagem direcionada, visando à rápida estabilização do quadro.

Contudo, diferente de outras situações do paciente instável ou crítico, a instalação de um acesso venoso é secundária em relação à adrenalina intramuscular, que deve ser o primeiro medicamento aplicado e é o único que pode salvar a vida do paciente.[1,4]

A base para o sucesso no tratamento é a rapidez das ações, seguindo o ABCD primário e secundário do doente grave. A adrenalina aquosa, concentração 1/1.000, na dose de 0,2 a 0,5 mL (0,01 mg/kg em crianças, máximo de 0,3 mg) por via intramuscular (IM) na face anterolateral da coxa a cada cinco a dez minutos, é a primeira medicação a ser administrada ao paciente.[1,4] Em vista dos vários estudos de farmacocinética e farmacodinâmica da adrenalina aplicada pelas vias IM (no músculo deltoide ou vasto lateral) ou subcutânea (SC), a via preconizada é realmente a IM no vasto lateral. A via SC não é eficaz e não deve mais ser utilizada, e a absorção pelo músculo deltoide também se mostrou ineficaz.[9] A via intravenosa deve ficar reservada para os casos de parada cardiorrespiratória (PCR) e não deve ser usada como rotina na anafilaxia sem PCR, uma vez que não é conhecida a dose e a diluição ideal.

Os anti-histamínicos (antagonistas H1 e H2) são considerados segunda linha, e não deveriam ser utilizados isoladamente. A ação do anti-H1 está muito bem estabelecida no controle das reações cutâneas. A difenidramina (25 a 50 mg para adultos e 1 mg/kg na criança) por via intravenosa (IV) é o medicamento de escolha. A prometazina pode ser usada a partir dos dois anos de idade, na dose 0,25 mg/kg, preferencialmente IM.[1] Caso o paciente tenha condições de ingerir medicações por via oral, pode-se utilizar anti-H1 oral, uma vez que o principal papel é no controle do prurido e têm efeito menos sedante que os dois parenterais.[11,12]

Os corticosteroides (CE) também são substâncias de segunda linha, mas têm ação anti-inflamatória importante na prevenção dos sintomas tardios da anafilaxia. Pode-se utilizar CE por via IV em dose equivalente a 1 a 2 mg/kg de metilprednisolona. Contudo, a via oral também pode ser utilizada, uma vez que o início de ação dos CE é lento (início em algumas horas) e seu principal efeito aqui será inibir a fase tardia da resposta imune (fase eosinofílica).[1] Nota-se, então, que o paciente com anafilaxia pode ser tratado sem estabelecimento de acesso venoso obrigatório, pois as três principais medicações não exigem veia disponível (adrenalina IM, anti-H1 e CE podem ser orais).

Por outro lado, dada a grande eficácia do tratamento medicamentoso na anafilaxia, em especial com a adrenalina sendo utilizada como primeira substância, não há estudos randomizados comparando nenhuma dessas três classes de fármacos com placebo.[10,13] Como são pacientes de alto risco de morbimortalidade, não será factível a aprovação ética de se realizar estudos placebo-controlados em anafilaxia, notadamente usando a adrenalina e, portanto, o tratamento padrão deve ser sempre aplicado.

O suporte ventilatório é primordial, devendo-se sempre priorizar as vias aéreas pérvias, bem como fazer suplementação de O_2, guiada por oximetria de pulso. Em casos de insuficiência respiratória, deve-se instituir via aérea definitiva, se possível IOT, mas pode ser necessária cricotireostomia em casos de edema de glote grave. Nos pacientes com broncoespasmo, os agonistas beta-2 adrenérgicos estão indicados.[1,4] Os anticolinérgicos, como o ipratrópio, podem ser usados, em especial nos usuários de betabloqueadores, para os quais os beta-2 adrenérgicos podem ser ineficazes.[2] Nos casos de estridor laríngeo por edema de glote, além da adrenalina IM, pode ser utilizada adrenalina por via inalatória (5 mg por cada nebulização), uma vez que, além da ação beta-agonista (broncodilatadora), tem ação alfa-agonista (vasoconstritora).

Capítulo 23

Expansores de volume (soluções cristaloides ou coloides) são necessários nos casos de hipotensão persistente, a despeito da utilização de injeções de adrenalina. Pode-se lançar mão da posição de Trendelemburg (elevação dos membros inferiores) para aumentar o retorno venoso. Em caso de choque refratário, agentes vasopressores estão indicados.[1,4] O glucagon pode ser utilizado em pacientes usuários de betabloqueadores, sobretudo aqueles que apresentarem hipotensão e bradicardia não responsiva à adrenalina.[2]

É necessário salientar que todo paciente que apresente anafilaxia deve permanecer em observação por, no mínimo, 12 horas, pelo risco potencial de repetição da reação após algumas horas (reação bifásica). Paciente que tiveram reação mais grave (choque anafilático, broncoespasmo grave ou edema laríngeo) devem ficar em unidade intensiva, monitorados por, ao menos, 24 horas.[1] Além do suporte clínico e tratamento medicamentoso da anafilaxia, o médico deve tentar encontrar o possível desencadeante, ainda durante a internação, sobretudo pela história clínica, e ser encaminhados ao especialista em alergia e imunologia para investigação e seguimento posterior. A abordagem após a crise anafilática aguda está resumida na Figura 23.2.

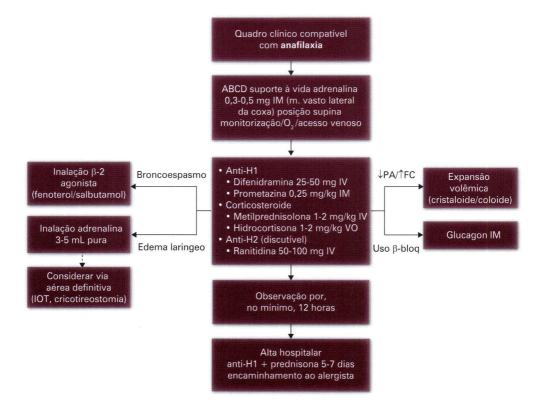

IM – intramuscular; IV – intravenoso; VO – via oral; Anti-H1 – anti-histamínico H1; Anti-H2 – anti-histamínico H2; IOT – intubação orotraqueal; PA – pressão arterial; FC – frequência cardíaca.

Figura 23.2 – Proposta de abordagem do tratamento da fase aguda da anafilaxia.

SEGUIMENTO PÓS-CRÍTICO

O paciente que é atendido com uma reação anafilática, ou que refere ambulatorialmente uma síndrome clínica que foi compatível com uma anafilaxia, deve ser sempre encaminhado ao especialista em alergia e imunologia. É o profissional treinado e capacitado a fazer a investigação etiológica específica e dar as orientações quanto à evicção de novas reações, como a exclusão de substâncias relacionadas com a causa da reação índice e a indicação de procedimentos específicos, como dessensibilização ou imunoterapia. Por fim, o especialista também fornecerá ao paciente sua orientação por escrito do que evitar e de um plano de ação, em caso de sinais e sintomas iniciais que possam indicar a instalação de uma nova reação.

DIAGNÓSTICO ETIOLÓGICO

O diagnóstico etiológico de uma anafilaxia deve ser sempre pautado numa anamnese detalhada, que possibilitará a identificação de possíveis desencadeantes envolvidos. Quando a história clínica sugere anafilaxia mediada por IgE, a identificação da presença de anticorpos IgE é um passo importante na caracterização do agente causal. Entre os exames disponíveis para avaliação da IgE específica, destacam-se os testes cutâneos de leitura imediata com alérgenos (teste de punctura, ou *prick test*, e o teste intradérmico) e a pesquisa de anticorpos IgE *in vitro*. Sempre lembrar que resultados positivos indicam somente sensibilização alérgica. A causalidade deve ser estabelecida pelo médico, com base na análise da história clínica, contexto do episódio e do exame do paciente. Além disso, a realização de testes alérgicos *in vivo*, mesmo apenas testes cutâneos, deve ser realizada exclusivamente por alergistas e imunologistas, pela dificuldade na técnica, interpretação dos resultados e, sobretudo, risco de reações sistêmicas aos testes.[1] Outros testes diagnósticos, como teste de ativação de basófilos, vêm sendo aprimorados, mas ainda não estão disponíveis comercialmente no nosso meio.[1] Além disso, recomenda-se aguardar por volta de quatro semanas após a crise para realizar a investigação, uma vez que é possível haver um período refratário, especialmente nas anafilaxias IgE-mediadas, no qual esse anticorpo foi consumido na reação e a investigação pode ser falsamente negativa.[1]

Em situações pontuais bastante específicas, quando a propedêutica clínica e armada citadas não foram conclusivas, ainda há a possibilidade de se lançar mão dos chamados testes de provocação, desafio ou desencadeamento, mas que só devem ser realizados por especialistas treinados e em ambiente hospitalar. São mais comumente utilizados com medicamentos e alimentos. Contudo, reação anafilática grave é uma contraindicação relativa aos testes de provocação, e eles são utilizados em situações de exceção ou para excluir uma reatividade cruzada entre desencadeantes relacionados com química ou farmacologicamente.[1]

PREVENÇÃO DE NOVOS EPISÓDIOS

É importante salientar que o paciente com antecedente de anafilaxia deve ser orientado por escrito e, preferencialmente, portar uma folha ou cartão de orientação a ele e a colegas que possam vir a atendê-lo, de modo a facilitar a compreensão e evitar exposições inadvertidas a desencadeantes conhecidos. As orientações específicas de evicção dependerão do agente imputado na reação.

No caso das anafilaxias alimentares, o médico deve orientar seu paciente a excluir os alimentos possivelmente envolvidos na reação, bem como alimentos quimicamente relacionados, que possam levar à reatividade cruzada (como leite de vaca e de cabra, camarão e outros crustáceos) até completar investigação. Além disso, é importante informar ao paciente sobre leitura de rótulos e possíveis sinônimos não bem descritos que possam levar à ingestão acidental, como caseína, caseinato, lactoalbumina, lactose etc.; todos os termos associados a substâncias que podem conter proteínas do leite de vaca.[1]

Com relação aos medicamentos, uma orientação que minimiza a morbidade de uma anafilaxia induzida por medicamento é a orientação de aguardar ao menos 30 minutos para liberar qualquer paciente que receba medicação injetável, pois esse é o prazo para as reações mais graves. É importante orientar ao paciente que apresentou anafilaxia induzida por medicamento sobre a exclusão do provável causador e de todos os fármacos que possam ser relacionados a ele, seja por sua fórmula química, seja por mecanismo de ação. O paciente com alergia IgE-mediada ao látex, por sua vez, não poderá ser exposto ao látex, incluindo por via inalada. Portanto, procedimentos médicos devem ser isentos de materiais com látex e, se possível, os pacientes devem portar orientações e até luvas sem látex, caso necessitem de procedimentos não agendados. A abordagem de pacientes com reações a medicamentos será descrita em capítulo específico.

No caso das anafilaxias induzidas por venenos de insetos, os pacientes devem ser orientados a evitar locais onde haja tais animais, como matas fechadas, além de evitar roupas muito coloridas ou perfumes que possam atrair insetos.[1]

MEDICAÇÃO DE EMERGÊNCIA

Após ter sofrido uma reação anafilática, o paciente deverá ser liberado do hospital com medicação anti-histamínica e corticosteroide por um curso de alguns dias (classicamente cinco a sete dias). Porém, a depender da causa e da gravidade da reação prévia, o paciente deverá ser orientado sobre como tratar os sintomas de uma reação, desde exclusivamente cutânea até anafilática.

A medicação de emergência inclui desde anti-histamínicos e corticosteroides orais até a adrenalina autoinjetável, nas apresentações para adulto (0,3 mg por injetor) e para crianças (0,15 mg por injetor). Embora não existam estudos controlados sobre sua eficácia, deve-se lembrar que a adrenalina é a única medicação que pode reverter, e rapidamente, todos os sintomas da reação sistêmica e, assim, evitar a morte.[4,14]

Entretanto, além da dificuldade sobre como orientar o paciente a usar e quais seriam as situações nas quais ele deveria lançar mão dessa medicação, ainda há dificuldade de acesso a esse medicamento no Brasil, ainda em fase de autorização pela Anvisa.

CONSIDERAÇÕES FINAIS

A reação anafilática é grave, potencialmente fatal e, muitas vezes, evitável, sobretudo em sua reincidência. O diagnóstico sindrômico é simples e baseado em critérios clínicos, mas o diagnóstico etiológico pode ser difícil e, por vezes, necessitar de propedêutica armada. Para melhor orientação e investigação completa, a fim de minimizar os riscos de uma reação posterior, o paciente deve ser avaliado por especialista.

REFERÊNCIAS BIBLIOGRÁFICAS

1. Bernd LAG, Sá AB, Watanabe AS, Castro APM, Solé D, Castro FM, et al. Guia prático para o manejo da anafilaxia – 2012. Revista Brasileira de Alergia e Imunopatologia. 2012;35:53-70.

2. Simons FER, Ardusso LRF, Bilo MB, El-Gamal YM, Ledford DK, Ring J, et al. World Allergy Organization Guidelines for the Assessment and Management of Anaphylaxis. Journal of Allergy and Clinical Immunology. 2011;127(3):22.

3. Simons FER, Ardusso LRF, Bilo MB, Dimov V, Ebisawa M, El-Gamal YM, et al. 2012 Update: World Allergy Organization Guidelines for the assessment and management of anaphylaxis. Current Opinion in Allergy and Clinical Immunology. 2012;12(4):389-99.

4. Simons FER, Ardusso LRF, Dimov V, Ebisawa M, El-Gamal YM, Lockey RF, et al. World Allergy Organization Anaphylaxis Guidelines: 2013 Update of the Evidence Base. International Archives of Allergy and Immunology. 2013;162(3):193-204.

5. Liew WK, Williamson E, Tang MLK. Anaphylaxis fatalities and admissions in Australia. Journal of Allergy and Clinical Immunology. 2009;123(2):434-42.

6. Renaudin JM, Beaudouin E, Ponvert C, Demoly P, Moneret-Vautrin DA. Severe drug-induced anaphylaxis: analysis of 333 cases recorded by the Allergy Vigilance Network from 2002 to 2010. Allergy. 2013;68(7):929-37.

7. Aun MV, Rodrigues AT, Ribeiro MR, Garro LS, Kalil J, Motta AA, et al. Is Severity Of Drug Induced Anaphylaxis Dependent Of Its Etiology? Journal of Allergy and Clinical Immunology. 2012;129(2):AB181.

8. Valent P, Akin C, Arock M, Brockow K, Butterfield JH, Carter MC, et al. Definitions, Criteria and Global Classification of Mast Cell Disorders with Special Reference to Mast Cell Activation Syndromes: A Consensus Proposal. International Archives of Allergy and Immunology. 2012;157(3):215-25.

9. Estelle F, Simons R, Gu XC, Simons KJ. Epinephrine absorption in adults: Intramuscular versus subcutaneous injection. Journal of Allergy and Clinical Immunology. 2001;108(5):871-3.

10. Sheikh A, Shehata YA, Brown SGA, Simons FER. Adrenaline (epinephrine) for the treatment of anaphylaxis with and without shock. Cochrane Database of Systematic Reviews. 2008(4):20.

11. Sheikh A, ten Broek VM, Brown SGA, Simons FER. HI-antihistamines for the treatment of anaphylaxis with and without shock. Cochrane Database of Systematic Reviews. 2007(1):16.

12. Nurmatov UB, Rhatigan E, Simons FER, Sheikh A. H-2-antihistamines for the treatment of anaphylaxis with and without shock: a systematic review. Annals of Allergy Asthma & Immunology. 2014;112(2):126-31.

13. Choo KJL, Simons FER, Sheikh A. Glucocorticoids for the treatment of anaphylaxis. Cochrane Database of Systematic Reviews. 2012(4):18.

14. Sheikh A, Simons FER, Barbour V, Worth A. Adrenaline auto-injectors for the treatment of anaphylaxis with and without cardiovascular collapse in the community. Cochrane Database of Systematic Reviews. 2012(8):27.

CAPÍTULO 24

Crise de Asma

Marcelo Vivolo Aun ■ Pedro Giavina-Bianchi

INTRODUÇÃO

A asma é uma doença inflamatória das vias aéreas associada à hiperresponsividade brônquica, que leva a episódios recorrentes de tosse, dispneia, sibilância e opressão torácica. Exacerbações são os episódios nos quais esses sintomas têm maior intensidade, diferentes do padrão habitual do paciente, e acabam por necessitar mudança no tratamento de base. Esses episódios são também denominados crise ou ataque de asma. Com frequência, esses episódios acabam por levar os pacientes a uma visita extra ao médico, ou mesmo ao pronto-socorro.[1] Esses doentes podem ou não ter o diagnóstico prévio de asma, mas a abordagem inicial é similar.

Uma breve anamnese e exame físico direcionado devem ser conduzidos concomitantemente com o as primeiras medidas terapêuticas. Pacientes que apresentam sinais de exacerbação grave, com risco de vida, já devem ter seu tratamento prontamente iniciado. Deve-se começar sempre pelo ABCD de suporte à vida que, no paciente instável que mantém circulação espontânea, inicia-se nos moldes do treinamento de Suporte Avançado de Vida em Cardiologia (SAVC/ACLS): o doente deve ser levado à sala de emergência e submetido à monitorização, suplementação de oxigênio e acesso venoso. Vale lembrar-se da regra mnemônica sugerida SAVC: "*quem se move, ganha M.O.V.* (monitor, oxigênio e veia)". No caso específico da crise de asma, antes mesmo do estabelecimento do acesso venoso, deve ser iniciada a inalação de um β-agonista de curta ação (SABA), além da administração de CE sistêmico. Pacientes com exacerbações leves a moderadas poderão ser tratados fora da sala de emergência.[1] Os sinais iniciais de gravidade de uma crise de asma estão sumarizados na Tabela 24.1.

O SABA mais bem estudado é o salbutamol, mas o uso inalatório intermitente ou contínuo pode ser utilizado, havendo resultados conflitantes na literatura sobre a diferença entre os tratamentos.[2,5] O fenoterol não é aprovado para uso nos EUA, mas é o encontrado com mais frequência no Brasil, e mostra eficácia no tratamento das exacerbações.

Quanto ao dispositivo inalatório, diretrizes mais recentes têm preconizado o uso de *spray* dosimetrado com espaçadores, em vez da nebulização convencional, inclusive com vantagem quanto ao custo, sem piora nos desfechos clínicos.[1,6] A nebulização, porém, ainda deve ser a via preferencial em crises mais graves, quando o paciente não tiver condições de utilizar o dispositivo dosimetrado com a técnica adequada.[1] Por fim, não há evidência de benefício do uso de SABA intravenoso na asma aguda, devendo ser evitado e mantido apenas o uso pela via inalada.[7] Outra questão sempre em voga no tratamento da crise de asma é a do intervalo entre as administrações de SABA inalado. A última revisão sistemática publicada, comparando o uso intermitente com o contínuo, mostrou que, em crises graves, o uso contínuo melhorou a função pulmonar e reduziu as internações, sendo bem tolerado e sem causar aumento de efeitos adversos.[2]

A associação de anticolinérgico inalatório (brometo de ipratrópio) pode produzir melhor efeito broncodilatador do que β-2 agonista isolado. Embora estudos mais recentes tenham resultados controversos, ainda se preconiza a associação do ipratrópio aos SABA, em especial nas crises mais graves.[1,8,9]

Tabela 24.1 – Classificação de gravidade da exacerbação da asma.[1]		
Leve a moderada	Grave	Risco de vida
Fala frases completas	Fala palavras ou frases entrecortadas	Sonolência
Prefere sentar a deitar	Postura curvada para frente	Confusão mental
Sem agitação	Com agitação	Silêncio torácico
↑ FR	FR > 30 ipm	
Sem musculatura acessória	Com musculatura acessória	
FC entre 100 e 120 bpm	FC > 120 bpm	
$SatO_2$ entre 90 e 95%	$SatO_2$ < 90%	
PFE > 50% predito/melhor	PFE ≤ 50% predito/melhor	

FR: frequência respiratória; FC: frequência cardíaca; $SatO_2$: saturação de oxigênio; PFE: pico de fluxo expiratório.

O uso de CE sistêmicos na exacerbação que leva o paciente à emergência é mandatório, pois essa medicação reduz a taxa de hospitalizações e de retornos ao pronto-socorro.[10] Contudo, a dose ideal ainda é desconhecida, e as vias oral (VO) e intravenosa (IV) parecem ser similarmente eficazes.[11,12,13] No paciente com alteração do sensório, preconiza-se o uso IV, mas o uso oral deve ser preferido em pacientes que tenham condições de deglutir a medicação. A dose sugerida pela última atualização da iniciativa GINA (*Global Initiative for Asthma*) é a de 1 mg/kg de prednisolona, ou equivalente em adultos (máximo 50 mg), e 1 a 2 mg/kg em crianças (máximo 40 mg).[1] Além disso, o uso oral deve ser mantido por cinco a sete dias.[1]

Outra opção que vem sendo estudada é a de se administrar CE por via inalada (VI). Metanálise recente confirmou eficácia dessa via de administração em estudos controlados com placebo, quando não foram usados CE sistêmicos.[14] Porém, não há, até o momento, indícios de que haja benefício dessa prática quando forem administrados CE VO ou IV.[14] Desse modo, dado o mais alto custo dos CE por via inalada em relação aos sistêmicos, não é indicado o uso VI como rotina na emergência.

O uso do sulfato de magnésio ($MgSO_4$) na dose de 1,2 a 2 g IV, infundido em 15 a 30 min, pode acrescentar efeito broncodilatador. Uma revisão sistemática recente mostrou que, em pacientes que não obtiveram boa resposta clínica com SABA, CE IV e suplementação de O_2, o $MgSO_4$ levou à redução das hospitalizações e à melhora da função pulmonar de asmáticos adultos na emergência.[15] O uso de $MgSO_4$ VI também já foi estudado, com alguns bons resultados em crises graves. Entretanto, estudos mais recentes

sugerem que essa via seja menos eficaz do que o uso IV.[16]

As metilxantinas de uso IV, particularmente a aminofilina, muito usadas no passado, vem caindo em desuso, pela alta gama de efeitos adversos e baixa eficácia. Uma revisão sistemática recente mostrou não haver benefício adicional do acréscimo de aminofilina IV ao esquema padrão, mas ocorreu aumento de vômitos, palpitações e arritmias.[17] Com isso, seu uso não é recomendado e ela já não faz parte do algoritmo de tratamento preconizado pela GINA[1] (Figura 24.1).

Outras medicações estudadas na crise de asma foram os antagonistas de leucotrienos e a quetamina. Porém, ainda não há evidências de benefício clínico de se adicionar esses fármacos à terapia padrão.[18,19]

Outro importante ponto do tratamento da crise de asma é o suporte ventilatório. Uma das medidas que mostrou eficácia é a utilização da mistura hélio-oxigênio (Heliox) como meio gasoso para administração dos SABA. Uma meta-análise recente mostrou que o Heliox é mais eficaz que o O_2 isolado, mas essa medida ainda está pouco disponível no nosso meio.[20]

Há poucos dados na literatura sobre a aplicação das técnicas de ventilação não invasiva (VNI) no mal asmático, diferentemente de outros quadros respiratórios agudos, como edema agudo pulmonar ou exacerbação de doença pulmonar obstrutiva crônica. Pelos estudos atuais, ainda não se pode preconizar o uso de VNI no mal asmático como rotina, e os pacientes tratados de tal modo devem ser monitorizados com cautela; não se deve sedar pacientes agitados para que eles tolerem a VNI.[1] No caso de alteração importante do estado mental, a indicação atual ainda

Alergia & Imunologia Aplicação Clínica

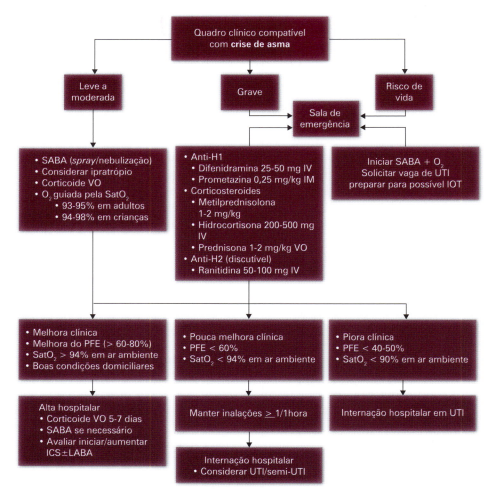

SABA: β2-agonista de curta ação; VO: via oral; IV: intravenoso; SatO$_2$: saturação de oxigênio pela oximetria de pulso; MgSO$_4$: sulfato de magnésio; ICS: corticosteroide inalado; LABA: β2-agonista de longa ação; PFE: pico de fluxo expiratório; UTI: unidade de terapia intensiva; IOT: intubação orotraqueal.

Figura 24.1 – Proposta de abordagem do tratamento da crise de asma. (Modificada de FitzGerald JM et al.)[1]

é de via aérea definitiva, ou seja, intubação orotraqueal (IOT) e ventilação mecânica (VM) invasiva.

A decisão sobre a indicação de IOT é baseada em parâmetros clínicos, que estão sumarizados no Quadro 24.1.[21] Deve-se levar em consideração que a IOT não é a primeira linha de tratamento na asma aguda potencialmente fatal, e as medidas broncodilatadoras devem ser sempre a prioridade, pois revertem a maioria dos casos sem necessidade de ventilação mecânica.[21] Uma vez decidindo-se pela IOT, deve-se realizar o procedimento de modo semieletivo. O preparo para a IOT inclui a disponibilidade de todo o material necessário, bem como acesso venoso permeabilizado e pré-oxigenação a 100%, e seguimento por oximetria.[21] Sugere-se proceder

Crise de Asma

Quadro 24.1 – Indicações para intubação orotraqueal e ventilação mecânica na asma aguda.
Exaustão
Rebaixamento do nível de consciência (sonolência, arresponsividade, confusão mental)
Sinais de fadiga da musculatura respiratória
"Tórax silencioso"
Início de hipercapnia
Acidemia progressiva ou refratária (pH < 7,10)
Inabilidade de manter $SatO_2$ > 90% com máscara
Cianose
Instabilidade cardíaca (hipotensão grave, arritmia ou isquemia)

(Adaptada de Hodder R et al.)[21]

Quadro 24.2 – Princípios da ventilação mecânica inicial na asma aguda.
Manter $SatO_2$ > 92% (mesmo que às custas de FiO_2 = 100% no início)
Redução lenta da pCO_2 (conhecida como hipercapnia permissiva)
Manter pH > 7,10, mesmo que às custas de reposição de bicarbonato IV
Minimizar hiperinsuflação dinâmica
FR entre 8 e 12 inspirações por minuto
Volume corrente baixo (de 6 a 8 mL/kg)
Pressão inspiratória de pico < 50 cm H_2O
Pressão de plateau < 35 cm H_2O
PEEP inicial baixo (de 2 a 5 cm H_2O)
Otimizar sedação com opioides e BNM, para evitar assincronia paciente-ventilador

$SatO_2$: saturação de oxigênio; FiO_2: fração inspirada de oxigênio no ventilador; pCO_2: pressão parcial de oxigênio na gasometria arterial; FR: frequência respiratória; PEEP: pressão expiratória final positiva; BNM: bloqueadores neuromusculares.
(Adaptada de Hodder R et al.)[21]

a uma sedação eficaz de modo a minimizar a interferência involuntária do paciente nas primeiras horas.[21] Para tal, um esquema bem avaliado por um grupo canadense sugere indução da sedação com quetamina 1,5 mg/kg IV em bolus, podendo chegar a 2-3 mg/kg, ou propofol, de 1,0 a 2,5 mg/kg IV, com ou sem midazolan 0,1 a 0,3 mg/kg IV[21]. Esse mesmo grupo sugere ainda o bloqueio neuromuscular do paciente no início, com succinilcolina 1,5 mg/kg IV ou rocurônio 1,0 mg/kg IV.[21] Podem ser associados os opioides, como o fentanil, para otimizar a amnésia, sedação e analgesia. Os princípios da VM na asma estão descritos no Quadro 24.2.[21] É importante destacar que a VM invasiva não inviabiliza o uso de broncodilatadores inalatórios. Podem ser utilizados por nebulização, mas se deve dar preferência aos dispositivos do tipo aerocâmara e aerossol dosimetrado.

Por outro lado, deve-se de salientar um importante diagnóstico diferencial dos quadros de asma com exacerbação supostamente grave: a disfunção de pregas vocais (DPV).[22] Trata-se de um quadro caracterizado pela movimentação paradoxal (adução) das cordas vocais durante a inspiração, resultando em obstrução ao fluxo aéreo.[22] O paciente apresenta dispneia e sibilância, mas predominantemente cervical, mimetizando uma crise de asma.[22] Entretanto, não ocorre hipoxemia associada, e o quadro é autolimitado.[22] Deve-se suspeitar de DPV sobretudo em pacientes com história de múltiplas internações em UTI, que se apresentam ao serviço de emergência com suposta crise grave, associada a importante ansiedade, sibilância predominantemente cervical e saturação de O_2 adequada.[22] Na dúvida diagnóstica, deve-se proceder ao tratamento como de uma crise de asma, condição potencialmente fatal.

A asma é hoje em dia uma doença de tratamento ambulatorial bastante eficaz com o advento dos corticoides inalatórios. Assim sendo, o número de internações hospitalares, sobretudo nas UTIs, tem reduzido bastante. Há dados que mostram que apenas 3% das admissões em UTIs pediátricas são por asma. Entretanto, apesar do tratamento eficaz das crises, alguns pacientes ainda podem requerer IOT e VM, e há potencial risco de óbito. No Brasil, notifica-se por volta de 2.500 óbitos por ano. Desse modo, é mandatório o conhecimento das melhores opções terapêuticas para essa doença pelos profissionais que trabalham em emergência.

REFERÊNCIAS BIBLIOGRÁFICAS

1. FitzGerald J, Bateman E, Boulet L, Cruz A, Haahtela T, Levy M, et al. Global Strategy for Asthma Management and Prevention, Global Initiative for Asthma (GINA) http://www.ginasthma.org2014 [cited 2014 June 17th].

2. Camargo CA, Spooner CH, Rowe BH. Continuous versus intermittent beta-agonists in the treatment of acute asthma. Cochrane Database Syst Rev. 2003(4):CD001115.

3. Rodrigo GJ, Rodrigo C. Continuous vs intermittent beta-agonists in the treatment of acute adult asthma - A systematic review with meta-analysis. Chest. 2002;122(1):160-5.

4. Lazarus SC. Emergency Treatment of Asthma. New England Journal of Medicine. 2010;363(8):755-64.

5. Papiris SA, Manali ED, Kolilekas L, Triantafillidou C, Tsangaris I. Acute Severe Asthma New Approaches to Assessment and Treatment. Drugs. 2009;69(17):2363-91.

6. Cates CJ, Welsh EJ, Rowe BH. Holding chambers (spacers) versus nebulisers for beta--agonist treatment of acute asthma. Cochrane Database of Systematic Reviews. 2013(9):122.

7. Travers AH, Milan SJ, Jones AP, Camargo CA, Rowe BH. Addition of intravenous beta(2)--agonists to inhaled beta(2)-agonists for acute asthma. Cochrane Database of Systematic Reviews. 2012(12):38.

8. Dotson K, Dallman M, Bowman CM, Titus MO. Ipratropium Bromide for Acute Asthma Exacerbations in the Emergency Setting A Literature Review of the Evidence. Pediatric Emergency Care. 2009;25(10):687-95.

9. Griffiths B, Ducharme FM. Combined inhaled anticholinergics and short-acting beta(2)--agonists for initial treatment of acute asthma in children. Cochrane Database of Systematic Reviews. 2013(8):101.

10. Fiel SB, Vincken W. Systemic corticosteroid therapy for acute asthma exacerbations. Journal of Asthma. 2006;43(5):321-31.

11. Rowe BH, Edmonds ML, Spooner CH, Diner B, Camargo CA. Corticosteroid therapy for acute asthma. Respiratory Medicine. 2004;98(4):275-84.

12. Krishnan JA, Davis SQ, Naureckas ET, Gibson P, Rowe BH. An Umbrella Review: Corticosteroid Therapy for Adults with Acute Asthma. American Journal of Medicine. 2009;122(11):977-91.

13. Fulco PP, Lone AA, Pugh CB. Intravenous versus oral corticosteroids for treatment of acute asthma exacerbations. Annals of Pharmacotherapy. 2002;36(4):565-70.

14. Edmonds ML, Milan SJ, Camargo CA, Pollack CV, Rowe BH. Early use of inhaled corticosteroids in the emergency department treatment of acute asthma. Cochrane Database of Systematic Reviews. 2012(12):113.

15. Kew KM, Kirtchuk L, Michell CI. Intravenous magnesium sulfate for treating adults with acute asthma in the emergency department. Cochrane Database Syst Rev. 2014;5:CD010909.

16. Goodacre S, Cohen J, Bradburn M, Stevens J, Gray A, Benger J, et al. The 3Mg trial: a randomised controlled trial of intravenous or nebulised magnesium sulphate versus placebo in adults with acute severe asthma. Health Technology Assessment. 2014;18(22):1-+.

17. Nair P, Milan SJ, Rowe BH. Addition of intravenous aminophylline to inhaled beta(2)-agonists in adults with acute asthma. Cochrane Database of Systematic Reviews. 2012(12):98.

18. Watts K, Chavasse R. Leukotriene receptor antagonists in addition to usual care for acute asthma in adults and children. Cochrane Database of Systematic Reviews. 2012(5):46.

19. Jat KR, Chawla D. Ketamine for management of acute exacerbations of asthma in children. Cochrane Database of Systematic Reviews. 2012(11):20.

20. Rodrigo GJ, Castro-Rodriguez JA. Heliox-driven beta(2)-agonists nebulization for children and adults with acute asthma: a systematic review with meta-analysis. Annals of Allergy Asthma & Immunology. 2014;112(1):29-34.

21. Hodder R, Lougheed MD, FitzGerald JM, Rowe BH, Kaplan AG, McIvor RA. Management of acute asthma in adults in the emergency department: assisted ventilation. Canadian Medical Association Journal. 2010;182(3):265-72.

22. Bisaccioni C, Aun MV, Cajuela E, Kalil J, Agondi RC, Giavina-Bianchi P. Comorbidities in severe asthma: frequency of rhinitis, nasal polyposis, gastroesophageal reflux disease, vocal cord dysfunction and bronchiectasis. Clinics. 2009;64(8):769-73.

CAPÍTULO 25

Angioedema Agudo

Marcelo Vivolo Aun ▪ Antonio Abílio Motta

INTRODUÇÃO

Angioedema (AE) é definido como o edema localizado e transitório do tecido subcutâneo ou das membranas mucosas do trato respiratório superior ou do trato gastrointestinal.[1] O envolvimento da língua, úvula e laringe pode comprometer a patência das vias aéreas, podendo levar à morte.[1,2] Há **vários tipos distintos de AE**, causados por processos patológicos distintos e que envolvem diversos mediadores inflamatórios.[1] Esse conhecimento é importante para o correto tratamento dos AE, tanto na crise como na profilaxia.

Na fase aguda, durante uma crise, o paciente procura, na maioria das vezes, o serviço de emergência ou pronto-socorro (PS) e o tratamento rápido é imprescindível, mas a abordagem da etiologia é fundamental, uma vez que nem todos os tipos de AE respondem ao tratamento convencional com corticosteroides (CE) e anti-histamínicos (anti-H1).[1] A abordagem geral ambulatorial dos AE será realizada em um capítulo à parte. Nesta seção, o foco será no paciente que procura o atendimento por uma crise aguda de AE e, ao final, pontuaremos, com mais detalhes, o tratamento da crise aguda de um tipo específico de AE: o hereditário.

ABORDAGEM DO PACIENTE COM ANGIOEDEMA AGUDO

A princípio, assim como em qualquer situação de urgência, deve-se estratificar o paciente pelos riscos já na triagem, e pacientes instáveis, com hipotensão, dispneia ou hipoxia, devem ser levados à sala de emergência, monitorizados e submetidos à punção venosa. Pacientes com outros sinais clínicos de acometimento sistêmico, além do angioedema, como comprometimento respiratório ou cardiovascular, devem ser abordados como anafilaxia e não apenas AE.[1] A anafilaxia é abordada em outro capítulo deste livro.

Doentes que apresentem sinais claros de comprometimento grave da patência das vias aéreas, por edema laríngeo, de úvula ou língua, podem necessitar de intubação orotraqueal (IOT) ou de uma via aérea cirúrgica, como cricotireostomia ou traqueostomia (TQT).[1] Esses procedimentos não devem ser postergados em situações de risco.

Para pacientes que procuram o PS com angioedema agudo, mas que estão mais estáveis, alguns dados da anamnese são fundamentais para a correta condução do caso. Deve-se questionar sobre a presença de urticária concomitante, tanto no episódio atual como em crises prévias.[1] A presença da urticária sugere a desgranulação de mastócitos, tanto por mecanismos IgE-mediados como não-IgE-mediados, e esses pacientes costumam responder bem a CE e a anti-H1, preferencialmente não sedantes, além da retirada do fator precipitante.[1]

Quando não há urticária associada, ou seja, ocorre um angioedema isolado, o próximo questionamento é se o paciente tem diagnóstico confirmado prévio de angioedema hereditário (AEH) ou adquirido (AEA).[1] Esses AE são classicamente mediados por bradicinina (BK), não respondem a anti-H1 e a CE, e têm tratamentos específicos, que serão discutidos adiante.[1,3]

Muitas vezes, o paciente não tem diagnóstico prévio dessas duas condições, mas alguns dados clínicos podem sugerir essas hipóteses, como edemas de longa duração (maiores que três ou quatro dias), sem resposta ao tratamento convencional (anti-H1 e CE), presença de edema de via aérea recorrente e crises de dor abdominal sem causa aparente, por vezes com passado de cirurgias abdominais não terapêuticas ("laparotomias brancas").[3] Pacientes sem outra causa de AE com esses achados podem ser abordados como portador de uma dessas síndromes, em especial se não houver resposta clínica ao tratamento convencional inicial na fase aguda.[1]

Algumas situações nos permitem diferir clinicamente entre o AEH e o AEA: o AEH se inicia mais precocemente (até adolescência), e há, na maioria das vezes, antecedente familiar de condição semelhante; já o AEA ocorre normalmente após os 40 anos de idade e costuma ser secundário a doenças hematológicas linfoproliferativas ou autoimunes.[1] Caso o paciente já seja portador de algumas dessas condições clínicas, a hipótese de AEA se faz mais provável.[1] Os principais dados de anamnese encontrados em pacientes com AEH ou AEA estão compilados na Tabela 25.1.

Outra questão a ser feita precocemente é se o paciente utiliza alguma medicação da classe dos inibidores da enzima de conversão da angiotensina (IECA).[1] Estima-se que 0,5% dos usuários de IECA possam apresentar AE.[1] Como esses AE também são mediados por BK, comumente a resposta clínica ao tratamento com anti-H1 e CE é insatisfatória. En-

Tabela 25.1 – Condições clínicas que devem levar à suspeita clínica de angioedema hereditário (AEH) ou adquirido (AEA).		
Comuns aos AEH e AEA	**Sugestivas de AEH**	**Sugestivas de AEA**
Edemas de longa duração (> 3-4 dias)	Início precoce (infância ou adolescência)	Início mais tardio (após 40 anos)
Má resposta anti-H1 e CE	Antecedente familiar de AE	Doença linfoproliferativa ou autoimune
Edema de via aérea recorrente		
Dor abdominal recorrente, sem causa orgânica aparente		

tretanto, é importante lembrar que nem todo paciente usuário de IECA que apresenta um AE está reagindo a essa medicação; portanto, o tratamento convencional pode ser eficaz.[1]

Outro dado clínico relevante é que esses AE mediados por BK costumam se instalar num prazo mais lento, algumas horas, do que os mediados pela histamina.[1] Os AE histaminérgicos, por desgranulação de mastócitos ou por alteração no metabolismo do ácido araquidônico, como aquele induzido por anti-inflamatórios não esteroidais (AINEs), costumam ter instalação mais rápida. Quando o início do AE é rápido e há algum fator precipitante da crise, como alguma substância, alérgeno (alimento, veneno de inseto etc.) ou fator físico (exercício, calor, frio etc.), a remoção desse fator e o uso das medicações convencionais para a crise são, na maioria das vezes, eficazes.[1]

Por fim, há os AE idiopáticos ou secundários a uma condição de base, como uma infecção. Nesses casos, além de tratar a condição de base, se possível, o uso de CE e anti-H1 não sedantes está indicado.[1]

O fluxograma da abordagem do paciente com crise de angioedema está descrito na Figura 25.1.

ANGIOEDEMA HEREDITÁRIO

Angioedema hereditário (AEH) é uma doença autossômica dominante com penetrância variável, rara, causada pela deficiência do inibidor de C1 esterase (C1-INH), proteína que tem importante papel regulador na cascata do complemento, coagulação, fibrinólise e cinina-calicreína.[3] A redução dos níveis ou da atividade do C1-INH acarreta aumento dos níveis de bradicinina, principal mediador inflamatório do AEH.[3] Os pacientes apresentam ataques recorrentes de edema subcutâneo e submucoso, que comprometem as vias aéreas, face, extremidades, genitais e trato gastrointestinal.[3] O edema laríngeo é uma condição potencialmente fatal por obstrução das vias aéreas superiores.[3] O diagnóstico e a abordagem desses pacientes serão apreciados em outra seção deste livro.

Por se tratar de um quadro fisiopatologicamente distinto do angioedema por hipersensibilidade, o tratamento das crises com CE e anti-H1 não é eficaz.[3] O tratamento dos ataques sempre foi baseado na etiologia da doença. Desse modo, a reposição do C1-INH proveniente de plasmas de doadores de sangue tornou-se a terapia padrão, eficaz na profilaxia

Alergia & Imunologia Aplicação Clínica

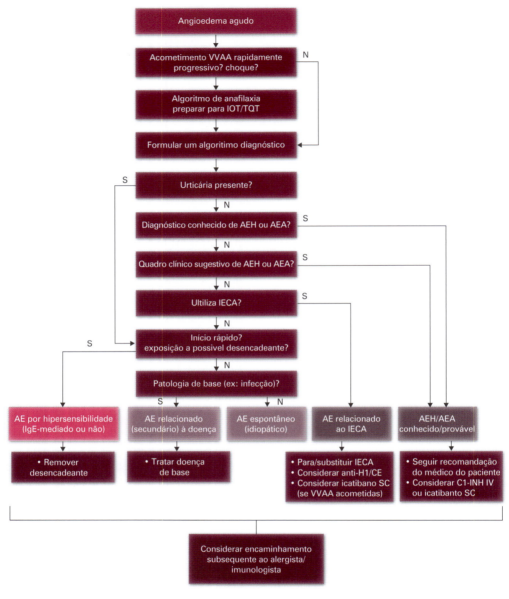

N: não; S: sim; VVAA: vias aéreas; AEH: angioedema hereditário; AEA: angioedema adquirido; IECA: inibidores da enzima conversora da angiotensina; Anti-H1: anti-histamínicos H1; CE: corticosteroides; SC: subcutâneo; IV: intravenoso; C1-INH: inibidor de C1.

Doses recomendadas para os medicamentos sugeridos:

Anti-H1 – loratadina, 10 mg, uma vez ao dia (até quatro vezes ao dia, para altas doses), por exemplo

CE – prednisona 40 mg ou equivalente

Icatibanto 30 mg, SC

C1-INH, 20 U/kg de peso (Berinert®) IV ou 1000 U (Cinryze®) IV

Figura 25.1 – Algoritmo para abordagem do angioedema agudo no serviço de emergência. (Modificada de Jaiganesh *et al*.)[1]

e no tratamento dos ataques agudos.[4] Há dois preparados aprovados para uso no mercado norte americano, sendo um para profilaxia (Cinryze®) e outro para crises agudas (Berinert®).[4] O segundo já foi aprovado pela Anvisa, e o primeiro deverá estar disponível no Brasil até 2016. Em nosso país, comumente se utiliza a infusão de plasma fresco congelado (PFC), na dose de 2U, com o intuito de repor C1-INH. No entanto, não se sabe exatamente qual é a quantidade de C1-INH presente por unidade de PFC, e essa terapêutica ainda não foi testada em estudos controlados.

Outras medicações que são classicamente usadas na profilaxia de longo prazo, mas podem ser usadas na crise, são os andrógenos atenuados e o ácido tranexâmico, mas com menor eficácia.[3]

Nos últimos anos, foi autorizado no Brasil, pela Anvisa, um medicamento para tratamento dos ataques de AEH: o Icatibanto (Firazyr®). O Icatibanto é um inibidor seletivo do receptor β_2 da bradicinina e mostrou eficácia clínica nos estudos recentes denominados FAST-1 e FAST-2.[3,5] Outra medicação para os ataques de AEH é o Ecalantide. Trata-se de um inibidor recombinante da calicreína plasmática e também demonstrou eficácia na melhora dos sintomas dos ataques de AEH, porém ainda não foi aprovado pela Anvisa.[6]

A dificuldade atual no manejo do AEH ocorre pelo desconhecimento da classe médica sobre a doença, levando a um subdiagnóstico, e ao alto custo das medicações realmente eficazes para crise, que já estão disponíveis no Brasil. Além disso, ainda faltam estudos comparando as diferentes opções de tratamento dos ataques para definir qual é a mais eficaz e segura.

De qualquer modo, dadas as dificuldades no acesso às medicações e à variabilidade de quadro clínico e de gravidade dos ataques de angioedema, foram definidas, nas diretrizes brasileiras para tratamento do AEH, as indicações de usar cada classe de fármacos. Essas indicações estão detalhadas na Tabela 25.2.

Tabela 25.2 – Opções de tratamento para crise de angioedema hereditário.				
Tratamento	**Edema subcutâneo**		**Ataque abdominal**	**Edema laríngeo**
	Extremidades	**Face e pescoço**		
Observação clínica (aguardar resolução espontânea)	±	–	–	–
Ácido tranexâmico	+	+	+	+
Concentrado de C1-INH* Antibradicinina* Anticalicreína	±	+	+	+
Internação em UTI (IOT ou TQT)				+

(Adaptada de Giavina-Bianchi *et al.*)[3]

*Disponíveis no Brasil: concentrado de C1-INH (Berinert®) e antibradicinina Icatibanto (Firazyr®)

+ indicado

± possivelmente indicado

- não indicado

IOT: intubação orotraqueal; TQT: traqueostomia.

No caso do AEA, cujo quadro clínico é similar ao do AEH, ainda não há tratamento medicamentoso bem estudado e para o qual haja indicação de bula de algum dos fármacos já aprovados para uso no AEH. Contudo, dada a similaridade na patogênese (deficiência do C1-INH) e na existência do mesmo mediador (BK), já há séries de casos descritos de boa resposta com uso de reposição de C1-INH ou anti-BK (Icatibanto) e, embora sejam indicações *off-label*, em situações de alto risco, como acometimento grave da via aérea, esses fármacos devem ser considerados (Figura 25.1).[1]

CONSIDERAÇÕES FINAIS

O AE agudo é uma causa frequente de procura ao PS. Entretanto, como há grande variabilidade de mecanismos e mediadores envolvidos, muitas vezes os anti-H1 e CE são ineficazes. Nesses casos, deve-se pensar em causas "não alérgicas", nas quais a BK pode estar envolvida, e pode ser necessário um tratamento específico. Além disso, o correto diagnóstico e a rápida abordagem são essenciais para evitar os riscos de desfecho ruim, como necessidade de via aérea artificial ou cirurgias abdominais não terapêuticas. Com isso, é fundamental o apoio do especialista, sobretudo nos angioedemas recorrentes, para seguimento e manejo adequados.

REFERÊNCIAS BIBLIOGRÁFICAS

1. Jaiganesh T, Wiese M, Hollingsworth J, Hughan C, Kamara M, Wood P, et al. Acute angioedema: recognition and management in the emergency department. European Journal of Emergency Medicine. 2013;20(1):10-7.

2. Cicardi M, Bellis P, Bertazzoni G, Cancian M, Chiesa M, Cremonesi P, et al. Guidance for diagnosis and treatment of acute angioedema in the emergency department: consensus statement by a panel of Italian experts. International Emergency Medicine. 2014;9(1):85-92.

3. Giavina-Bianchi P, Franca AT, Grumach AS, Motta AA, Fernandes FR, Campos RA, et al. Brazilian guidelines for the diagnosis and treatment of hereditary angioedema. Clinics. 2011;66(9):1627-36.

4. Frank MM. Recombinant and plasma-purified human c1 inhibitor for the treatment of hereditary angioedema. World Allergy Organization Journal. 2010;3(9 Suppl):S29-33.

5. Cicardi M, Banerji A, Bracho F, Malbran A, Rosenkranz B, Riedl M, et al. Icatibant, a New Bradykinin-Receptor Antagonist, in Hereditary Angioedema. New England Journal of Medicine. 2010;363(6):532-41.

6. Cicardi M, Levy RJ, McNeil DL, Li HH, Sheffer AL, Campion M, et al. Ecallantide for the Treatment of Acute Attacks in Hereditary Angioedema. New England Journal of Medicine. 2010;363(6):523-31.

PARTE 10

Alergias e Autoimunidade

CAPÍTULO 26

Alergias e Autoimunidade

Myrthes Toledo Barros ■ Octávio Grecco

INTRODUÇÃO

A capacidade de discriminação do sistema imunológico entre o próprio e o não próprio constitui um fenômeno primordial na homeostase da imunidade. Porém, em determinadas condições, o estado de autotolerância pode ser quebrado e o organismo passa a produzir anticorpos e/ou clones celulares que reagem a antígenos próprios, podendo provocar lesão tecidual e doença.

As doenças autoimunes (DAIs) integram uma grande família com diferentes apresentações clínicas, embora compartilhando uma etiologia comum representada pela resposta imune contra antígenos autólogos. Individualmente, a maioria das DAIs é rara; no entanto, coletivamente, acometem cerca de 5% da população na América do Norte e Europa Ocidental, não existindo dados sobre sua incidência nos países em desenvolvimento.[1]

Em geral, o gênero feminino é o mais atingido. Essa diferença está evidente em algumas doenças, como na tireoidite de Hashimoto (TH), doença de Graves (DG), lúpus (LE), miastenia grave (MG) e artrite reumatoide (AR), 60% a 80% das quais ocorrem em mulheres. Por outro lado, as doenças inflamatórias intestinais e o diabetes tipo I acometem igualmente os dois sexos, enquanto a incidência de espondilite anquilosante é maior em homens.[2] É provável que umas das causas de maior frequência em mulheres seja hormonal.

Nesse contexto, há evidências da presença de níveis mais elevados de estrógenos em pacientes com DAIs, enquanto a remissão clínica espontânea da artrite reumatoide pode ser observada durante a gestação.[2] Há uma tendência para a ocorrência de mais de uma DAI no mesmo indivíduo; nesses casos, a associação mais comum é entre doenças do mesmo espectro. Como exemplo, está bem documentado que na TH e na DG ocorre incidência maior de anemia perniciosa.[3]

ETIOLOGIA DA AUTOIMUNIDADE

O sistema imunológico é capaz de reconhecer um número virtualmente ilimitado de moléculas, dentre as quais autoantígenos. Em indivíduos saudáveis, não ocorre resposta imune contra os antígenos próprios ou sua presença não leva à lesão tecidual (autotolerância). Para garantir a autotolerância e minimizar o risco de respostas autoimunes, o sistema imunológico utiliza vários mecanismos produzidos tanto no nível central (timo e medula óssea) como no periférico (baço e linfonodos).[3,4]

Durante o desenvolvimento da tolerância central, linfócitos T e B são expostos, a princípio, a autoantígenos presentes no timo e na medula óssea, respectivamente. Interações de baixa afinidade estimulam e selecionam os linfócitos (seleção positiva), enquanto interações de alta afinidade são letais, eliminando as células por apoptose (seleção negativa). No entanto, a deleção clonal por seleção negativa constitui um processo impreciso, uma vez que requer a presença do autoantígeno no timo ou medula óssea. Como esse fato não ocorre

para todos os antígenos, há mecanismos adicionais de controle da autorreatividade na periferia.[3,4]

Há vários mecanismos propostos:

a) **Ignorância imunológica:** ocorre quando células T ignoram os autoantígenos, mantendo assim a autotolerância. Várias causas podem estar envolvidas: nível antigênico abaixo do limiar para indução de ativação ou deleção clonal; separação física entre antígenos e células T (sequestro imunológico), como ocorre com a barreira liquórica e cristalino; ausência do auxílio de células TCD4[+], impedindo que células TCD8[+] sejam ativadas;[3,4]

b) **Deleção clonal:** pode haver eliminação do clone celular por apoptose durante apresentação do antígeno na ausência de moléculas coestimuladoras; também pode ocorrer ausência de fatores de crescimento para linfócitos T ativados ou apoptose, por exemplo, pela ligação do Fas (CD95) na superfície de células T com seu ligante (ligante do Fas);[4]

c) **Anergia:** ocorre quando linfócitos T ligam-se ao antígeno na ausência de sinais coestimulatórios, contato subótimo ou muito prolongado. Nessas circunstâncias, as células não produzem IL-2 e são inativadas. Como exemplo, cita-se um defeito na interação entre as moléculas coestimulatórias CD28/CD80/CD86 na superfície do linfócito T com deficiência da produção de IL-2, resultando em estímulo insuficiente do linfócito T por seu antígeno específico;[3,4]

d) **Defeitos na regulação da resposta autoimune:** determinados tipos de apresentação antigênica, como a via oral, originam linfócitos TCD4+CD25+ reguladores (T reg) ou células TCD8+ supressoras que, pela produção de citocinas como IL-10 e TGF-beta, podem inibir a função (desvio funcional) ou suprimir outras células T.[3,4]

É amplamente conhecido que os linfócitos B participam de modo positivo da regulação da resposta imune por meio de várias funções, como a produção de anticorpos, a apresentação de antígenos para linfócitos T, a ativação dessa população celular, a expressão de moléculas coestimulatórias (CD80, CD86 e OX40L) e a produção de várias citocinas.[3,4] Recentemente, foram descritas subpopulações de células B com capacidade de regular negativamente os processos inflamatórios, dando origem ao conceito de linfócitos B reguladores, produtores de várias citocinas anti-inflamatórias.[5,6] Dentre estes, os mais estudados são os linfócitos B que secretam IL-10 (linfócitos B10), e que apenas recentemente foram caracterizados em humanos.[7]

Ainda não foram identificados marcadores fenotípicos ou intracelulares específicos para linfócitos B10, especulando-se qual seria seu papel na etiopatogênese das doenças autoimunes e sua potencial aplicação terapêutica.[7]

DESENCADEAMENTO DAS DOENÇAS AUTOIMUNES

Hoje, atribui-se o desencadeamento e a perpetuação das DAIs à interrelação de três fatores básicos: predisposição genética, agentes ambientais e desregulação do sistema imune.

Predisposição genética

Pode ser evidenciada por algumas constatações, como a agregação familiar das DAIs e sua maior frequência entre parentes de primeiro grau, a maior taxa de concordância para sua coexistência em gêmeos monozigóticos do que em dizigóticos e sua associação com o cromossoma X.[3]

Apenas 5% das DAIs apresentam *herança monogênica*. Como exemplos, são citadas a endocrinopatia poliglandular autoimune associada à candidíase e à displasia ectodérmica (cuja sigla é APECED) e a *síndrome poliglandular ligada ao cromossomo X (sigla IPEX)*, que representam defeitos de tolerância central e periférica, respectivamente.[8,9] A APECED é caracterizada pela tríade candidíase mucocutânea, hipotireoidismo e insuficiência adrenal, embora outras DAIs também possam estar presentes. É decorrente de uma mutação no gene presente sobretudo na medula tímica que codifica a proteína reguladora da autoimunidade (AIRE).[8,9] A IPEX constitui um erro inato da regulação imune. É muito rara, ocorrendo apenas em meninos, enquanto mulheres heterozigotas são assintomáticas. Sua etiopatogenia está ligada a mutações no gene FOXP3 que parece ser fundamental para o desenvolvimento de células T reguladoras CD4+CD25+. A expressão diminuída da proteína gênica nessa população celular leva ao comprometimento da resposta imune.[8,9]

É provável que a herança envolvida na maioria das DAIs seja poligênica, sendo mais proeminentes os genes do MHC.[10] As moléculas classe I ou II do MHC podem conferir susceptibilidade por si mesmas, havendo evidente associação com algumas doenças, como espondilite, diabetes tipo I e AR (Tabela 26.1). No entanto, as associações HLA-doença não são absolutas, haja vista que os polimorfismos genéticos também ocorrem em indivíduos normais.

Alergia & Imunologia Aplicação Clínica

Tabela 26.1 – Associação entre HLA e doenças autoimunes.		
Doença	Alelo HLA	Risco relativo
Tireoidite de Hashimoto	DR11, DR5 (?)	3,2
Doença de Graves	DR17(3)	3,7
Diabetes tipo I	DQ8	14
Artrite reumatoide	DR4, TNF-α	5,8 para DR4
Artrite reumatoide juvenil	DR8	8,1
Síndrome de Sjögren	DR3	9,7
Lúpus eritematoso sistêmico	DR3	5,8
Hepatite autoimune	DR17(3)	13,9
Pênfigo vulgar	DR4	14
Esclerose múltipla	DR2, DQ6	12
Espondilite anquilosante	B27	87,4
Miastenia gravis	B8	4,4
Doença celíaca	DQ2, DQ8	7
Dermatite hepertiforme	DR3	17

Adaptada de Delves PJ, Martin SJ, Burton DR, Roitt IM. In *Roitt's Essential Immunology*, 11th edition, USA, Blackwell Science, 2006 e de Barros MT, Mendonça L, Barros RT. Autoimunidade: Visão do Alergista *in* Geller M & Scheinberg M Diagnóstico Tratamento das Doenças Imunológicas, Elsevier, *in press*.

Cabe ressaltar que a presença de um alelo de susceptibilidade para uma determinada doença não constitui fator suficiente para o seu desencadeamento, sendo necessária interação com outros genes, citando-se, como exemplo, aqueles que codificam para TNF-alfa e sistema complemento. Por outro lado, há também os chamados alelos protetores que podem mascarar a susceptibilidade para a doença, mesmo quando os genes de susceptibilidade estão presentes. Outros genes relacionados com a resposta imune que também estão sob investigação para associação com DAIs são os genes que codificam para citocinas, quimocinas e seus receptores.[11,12]

Enfim, é possível que a vulnerabilidade de um determinado órgão-alvo em relação à lesão tecidual também seja determinada geneticamente.[13] Essa hipótese é reforçada pela observação de que pessoas que apresentam os mesmos autoanticorpos necessariamente não desenvolvem as mesmas lesões teciduais.

Fatores ambientais

Uma taxa de concordância de DAIs menor do que 50% em gêmeos univitelinos indica que os fatores ambientais possam ser importantes para o desencadeamento da doença, mesmo em indivíduos com predisposição genética.[12,14] Os agentes externos considerados mais importantes são:

- **Agentes infecciosos:** constituem os fatores externos mais implicados na deflagração das DAIs.[14] Os mecanismos pelos dos quais esses agentes podem iniciar os processos autoimunes ainda não estão esclarecidos, sendo os mais investigados:

  a) **Mimetismo molecular:** baseia-se no compartilhamento de um ou mais epítopos entre o agente infeccioso e vários autoantígenos com similaridade suficiente para serem reconhecidos pelo mesmo linfócito T ativado (TCD4[+] ou TCD8[+]) ou anticorpo.[3,4,12] Na Tabela 26.2 estão listados os principais agentes infecciosos e as DAIs às quais têm sido relacionados;

  b) **Ativação policlonal:** muitos micro-organismos, como vírus, produzem superantígenos que ativam inespecificamente linfócitos T. Essa interação estimula a expansão clonal, podendo resultar na ativação de subpopulações de células T autorreativas. Em humanos, os superantígenos têm sido implicados na etiopatogenia do diabetes tipo I, na psoríase e na miocardiopatia dilatada idiopática;[3,4]

  c) **Liberação de antígenos sequestrados:** a destruição tecidual resultante do efeito citopático direto dos vírus pode levar à apresentação de autoantígenos previamente sequestrados no órgão-alvo para linfócitos T autorreativos.[3,4]

  d) **Distúrbios da resposta imune inespecífica:** embora normalmente as citocinas pró-inflamatórias atuem prevenindo a replicação viral, em algumas ocasiões podem levar à ativação de células T autorreativas. Nesse contexto, há evidências de que a infecção pelo vírus Coxsackie B contribua para a destruição de células beta-pancreáticas e para o desencadeamento do diabetes tipo I pela produção local de IFN;[4,12]

  e) **Destruição ou disfunção de células necessárias para a manutenção da autotolerância:** um exemplo é a infeccção pelo HIV-1, que causa deleção de células CD4[+]NKT que exercem ações reguladoras da resposta imune; sua redução pode explicar, ao menos parcialmente, a presença de autoanticorpos e de cardiopatia autoimune em pacientes infectados.[3,4]

- **Medicamentos:** algumas DAIs podem ser induzidas por medicamentos como decorrência da produção de autoanticorpos contra antígenos nucleares, em particular histonas (H2A–H2B) e eritrócitos. São relativamente raras (10% dos casos de LES) e, frequentemente, os anticorpos desaparecem com a suspensão da medicação o que leva à rápida remissão dos sintomas.[15] Os mecanismos mais provavelmente envolvidos são:

  a) **Interferência na tolerância:** a hidralazina e a procainamida aumentam a expressão da molécula coestimuladora LFA-1, com consequente estabilização da interação da célula T com a célula apresentadora do antígeno e aumento da reatividade até mesmo para antígenos de baixa afinidade, podendo desencadear a produção de anticorpos anti-DNA e doença similar ao LES;[16,17]

  b) **Reatividade cruzada:** alguns medicamentos (como penicilina) atuam como haptenos, que se ligam covalentemente a peptídios ou proteínas, originando linfócitos T que

Alergia & Imunologia Aplicação Clínica

Tabela 26.2 – Mimetismo molecular: homologia entre micro-organismos e autoantígenos em doenças autoimunes.

Doença	Agente infeccioso	Autoantígeno
Febre reumática	*Streptococcus* do Grupo A	Miosina cardíaca
Guillain-Barré	*Campylobacter jejuni*	Gangliosídeos
Doença de Lyme	*Borrelia burgdorferi*	LFA1
Artrite reativa	*Shigella*	HLA – B27
	Klebsiella	HLA – B27
Esclerose múltipla	EBV, influenza A, HBV octâmero	Mielina
Esponditite anquilosante	*Klebsiella*	HLA – B27
Cadiopatia chagásica	*T. cruzi*	Receptor β-adrenérgico humano
LES	EBV	DNA
Diabetes	*Coxsackie B*	GAD
Miastenia grave	HSV	Receptor de acetilcolina
Cirrose biliar primária	*E. coli*	Subunidade E2 de mitocôndria

GAD: descarboxilase do ácido glutâmico.
Adaptada de Delves PJ, Martin SJ, Burton DR, Roitt IM. In *Roitt´s Essential Immunology*, 11th edition, USA, Blackwell Science, 2006 e de Barros MT, Mendonça L, Barros RT. Autoimunidade: Visão do Alergista *in* Geller M & Scheinberg M Diagnóstico Tratamento das Doenças Imunológicas, Elsevier, *in press*.

reagem cruzadamente. Essas células também podem ser ativadas por alguns medicamentos (como sulfametoxazol, lidocaína, quinolonas, carbamazepina, lamotrigina e *p*-fenilenodiamina) que reagem diretamente com os receptores TCR;[4,12]

c) **Modificação de autoantígenos:** a exposição a medicamentos ou outros agentes químicos pode modificar componentes do organismo resultando na formação de neoantígenos para os quais não havia sido estabelecida autotolerância. Um exemplo é o do halotano que pode desencadear hepatite fulminante autoimune ou acelerar o desenvolvimento de cirrose biliar primária subclínica.[18] Outros exemplos de indução de DAIs induzidas por medicamentos são: alfa-metildopa e anemia hemolítica; isoniazida e LES e AR; penicilamina e LES, *miastenia gravis* e pênfigo;[3,41]

d) **Interferência na regulação imune:** metais pesados como mercúrio e ouro podem ser imunotóxicos. Em animais susceptíveis, o mercúrio induz ativação policlonal de células B e altos níveis de anticorpos antinucleares, similares àqueles observados em indivíduos com esclerose sistêmica.[19]

- **Outros agentes:** a luz UV altera a estrutura do DNA, além de induzir apoptose em queratinócitos, expondo antígenos nucleares e citoplasmáticos, e pode induzir ou exacerbar o lúpus.

Evidências epidemiológicas sugerem que a ingestão de l-triptofano seja causa de esclerodermia e a de produtos que contêm L-canavanina de doenças lúpus-símile. No LES, o uso de anticontraceptivos orais, reposição hormonal e tinturas de cabelos permanece controvertido.[12]

- **Poluição ambiental:** embora, há muitos anos, os efeitos da poluição atmosférica venham sendo associados às pneumopatias crônicas, apenas mais recentemente passaram a ser implicados também na etiopatogenia das doenças reumatológicas. Estudos focando gêmeos univitelinos demonstraram que a interação entre os fatores genéticos e a poluição ambiental pode contribuir para o desencadeamento de AR e ARJ.[20,21,22] As associações mais relevantes são:

    a) **Tabagismo:** há fortes evidências de que o tabaco possa aumentar o risco para AR[23,24,25] e SLE[26,27] em adultos. O risco para AR entre tabagistas é cerca de duas vezes maior em homens e 1,3 em mulheres, em comparação aos respectivos controles não tabagistas;[27]

    b) **Exposição à silica:** a inalação constante de sílica e amianto, que pode levar à doença pulmonar inflamatória crônica, também tem sido considerada um possível fator de risco para o desenvolvimento de AR e LES[28,29] e de autoimunidade em animais de experimentação.[30] Além disso, foi relacionada com a presença de esclerose sistêmica e de vasculites, como Wegener, poliangeíte microscópica e Síndrome de Churg--Strauss;[31]

    c) **Exposição a solventes orgânicos:** está associada às alterações autoimunes, com início em membrana basal como ocorre, por exemplo, na Síndrome de Goodpasture.

Outros exemplos são o desencadeamento de esclerodermia pela inalação de tolueno, benzeno e de alguns herbicidas, e o de fasciite eosinofílica e doença escleroderma-*like* desencadeadas pela exposição prolongada a tricloroetileno.[31]

Desregulação da resposta imune

Há evidências atuais de que o timo constitua o centro controlador da autorreatividade patológica, onde ocorre a eliminação das células T potencialmente autorreativas e a seleção das células TCD4$^+$CD25$^+$ reguladoras (T reg) específicas para autoantígenos.[3,4,12] A atividade reduzida de células T reg parece tornar os indivíduos mais susceptíveis às DAIs, como ocorre, por exemplo, na esclerose múltipla e na AR, embora ainda não esteja totalmente esclarecido se essa redução seria causa ou consequência da doença de base.[32]

Defeitos da apoptose

Em circunstâncias normais, os macrófagos fagocitam as células apoptóticas, evitando assim a liberação do seu conteúdo intracelular e a consequente inflamação ou ativação da resposta imune. Nas DAIs, pode ocorrer aumento da apoptose com diminuição da remoção de células apoptóticas pelos macrófagos, resultando em uma oferta grande de antígenos e maior risco de quebra da autotolerância. A deficiência de fatores de opsonização, como componentes C2, C4 ou C1q do complemento ou de seus receptores, também retarda a destruição do material apoptótico por fagócitos, resultando em prolongada exposição de autoantígenos e indução da autoimunidade.[3,4]

DOENÇAS AUTOIMUNES

De acordo com o número de órgãos atingidos e o tipo de autoanticorpos presentes, as DAIs podem ser agrupadas didaticamente em doenças órgão-específicas, doenças de espectro intermediário e doenças não órgão-específicas ou sistêmicas[3,4] (Tabelas 26.3, 26.4 e 26.5). A seguir, serão abordados alguns aspectos imunológicos das principais doenças autoimunes. Para detalhes de aspectos clínicos, deverão ser consultados livros de texto e periódicos especializados.

Tabela 26.3 – Doenças autoimunes órgão-específicas: autoantígenos e possíveis mecanismos efetores.		
Doenças	**Antígenos**	**Mecanismos efetores**
Tireoidite de Hashimoto	Tireoglobulina Peroxidase da tireoide (TPO)	• Ativação de linfócitos B com produção de autoanticorpos • Ativação de linfócitos TCD8$^+$ citotóxicos e de T CD4$^+$ • ↓ Treg (CD4$^+$CD25$^+$Foxp3$^+$)
Doença de Graves	Receptor de TSH	• Ligação agonista ao receptor de TSH com aumento da produção de hormônios
Diabetes autoimune	Células β-pancreáticas Anticorpos antidescarboxilase do ácido glutâmico (GAD) Insulina, pró-insulina, receptor de insulina Glucagon Proteínas similares à tirosina fosfatase Proteína 2 associada ao insulinoma (IA-2 e IA-2 beta)	• Ativação de linfócitos TCD4$^+$ • Ativação de linfócitos TCD8$^+$ • ADCC (?)
LADA (diabetes autoimune latente do adulto)	Anticorpos antidescarboxilase do ácido glutâmico (GAD) Proteína 2 associada ao insulinoma (Anti-IA2)	• Ativação de linfócitos TCD4$^+$ • Ativação de linfócitos TCD8$^+$ • ADCC (?)
Diabetes insulinorresistente	Receptor para insulina	• Anticorpo bloqueador do receptor da insulina
Miastenia grave	Receptor de acetilcolina MuSK (tirosina-quinase músculo específica) Miosina, alfa-actina, rapsina, rianodina e titina	Anticorpo bloqueador do receptor de acetilcolina
Esclerose múltipla	Proteína básica da mielina (MBP) Proteína proteolipídeo (PLP) Glicoproteína de mielina/oligodendrócitos (MOG)	LT CD4$^+$

(*Continua*)

Alergias e Autoimunidade

(Continuação)

Tabela 26.3 – Doenças autoimunes órgão-específicas: autoantígenos e possíveis mecanismos efetores.		
Doenças	**Antígenos**	**Mecanismos efetores**
Neuromielite óptica	Aquaporina-4 Mielina de oligodendrócitos	• Ligação do anticorpo a astrócitos • Ligação do anticorpo a oligodendrócitos
Síndrome miastênica de Lambert-Eaton (SMLE).	Canais de cálcio pré-sinápticos	• Anticorpo bloqueador do canal de cálcio, prevenindo a ligação de vesículas à membrana pré-sináptica e a liberação de acetilcolina
Uveíte autoimune	Antígeno S retiniano	LTCD4+

ADCC, citotoxicidade mediada por célula e dependente de anticorpo.
Adaptada de Delves PJ, Martin SJ, Burton DR, Roitt IM. In *Roitt´s Essential Immunology*, 11th edition, USA, Blackwell Science, 2006 e de Barros MT, Mendonça L, Barros RT. Autoimunidade: Visão do Alergista *in* Geller M & Scheinberg M Diagnóstico Tratamento das Doenças Imunológicas, Esevier, *in press*.

Tabela 26.4 – Doenças autoimunes de espectro intermediário: autoantígenos e possíveis mecanismos efetores.		
Doença	**Antígeno**	**Mecanismo efetor**
Hepatite autoimune tipo 1	Actina F/músculo liso, DNA, ANCAp atípico Microssomos de fígado e rim (LKM) Receptor de asialoglicoproteínas Antígeno hepático solúvel	Linfócitos TCD8+ (?) ADCC?
Hepatite autoimune tipo 2	Microssomos de fígado e rim (LKM) Citosol hepático Antígeno fígado/pâncreas	Linfócitos TCD8+ (?) ADCC?
Cirrose biliar primária	Subunidade E2 do complexo piruvato-desidrogenase (mitocôndria)	Linfócitos TCD4+ e LTCD8+
Retocolite ulcerativa	Lipopolissacarídeos do cólon	Linfócitos TCD4+ (T21)
Doença celíaca	Transglutaminase tecidual (tTG)	• Ativação de linfócitos T intestinais • Liberação de citocinas pró-inflamatórias como IFN-gama, TNF-alfa e IL-2 • Lesão de enterócitos
Púrpura trombocitopênica idiopática	Plaquetas (glicoproteína IIb/IIIa)	Anticorpos citotóxicos/opsonizantes

(Continua)

Capítulo 26

375

Alergia & Imunologia Aplicação Clínica

(Continuação)

Tabela 26.4 – Doenças autoimunes de espectro intermediário: autoantígenos e possíveis mecanismos efetores.		
Doença	**Antígeno**	**Mecanismo efetor**
Anemia hemolítica autoimune	Hemácias (Rh, antígeno I)	Anticorpos citotóxicos/opsonizantes
Anemia perniciosa	Células parietais gástricas (ATPase Na$^+$/K$^+$) Fator intrínseco	Anticorpos citotóxicos Anticorpo bloqueador
Pênfigo vulgar	Desmogleína 1 Desmogleína 3	• Anticorpos fixadores de complemento • ADCC? • Linfócitos TCD4$^+$
Pênfigo foleáceo	Desmogleína 1	• Anticorpos fixadores de complemento

ADCC, citotoxicidade mediada por célula e dependente de anticorpo.

Adaptada de Delves PJ, Martin SJ, Burton DR, Roitt IM. In *Roitt´s Essential Immunology*, 11th edition, USA, Blackwell Science, 2006 e de Barros MT, Mendonça L, Barros RT. Autoimunidade: Visão do Alergista *in* Geller M & Scheinberg M Diagnóstico Tratamento das Doenças Imunológicas, Elsevier, *in press*.

Tabela 26.5 – Doenças autoimunes sistêmicas: autoantígenos e possíveis mecanismos efetores.		
Doença	**Autoantígeno**	**Mecanismo efetor**
Artrite reumatoide	Peptídeo cíclico citrulinado (CCP) IgG (porção Fc da cadeia pesada) Colágeno tipo II Citoplasma de neutrófilos (ANCAp)	• Ativação de linfócitos Th1 da sinóvia • Produção de citocinas que levam à proliferação sinovial. • Produção de citocinas por macrófagos (IL-1 e TNF-alfa) mantém o processo inflamatório. • Ativação do sistema complemento por autoanticorpos com liberação de cininas, enzimas lisossômicas e radicais livres de oxigênio.
Sjögren	SS-A (Ro), SS-B (La) Receptor de acetilcolina do epitélio glandular Ductos, mitocôndria, núcleo, IgG, tireoide Alfafodrin (proteína ligadora de actina)	Linfócitos TCD4$^+$ Linfócitos TCD8$^+$ citotóxicos ADCC (?)

(Continua)

Parte 10

Alergias e Autoimunidade

(Continuação)

Tabela 26.5 – Doenças autoimunes sistêmicas: autoantígenos e possíveis mecanismos efetores.		
Doença	**Autoantígeno**	**Mecanismo efetor**
Esclerose sistêmica progressiva	Topoisomerase I (Scl-70), centrômero, RNA polimerase I, II e III Fibrilarina, endorribonuclease	• Ativação de linfócitos TCD4 e TCD8, macrófagos, mastócitos e plaquetas • Aumento da produção de citocinas pró-fibróticas (TGF-β, IL-1), PGDF e endotelina-1 com aumento da proliferação fibroblástica • Aumento da expressão do regulador da resposta CD19 em linfócitos B
Polimiosite	Nucleares, IgG, U1 RNP, Ro, La Sintetase (Jo-1)	• Linfócitos TCD8$^+$ citotóxicos para miócitos em endomísio
Dermatomiosite	Nucleares, IgG, U1 RNP, Ro, La Enzima de acetilação de histonas (Mi-2) Proteína citoplasmática de transporte (anti-SRP)	• Linfócitos TCD4$^+$ e linfócitos B nas áreas de perimísio e perivasculares
Lúpus eritematoso sistêmico	dsDNA RNP/Sm Ro/La Nucleoproteína, Proteína P ribossômica Cardiolipina /β$_2$-glicoproteína 1	• Complexos dsDNA e anti-dsDNA • Alteração da fagocitose (?) • Alteração do complemento (?) • Atividade de NK ↓ (?) • Atividade de linfócitos T CD8$^+$ ↓ (?)
LE induzido por medicamentos	Histona Nucleoproteína	Imunocomplexos
Síndrome antifosfolípide (SAF)	Cardiolipina, β2 glicoproteína I, protrombina e anexina V	• Ligação de anticorpos a fosfolípides da membrana celular (cardiolipina ou fosfatidilserina), mediada pelo cofator beta-2 glicoproteína I • Ligação de anticorpos a proteínas plasmáticas (β2-glicoproteína I, protrombina ou anexina V) ligadas a fosfolípides aniônicos
Wegener	Proteinase 3 (ANCA c) Mieloperoxidase (ANCA p)	Anticorpo? Linfócitos TCD4$^+$ Citocinas pró-inflamatórias

ADCC, citotoxicidade mediada por célula e dependente de anticorpo.

Adaptada de Delves PJ, Martin SJ, Burton DR, Roitt IM. In *Roitt´s Essential Immunology*, 11th edition, USA, Blackwell Science, 2006 e de Barros MT, Mendonça L, Barros RT. Autoimunidade: Visão do Alergista *in* Geller M & Scheinberg M Diagnóstico Tratamento das Doenças Imunológicas, Elsevier, *in press*.

Capítulo 26

377

Alergia & Imunologia Aplicação Clínica

Mecanismos imunológicos efetores nas doenças autoimunes

Os mecanismos envolvidos na patogenia das DAIs ainda não estão suficientemente esclarecidos. Nas doenças órgão-específicas, ocorre a participação de linfócitos T autorreativos e de autoanticorpos, e a citólise dependente de células T citotóxicas pode ser causada por necrose (via perforinas) ou apoptose (via granzima B.[3,4] Aparentemente, os linfócitos Th1 são críticos para a indução de DAIs por recrutamento de células e mediadores inflamatórios, enquanto os linfócitos Th2 parecem ser protetores.[33] Mais recentemente, outra subpopulação de células TCD4[+] foi identificada – células Th17 – que têm propriedades pró-inflamatórias.[3,4]

Os autoanticorpos podem causar lesão por meio de mecanismos de citólise ou fagocitose de células-alvo, assim como interferência na função celular.[33] Nas DAIs sistêmicas, anticorpos IgG são produzidos contra autoantígenos amplamente distribuídos (DNA, nucleoproteínas), formando complexos na circulação. A deposição tecidual desses imunocomplexos causa inflamação mediada por complemento.[3,4] Cabe ressaltar que, à luz dos conhecimentos atuais, a distinção entre DAIs mediadas por células T ou anticorpos parece inapropriada, havendo tendência a se considerar que ambos componentes da resposta imune possam atuar simultaneamente na lesão do órgão-alvo.

Os principais autoanticorpos e os mecanismos presumivelmente envolvidos em sua patogênese, e/ou utilizados no diagnóstico laboratorial, estão apresentados nas Tabelas 26.3, 26.4 e 26.5.

Aspectos clínicos e diagnósticos das doenças autoimunes

O diagnóstico das DAIs é estabelecido na presença de sinais e sintomas que caracterizam cada doença, seguindo critérios de classificação aceitos e validados em consensos internacionais e divulgados para o uso na clínica diária, em estudos epidemiológicos e de pesquisa.[34]

Os autoanticorpos, que constituem a principal alteração laboratorial nas DAIs, são dirigidos contra moléculas próprias do núcleo, citoplasma e superfície celular. Os autoanticorpos constituem os marcadores sorológicos das DAIs, tendo, na maioria das vezes, valor diagnóstico e, mais raramente, prognóstico. Podem ser detectados por várias técnicas laboratoriais, sendo os testes imunoenzimáticos e os de imunofluorescência os mais utilizados.[3,4,35] Os mais característicos são os anticorpos antinucleares (ANA ou FAN), presentes em cerca de 95% dos pacientes com DAIs. Considerando-se que uma porcentagem significativa de indivíduos com autoanticorpos séricos não tem DAIs identificáveis, infere-se que sua presença não possa diferenciar entre doença e saúde.

É importante mencionar que, na prática médica, apesar da existência de critérios para a classificação das DAIs, as manifestações clínicas e as alterações sorológicas iniciais podem ser sugestivas de DAIs, porém sem preencher critérios suficientes para definir uma determinada patologia; essa condição é denominada de *doença autoimune indiferenciada*. As principais manifestações clínicas dessa entidade são: artralgia (66%), artrite (32%), Raynaud (38%) e leucopenia (24%), sendo detectada positividade do FAN e do anti-Ro em 90 e 80% dos casos, respectivamente. Entretanto, considerando a literatura atual, 25% dos pacientes com doença autoimune indiferenciada podem desenvolver doenças específicas nos primeiros cinco anos, sobretudo lúpus eritematoso sistêmico.[35]

Os *anticorpos detectados em indivíduos saudáveis* ocorrem em baixos níveis, são do isótipo IgM, polirreativos e de baixa afinidade. Em contraste, os pacientes com DAIs ostentam títulos elevados de anticorpos de alta afinidade contra antígenos específicos, quase sempre do tipo IgG.[3,4]

Um aspecto intrigante das DAIs é sua associação com as imunodeficiências primárias (IDPs). Curiosamente, esses dois grupos de doenças constituem polos opostos de um mesmo espectro, sendo as IDPs decorrentes de uma resposta imune inadequada e as DAIs de uma resposta exacerbada. As associações clínicas mais descritas são a hipogamaglobulinemia e a deficiência de IgA associadas a AR, AHA, SS, LES, DM, PM e anemia perniciosa; as deficiências predominantemente celulares associadas a endocrinopatias autoimunes; as deficiências dos componentes C2 e C4 do sistema complemento associadas a LES e a vasculites.

Os mecanismos implicados ainda não estão esclarecidos, ocorrendo várias hipóteses, como deficiências de anticorpos e defeitos de fagocitose levando a infecções bacterianas, virais e fúngicas crônicas.[36,37,38] (Ver Capítulo 21 referente a imunodeficiências primárias.)

Além disso, é intrigante a presença de autoanticorpos em idosos aparentemente saudáveis. Ela tem sido associada à perda da autotolerância com redução da população de linfócitos T *naïve* e aumento relativo dos linfócitos T de memória, com aumento da produção de autoanticorpos e possível desencadeamento de DAIs. A interpretação da presença de autoanticorpos no idoso, de um modo geral, implica muitas dificuldades, devido à apresentação clínica insidiosa das DAIs, com características atípicas. Autoanticorpos podem ser detectados em idosos saudáveis, com destaque para antifosfolípides em 28%, fator reumatoide em 22% e fator antinúcleo em 14%. O diagnóstico de miopatias inflamatórias e de síndrome antifosfolípide em pessoas idosas deve necessariamente levar à investigação ativa de possível neoplasia subclínica.[39]

Nesse contexto, nas últimas décadas tem sido discutida a associação entre autoimunidade e neoplasias. Entre essas associações citam-se: a progressão de LES, Sjögren e AR para doenças linfoproliferativas; o desenvolvimento de autoanticorpos (ANA, anti-DNA, anti-SM, anti-Ro, dentre outros) em pacientes com câncer sem evidências de doenças autoimunes associadas[39] (Tabela 26.6).

O exato mecanismo da produção de autoanticorpos na ausência de DAIs em pacientes com câncer ainda não está bem estabelecido. O papel desses anticorpos nos indivíduos com câncer ainda é incerto e a principal pergunta é se eles têm ou não papel patogênico na formação, na manutenção e na progressão da doença.[39]

Na última década, vêm ganhando espaço as doenças autoinflamatórias, cujas manifestações clínicas são bastante semelhantes às das doenças autoimunes, mas nas quais os autoanticorpos inexistem ou estão em títulos baixos. O prefixo "auto" classifica essas doenças dentro do grupo em que o defeito está na reatividade contra o próprio, como ocorre nas doenças autoimunes. Já o sufixo "inflamatório" diferencia as doenças autoinflamatórias das autoimunes, uma vez que os defeitos não ocorrerem na imunidade adaptativa mas na imunidade natural.[40] As doenças autoinflamatórias estão mencionadas no Capítulo 21 (Imunodeficiências Primárias).

Alergia & Imunologia Aplicação Clínica

Tabela 26.6 – Autoanticorpos encontrados em pacientes com câncer.	
Doença	**Autoanticorpo**
Neoplasias hematológicas	Anti-DNA, anti-Sm, anti-p53, anti-Ro (SSA), anti-La (SSB), antifosfolípide
Neoplasias gastrointestinais	Anti-DNA, anti-Sm, anti-p53, anti-c-myc, anti-HSP60
Câncer de mama	ANA, anti-p53, anti-La (SSB), anti-c-myc, anti-GAD65, antifosfolípide, anti-HSP60, anti-HSP90
Câncer de pulmão	ANA, anti-RNP, anti-alfa-enolase, anti-GAD65, antifosfolípede, anti-colágeno I, III, V
Carcinoma de células renais	Anti-Sm, antifosfolípide, ANCA, anticentrômero
Melanoma	Antifosfolípide, antitirosinase, anticentrômero
Carcinoma hepatocelular	Anti-DNA

Adaptada Lleo A, Invernizzi P, Gao B, Podda M, Gershwin ME. Definition on autoimmunity – autoantibodies *versus* autoimmune disease. Autoimmune Reviews, 2010; 9:259-66. e de Barros MT, Mendonça L, Barros RT. Autoimunidade: Visão do Alergista *in* Geller M & Scheinberg M Diagnóstico Tratamento das Doenças Imunológicas, Elsevier, *in press*.

TRATAMENTO DAS DOENÇAS AUTOIMUNES

Medidas gerais

São adotadas para limitar o início ou a gravidade da doença, incluindo, dentre outras: uso de protetor solar para evitar a exposição à radiação UV que altera o DNA das células, alteração associada à exacerbação dos sintomas em algumas DAIs (LE, DM); contraceptivos orais em altas doses devem ser evitados, devendo ser encorajados outros métodos; prevenção e tratamento da osteoporose durante corticoterapia ou acometimento muscular, requerendo fisioterapia motora e exercício físico.[34,41]

Controle metabólico

Embora a maioria das terapêuticas envolva a manipulação da resposta imune, em algumas doenças órgão-específicas, nas quais as lesões tendem a instalar-se de modo progressivo levando à insuficiência funcional do órgão acometido, o tratamento requer apenas seu controle metabólico. Como exemplos, citam-se: reposição de insulina no diabetes tipo I, de vitamina B12 na anemia perniciosa, de tiroxina na tireoidite e de anticolinesterásicos na *miastenia gravis*.[34]

Medicamentos anti-inflamatórios não esteroidais (AINEs)

Constituem um grupo variado de fármacos que têm em comum a propriedade de controlar a inflamação, de analgesia e de combater a hipertermia. Incluem numerosos medicamentos classificados de acordo com seu grupamento químico (Tabela 26.7) e atuam suprimindo a síntese de prostaglandinas por meio da inibição da ciclo-oxigenase (COX), podendo ser inibidores não seletivos, inibidores preferenciais para a COX-2 ou seletivos para a COX-2 (Tabela 26.8). Na maioria das vezes, são usados nos quadros clínicos leves ou associados a outras substâncias, em quadros moderados a graves.

Cuidados especiais devem ser tomados quanto à sua toxicidade renal e gastrointestinal.[34,41,42]

Corticoides

Têm efeitos anti-inflamatórios/imunológicos em doses baixas/moderadas, como a modulação negativa do fator nuclear K-B, responsável pela transcrição de proteínas. São prescritos em doses baixas na ausência de envolvimento grave de órgãos, risco importante de vida ou na falha no controle dos sintomas pelos AINHs e/ou DMARDs; na presença de agressão maior, risco potencial de vida ou quadros clínicos rapidamente progressivos, estão indicados em altas doses. São amplamente utilizados na AR, AR juvenil, dermatomiosite, polimiosite, LES, LE cutâneo, anemia hemolítica autoimune

Tabela 26.7 – Classificação química dos principais AINEs.	
Grupamento químico	AINEs
Ácido salicílico e derivados	Ácido acetilsalicílico, salicilato de sódio, diflunisal
Derivados indol-acéticos	Indometacina, sulindaco, etodolaco
Derivados aril-acéticos	Diclofenaco, aceclofenaco, tolmetina
Derivados enólicos • Oxicans • Pirazolonas	Meloxicam, piroxicam, tenoxicam Dipirona, fenilbutazona, benzidamina
Derivados arilpropiônicos	Ibuprofeno, cetoprofeno, fenoprofeno, naproxeno, loxoprofeno
Ácidos antranílicos (fenamatos)	Ácido mefenâmico, ácido meclofenâmico, etofenamato (tópico)
Derivados paraminofenólicos	Paracetamol (acetaminofeno), fenacetina
Coxibes	Celecoxib, etoricoxib, lumiracoxib, rofecoxib
Sulfonanilidas	Nimesulida

Fonte: Goodman e Gilman's. The Pharmacological Basis of Therapeutics, 10ª ed. 2001.

Tabela 26.8 – Classificação dos AINEs de acordo com sua ação sobre a enzima ciclo-oxigenase (COX).	
Ação	AINE
Inibidores preferenciais da COX-1	Aspirina (doses baixas)
Inibidores não seletivos da COX	Aspirina (altas doses), piroxicam, indometacina, diclofenaco, ibuprofeno
Inibidores preferenciais da COX-2	Meloxicam, nimesulida, salicilato, etodolaco
Inibidores altamente seletivos da COX-2	Celecoxibe, etoricoxibe, paracoxibe, lumiracoxibe
Inibidres seletivos da COX-3(?)	Dipirona, paracetamol

Fonte: Goodman & Gilman's. The Pharmacological Basis of Therapeutics, 10ª ed. 2001.

Alergia & Imunologia Aplicação Clínica

e miastenia. A dose e o tempo de tratamento variam de acordo com a doença de base e sua gravidade. As contraindicações do uso incluem hipersensibilidade documentada, doença gastrointestinal, infecção viral, fúngica e tuberculose.[34,41,42]

Medicamentos antirreumáticos modificadores da doença (DMARDs)

Constituem um grupo de medicações que têm a capacidade de modificar o curso de doenças reumáticas (DMARDs – do termo inglês **D**isease-**M**odifying **A**nti-**R**heumatic **D**rugs). São amplamente prescritas, embora seus mecanismos de ação, em algumas ocasiões, não estejam bem estabelecidos.[34,41,42] Os mais utilizados estão relacionados na Tabela 26.9.

Imunossupressores (citotóxicos)

Sua principal indicação é o início abrupto da doença com envolvimento importante de um ou vários órgãos, basicamente para evitar danos irreversíveis dos órgãos acometidos. Uma segunda indicação é a diminuição da dosagem dos corticoides e outros imunomuduladores e/ou na falha terapêutica deles.[34,41,42] Administrados como medicamentos únicos ou em associação, os mais utilizados, seu mecanismo de ação e principais indicações estão relacionadas na Tabela 26.10.

Imunomodulação

O uso de agentes biológicos no tratamento das doenças autoimunes, com destaque especial para as doenças reumatológicas, vem se expandindo rapida-

Tabela 26.9 – Medicamentos antirreumáticos modificadores da doença.		
DMARDs	**Mecanismo de ação**	**Indicações**
Metotrexato (MTX)	Inibidor das purinas e antagonista do ácido fólico, reduz a atividade de LTB4 e da fosfolipase A_2 e diminui a produção de IL-1, IL-6 e TNF	AR, ARJ, LES, LE cutâneo, DM, PM e SS
Antimaláricos (hidroxicloroquina e difosfato de cloroquina)	Diminuem a produção de IL-1 e parecem interferir na apresentação antigênica	AR, ARJ, LES, LE cutâneo, SS e DM
Leflunomide	Inibidor da síntese das pirimidinas de linfócitos T e B	AR, LES
Sulfasalazina	Desconhecido	AR, ARJ, RCU
Dapsona	Desconhecido	LE cutâneo
Minociclina	Inibe as metaloproteinases que degradam as cartilagens	AR soropositiva leve
Penicilamina	Quebra pontes dissulfídricas nos complexos IgG – IgM	Hoje, pouco utilizada devido a sua toxicidade

AP: artrite psoriática; AR: artrite reumatoide; ARJ: artrite reumatoide juvenil; DC: doença de Crohn; DM: dermatomiosite; DMA: diabetes melito; EA: espondilite anquilosante; GW: granulomatose de Wegener: LD: lúpus discoide; LES: lúpus eritematoso sistêmico; MG: *miastenia gravis*; PM: polimiosite; PTI: púrpura plaquetopênica idiopática; SS: Síndrome de Sjögren; TRAPS (TNF receptor-1 *associated periodic syndrome*).

Fonte: Goodman e Gilman's. The Pharmacological Basis of Therapeutics, 10ª ed. 2001.

Alergias e Autoimunidade

Tabela 26.10 – Imunossupressores (citotóxicos).		
Imunossupressor	**Mecanismo de ação**	**Indicações**
Azatioprina	Inibição do metabolismo das purinas	AR, ARJ, nefropatia lúpica, MG córtico-resistente, DM e PM refratárias, RCU
Micofenolato mofetil	Inibição da síntese das purinas apenas de linfócitos	AR, nefropatia lúpica, MG córtico-resistente, DM e PM refratárias
Ciclosporina	Inibição da calcineurina e transcrição da IL-2	uveíte, diabetes tipo I incipiente, psoríase, com efeito moderado no LES, PM, PTI, DC, CBP, MG córtico-resistente e AR refratária
Ciclofosfamida	Alquilante – inibe células T e B	Nefrite lúpica, DM, PM e AHA refratárias, MG córtico-resistente e vasculites
Clorambucil	Alquilante	Manifestações extra-articulares da AR, vasculites e outras DAIs refratárias a tratamentos anteriores

AHA: anemia hemolítica autoimune; AR: artrite reumatoide; ARJ: artrite reumatoide juvenil; CBP: cirrose biliar primária; DC: doença de Crohn; DM: dermatomiosite; DMA: diabetes melito; GW: granulomatose de Wegener; MG: *miastenia gravis*; PM: polimiosite; PTI: púrpura plaquetopênica idiopática; RCU: retocolite ulcerativa.

Fonte: Goodman e Gilman's. The Pharmacological Basis of Therapeutics, 10ª ed. 2001.

mente nos últimos anos, tendo em vista os resultados promissores e o perfil de segurança desses medicamentos. Adicionalmente, o melhor conhecimento da imunorregulação nesse grupo de doenças tem contribuído, de modo decisivo, para a definição dos alvos terapêuticos para ação dos agentes biológicos.[34,41,42]

As abordagens mais importantes referentes à imunomodulação nas doenças autoimunes são:

1. Antagonismo das funções das citocinas;
2. Inibição das moléculas coestimulatórias (segundo sinal para a ativação dos linfócitos T);
3. Depleção de linfócitos B.[34,41,42]

Antagonistas de citocinas

As células T helper estão imersas em um *pool* de citocinas que constituem os principais agentes da inflamação crônica que iniciam e perpetuam as doenças autoimunes sistêmicas. Nesse contexto, o antagonismo das citocinas pró-inflamatórias decorrentes da ativação Th1 (IL-2, interferon gamma, TNF, IL-12, IL-15, IL-18) constitui o principal instrumento para o controle das doenças reumatológicas crônicas. Uma estratégia alternativa seria a ativação de citocinas de perfil Th2 (IL 4, IL 5, IL 9 e IL 13), objetivando diminuir a inflamação crônica, mas vários testes terapêuticos não alcançaram bons resultados.[3,4]

A fim de facilitar o entendimento e a memorização do tratamento com "anticitocinas" específicas, foi estabelecida uma logística na qual a nomenclatura dos imunobiológicos baseia-se na utilização de sufixos que indicam sua natureza: anticorpo monoclonal ou proteína de fusão: o sufixo -cepte refere-se à proteína

Capítulo 26

383

de fusão de um receptor a uma fração Fc de uma IgG1 humana; -umab indica um anticorpo monoclonal (mAb); -ximab indica anticorpo monoclonal quimérico; -zumab indica um mAb humanizado.

Os principais imunobiológicos disponíveis, seu mecanismo de ação e suas indicações estão sumarizados na Tabela 26.11.

Tabela 26.11 – Imunobiológicos.		
Imunobiológico	**Mecanismo de ação** **Inibição de citocinas**	**Indicações**
Etanercept, infliximab, adalimumab, certolizumab pegol	Anti-TNF-α	AR, DC, EA, AP refratária
Golimumab,	Anti-TNF-α	AP refratária, EA
Sifalimumab	Anti-TNF-α	LES
Anakinra, canakinumab, gevokizumab	Anti-IL-1β	AR, TRAPS, gota
Tocilizumab	Anti-IL-6	Ar, ARJ
Sirukumab	Anti-IL-6	Nefrite lúpica
Inibição da coestimulação		
CTLA-4 Ig	Anti-CD80/ CD86	AP, AR, LD
Daclizumab	Anti-CD25	Esclerose múltipla
Efaluzumab	Anti-LFA-1	AP refratária
Citocinas		
IFN-β-1 a, IFN-β-1 b,		Esclerose múltipla
IL-10		Psoríase
Depleção de células B		
Rituximab	Anti-CD20	MG, GW, DMA, PTI, AR
Belymumab	Anti-Blys (solúvel)	Nefrite lúpica
Blisimod	Anti-Blys (solúvel e de membrana)	Nefrite lúpica
Atacicept	Anti-Blys, anti-April	LES

AP: artrite psoriática; AR: artrite reumatoide; ARJ: artrite reumatoide juvenil; DC: doença de Crohn; DM: dermatomiosite; DMA: diabetes melito; EA: espondilite anquilosante; GW: granulomatose de Wegener: LD: lúpus discoide; LES: lúpus eritematoso sistêmico; MG: miastenia gravis; PM: polimiosite; PTI: púrpura plaquetopênica idiopática; TRAPS (TNF receptor-1 associated periodic syndrome).

Adalimumab (Humira®), Anakinra (Kineret®), Atacicept (Merck Serono – Fase II), Belimumab (Benlysta®), Blisimod (Anthera®), Canakinumab (Ilaris®), Certolizumab pegol (Cimzia®), CTL-4-Ig (Abatacept®), Daclizumab (Zenapax®), Efaluzumab (Raptiva®), Etanercept (Enbrel®), Gevokizumab (Xoma 052®), Golimumab (Simponi®), Infliximab (Remicade®), Rituximab (MabThera®), Sifalimumab (MedImmune), Sirukumab (J&J, GSK, Fase II), Tocilizumab (Actemra®).

Fonte: GlobalData, Pharma e Track (acessado em 2013).

Alergias e Autoimunidade

- **Agentes bloqueadores do TNF-alfa.** Os disponíveis hoje são:
  1. Proteínas de fusão humanizadas, que consistem em um complexo solúvel, formado pela porção extracelular do receptor de TNF-alfa ligada à porção Fc de uma IgG1 (Etanercept – Enbrel®);
  2. Anticorpos monoclonais solúveis que se ligam ao especificamente ao TNF-alfa solúvel ou de membrana (Infliximab – Remicade®, Adalimumab – Humira®, Golimumab – Simponi®, Certolizumab pegol Cimzia®). Ambos os tipos de preparados são altamente eficazes na prevenção de erosões ósseas na AR quando associados ao metotrexate (MTX).[41,43] O bloqueio do TNF-alfa também é eficaz na doença de Crohn,[44] espondilite anquilosante[45] e artrite psoriática refratária a terapêuticas prévias.[46]
- **Agentes bloqueadores da IL-1β:** esta citocina exerce um papel-chave na inflamação e em vários aspectos da resposta imune. A IL-1β exerce seus efeitos através de dois receptores – IL-1RI e IL-1RAcP (interleukin-1 receptor accessory protein), que formam um complexo trimérico de sinalização. Os antagonistas do receptor de IL-1R (Anakinra e Canakimumab) neutralizam IL-1β por competição pelo receptor de IL-1, ligando-se sem ativá-lo, enquanto o Gevokizumab constitui um anticorpo com propriedades terapêuticas reguladoras capaz de modular a bioatividade da IL-1β, reduzindo sua afinidade para o complexo de sinalização IL-1RI:IL-1RAcP.[47]

  Os inibidores da IL-1β têm grande impacto no tratamento de doenças autoimunes, bem como de autoinfla-

matórias, como a TRAPS (TNF receptor-1 associated periodic syndrome) e gota. Estão indicados no tratamento da AR associado ao MTX, embora sejam menos eficazes do que os antagonistas do TNF-alfa.[47]

- **Inibidores de IL-6:** a IL-6 tem ação anti e pró-inflamatória, pois possui habilidade de ativar células T, B, macrófagos e osteoclastos, além de ser pivô para a resposta aguda hepática. O principal agente inibidor de IL-6 é o Tocilizumab.[41]

Inibição da coestimulação

Resultados promissores têm sido obtidos no tratamento da psoríase humana[48] e, mais recentemente, da AR,[41] com CTLA-4-Ig (Abatacept), uma proteína de fusão recombinante, que inibe a interação das moléculas coestimulatórias CD80 e CD86, presentes nas células apresentadoras de antígeno com seu ligante CD28, presente em células T. Tratamentos que bloqueiam outras moléculas coestimulatórias (como CD4O que se liga ao CD40 ligante), hoje em avaliação clínica, parecem não ser seguros ou eficazes.

Depleção de células B

Durante a ontogenia, os linfócitos B submetidos expressam CD20, uma molécula específica de linfócitos B, que está presente na fase de pré-células B. A expressão de CD20 na superfície celular é perdida, assim as células B diferenciam-se em células produtoras de anticorpos.[3,4] Rituximab (MabThera®), um anticorpo monoclonal quimérico anti-CD20, tem-se mostrado eficaz no tratamento de doenças malignas. No entanto, os resultados de sua aplicação no LES têm sido desapontadores. Adicionalmente, o grande inconveniente desse imunobiológico é a consequente ausência de imunoglobulinas pela depleção de linfócitos B, que pode ser transitória ou persistente, requerendo, portanto, reposição intravenosa de imunoglobulinas após o tratamento.[41,49]

O estimulador do linfócito B (B-lymphocyte stimulator – BLyS) contitui um fator homeostático para a diferenciação e a sobrevivência da célula B.[3,4] Pode ser encontrado em concentrações aumentadas no soro e nos tecidos de pacientes com AR e LES. Recentemente, o FDA aprovou o imunobiológico Belimumab (Benlysta®), um anticorpo monoclonal humanizado que inibe o BLyS e para tratamento do LES, com resultados promissores.[49] Em geral, esses medicamentos são bem tolerados pelos pacientes; no entanto, a inconveniência da administração intravenosa, na maioria deles, e seu alto custo são fatores impeditivos para o uso como terapêutico de primeira linha nas doenças autoimunes.[41]

Administração de citocinas

Interferons β-1a e β-1b já foram aprovados pelo FDA para o tratamento da esclerose múltipla.[50] A administração de IL-10, durante estudo de fase 2, tem mostrado bons resultados na psoríase.[51]

Outros agentes biológicos

Incluem anticorpos anti-CD4, anti-CD25 (daclizumab) que inibe o receptor de alta afinidade da IL-2 e anti-CD11a, que têm sido administrados com relativo sucesso em pacientes com psoríase. Mais recentemente, tem sido utilizado o anticorpo anti-CD20 (rituximab) que causa profunda depressão de linfócitos B por citotoxicidade; tem efeitos promissores na MG, granulomatose de Wegener, DM,

púrpura trombocitopênica idiopática (PTI), estando hoje em experiência no LES e na AR.[52]

Outros procedimentos

Plasmaférese

É utilizada temporariamente enquanto o tratamento com corticosteroides ou outros agentes imunossupressores não surte efeito. Esse procedimento diminui o nível de anticorpos e citocinas circulantes, reduzindo, assim, a deposição de imunoglobulinas em tecidos. Tem boa resposta no LES refratário ao tratamento, *miastenia gravis*, Síndrome de Goodpasture e Wegener (doença pulmonar), quando associada a medicamentos imunossupressores.[53] Seu benefício notoriamente comprovado é o controle mais rápido dos quadros graves e rapidamente progressivos, quando usada em associação com imunossupressores.

Imunoglobulina intravenosa

Seu exato mecanismo de ação não é conhecido, embora esteja estabelecido que possa bloquear os receptores Fc de células fagocitárias, prevenindo a ligação de imunocomplexos. Utilizada com resultados satisfatórios em citopenias autoimunes; esclerose múltipla; *miastenia gravis*; SLE; miopatias refratárias; dermatomiosite juvenil; abortamentos recorrentes associados a anticorpos anti-cardiolipina; presença de autoanticorpos para fator VIII.[41]

Transplante autólogo e alogeneico de células-tronco

Tem sido realizado em pacientes com DAIs graves refratárias a outros tratamentos, como, por exemplo, diabetes I, SLE, AR, esclerodermia e em psoríase, com resultados variáveis.[52]

REFERÊNCIAS BIBLIOGRÁFICAS

1. Dooley MA, Hogan SL. Environmental epidemiology and risk factors for autoimmune disease. Curr Opin Rheumatol 2003; 15:99-103.

2. Whitacre CC. Sex differences in autoimmune disease. Nature Immunol 2000; 2:777-780.

3. Delves PJ, Martin SJ, Burton DR, Roitt IM. In Roitt's Essential Immunology, 11th ed, USA, Blackwell Science, 2006.

4. Abbas AK, Lichtman AH, Pillai S. Cellular and Molecular Immunology, 6th ed, USA, Saunders Elsevier, 2010.

5. Mauri C, Bosma A: Immune regulatory function of B cells. Annu Rev Immunol 2012; 30:221-241.

6. DiLillo DJ, Matsushita T, Tedder TF: B10 cells and regulatory B cells balance immune responses during infl ammation, autoimmunity, and cancer. Ann N Y Acad Sci 2010; 1183:38-57.

7. Iwata Y, Matsushita T, Horikawa M et al. Characterization of a rare IL-10-competent Bcell subset in humans that parallels mouse regulatory B10 cells. Blood 2011; 117:530 -541.

8. Gupta S & Louis AG. Tolerance and Autoimmunity in Primary Immunodeficiency Disease: a Comprehensive Review. Clinic Rev Allerg Immunol 2013; 45:162-169

9. Notarangelo LD, Gambineri E, Badolato R. Immunodeficiencies with autoimmune consequences. Adv Immunol. 2006;89:321-70

10. Encinas JA, Kuchroo VK. Mapping and identification of autoimmunity genes. Curr Opin Immunol 2000; 12:691-7.

11. Klein J, Sato A. The HLA system. N Engl J Med 2000; 343:782-6.

12. Christen U, von Herrath MG. Initiation of autoimmunity. Curr Opin Immunol 2004; 16:759-767.

13. Liao L, Sindhwani R, Rojkind M, Factor S, Leinwand L, Diamond B. Antibody-mediated autoimmune myocarditis depends on genetically determined target organ sensitivity. J exp Med 1995; 181:1123-31.

14. Bach JF. Infections and autoimmune diseases. J Autoimmun. 2005;25 Suppl:74-80.

15. Rubin RL. Etiology and mechanisms of drug-induced lupus. Curr Opin Rheumatol 1999; 11:357-363.

16. Rubin RL, Kretz Rommel A. A nondeletional mechanism for central T cell tolerance. Crit Rev Immunol 2001; 21:29-40.

17. Yung R, Powers D, Johnson K, et al. Mechanisms of drug-induced lupus II: T cells overrepressing lymphocyte function-associated antigen 1 become autoreactive and cause a lupus-like disease in syngeneic mice. J Clin Invest 1996; 97:2866-2871.

18. Gut J. Molecular basis of halothane hepatitis. Arch Toxicol 1998; 20 (Suppl):3-17.

19. Olsson AR, Skogh T, Wingren G: Comorbidity and lifestyle, reproductive factors, and environmental exposures associated with rheumatoid arthritis. Ann Rheum Dis 2001; 60:934-939.

20. Farhat SCL, Silva CA, Orione MA, et al. Air pollution in autoimmune rheumatic diseases: A review. Autoimmunity Reviews 2011; 11:14-21.

21. Cozen W, Diaz-Sanchez D, James Gauderman W, Zadnick J, Cockburn MG, Gill PS, et al. Th1 and Th2 cytokines and IgE levels in identical twins with varying levels of cigarette consumption. J Clin Immunol 2004;24:617-22.

22. MacGregor AJ, Snieder H, Rigby AS, Koskenvuo M, Kaprio J, Aho K, et al. Characterizing the quantitative genetic contribution to rheumatoid arthritis using data from twins. Arthritis Rheum 2000;43:30-7.

23. Van der Helm-van Mil AH, Verpoort KN, le Cessie S, Huizinga TW, de Vries RR,Toes RE.The HLA-DRB1 shared epitope alleles differ in the interaction with smoking and predisposition to antibodies to cyclic citrullinated peptide. Arthritis Rheum 2007;56:425-32.

24. Sugiyama D, Nishimura K, Tamaki K, Tsuji G, Nakazawa T, Morinobu A, et al. Impact of smoking as a risk factor for developing rheumatoid arthritis: a metaanalysis of observational studies. Ann Rheum Dis 2010;69:70-81.

25. Jaakkola JJ, Gissler M. Maternal smoking in pregnancy as a determinant of rheumatoid arthritis and other inflammatory polyarthropathies during the first 7 years of life. Int J Epidemiol 2005;34:664-71.

26. Simard JF, Costenbader KH, Liang MH, Karlson EW, Mittleman MA. Exposure to maternal smoking and incident SLE in a prospective cohort study. Lupus 2009;18:431-5.

27. Costenbader KH, Kim DJ, Peerzada J, Lockman S, Nobles-Knight D, Petri M, et al. Cigarette smoking and the risk of systemic lupus erythematosus: a meta-analysis. Arthritis Rheum 2004;50:849-57.

Alergia & Imunologia Aplicação Clínica

28. Rosenman KD, Moore-Fuller M, Reilly MJ. Connective tissue disease and silicosis. Am J Ind Med 1999;35:375-81.

29. Lim Y, Kim JH, Kim KA, Chang HS, Park YM, Ahn BY, et al. Silica-induced apoptosis in vitro and in vivo. Toxicol Lett 1999;108:335-9.

30. Pfau JC, Sentissi JJ, Li S, Calderon-Garciduenas L, Brown JM, Blake DJ.Asbestos-induced autoimmunity in C57BL/6 mice. J Immunotoxicol 2008;2:129-37.

31. Farhat SCL, Silva CA, Orione MAM et al. Air pollution in autoimmune rheumatic diseases: A review. Autoimmunity Reviews 2011; 11: 14-21

32. Wraith DC, Nicolson KS, Whitley NT. Regulatory CD4+ T cells and the control of autoimmune disease. Curr Opin Immunol 2004; 16:695-701.

33. Balasa B, Sarvetnick N. Is pathogenic humoral autoimmunity a Thl response? Lessons from (for) myasthenia gravis. Immunol Today 2000; 21:19-23.

34. Goldman L & Ausiell D. Cecil Textbook of Medicine, 22 nd ed. 2004. Saunders

35. Lleo A, Invernizzi P, Gao B, Podda M, Gershwin ME. Definition on autoimmunity - autoantibodies versus autoimmune disease. Autoimmune Reviews, 2010; 9:259-66.

36. Kokron CM, Errante PR, Barros MT, Baracho GV, Camargo MM, Kalil J, Rizzo LV. Clinical and laboratory aspects of common variable immunodeficiency. An Acad Bras Cienc. 2004;76(4):707-26.

37. Brandt D, Gershwin ME. Common variable immune deficiency and autoimmunity. Autoimmun Rev. 2006;5(7):465-70.

38. Chang X, Zheng P, Liu Y. FoxP3: a genetic link between immunodeficiency and autoimmune diseases. Autoimmun Rev. 2006 Jul;5(6):399-402.

39. Ramon-Casals M, Brito-Zeron P, Font J. Systemic autoimmune diseases in elderly patients: Atypical presentation and association with neoplasia. Autoimmun Rev 2004; 3: 376-382

40. Grateau G, Hentgen V, Stojanovic KS, Jéru I, Amselem S, Steichen O. How should we approach classification of autoinflammatory diseases? Nat. Rev. Rheumatol. 2013; 9:624-629

41. Lichenstein LM, Busse WW, Geha RS. Current Therapy in Allergy, Immunology & Rheumatology, 6th edition, Philadelphia, Mosby, 2004.

42. Goodman & Gilman's. The Pharmacological Basis of Therapeutics, 10ª ed. 2001.

43. Maini RN, Taylor PC. Anti-cytokine therapy for rheumatoid arthritis. Annu Rev Med 2000; 51:207-29.

44. Bell S, Kamm MA. Antibodies to tumour necrosis factor alpha as treatment for Crohn´s disease. Lancet 2000; 355:858-60.

45. Brandt J, Haibel H, Cornely D, et al. Successful treatment of active ankylosing spondylitis with the anti-tumor necrosis factor alpha monoclonal antibody infliximab. Arthritis Rheum 2000; 43:1346-52.

46. Mease PJ, Goffe BS, Metz J, VanderStoep A, Finck B, Burge DJ. Etanercept in the treatment of psoriatic arthritis and psoriasis: a randomised trial. Lancet 2000; 356:385-90.

47. Blech M, Peter D, Fischer P, Bauer MMT et al. One Target – Two Different Binding Modes: Structural Insights into Gevokizumab and Canakinumab Interactions to Interleukin-1β Journal of Molecular Biology 2013; 425: 94-111.

48. Abrams JR, Kelley SL, Hayes E, et al. Blockade of T lymphocyte costimulation with cytotoxic T lymphocyte-associated antigen 4-immunoglobulin (CTLA4Ig) reverses the cellular pathology of psoriatic plaques, including the activation of keratinocytes, dendritic cells, and endothelial cells. J Exp Med 2000; 192:681-94.

49. Thanou-Stavraki A and Sawalha AH. An update on belimumab for the treatment of lúpus. Biologics. 2011; 5: 33-43.

50. Jacobs LD, Beck RW, Simon JH, et al. Intramuscular interferon betal therapy initiated during a first demyelinating event in multiple sclerosis. N Engl J Med 2000; 343:898-904.

51. Asadullah K, Docke WD, Sabat RV, Volk HD, Sterry W. The treatment of psoriasis with IL-10: rationale and review of the first clinical trials. Expert Opin Investig Drugs 2000; 9:95-102.

52. Cope AP, Feldmann M. Emerging approaches for the therapy of autoimmune and chronic inflammatory disease. Curr Opin Rheumatol 2004; 16:780-786.

53. Nussenblatt RB, Gery I, Weiner HL, et al. Treatment of uveitis by oral administration of retinal antigens: results of a phase I/II randomized masked trial. Am J Ophthalmol 1997; 123:583-92.

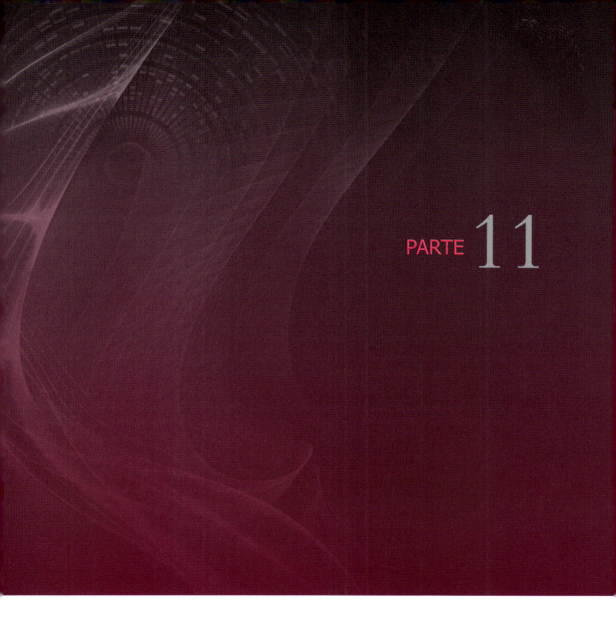

PARTE 11

Testes Alérgicos

CAPÍTULO 27

Testes Alérgicos
in vivo

Marisa Rosimeire Ribeiro ■ Nathalia Portilho Coelho

HISTÓRICO

O primeiro teste cutâneo utilizado como auxiliar no diagnóstico em alergia foi relatado em 1873, por Charles Blackley, que escarificou uma área de 1 cm^2 de seu próprio antebraço para correlacionar seus sintomas nasais com o pólen do *Lolium italicum*.[1] Smith (1909) e Walter (1917) já usavam os testes de escarificação como exames auxiliares no diagnóstico das alergias. Em 1908, Mantoux propôs a reação intradérmica, posteriormente adaptada por Schlöss para uso nas doenças alérgicas, publicando, em 1912, um notável trabalho relatando o diagnóstico de um paciente com alergia grave a alimentos por meio testes de escarificação.[2]

Em 1924, Lewis descreveu o teste de punctura (*prick-test*),[3] modificado por Pepys, em 1968,[4] com pequenas alterações, como é utilizado até hoje. Em 1882, Robert Koch descreveu a reação cutânea de hipersensibilidade tardia, ao observar a resposta cutânea (após 24 a 48 horas) com a injeção de tuberculina em pacientes portadores de tuberculose.

Em 1896, Jadassöhn introduziu o teste de contato (*patch test*), posteriormente aperfeiçoado por Bloch (1910), e empregado como meio diagnóstico por Cooke (1916). Nas décadas de 30 e 40, a escola alemã padronizou o teste de contato e os métodos para se determinar as concentrações de algumas das substâncias que são usadas nesses testes até hoje.[5]

Em um século, muitas técnicas e dispositivos diferentes foram utilizados e descritos, assim como diversas padronizações de antígenos e soluções foram propostas. Não obstante os inúmeros avanços, a história clínica realizada pelo alergologista continua sendo o principal elemento diagnóstico e o elo crítico entre os testes (*in vivo* e *in vitro*) e a doença alérgica.

INTRODUÇÃO

Os testes *in vivo* representam uma ferramenta diagnóstica auxiliar importante em alergia. Idealmente, os testes devem ser rápidos, de fácil execução, de baixo custo, com boa sensibilidade e especificidade, eficientes e com boa reprodutibilidade.

A limitação principal dos testes alérgicos são os resultados falso-positivos ou falso-negativos e sua interpretação inadequada. Um teste alérgico positivo não indica necessariamente a presença de doença alérgica, visto que testes positivos são encontrados em pacientes sem alergia, do mesmo modo que testes negativos não excluem a etiologia alérgica. Isso ocorre porque os pacientes podem ser apenas sensibilizados, sem apresentar sintomas em contato com determinadas substâncias a que ele é sensibilizado. Por isso, os testes devem ser sempre relacionados com a história clínica, o exame físico e a observação de sinais de sintomas da doença após exposição aos agentes suspeitos.[5]

O objetivo dos testes *in vivo* é reproduzir alguns sinais e/ou sintomas da doença alérgica para relacionar o agente causal ao quadro clínico do paciente.

Pode-se dividir os testes *in vivo* conforme o tipo de hipersensibilidade (classificação de Gell e Coombs) que buscamos identificar (Tabela 27.1).

Tabela 27.1 – Tipo de hipersensibilidade e teste cutâneo recomendado.	
Tipo de hipersensibilidade	**Testes *in vivo* recomendados**
Imediata (tipo I ou IgE mediada)	• Teste de punctura de leitura imediata (*Prick* e intradérmico) • Teste de contato de leitura imediata • Teste de provocação (ou desencadeamento)
Por imunocomplexos (reação de Arthus ou tipo III)	Intradérmico de leitura tardia
Tardia (celular ou tipo IV)	• Teste de contato de leitura tardia (*patch test* e *fotopatch test*) • Intradérmico de leitura tardia

O teste de escarificação, embora muito utilizado no passado, tem apenas importância histórica, pois se tornou obsoleto. Em sua técnica, era feita uma escoriação cutânea linear realizada através do extrato, o que provocava sangramentos locais frequentes, muitas reações falso-positivas e lesões residuais com desconforto para o paciente. Ele é 500 vezes menos sensível do que os testes intradérmicos, e 50 a 60 vezes menos sensível que os testes de punctura.[5]

EXTRATOS ALERGÊNICOS

Os extratos alergênicos são preparados complexos de material biológico contendo proteínas, carboidratos, glicoproteínas, enzimas, toxinas e outras substâncias que podem ter atividades biológica ou tóxica. São heterólogos e particularmente instáveis. São utilizados para vários fins: diagnóstico (testes cutâneos ou *in vitro*) ou imunoterapia específica.[5]

Para um determinado alérgeno, a qualidade e a vida média do extrato variam de acordo com a natureza do material bruto, a sua preparação e armazenagem. A quantificação de alérgenos individuais tem sido o maior foco das padronizações por causa da alergenicidade da maioria dos extratos conhecidos serem dependente sobretudo do conteúdo de pequeno número de moléculas alergênicas.[5]

Noom e Cantar[6] propuseram o preparo de alérgenos por meio da relação peso/volume. Stull e Cooke[7] padronizaram os extratos dosando o nitrogênio proteico destes (PNU). Equivalentes de histamina do *prick test* (HEP), unidades biológicas (BU), e unidade bioequivalente de alérgenos (UBE) também são amplamente utilizadas em padronização de extratos.

Nos EUA, o FDA (*Food and Drug Administration*) só libera para imunoterapia extratos padronizados em UBE, testados previamente em indivíduos sensibilizados ao antígeno (extrato) que será usado na imunoterapia.

Recentemente, o advento dos extratos recombinantes tem permitido melhor compreensão das funções e estrutura dos alérgenos, suas propriedades intrínsecas e mecanismos patológicos. Como vantagem, além de serem reproduzidos de modo consistente e grau elevado de pureza, são mais específicos e mais acessíveis à padronização em unidades de massa. Estudos mostram que seu uso para testes cutâneos é seguro, com boa eficácia diagnóstica em concentrações entre 5 a 20 µg/mL em testes cutâneos de pucntura.[8]

Vários alérgenos já tiveram os seus determinantes antigênicos isolados e bem caracterizados quanto às suas propriedades bioquímicas e imunoquímicas. As principais substâncias usadas nos testes *in vivo* podem ser orgânicas, como os extratos de ácaros, fungos, alimentos, polens, insetos, animais, bactérias, vírus, hormônios e enzimas ou inorgânicas, como medicamentos, substâncias químicas ou haptenos.

- **Ácaros:** os ácaros são insetos pertencentes à subclasse dos Aracnídeos, ordem Acarina, sendo a família Piroglifidea a mais importante da poeira domiciliar. Na família Tyroglifidea, encontramos os ácaros de estocagem que contaminam os grãos nos silos. As espécies mais comuns do ambiente doméstico são: Dermatophagoides (*D. pteronyssinus, D. farinae, D. microceras*) e *Euroglyphus maynei*. Os ácaros podem ser criados em cultura, havendo dois métodos de preparação de extratos. De acordo com o método, são produzidos os extratos de corpo inteiro ou um extrato que contém ácaros decompostos, carcaças e partículas fecais. As fezes e partes decompostas do corpo contém os principais componentes antigênicos, como os grupos 1 e 2 (Der p 1 e 2) e o terceiro e importante grupo identificado em 2013, Der p 23, proteína que pode ser transportada pelo ar e reconhecida por 74% dos pacientes alérgicos a ácaros.[9] Níveis acima de 2.000 mcg/g de superfície de reservatório de ácaro estão associados a risco aumentado de sensibilização, e níveis acima de 10.000 estão associados a risco de sintomas alérgicos.[10]
- **Fungos:** os fungos alergênicos domiciliares mais importantes são das espécies *Aspergillus* e *Penicillium*, enquanto *Alternaria* pode ser encontrado dentro e

fora do ambiente e está mais associada a sintomas respiratórios e exacerbação de asma em pacientes sensibilizados. O *Cladosporium* é outro fungo importante no Brasil. Os alérgenos de fungos em suspensão são carreados em partículas de 2 a 100 µm de diâmetro. A maioria dos extratos comerciais é feito com esporos e micélios. Alguns fungos podem ser usados na avaliação da imunidade celular através da via intradérmica como, por exemplo, a *Candida albicans*, a Tricofitina.[5,10]

- **Polens:** as plantas anemófilas (polinizadas pelo vento) são causadoras de alergias muito mais do que as entomófilas (polinizadas por insetos). No Brasil, sobretudo nos estados do sul e centro sul, é onde se encontra a maioria dos casos de alergias a polens, sendo os mais importantes os da família das gramíneas. Os polens são importantes alérgenos nos países de clima temperado, onde as estações do ano são bem definidas, ocorrendo sensibilização e mais sintomas aos polens na época da floração (polinização). Os polens são extraídos por meio da solução de Calberla's, que é uma mistura básica de fucsina, glicerina, etanol e água 12/25.[5]

- **Insetos:** a família dos Hymenópteros é a mais importante, sendo as abelhas, formigas e vespas as mais comuns. Os extratos são produzidos por choque elétrico, extração manual de bolsa de veneno ou a partir da trituração do corpo. Entre os insetos domésticos, a barata é importante fonte de sensibilização, sendo a *Blatela germanica* e a *Periplaneta americana* as mais conhecidas. Os alérgenos estão presentes na saliva, material fecal, secreção e pedaços de pele ou de corpo.[5]

- **Animais:** uma variedade de animais domésticos, como gato, cão, porquinho-da-índia, hamsters, coelhos e ratos, produzem em seus pelos, salivas e urinas os seus principais alérgenos utilizados nos testes cutâneos. Os principais alérgenos do gato são o Fel d I, encontrado na saliva e folículos pilosos, e o Fel d II, encontrado no soro. O alérgeno principal do cão é o Can f 1, presente nas descamações cutâneas. Até mesmo ambientes sem a presença de animais apresenta níveis basais de alérgenos de cães e gatos, sendo esses transportados nas roupas daqueles que possuem os animais em casa. Níveis entre 8.000 a 10.000 e 80.000 ng/g de poeira aumentam risco de sensibilização e sintomas, respectivamente.[5,11]

- **Alimentos e medicamentos:** a padronização de extratos com alimentos é difícil e limitada, uma vez que os alimentos passam por uma variação no cultivo e condições de desenvolvimento. Para muitos alimentos, o processo de cozimento pode afetar sua alergenicidade e, muitas vezes, não é possível recriar esse efeito no extrato. A maioria dos extratos comerciais é padronizada em peso/volume. Já os medicamentos são testados em sua forma comercial disponível, quando possível, dada a dificuldade em extrair o princípio ativo e a baixa frequência de reação com aditivos. Há protocolos específicos para testes para cada classe de medicação.[12]

- **Extratos alergênicos:** a nomenclatura dos extratos alergênicos purificados foi estabelecida pelo Subcomitê de Nomenclatura para Alérgenos da União Internacional das Sociedades de Imunologia, em 1986. Por essa nomenclatura, extratos com alto grau de pureza são designados por gênero (três letras em itálico), espaço; a primeira letra da espécie (itálico), espaço e numeral romano. Por exemplo: Der p I. Os alérgenos inorgânicos são identificados apenas pelo seu nome químico, por exemplo, o Diisocianato de Tolueno (TDI). Os alérgenos podem ser numerados pela ordem em que foram isolados ou de acordo com o grau de importância do alérgeno principal ou mais sensibilizante, aos quais são conferidos numerais mais baixos, por exemplo, Der p I, que é o antígeno principal do *Dermatophagoides pteronissinus*, ou a betalactoalbumina que é a proteína mais importante no leite de vaca.[5]

TESTE DE PUNCTURA DE LEITURA IMEDIATA (*PRICK TEST*)

O teste de punctura em conjunto com a história clínica é o passo mais importante no diagnóstico das alergias IgE-mediadas. É muito seguro e de fácil execução, tem boa reprodutibilidade e é considerado um dos melhores testes para uso na prática clínica.

Técnica

Após a limpeza local com álcool e algodão, coloca-se uma pequena gota de extrato alergênico padronizado, solução de controle negativo e outra de controle positivo na superfície volar do antebraço do paciente. A pele deve estar íntegra (sem lesões), as gotas devem estar a uma distância de cerca de 2 cm para que não se misturem e para evitar interpretação inadequada. Uma lanceta própria de metal ou plástico deve ser utilizada para execução do teste. A lanceta é inserida perpendicularmente através da gota, fazendo-se uma pressão suficiente por cinco segundos para que a ponta perfure a pele através da gota. Os alérgenos devem

ser selecionados de acordo com a história clínica do paciente, sua idade e seu ambiente, sobretudo nas alergias ocupacionais.[13] Além disso, devem ser padronizados, ter procedência conhecida e conservados em temperatura adequada.[14]

A qualidade dos extratos está relacionada com a confiabilidade do teste cutâneo. Os controles negativo e positivo auxiliam na interpretação do teste. O controle negativo é a solução utilizada na conservação dos extratos (solução glicerinada ou soro fisiológico). Seu objetivo é identificar falso-positivos, como pacientes com dermografismo. O controle positivo mais utilizado é a histamina, na concentração 10 mg/mL, e sua função é detectar os falso-negativos, como durante uso de certas medicações ou doenças como SIDA e insuficiência renal crônica.[14]

A leitura deve ser feita após 15 a 20 minutos. São considerados positivos os testes nos quais haja formação de pápulas com diâmetro médio igual ou superior a 3 mm, após desconto do diâmetro do controle negativo, se este ocorrer. O método mais usado é pelo cálculo do diâmetro médio das pápulas, em milímetros, conforme a equação: D1+D2/2, em que D1 é o maior diâmetro da pápula obtida, e D2 é o diâmetro perpendicular, medido a partir da metade de D1. O resultado positivo significa presença de IgE específica, demonstrando sensibilização ao alérgeno, mas não necessariamente doença.

Temos que relacionar o resultado do teste coma história e exame clínico do paciente. Cerca de 2 a 8% de indivíduos não atópicos apresentam teste cutâneo positivo para aeroalérgenos; esses indivíduos são denominados "atópicos latentes".[5,14]

Os testes cutâneos são mais sensíveis e menos específicos que os testes *in vitro* (dosagem de IgE específica sérica), mas possuem boa correlação (85 a 90%) para a maior parte dos alérgenos.

FATORES QUE INTERFEREM NO RESULTADO DO TESTE

Os níveis de IgE variam de acordo com a idade do paciente, sendo mínimos ao nascimento, vão aumentando na infância, atingem o pico na segunda década e caem progressivamente com o passar da idade. Portanto, crianças abaixo dos três anos têm reações com histamina em torno de 60% menor que a dos adultos. Por outro lado, a partir dos 50 anos, começa a haver diminuição da reatividade cutânea e, após os 71 anos de idade, a reatividade cutânea está cerca de 73% da de um indivíduo adolescente.[5]

A reação anafilática a picada de himenópteros ou medicações, como a penicilina, podem levar ao consumo exagerado de IgE específica para o alérgeno. Nesse caso, deve-se esperar pelo menos quatro semanas após a reação antes realizarmos os testes cutâneos. Além disso, há indivíduos com teste cutâneo negativo a determinado alérgeno, porém com teste de provocação positiva com o mesmo alérgeno, e isso ocorre devido à instabilidade dos alérgenos no extrato ou extratos não padronizados, sendo mais frequente com os alimentos ou agentes ocupacionais.[14]

A região dorsal é mais reativa à histamina e antígenos que a dos antebraços. No entanto, a técnica foi padronizada na superfície volar pela facilidade de execução do teste e comodidade para o paciente.[5]

Alguns medicamentos podem interferir com a resposta dos testes. Anti-histamínicos devem ser suspensos sete dias antes do teste, e antidepressivos tricíclicos, por 30 dias; antileucotrienos não interferem no teste. Os anti-H2 devem ser suspensos por um dia. A teofilina e os broncodilatadores ß-adrenérgicos não apresentam supressão significativa para histamina ou alérgenos. Os corticoides em doses moderadas como, por exemplo, a metilpredinisolona, 25 mg por dia, por sete dias, não têm efeito supressivo nos testes para avaliação da reação do Tipo I de Gell-Coombs ou imediata. A aplicação crônica de corticoides tópicos pode suprimir a resposta cutânea pela redução no número de mastócitos ou a imunossupressão local.[5,14]

PRICK TO PRICK

Quando não há extratos padronizados disponíveis, pode-se utilizar o alérgeno a ser testado *in natura*, sobretudo para investigação de alergias alimentares, neste caso, com maior sensibilidade mesmo para os alérgenos com extratos comerciais equivalentes disponíveis (Figura 27.1). Na técnica do *prick to prick*, é realizada uma punctura no alimento a ser testado e, a seguir, com a mesma lanceta utilizada, faz-se a punctura da pele.[5]

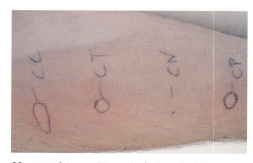

CC – castanha crua; CT – castanha torrada; CN – controle negativo; e CP – controle positivo.

Figura 27.1 – *Prick to prick* positivo para castanha-do-pará.

TESTE INTRADÉRMICO

O teste intradérmico pode ser utilizado para avaliação de vários tipos de hipersensibilidade a um determinado antígeno, dependendo do tempo de leitura. Durante a avaliação da hipersensibilidade imediata, os antígenos testados pela via intradérmica devem estar em concentrações 25 a 50 vezes menores daquelas usadas nos testes de punctura.[5]

Ele está indicado quando o teste de punctura for negativo. Tem melhor reprodutibilidade que o teste de punctura e alta sensibilidade com extratos de baixa potência, sendo utilizado para avaliação da potência e padronização de extratos alergênicos, porém dão mais reações adversas que os testes de punctura, ao redor de 2%.[5]

O teste intradérmico possibilita que façamos uma titulação *in vivo* a um determinado antígeno, por exemplo, para se achar o *end point* antes do início de imunoterapia específica, e pode ser usado na avaliação da imunidade tardia. A via intradérmica não é recomendada para testes com alimentos, pelo maior risco de reações anafiláticas, por isso, os alimentos devem ser testados somente pela via epidérmica pelos testes de punctura.[15]

O teste deve ser realizado na face volar do antebraço, com a pele limpa com algodão e álcool etílico. Deve ser utilizada uma seringa de 1 mL, com uma agulha 10 x 4,5 ou 10 x 5. Injeta-se 0,03 a 0,05 mL do antígeno a ser testado por via intradérmica, com o bisel da agulha voltado para cima e com ângulo da seringa de 45° em relação à pele, com distância mínima de 3 cm entre cada antígeno, e de 5 cm, se o antígeno testado for veneno de *Hymenopteras*, a fim de evitar falso-positivos. Após a injeção, forma-se uma pápula onde os poros da pele ficam em maior evidência, com aspecto de "casca de laranja". Essa pápula é, então, delimitada com caneta esferográfica.[14,15]

A leitura é realizada pós 15 a 20 minutos, no caso da reação do tipo I, sendo considerada como reação positiva, se houver aumento da pápula inicial maior que 3 mm de diâmetro (Figura 27.2).

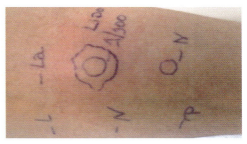

L – *prick* com lidocaína; La – *prick to prick* com luva de látex; N – controle negativo; P – controle positivo.

Figura 27.2 – Teste intradérmico positivo para lidocaína na diluição 1:100.

No caso da reação do tipo III (reação de Arthus), a leitura deve ser realizada após quatro a oito horas. Se a reação for positiva, ocorre eritema e edema com induração, às vezes hemorrágica, que pode evoluir para necrose. No caso das reações do tipo IV, a leitura deve ser após 24 a 48 horas, e é considerada positiva a reação com presença de nódulos subcutâneos doloridos iguais ou maiores que 5 mm.[5,15]

Os testes cutâneos de hipersensibilidade tardia ajudam a avaliar a capacidade funcional da imunidade celular *in vivo*, por meio da resposta a antígenos de agentes infecciosos (Tabela 27.2). Ausência de resposta pode ser causada por doenças graves, induzidas por medicamento ou em caso de imunizações recentes.[15]

CUIDADOS NA EXECUÇÃO DOS TESTES DE PUNCTURA E INTRADÉRMICO

A realização dos testes nos períodos de exacerbação da doença alérgica, ou se a pele estiver com lesões nos locais da aplicação, deve ser evitada. Embora não contraindique a realização dos testes, no caso

Tabela 27.2 – Principais antígenos, tipo de doença e tempo de leitura.		
Antígeno	**Doença**	**Leitura**
PPD	Tuberculose	48 a 72h
Candidina 1/100 ou 1/10	Candidíase	72h
Tricofitina 1/30	Dermatofitoses	48h
Toxina tetânica 1/100	Tétano	48h
Toxina diftérica 1/100	Difteria	48h
Reação de Montenegro	Leishmaniose	48 a 72h
Reação de Mitsuda	Hanseníase	28 a 30 dias
Reação de Kveim	Sarcoidose	28 dias

de reações anafiláticas, o ideal é realizar a dosagem de IgE específica sérica antes, caso disponível.[5,15]

O risco de reações sistêmicas é baixo (inferior a 0,02%) e relacionado sobretudo com alimentos frescos (*prick to prick* para kiwi, peixe, amendoim e castanhas), látex (luvas e extratos) e medicações. Apesar disso, é necessário estar preparado para identificar e tratar reações sistêmicas e ter material de emergência disponível.[5,15]

TESTE DE CONTATO DE LEITURA TARDIA (*PATCH TEST*)

O teste de leitura tardia é a prova mais eficiente para confirmar o diagnóstico e encontrar a etiologia da dermatite de contato. Os bons resultados dependem da correta indicação, técnica de aplicação e interpretação dos resultados obtidos. O mecanismo fisiopatológico dos testes de contato é o mesmo da dermatite de contato alérgica (DCA). Supondo-se que o paciente tenha desenvolvido, em algum momento, a sensibilização para determinado antígeno, a colocação em uma parte do corpo da substância suspeita induz a formação da fase de elicitação, produzindo no local do teste de contato lesão clínica do tipo eczematosa.[16]

BATERIA-PADRÃO DE TESTES DE CONTATO

As substâncias utilizadas na bateria-padrão são sensibilizantes comuns na população em estudo. As concentrações e os veículos utilizados para a preparação do teste foram testados previamente para que não fossem irritativas. Em geral, as diluições são feitas em vaselina semissólida e/ou água. Com o crescimento extraordinário da indústria química, cresceu também o número de substâncias potencialmente agressivas para a pele.[15,16]

Hoje, o número de substâncias químicas sintetizadas já ultrapassa 11 milhões. Nos países desenvolvidos, 120 mil substâncias estão em utilização, enquanto nos países em desenvolvimento esse número gira em torno de 80 mil. Há grupos internacionais que estudam a incidência das dermatites de contato e novos alérgenos, contribuindo para a composição as baterias padronizadas para os testes de contato.[15,16]

As substâncias utilizadas na realização do teste de contato que compõem a bateria-padrão correspondem a 22 elementos, definidos pelo *North International Contact Dermatitis Research Group* (ICDRG) e mais oito substâncias acrescentadas pelo Grupo Brasileiro de Estudo em Dermatite de Contato e seriam responsáveis por mais de 80% dos casos de DCA.[17] (Tabela 27.3).

De acordo com a profissão e a localização da dermatose, pode ser necessário realizar testes com substâncias ou baterias complementares, contendo componentes relacionados com a profissão (dentistas, trabalhadores da saúde, cabeleireiros etc.) ou de acordo com a região anatômica afetada pela dermatite, como, calçados, cosméticos e outros.[15,16]

No Brasil, onde é comum a automedicação, a dermatite de contato por medicamentos tópicos é frequente. Para investigação, além das substâncias presentes na bateria-padrão, é importante acrescentar componentes de medicamentos tópicos. Na impossibilidade de obterem-se as preparações padronizadas para o teste de contato, pode-se proceder ao *Use Test*.[5]

TÉCNICA PADRONIZADA DO TESTE DE CONTATO

As substâncias devem ser padronizadas, com boa técnica de execução, utilizando materiais especialmente desenvolvidos para garantir a sensibilidade e especificidade do teste. Os contensores devem possibilitar oclusão total do teste, e o tempo entre sua colocação e as leituras devem ser adequadas.[15]

Finn Chambers on Scanpor®: são contensores especialmente desenvolvidos para testes de contato e adotados como equipamento padrão. A utilização de fi-

Tabela 27.3 – Substâncias da bateria-padrão e suas diluições.	
Substâncias da bateria-padrão	**Concentração**
Antraquinona	2%
Bálsamo do Peru	25%
Benzocaína	5%
Bicromato de potássio	0,50%
Butilfenol para terciário	1%
Carba "mix"	3%
Cloreto de cobalto	1%
Colofônio	20%
Epóxi-resina	1%
Etilenodiamina	1%
Formaldeído	1%
Hidroquinona	1%
Irgasan	1%
Kathon CG	0,50%
Lanolina	20%
Mercapto "mix"	2%
Neomicina	20%
Nitrofurazona	1%
Parabeno "mix"	15%
Parafenilenodiamina	1%
Perfume "mix"	7%
PPD "mix"	0,40%
Prometazina	1%
Propilenoglicol	10%
Quaternium 15	1%
Quinolina "mix"	6%
Sulfato de níquel	5%
Terebentina	10%
Timerosal	0,10%
Tiuran "mix"	1%

Alergia & Imunologia Aplicação Clínica

tas adaptadas, com material absorvente (papel de filtro), prejudica a sensibilidade do teste de contato e, consequentemente, determina erros na interpretação do diagnóstico da causa de uma dermatite de contato.[5,15]

As câmaras dos testes e contato de alumínio ou plástico de 8 mm de diâmetro vêm aderidas à fita de contensão que possibilita a evaporação do suor. As substâncias semissólidas (em vaselina) são aplicadas diretamente nas câmaras, e as substâncias líquidas necessitam de um pequeno disco de papel de filtro. O volume de cada câmara garante que a quantidade de substância semissólida adicionada nunca ultrapasse em média 31 µL, determinando a padronização da quantidade da preparação em todos os testes.[15]

CUIDADOS ESPECIAIS

Não se deve realizar testes na fase ativa da dermatose, aplicar testes no local da dermatose ou que tenha sido tratado com corticoide tópico. Além disso, é preciso evitar exposição solar antes da aplicação dos testes e evitar uso de imunossupressores ou corticoide sistêmico.[5,15]

APLICAÇÃO DO TESTE DE CONTATO

Os testes, em geral, são aplicados no dorso por se tratar de área que possibilita aplicação do número adequado de substâncias. Deve-se limpar a pele com álcool antes do teste, a fim de evitar eventual descolamento. Após 48 horas, os testes são retirados, e a primeira leitura é realizada após 30 minutos da retirada da fita, evitando-se influências da ação mecânica irritante da retirada do adesivo e eritema reflexo. Os dados dessa leitura devem ser anotados para comparação com a segunda leitura, que é efetuada após 96 horas, des-

de a aplicação do teste.[15,16] Os critérios de leitura preconizados estão na Tabela 27.4.

Tabela 27.4 – Leitura do teste de contato segundo critérios do ICDRG.	
(-) Negativo	Sem alterações locais
(?) Duvidoso	Eritema discreto mal definido, sem edema
(+) Positivo fraco	Eritema, edema, pouca infiltração
(++) Positivo forte	Eritema, pápulas e vesículas
(+++) Positivo muito forte	Intenso eritema, pápulas e vesículas confluentes
Reação irritativa	Presença de resposta somente na primeira leitura

INTERPRETAÇÃO DO TESTE DE CONTATO

Testes de contato positivos não indicam sempre DCA, mas sim sensibilização. Portanto, devem ser correlacionados com a história clínica.

Quando o paciente apresenta todos os testes de contato negativos, algumas eventualidades são observadas:[16]

1. Trata-se de caso de dermatite de contato por irritação primária.
2. Houve falha na aplicação do teste, na concentração da substância, no veículo utilizado ou na aplicação. Se o teste não permaneceu em contato com a pele em tempo suficiente para induzir a fase de elicitação, ou o teste foi aplicado em local de uso prolongado de corticoide, podem ocorrer falso-negativos.
3. A substância implicada na DCA não foi testada. As baterias-padrão incluem apenas os testes que esta-

tisticamente são comuns no nosso meio. Se necessário, deve-se realizar testes com outros elementos, de acordo com a história clínica do paciente e a disponibilidade junto ao laboratório fabricante.

4. A substância testada é fotossensibilizante.

REAÇÕES ADVERSAS AOS TESTES DE CONTATO

- **Flare up ectópico da dermatite:** teste de contato positivo pode levar à exacerbação da dermatose preexistente.
- **Fenômeno de Koebner:** em pacientes com psoríase ou líquen plano, pode reproduzir a dermatose no local do teste.
- **Alteração de pigmentação:** hiperpigmentação por testes positivos para fragrâncias ou hipopigmentação por componentes da borracha.
- **Reações irritantes:** na periferia do teste (efeito borda), pelo aumento da concentração da substância no local, comum com contensores inadequados.
- **Reações pustulosas:** desencadeadas por metais, observadas em pacientes atópicos.
- **Necrose, escaras e queloide:** raro para as substâncias padronizadas.
- **Síndrome da pele excitada:** descrita por Mitchell em 1975, caracteriza-se pela presença de vários testes positivos (mais de cinco e que não apresentem reação cruzada entre si), que não são reproduzidos quando da repetição dos testes com as mesmas substâncias. Trata-se de uma hiper-reatividade da pele, levando à presença de falso-positivos. Sua fisiopatologia está relacionada com uma reação inflamatória do tipo irritativa, que pode ser desencadeada, ou não, por substâncias aplicadas muito próximas durante o teste, substâncias

com afinidade química testada próxima ou por uma dermatite eczematosa ativa, levando à formação de testes falso-positivos. A melhor maneira de avaliar essa síndrome é a repetição dos testes suspeitos em distância maior que 5 cm entre eles, considerando a relevância clínica.[5,15,16]

FOTOTESTE DE CONTATO (*FOTOPATCH TEST*)

Utilizado para substâncias fotossensibilizantes, com a mesma técnica do teste de contato, com a diferença das substâncias serem testadas em duplicata, em ambos os lados do dorso do paciente. Após 48 horas, os testes são retirados e procede-se a primeira leitura. A seguir, um dos lados é coberto com material resistente à luz, e o outro lado é irradiado com radiação ultravioleta A. A segunda leitura é realizada 96 horas após a colocação do teste, comparando-se os resultados entre o local irradiado e o não irradiado. As substâncias mais implicadas nas dermatites por fotossensibilidade são: protetores solares, anti-histamínicos tópicos, sulfas, anti-inflamatórios não esteroidais (AINEs).[18]

OUTROS TESTES UTILIZADOS NO DIAGNÓSTICO DA DERMATITE DE CONTATO

Teste de contato de leitura imediata (*Use test*)

Utilizado para confirmar a presença de substância sensibilizante em material usado pelo paciente. Pode ser realizado, se houver risco ocupacional, como, por exemplo, nos profissionais de saúde, nos quais as luvas de látex podem ser a causa da dermatite nas mãos. A princípio, o paciente "veste" um dedo de luva, espera-se 20 minutos, se não ocorrer reação, coloca-se a luva inteira e, após 20 minutos, faz-se a segunda leitura; quando positiva, há o aparecimento de edema e/ou urtica nas mãos, denotando reação imediata do tipo I, IgE mediada.[5]

Teste aberto e aplicação repetida (TAAR)

Utilizado sobretudo na investigação de reações adversas ou alérgicos a medicamentos de uso tópico, alguns cosméticos no estado ("as is"), alérgenos fracos ou substâncias que possam ser irritantes. Pacientes com teste de contato com resultado duvidoso podem ter o teste positivo com o TAAR. A substância é colocada na região cubital; a primeira leitura, após 15 minutos; a segunda, após uma hora; e as demais, diariamente. O aparecimento de urticas ou vesícula é considerado positivo.[5]

Teste de contato atópico (*atopy patch test*)

Consiste num teste epicutâneo com substâncias proteicas inaláveis (ácaros, polens etc.) ou ingeridas (alimentos), que possibilita avaliar reações IgE mediadas (leituras em até 24 horas), bem como manifestações tardias de algumas doenças, como asma, eczema atópico e esofagite eosinofílica (leituras de 24-72 horas). A primeira descrição usando APT com alimentos foi feita em 1989, com *kit* comercial DIMSOFT, hoje em desuso. Em seguida, uma série de estudos foi realizada com alimentos e aeroalérgenos, sobretudo nos pacientes com dermatite atópica.[19]

INDICAÇÕES DO TESTE

Em alguns estudos, o APT mostrou positividade antes do teste de punctura de leitura imediata em crianças menores com alergia alimentar, comprovada por teste de provocação oral.[19] Comparado à dosagem de IgE sérica específica e ao teste de punctura, o APT mostrou-se um teste altamente específico, porém de baixa sensibilidade.[20]

As indicações do teste são:

1. Suspeita de alergia alimentar ou de sintomas, com aeroalérgenos sem achados de IgE específica e/ou teste de punctura positivo.
2. Doenças alérgicas graves ou persistentes, sem fatores desencadeantes conhecidos (estudos em dermatite atópica e esofagite eosinofílica).
3. Múltiplas sensibilizações sem relevância clínica.[19]

METODOLOGIA DO TESTE

O metódo ainda não está padronizando, havendo possibilidade de serem realizados com diferentes concentrações, veículos e material empregado. Os alimentos podem ser usados com extratos liofilizados purificados ou *in natura*, mas alguns estudos mostram melhor acurácia diagnóstica com a utilização dos alimentos *in natura*.[21] Pelos motivos já citados antes, o APT não está indicado rotineiramente na avaliação geral de pacientes com dermatite atópica. A técnica de aplicação e a padronização da leitura é a mesma utilizada para o teste de contato convencional.

Alguns extratos com aeroalérgenos são comercializados numa mistura de solução de 20% em vaselina sólida; outros, com alérgenos de ácaros são comercializados na concentração de 1:10 (FDA Allergenic, Rio de Janeiro, Brasil).

Os alimentos não estão bem padronizados, causando controvérsia no teste. Até o momento, alimentos *in natura* são preferidos, porém proteínas recombinantes poderão ser futuramente usadas. Os

Testes Alérgicos *in vivo*

alimentos podem ser aplicados puros ou com diluição de 10 ou 20%.[19,20]

As reações têm se mostrado significativamente mais positivas com as diluições em vaselina, que deve ser usada como controle negativo. São mais positivas no dorso (94%) em comparação com o braço (69%).[19]

Para aeroalérgenos, bem como alimentos, os resultados são melhores com *chambers* de 12 mm de diâmetro. Recomendam-se as leituras de 48 e 72 horas.[19]

TESTE DE CONTATO COM MEDICAMENTOS (TCM)

Pode ser utilizado como método complementar para auxiliar na determinação causal das reações de hipersensibilidade não imediatas de apresentação cutânea. Há poucas publicações sobre sua utilização em reações graves, mas parece ser uma ferramenta importante para auxiliar situações na qual o teste de provocação oral, considerado padrão-ouro, está contraindicado.[22]

Exceto para alguns antibióticos e alguns outros grupos de medicamentos, a maioria das substâncias não tem padronização de concentração e veículo, algumas vezes sendo necessário estar em sua forma ativada, pois a imunogenicidade da medicação está no seu metabólito ativo.[23]

O TCM mostrou-se útil no exantema maculopapular, eczema generalizado, síndrome de Baboon (SDRIFE), pustulose exantemática generalizada (PEGA), eritema pigmentar fixo, DRESS (*Drug Reaction with Eosinoplhila and Systemic Symptoms*) hoje conhecida por síndrome de hipersensibilidade a fármacos, Síndrome de Stevens-Jonhson e NET (necrólise epidérmica tóxica), dentre outras.[12,24]

Quando um quadro de reação de hipersensibilidade não imediata por uma ou múltiplas medicações é suspeita, o TCM pode mostrar múltiplas sensibilizações, reatividade cruzada entre medicamentos com estrutura química semelhante ou ajudar a excluir múltipla sensibilização.[25]

De maneira prática, podemos utilizar como diluição, para maioria dos medicamentos, a concentração de 10% em vaselina. A concentração máxima que se pode obter uma solução homogênea em vaselina sólida, água ou álcool é de 30%. Se o teste for feito com a forma comercializada do medicamento, sugere-se o uso concentrações de 10, 15 e 30%, ou apenas 30% da concentração do produto final diluído em vaselina ou água. Para os medicamentos em sua forma pura, é possível usar diluições de 0,1, 1 e 10% diluído em água ou vaselina e, quando o peso do metabólito ativo e do excipiente comercial são conhecidos, costuma-se usar uma concentração de 10% da substância ativa. Há algumas substâncias que estão sendo comercializadas para TCM a 10% em vaselina (Chemotechnique Diagnostics, Vellinge, Sweden).[12,25]

Alguns medicamentos apresentam particularidades a serem consideradas. Para os opioides, não há consenso sobre melhor veículo ou concentração (ideal de 3-5%); parece haver reatividade cruzada entre morfina e fosfato de codeína a 5%. Com a heparina e outros anticoagulantes, o teste pode ser feito sem diluição. O mesmo vale para alguns anticorpos monoclonais. Inibidores de bomba de prótons podem ser testados com concentração de 10-50%, sem risco de irritação.[12] Há descrição de reatividade cruzada entre glicocorticoides. A interpretação do teste é semelhante à bateria padrão e é sugerida a realização de duas leituras (48-96 horas) (Figura 27.3).

Capítulo 27

403

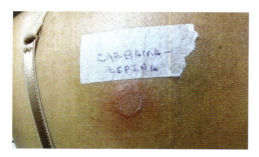

Figura 27.3 – *Patch test* positivo para carbamazepina 10% na leitura de 96 horas.

TESTES DE PROVOCAÇÃO

Os testes de provocação (TP) consistem na administração controlada de um agente (alimento, medicamento ou outro agente), para estabelecer o diagnóstico de reações de hipersensibilidade. Devem ser realizados sempre sob a supervisão de um médico treinado, em ambiente adequado, de preferência hospitalar, e com material de emergência disponível para o tratamento de uma possível anafilaxia.

TESTES DE PROVOCAÇÃO COM MEDICAMENTOS

A administração da medicação é feita de modo controlado, com avaliação de alguns parâmetros, em intervalos de tempo regulares e observação direta do paciente. Os testes de provocação (TP), apesar de suas limitações, são considerados padrão-ouro para estabelecer ou excluir o diagnóstico de hipersensibilidade a medicações, e auxiliam na escolha da terapêutica do paciente.[26]

Antes de realizar um TP, é necessário avaliar o risco-benefício individual. Cautela e vigilância são mandatórias em todos os casos. História de reações graves e presença de muitas comorbidades aumentam o risco durante o procedimento, e devem ser considerados. Os TP devem ser evitados se a necessidade futura da medicação for pouco provável.[27,28]

INDICAÇÕES DOS TP

As indicações dos TP se dividem em quatro grupos:[26]

1. Excluir hipersensibilidade se a história não é sugestiva e em pacientes com sintomas inespecíficos, como vasovagais após uso de anestésicos locais.
2. Prover medicações seguras, farmacologicamente ou estruturalmente não relacionadas em pacientes com hipersensibilidade comprovada, como outros antibióticos em pacientes com hipersensibilidade aos betalactâmicos. Além disso, pode ser útil para pacientes ansiosos que se recusam a tomar as medicações recomendadas sem comprovar sua tolerância.
3. Excluir reatividade cruzada para medicações com hipersensibilidade comprovada, como, por exemplo, cefalosporinas em pacientes com hipersensibilidade a penicilinas ou anti-inflamatórios não esteroidais (AINES) alternativo em pacientes com hipersensibilidade a agentes desse grupo.
4. Estabelecer o diagnóstico de certeza se a história for sugestiva de hipersensibilidade, mas com testes cutâneos negativos, inconclusivos ou não disponíveis. Como exemplo, temos o exantema maculopapular durante tratamento com aminopenicilina, cujos testes sejam negativos.

CONTRAINDICAÇÕES

Os TP com medicamento suspeito não deve ser realizado em gestantes ou pacientes com comorbidades, como infecções agudas ou asma descompensada (VEF1 < 70% ou sintomática), doenças de base graves; sejam cardíacas, hepáticas, renais ou outras; em que a exposição possa provocar uma reação fora de controle.[28,29] Entretanto, exceções podem ser feitas quando a medicação sob suspeita for essencial para o paciente (por exemplo, neurossífilis com necessidade de penicilina).[30] Além disso, gestantes com suspeita de hipersensibilidade por anestésicos locais, com necessidade de anestesia peridural durante o parto, com testes cutâneos negativos podem ser submetidas à TP com anestésico local na sala de parto antes da inserção do cateter epidural.[28]

Não se justifica realizar TP com medicações hoje obsoletas, como sulfonamidas (exceto em pacientes HIV positivos), ou com substâncias de uso controverso, como produtos herbais ou suplementos sem recomendação baseada em evidência. Além disso, o TP não está indicado em pacientes com história de reações graves com mecanismo imunocitotóxico, vasculites, dermatite esfoliativa, eritema multiforme, síndrome de Stevens-Johnson, síndrome de hipersensibilidade a drogas ou medicamentos (SHD), necrólise epidérmica tóxica e manifestações órgão-específicas, como citopenias, hepatites, nefrites e pneumonites, doenças autoimunes induzidas por medicações (lúpus induzido por drogas, penfigoide bolhoso etc.).[27-29]

Algumas recomendações são heterogêneas, como eritema pigmentar fixo, em que o TP parece seguro se o paciente teve poucas lesões (mesmo em crianças), mas não deve ser realizado em reações bolhosas generalizadas, que se tornam difíceis de distinguir da Síndrome de Stevens-Johnson. [27,28]

MÉTODO DO TESTE
Via de administração

As diferentes vias de administração incluem a oral, a parenteral (EV, IM, SC) e a tópica (nasal, brônquica, conjuntival, cutânea). Idealmente, a medicação deveria ser administrada pela mesma via em que a reação ocorreu, no entanto, a via oral, se possível, é a de escolha, pois a absorção é mais lenta e as reações podem ser tratadas mais precocemente se comparadas à via parenteral.[28,31]

Agentes testados

Preparações comerciais são mais utilizadas. No caso de medicações compostas, os agentes devem ser testados separadamente. O teste com ingredientes ativos individuais, como aditivos, deve ser considerado. No entanto, a prova de tolerância deve ser realizada com preparações comerciais.[28]

O TP com ácido acetilsalicílico é o padrão-ouro para diagnóstico de hipersensibilidade aos AINES, sendo de interesse particular para pacientes com sintomas respiratórios. Para os betalactâmicos, graças ao decréscimo da sensibilidade aos testes cutâneos e ao acesso limitado aos determinantes maiores e menores, os TP são necessários, caso os testes cutâneos sejam negativos, e também para avaliar reatividade cruzada entre diferentes classes.[29,30]

Com relação à baixa prevalência de hipersensibilidade verdadeira a anestésicos locais e glicocorticoides, os TP devem ser incluídos na investigação diagnóstica de reações imediatas a esses compostos.[29]

DOSAGENS E INTERVALO DE TEMPO

Dependem de variáveis, como tipo de medicação, gravidade da reação, via de administração, tempo de latência esperado para a reação, condições de base do paciente e medicações de uso contínuo.[28]

Em geral, o início ocorre com pequenas doses, aumentado cuidadosamente e parando, caso ocorram sintomas objetivos. Se não houver sintomas, a dose máxima deve ser alcançada, e é recomendável a administração da dose diária definida para o tratamento.[27,28]

Há vários protocolos de TP disponíveis na literatura. No ambulatório de Reações Adversas a Medicações no HC-FMUSP, administra-se o placebo na primeira etapa e, a cada 20 minutos, após exame do paciente, 10, 20, 30 e 40% da dose da medicação, perfazendo, no final do teste, a dose unitária que o paciente necessita.

Dependendo da gravidade da reação, pode-se iniciar o teste com doses menores e com intervalos maiores entre as administrações. No caso de o TP ser realizado para alternativa terapêutica, o ideal é alcançar a dose terapêutica máxima. Se a história é de reação tardia, o ideal é manter a medicação em doses terapêuticas por alguns dias (em geral, cinco a sete dias, dependendo da medicação).[28]

INTERVALO DE TEMPO ENTRE A REAÇÃO E O TP

Como regra geral, os TP devem ser realizados após, no mínimo, quatro semanas da reação adversa suspeita. Não há tempo limite para os TP, porém, é preciso lembrar que anticorpos para penicilinas podem desaparecer do soro em seis a 12 meses, e que a reatividade cutânea para esses agentes diminui com o tempo. Além disso, a reação deve ter sido totalmente resolvida, tanto clinicamente como também com normalização de parâmetros laboratoriais (caso afete órgãos como fígado e rins, por exemplo).[28,31]

CUIDADOS

Algumas medicações podem influenciar o resultado do TP. É necessário suspender anti-histamínicos e antidepressivos por sete dias antes de sua realização. Agentes betabloqueadores devem ser suspensos dois dias antes, para não inibirem o efeito da adrenalina, caso seja indicada durante um TP. Corticoides utilizados por períodos longos ou em doses altas (doses maiores ou iguais a 40 mg de prednisona) devem ser suspensos por quatro semanas antes, no caso de investigação de reações tardias.[28,31]

PREPARAÇÃO

Considerações éticas

O risco-benefício deve ser aceitável, a medicação deve ser importante e mais efetiva que outros medicamentos alternativos. A reação deve justificar o teste, e métodos alternativos não devem estar disponíveis ou apresentarem resultados inconclusivos. O paciente deve ser informado sobre as consequências do uso de alternativas e do risco do TP, e assinar um termo de consentimento antes da realização do TP.[28,31]

SEGURANÇA

A descrição da reação inicial deve ser detalhada no prontuário, como tratamento e relação temporal com a exposição e sintomas apresentados. Um protocolo individual deve ser preparado com informações sobre doses e via de administração e controles utilizados durante o TP, com resultado descrito em cada etapa.[26-28]

Todos os sinais e sintomas, independente de sua patogênese, devem ser documentados, como a gravidade da reação e sinais prodrômicos ou subjetivos, e o tratamento administrado conforme necessário.[28]

Testes Alérgicos in vivo

A monitorização do paciente visa identificar sintomas precoces de reações graves. Material para resuscitação deve estar disponível para emergências.[26-28]

ASPECTOS PRÁTICOS

O TP deve ser tratado como um procedimento de risco e todos os cuidados devem ser tomados para evitar uma reação grave, como a sua realização por médicos treinados em ambiente hospitalar para realizar o procedimento e tratar as reações adversas, se necessário.[27,28]

Dependendo da gravidade da reação prévia e do tipo de medicação envolvida, pode ser necessário acesso venoso e realização em UTI. Para pacientes com história de asma ou sintomas respiratórios, deve-se solicitar espirometria antes da realização do teste. Em caso de reações graves, pode ser necessária intubação orotraqueal.[28,31]

Os TP devem ser simples-cegos, placebo-controlados e mesmo duplo-cegos em situações nas quais fatores psicológicos sejam relevantes. No dia do teste, o paciente deve estar estável, sem sinais de infecções (virais ou outras).

A observação deve ser feita até o tempo esperado para a reação (1 hora após a administração da última dose da medicação para as reações imediatas) e, no caso de reações leves, observar por 2 horas após estabilização. Se ocorrerem reações graves, é necessária hospitalização devido ao risco de reações bifásicas, que podem ser fatais se não reconhecidas e tratadas adequadamente.[28-32]

Após ser liberado, o paciente deve ser orientado para que procure o pronto-socorro mais próximo, caso apresente alguma reação tardia.

RESULTADO

Um TP é considerado positivo quando reproduz os sintomas originais. É neces-sário utilizar placebo na fase inicial do teste para retirarmos os fatores subjetivos. Sempre tentar objetivar o resultado do teste com vigilância sobre os sintomas cutâneos (fotografar lesões) e outros sinais da reação original. Se disponível, a dosagem de triptase pode ser feita, caso haja reações.[28,31]

TRATAMENTO DAS REAÇÕES

Suspender a administração da medicação é a primeira medida, seguida do tratamento que depende do tipo e da gravidade das reações. O uso de medicações para supressão da reação deve ser iniciado quando os sintomas são específicos o suficiente para declarar como positivo o resultado do TP. O tratamento deve ser individualizado seguindo as regras gerais do tratamento de emergência.[28]

INTERPRETAÇÃO DO RESULTADO E CONSEQUÊNCIAS

O valor preditivo do TP depende do mecanismo envolvido na reação. Embora as reações de urticária por penicilina sejam reprodutíveis, os exantemas muitas vezes não o são, provavelmente por ausência de cofatores. O valor preditivo negativo para reações imediatas por betalactâmicos é muito alto (de 94 a 98%). Caso o TP seja negativo, ainda que a história clínica seja compatível com hipersensibilidade, deve-se considerar a hipótese de dessensibilização ou tolerância espontânea, embora não sejam bem documentadas na literatura.[26,28]

Após a realização do TP, fornecer ao paciente um documento por escrito em que constem as substâncias sensíveis a ele e as opções terapêuticas liberadas. O uso de braceletes e/ou colares de identificação deve ser estimulado, e devem conter o nome do princípio ativo, caso seja comprovada hipersensibilidade.[31,32]

TESTES DE PROVOCAÇÃO COM ALIMENTOS

Mesmo com uma história clínica detalhada e testes *in vivo* e/ou *in vitro*, muitas vezes o diagnóstico de alergia alimentar não é confirmado, sendo necessário realizar testes de provocação oral. Considerados o padrão-ouro para o diagnóstico de alergia alimentar, os testes são indicados para confirmar a etiologia ou determinar o desenvolvimento de tolerância, e serão descritos em capítulo específico sobre o tema.

BRONCOPROVOCAÇÃO

Tem por objetivo avaliar a hiperresponsividade brônquica. Pode ter mecanismo inespecífico ou específico, conforme o estímulo.

MECANISMOS

Na broncoprovocação (BP) inespecífica, podem-se utilizar estímulos diretos, como histamina e agonistas colinérgicos (metacolina, acetilcolina e carbacol) e indiretos, como exercício, ar seco, hiperventilação eucápnica, salina hipertônica inalatória (NaCl 4,5%, manitol), agentes farmacológicos e adenosina.[33]

Com estímulo direto, a substância estimula diretamente os receptores na musculatura lisa brônquica, causando broncoconstrição. Embora a sensibilidade seja alta, a especificidade é baixa. Se o estímulo é indireto, a broncoconstrição ocorre por ação de mediadores endógenos liberados de células localizadas nos brônquios. A sensibilidade é baixa, mas a especificidade é alta.[33,34]

Na BP com estímulo indireto com exercício, a ventilação pulmonar, umidade e temperatura do ar inspirado levariam à desidratação osmótica da via aérea, com broncoconstrição.[33]

INDICAÇÕES

A principal indicação da BP com estímulo direto com histamina/metacolina é excluir ou confirmar o diagnóstico de asma.

Muitos autores sugerem utilizar a BP com estímulo indireto como marcador de controle de asma em pacientes em uso de corticosteroide inalado.[33]

CONTRAINDICAÇÕES

É contraindicada se há limitação moderada ou grave ao fluxo aéreo, doença cardiovascular não controlada (IAM ou AVC < 3 meses, HAS não controlada), incapacidade de realizar espirometria, infecções respiratórias (< 6 semanas), gravidez/amamentação, epilepsia, uso de anti-histamínico ou inibidor de colinesterase.[34]

TÉCNICA

É necessária a colaboração do paciente e técnica espirométrica adequada, já que a BP começa com uma espirometria. A partir da medida basal, é feita inalação com salina ou diluente seguida de medida de VEF1 após 30 e 90 segundos da inalação.

Se não houver queda de VEF1 maior que 10%, são realizadas novas inalações com concentrações crescentes do fármaco, seguidas de novas medidas de VEF1 30 e 90 segundos após cada inalação, até atingir a concentração máxima (16 mg/mL de histamina ou 32 mg/mL de metacolina) ou queda de VEF1 maior que 20% do valor após salina.

O resultado é fornecido em PC_{20}, que é a concentração do fármaco que causa queda do VEF1 maior que 20% em relação ao basal (pós-salina) e PD_{20}, que é a dose do fármaco que causa queda de VEF1 em 20% em relação ao basal.[33-35]

Testes Alérgicos *in vivo*

CUIDADOS

Broncodilatadores, teofilina, cromoglicato, anti-histamínicos e antileucotrienos devem ser suspensos antes do teste, conforme seu tempo de ação, pois podem reduzir a responsividade brônquica. Além disso, a resposta a estímulo indireto pode ser inibida pelo uso de corticoide inalatório (CI).[34]

BRONCOPROVOCAÇÃO ESPECÍFICA (BPE)

NA BPE, são utilizados alérgenos aos quais o paciente é sensibilizado, que auxilia o diagnóstico etiológico da asma, sobretudo nos quadros ocupacionais. Além disso, pode avaliar efeitos da imunoterapia, estudo de medicações para asma e estudos de fisiopatologia.

Ela deve ser realizada com extratos padronizados em concentrações crescentes, sendo a técnica semelhante à da BP inespecífica, com término na maior concentração do extrato (equivalente à diluição 1:1) ou queda de 15 a 20% do VEF1. É necessária internação por 12 a 24 horas, em função do risco de reação de fase tardia com broncoespasmo e para evitar exposição a outros alérgenos e poluentes.[34]

As contraindicações são as mesmas da BC inespecífica e não deve ser realizada em crianças menores que sete anos e em pacientes com crises graves de asma nos seis meses anteriores. A BP deve ser realizada somente por profissionais treinados, com material de reanimação disponível e em sala própria.[35]

PROVOCAÇÃO NASAL

O teste de provocação nasal (TPN) é um meio diagnóstico que reproduz a resposta das vias aéreas superiores à exposição natural de alérgenos ou irritantes em estudo.

INDICAÇÕES

A principal indicação do TPN é a confirmação diagnóstica da etiologia da rinite nos casos em que há discordância entre a história clínica sugestiva de atopia e os exames complementares, como a identificação da presença de IgE específica *in vivo* (teste cutâneo de leitura imediata) ou *in vitro*.[36]

Outras indicações são: quantificar a relevância clínica de novos alérgenos ou alérgenos e irritantes ocupacionais, avaliação dos efeitos terapêuticos de medicamentos, da imunoterapia, detectar mediadores químicos na mucosa após a provocação nasal, detectar a permeabilidade vascular, identificar a resposta celular e morfológica após estímulo com alérgenos.[36,37]

CONTRAINDICAÇÕES

São consideradas contraindicações absolutas dos TPN: as rinossinusites virais ou bacterianas agudas; a fase de exacerbação das doenças alérgicas (rinite, asma e outras); reação anafilática prévia ao alérgeno de interesse; doenças sistêmicas graves, sobretudo asma grave; pacientes com capacidade pulmonar diminuída por restrição e gravidez. Pacientes com cirurgias nasais recentes devem aguardar, no mínimo, oito semanas para serem submetidos a TPN.[36]

CUIDADOS

Anti-histamínicos devem ser suspensos três dias antes; corticoides tópicos nasais devem ser suspensos por, no mínimo, uma semana antes; corticoides orais sistêmicos, na dose > 20 mg/dia de prednisona, devem ser suspensos duas semanas antes; descongestionantes, um dia antes; e anti-hipertensivos da classe dos inibidores de enzima conversora de angiotensina, três semanas antes.[37]

TÉCNICA

Diversas técnicas têm sido utilizadas na realização do TPN, bem como na sua interpretação. Esta poderá ser realizada por avaliação clínica da resposta nasal (nota clínica), utilizando-se uma série de sinais e sintomas (espirros, prurido, rinorreia, obstrução nasal e sintomas oculares), e também pico de fluxo inspiratório nasal (PFIN) e o pico de fluxo expiratório, (PFEN) antes, durante e no final do TPN. O PFI, rinomanometria (RMM) ou rinometria acústica (RMA) avaliam o principal parâmetro considerado, a obstrução nasal.[37,38]

Na primeira etapa do teste, instila-se salina isotônica nas narinas, para verificar se há hiperresponsividade inespecífica. Os alérgenos podem ser colocados sob diversas formas (*sprays*, disco de papel, em forma de gotas), sendo o melhor método a instilação em *spray*.[37]

A concentração inicial de alérgenos deve ser 50 AU/mL, com aumento de três vezes a concentração, se negativo. O TPN é considerado positivo se há redução de mais de 40% do PFIN, independente dos sintomas. Além disso, pode ser considerado positivo se houver redução maior que 20%, combinado com aumento do escore de sintomas.[37]

O TPN é um procedimento complexo na sua execução e interpretação; além disso, necessita da cooperação do paciente. Há risco de broncoespasmo durante sua execução e, portanto, não é prática rotineira, sendo reservado para estudos específicos.[37,38]

REFERÊNCIAS BIBLIOGRÁFICAS

1. Blackley CH. Hay fever: its causes, treatment and effective prevention; experimental researches. 2ª ed. London; Baillie-res Tindal and Cox; 1880.

2. Mantoux C. Intradermoréaction de la tuberculose. Cr Acad Sci 1908;147:3554

3. Lewis T, Grant RT. Vascular reactions of the skin to injury. Heart 1924;11:209-265.

4. Pepys J. Skin tests in diagnosis. In Gell PGH, Coombs RRA ed Clinical Aspects of Immunology. 2ª ed. Philadelphia: FA Davis; 1968. p. 189-220.

5. Mota AA, Kalil J, Barros MT. Testes Cutâneos. Rev bras alerg imunopatol. 2005; 28:73-83.

6. Noon L, Cantar BC. Prophylatic inoculation against hay fever. Lancet 1911; i: 1572.15

7. Stull A, Cooke R, Tennant J. The allergen content of pollen extracts. Its determination and its deterioration. J Allergy1993; 4: 455

8. Arruda LK, Barbosa MCR, Bardini G, Yang AC, Genov IR, Moreno AS. Alérgenos recombinantes: papel no diagnóstico e na Imunoterapia alérgeno – específica- Braz J Allergy Immunol 2013;1(4):211-218.

9. Weghofer M, Grote M, Resch Y, Casset A, Kneidinger M, Kopec J. Identification of Der p 23, a peritrophic-like protein as a new major Dermatophagoides pteronyssinus allergen associated with peritrophic matrix of mite fecal pallets. J Immunol. 2013;190(7):3059-67.

10. Hamilton RG- Assessment of indoor allergen exposure – Curr Allergy Asthma Rep 2005; 5(5): 394-401

11. Zahradnik E, Raulf M. Animal allergens and their presence in the environment. Front Immunol 2014 3;5:76.

12. Brockow K, Garvey LH, Aberer W, Atanaskovic-Markovic M, Barbaud A, Bilo MB et al. Skin test concentrations for systemically administered drugs – an ENDA/EAACI. Drug Allergy Interest Group position paper. Allergy 2013;68:702-712.

13. van Kampen V, de Blay F, Folletti I, Kobierski P, Moscato G, Olivieri M, et al. EAACI position paper: skin prick testing in the diagnosis of occupational type I allergies. Allergy 2013; 34: 580-584.

14. Bousquet J, Heinzerling L, Bachert C, Papadopoulos NG, Bousquet PJ, Burney PG et al. Practical guide to skin prick tests in allergy to aeroallergens. Allergy 2012 Jan;67(1):18-24

15. Castro FFM. Diagnóstico clínico e laboratorial em Alergia. 1ª Ed. Barueri, SP: Minha Editora, 2012. p.33-57.

16. Bourke J, Coulson I, English J; British Association of Dermatologists. Therapy Guidelines and Audit Subcommittee. Guidelines for the management of contact dermatitis: an update 2009. Br J Dermatol. 2009;160(5):946-54.

17. Sheretz EF, Swartz SM. Is the screening patch test tray still worth using? J Am Acad Dermatol 1993; 36:1057-8.

18. Gonçalo M, Ferguson J, Bonevalle A, Bruynzeel DP, Giménez-Arnau A, Goossens A et al. Photopatch testing: recommendations for a European photopatch test baseline series. Contact Dermatitis. 2013 Apr;68(4):239-43.

19. Turjanmaa K, Darsow U, Niggemann B, Rancé F, Vanto T, Werfel T. EAACI/GA 2 LEN Position Paper: Presente status of atopy patch test. Allergy 2006: 61: 1377-1384.

20. Dortas Junior SD, Levy SAP, Pires AHS; Abe AT, Valle SOR, Coelho VP et al. Teste de contato com aeroalérgenos no diagnóstico da dermatite atópica. Braz J Allergy Immunol; 1(1): 65-70, 2013.

21. Berni Canini et al. Atopy patch test in children with food allergy – related gastrointestinal symptoms, Alergy 2007:62:738-743.

22. Tanno LK, Ensina LFC, Aun MV, Ribeiro MR, Rodrigues AT, Garro SL et al. Teste de contato com medicamentos na investigação das reações de hipersensibilidade não imediatas. Rev bras alerg imunopatol, 2011 34 (6) 2011.

23. Demoly P, Adkinson NF, Brockow K, Castells M, Chiriac AM, Greenberger PA et al. Internacional Consensus on drug allergy. Allergy 2014; 69:420-37.

24. Barbaud A. Skin testing in delayed reactions drugs. Immunol Allergy Clin N Am 2009; 29:517-535.

25. Liippo J, Pummi K, Hohenthal U, Lammintausta K. Patch testing and sensitization to multiple drug. Contact Dermatitis 2013;69(5):296-302

26. Aberer W, Bircher A, Romano A, Blanca M, Campi P, Fernandez et al. Drug provocation testing in the diagnosis of drug hypersensitivity reactions: general considerations. Allergy 2003: 58: 854-863.

27. Bousquet PJ, Gaeta F, Bousquet-Rouanet L, et al. Provocation tests in diagnosing drug hypersensitivity. Curr Pharm Des 2008; 14:2792–2802.

28. Rerkpattanapipat T, Chiriac AM, Demoly P. Drug provocation tests in hypersensitivity drug reactions. Curr Opin Allergy and Clin Immunol 2011,11:299-304.

29. Joint Task Force on Practice Parameters; American Academy of Allergy AaIACoA, Asthma and Immunology; Joint Council of Allergy, Asthma and Immunology. Drug allergy: an updated practice parameter. Ann Allergy Asthma Immunol 2010;105:259-273.

30. Bousquet PJ, Pipet A, Bousquet-Rouanet L, Demoly P. Oral challenges are needed in the diagnosis of b-lactam hypersensitivity. Clin Exp Allergy 2007; 38:185–190.

31. Demoly P, Adkinson NF, Brockow K, Castells M, Chiriac AM, Greenberger PA et al. Internacional Consensus on drug allergy. Allergy 2014; 69:420-37.

32. Rive CM, Bourke J, Phillips EJ. Testing for drug hypersensitivity syndromes. Clin Biochem Rev 2013;34(1):15-38.

33. Cockcroft DW, Davis BE. Diagnostic and therapeutic value of airway challenges in asthma. Curr Allergy Asthma Rep. 2009;9(3):247-53.

34. Castro FFM. Diagnóstico clínico e laboratorial em Alergia. 1ª Ed. Barueri, SP: Minha Editora, 2012. p.157-171.

35. Cockcroft DW. Broncoprovocation methods: direct challenges. Clin Rev Allergy Immunol 2003; 24(1):19-26.

36. Baldaçara RPC, Nabechima KL, Fernandes FR, Andrade MEB, Fernandes MFM, Aun WT et al. Teste de provocação nasal em rinite de etiologia indeterminada. Rev Bras alerg imunopatol 2007; 30 :21-26.

37. Tantilipikorn P, Vichyanond P, Lacroix JS. Nasal provocation test: how to maximize its clinical use? Asian Pac J Allergy Immunol 2010;28:225-31

38. Gosepath J, Amedee RG, Mann WJ. Nasal Provocation Testing as an International Standard for Evaluation of Allergic and Nonallergic Rhinitis. Laryngoscope; 2005; 115 (3): 512-516

CAPÍTULO **28**

Testes Alérgicos
in vitro

Cristina Maria Kokron

INTRODUÇÃO

O laboratório clínico desempenha uma função cada vez mais importante no diagnóstico das alergias ou, mais especificamente, das reações de hipersensibilidade. A maior parte das alergias causadas por antígenos ambientais, alimentos e medicamentos clinicamente significantes são causadas por processos inflamatórios envolvendo a imunoglobulina E – IgE (alergias mediadas por IgE, hipersensibilidade tipo I). Entretanto, podem ser desencadeadas por qualquer um dos mecanismos imunológicos descritos por Gel e Coombs, em 1963: *hipersensibilidade tipo I*, é a clássica, mediada por anticorpos do tipo IgE; *hipersensibilidade tipo II*, reação citotóxica; *hipersensibilidade tipo III*, determinada por imunocomplexos e *hipersensibilidade tipo IV*, reação do tipo celular. O clínico inicia a investigação com uma história clínica detalhada e exame físico, fazendo as hipóteses diagnósticas pertinentes e suspeitas de alérgenos desencadeantes. Para comprovação de suas hipóteses e do(s) agente(s) etiológico(s), deve-se proceder com testes *in vivo* e *in vitro* para instituição de tratamento específico. Os exames laboratoriais, que vêm apresentando evolução considerável, sobretudo nos últimos 20 anos, facilitam o diagnóstico e também

Alergia & Imunologia Aplicação Clínica

o manejo do paciente alérgico.[1] A utilização otimizada dos recursos para o diagnóstico de alergia depende da boa parceria entre o médico requisitante e o laboratório clínico.

A Tabela 28.1 resume as análises realizadas com mais frequência no diagnóstico, acompanhamento e pesquisa de pacientes alérgicos em laboratório de imunologia clínica.

Tabela 28.1 – Testes *in vitro* para diagnóstico de reações alérgicas.			
Metodologias	**Característica**	**Vantagens**	**Desvantagens**
Dosagem de IgE Total	Quantitativo	Automatizado Demonstra sensibilização	Associação com parasitoses
Dosagem de IgE específica	Quantitativa Qualitativa	Automação Armazenamento do soro Pouco material biológico Diagnóstico de diferentes alérgenos	Baixa sensibilidade para alguns alérgenos
Array de alérgenos (ImunoCAP-ISAC)	Semiquantitativo Qualitativo	Automatizado Pouco material biológico para mais de 100 alérgenos diferentes	Caro
Dosagem de IgG específica	Quantitativo Qualitativo	Automatizado	Utilidade limitada
Triptase	Quantitativo	Automatizado Diagnóstico de reações anafiláticas Monitoramento da asma	Associação a outros testes
Liberação de histamina	Quantitativo Qualitativo	Demonstra sensibilização Diagnóstico de diferentes alérgenos	Demorado Processamento em 24 horas falso-negativos
Ativação de basófilos	Quantitativo Qualitativo	Simples Rápido Pesquisa de diferentes alérgenos	Processamento em 24 horas
ECP	Quantitativo	Automatizado Monitoramento do tratamento	
Imunoblot	Qualitativo	Identificação de novos alérgenos Monitoramento do tratamento	Demorado Caro
Linfoproliferação	Quantitativo Qualitativo	Diagnóstico de hipersensibilidade tipo IV	Demorado

Adaptada de Oliveira, Pedreschi e Kokron, 2013.[2]

DOSAGEM DE IgE ESPECÍFICA

Em 1967, logo após a descoberta da imunoglobulina E, Wide *et al.* descreveram o primeiro ensaio imunométrico para dosagem da IgE específica sérica, denominado *radioallergosorbent test* (RAST). Esse acrônimo, RAST, permanece em uso apesar de hoje a reação ser revelada por fluorescência ou luminescência. No Brasil, os métodos mais prevalentes para dosagem de IgE específica são o ImmunoCAP (Phadia Laboratory Systems, Thermo Scientific) e o Immulite (Siemens Healthcare Global).

A presença de IgE específica é necessária, mas não suficiente para uma doença alérgica clinicamente manifesta; entretanto, ela se tornou a medida laboratorial inicial utilizada no diagnóstico das alergias. A complexidade dos extratos alergênicos e sua padronização representam os maiores desafios para maior otimização da dosagem de IgE específica. Progressos têm sido feitos na produção e na caracterização de alérgenos recombinantes, ainda que lentamente.

Uma das maiores controvérsias em alergia tem sido a comparação entre os resultados de IgE específica sérica e os testes biológicos de sensibilização alérgica. Assim como no teste de punctura, não se pode fazer uma correlação direta entre presença de IgE específica sérica e doença clínica. Assume-se que a maior parte dos pacientes com IgE sérica específica tem doença clínica. A sensibilidade dos imunoensaios para IgE específica, comparados ao teste de punctura, é, em média, 70-75%, fazendo com que, na maioria das vezes, os testes cutâneos sejam mais úteis na prática clínica para o diagnóstico das doenças IgE mediadas. A sensibilidade e a especificidade de um determinado nível de IgE específica em diagnosticar alergia varia entre os pacientes.[3] A dosagem de IgE específica sérica tem baixa especificidade num indivíduo com dermatite atópica e altos níveis de IgE, e baixa sensibilidade nos pacientes com IgE sérica total baixa.

Outro dado importante a ressaltar são os resultados provocados pelas diferentes metodologias de dosagem de IgE sérica específica não são intercambiáveis, sendo as diferenças decorrentes da especificidade dos reagentes que contêm os alérgenos utilizados pelos diferentes métodos. As preparações de alérgenos utilizadas são misturas de proteínas preparadas a partir de extratos biológicos que diferem em sua composição entre os fabricantes. Fatores como a época do ano em que a matéria-prima foi coletada, o grau de dificuldade em identificar a fonte pura da matéria-prima, a presença de matérias-primas morfologicamente similares que podem contaminar a fonte de interesse, e diferenças na extração e processamento final durante a produção do reagente alergênico pelos fabricantes dos ensaios estão entre as causas dessa variabilidade. Felizmente, os extratos alergênicos selecionados para uso passam por um intenso controle de qualidade e documentação por diversos métodos.[4]

Em linhas gerais, a técnica de dosagem de IgE específica baseia-se no acoplamento covalente do alérgeno de interesse a uma superfície fixa que reage com a IgE específica da amostra de soro. Posteriormente, são adicionados anticorpos anti-IgE conjugados a uma enzima e o substrato. A reação é interrompida para aferição da fluorescência. Os resultados são expressos em unidades internacionais (kIU/L, em que 1 kIU = 2,44 µg/L de IgE sérica), e, quanto maior o valor, maior é a quantidade de IgE específica na amostra.

A utilização dessas novas metodologias possibilitou mensurações quantitativas e reprodutíveis de IgE específica no soro do paciente, o que tem permitido aos pesquisadores avaliar a relação entre os níveis de IgE alérgeno-específicos e a probabilidade do desencadeamento de uma reação alérgica clinicamente relevante para o paciente após a exposição alergênica. Essas correlações têm sido feitas sobretudo em alergia alimentar, comparando-se ao padrão-ouro de diagnóstico, que é a provocação oral duplo-cego placebo controlada. Estudos realizados, comparando-se os níveis de IgE específica de alérgenos alimentares com história e provocação oral, determinaram valores de IgE específica que poderiam predizer a reatividade clínica com boa segurança, reduzindo, assim, a necessidade de provocações orais em cerca de 50%.[5]

A potência e a estabilidade entre os extratos alergênicos disponíveis comercialmente dependem da alergenicidade intrínseca do alérgeno, sendo mais alta nos polens, alimentos anafilatogênicos estáveis, ácaros domiciliares, alguns alérgenos epidérmicos e fungos do que nos venenos, medicamentos e substâncias químicas.[1]

Em geral, os testes cutâneos são preferidos para o diagnóstico das doenças alérgicas IgE mediadas, por serem mais rápidos, mais baratos e mais sensíveis.[6] Entretanto, os testes *in vitro* podem ser os mais indicados em situações, como:

- O teste *in vitro* não causa risco de reação alérgica ao paciente como no idoso com doença cardiovascular, pacientes com reações anafiláticas e pacientes com história de reações graves a quantidades mínimas de alérgeno.

- O teste *in vitro* não é influenciado pelas medicações em uso pelo paciente, portanto, é interessante naqueles que não podem parar de tomar anti-histamínicos, alguns antidepressivos e também naqueles que não podem interromper o uso de medicamentos que inibem o manejo ou a resposta fisiológica à anafilaxia, como betabloqueadores e inibidores de ECA.
- Pacientes que apresentam alterações cutâneas, como pacientes com dermatite atópica generalizada, dermografismo, lactentes com menos de 12 meses, cuja reatividade cutânea pode não refletir a sensibilidade alérgica.
- Maior conveniência para o paciente.
- Os testes *in vitro* podem ser superiores aos testes cutâneos em algumas situações clínicas, como alergias a determinados alimentos.

TESTE DE ELISA DE INIBIÇÃO DA IgE ESPECÍFICA

Esse teste é uma variação da dosagem de IgE específica básica, em que quantidades conhecidas de um alérgeno (antígeno) e IgE específica (anticorpo) para aquele alérgeno são misturadas e, posteriormente, uma amostra de um reagente desconhecido (antígeno ou anticorpo) é adicionado, competindo com os componentes conhecidos. Essa técnica pode ser utilizada para determinar a quantidade de alérgeno ou IgE específica numa amostra desconhecida, ou para pesquisar a possibilidade de reatividade cruzada entre diferentes alérgenos.[6]

DOSAGEM DE IgE TOTAL

O nível de IgE no soro varia com a idade e tende a flutuar em consequência de contato com antígenos. A maior parte da IgE produzida se fixa a receptores de alta afinidade, presente na membrana celular de mastócitos e basófilos. No entanto, o nível de IgE no soro está relacionado com a IgE total produzida, refletindo a quantidade total de IgE disponível no âmbito celular.

Indivíduos atópicos se caracterizam por desenvolver altos títulos de IgE, daí resulta que a simples determinação de IgE pode discriminar indivíduos atópicos de não atópicos; entretanto, há um alto grau de sobreposição entre as duas populações. Níveis elevados sugerem doença alérgica, mas não informa qual patologia ou a que alérgenos o paciente é sensibilizado.[6]

A aplicação clínica da dosagem de IgE sérica total tem valor modesto. Observam-se altos níveis de IgE sérica total nas doenças alérgicas, sobretudo na dermatite atópica; nas parasitoses intestinais; em doenças infecciosas, como aspergilose broncopulmonar alérgica (ABPA) e hanseníase; em imunodeficiências primárias e secundárias (Síndrome de HiperIgE, Síndrome de Wiskott-Aldrich, AIDS e doença enxerto-hospedeiro); doenças inflamatórias (Síndrome de Churg-Strauss e doença de Kawasaki); efeito colateral de alguns medicamentos; além de algumas doenças malignas.[6] Sua dosagem seriada pode ser utilizada para avaliar resposta a terapêutica instituída. Os níveis de IgE total também são necessários para a indicação ou não da terapêutica com o anticorpo monoclonal omalizumab e a determinação da dose inicial desde medicamento.[1]

DIAGNÓSTICO MOLECULAR – *MICROARRAY* DE ALÉRGENOS

O progresso e o desenvolvimento ocorridos no campo dos alérgenos recombinantes possibilitaram o desenvolvimento de um novo conceito em diagnóstico de alergia, o diagnóstico molecular, que tor-

na possível a identificação de moléculas potencialmente causadoras de doenças alérgicas. Diagnóstico Molecular da Alergia é uma abordagem utilizada para mapear a sensibilização alergênica de um paciente no âmbito molecular, utilizando moléculas alergênicas naturais purificadas ou recombinantes (componentes alergênicos) em vez de extratos alergênicos brutos.[7,8]

O diagnóstico molecular possibilita um aumento da acurácia no diagnóstico e prognóstico da alergia, e tem papel fundamental em três aspectos do diagnóstico da alergia:

a) Resolução da sensibilização genuína ou reatividade cruzada em pacientes polissensibilizados, melhorando o entendimento dos alérgenos desencadeantes;

b) Em casos selecionados, avaliação de risco de reações graves, sistêmicas ou locais leves em alergia alimentar, reduzindo a ansiedade desnecessária do paciente e necessidade de provocações orais;

c) Identificando pacientes e alérgenos desencadeantes para imunoterapia específica.[8]

Nesse contexto, a tecnologia de microarranjos (*microarray*) torna possível a pesquisa de IgE específica para diversos componentes alergênicos (ou peptídeos) de uma só vez e com mínima quantidade de soro, em vez da pesquisa de alguns alérgenos totais separadamente. O biochip hoje disponível comercialmente no Brasil é o ImmunoCAP ISAC® (Immuno Solid-phase Allergy Chip), da Phadia, que contém 112 componentes oriundos de 51 fontes alergênicas.

Microarranjos de peptídeos e proteínas podem ser particularmente úteis na melhor compreensão associada às mudanças do repertório de anticorpos na tolerância natural ou induzida por imunoterapia. Os microarranjos poderão ter ainda algumas centenas de proteínas alergênicas imobilizadas, levantando uma questão sobre como isso influenciará o diagnóstico das doenças alérgicas. O diagnóstico molecular pode ser um instrumento de suporte para a escolha do tratamento certo para o paciente certo no momento certo.[7] Com certeza, o uso regular desses microarranjos contribuirá para a melhor compreensão da causa e desenvolvimento dessas doenças, possibilitando a personalização do tratamento de cada paciente.[9]

DOSAGEM DE IgG E IgG4 ESPECÍFICA

A presença de IgG sérica específica indica exposição ao alérgeno. A IgG alérgeno-específica pode ser detectada mais facilmente que a IgE específica, pois está, na maioria das vezes, presente em concentrações mais elevadas.

Embora alguns autores acreditem que as dosagens de IgG e IgG4 específicas podem ser úteis no diagnóstico de alergia alimentar, essas dosagens ainda não tem relevância clínica, não foram validadas e não têm controle de qualidade suficientes e, portanto, não devem ser realizadas.[1] Stapel et al. (2008)[10] acreditam que a presença de IgG específica para alimentos indica que o organismo tem sido exposto repetidamente a componentes do alimento, e reconhecidos como proteínas estranhas pelo sistema imune. Sua presença não deve indicar hipersensibilidade, mas sim um indicador de tolerância imunológica.[6]

Exceção se faz na dosagem de IgG específica, especialmente da IgG4 específica, no acompanhamento da imunoterapia alérgeno-específica, sobretudo para veneno do insetos, correlacionando-se com a eficácia desse tratamento. Entretanto, são necessários a confirmação e a validação dos valores preditivos de IgG4 para eficácia terapêutica da imunoterapia.[1]

DOSAGEM DE TRIPTASE

A triptase é produzida por mastócitos e basófilos, entretanto, a expressão em mastócitos é cerca de 500 vezes maior que em basófilos. Quando os mastócitos são ativados, a triptase é um dos mediadores liberados juntamente com histamina, prostaglandinas e leucotrienos, e por isso considerada um bom marcador de ativação de mastócitos. Triptase existe na forma madura e imatura. A forma imatura, também conhecida como protriptase, é secretada espontaneamente por mastócitos não estimulados, e podem ser processados proteoliticamente em triptase madura.[11] As triptases de relevância clínica são a beta-triptase (maior) e a alfa-triptase (menor). A beta-triptase é liberada durante a ativação de mastócitos por alérgenos e a alfa-triptase está quase sempre elevada nos pacientes portadores de mastocitose sistêmica.

Durante um quadro de anafilaxia ou na mastocitose, grandes quantidades de triptase são liberadas na circulação pelos mastócitos (> 20 ng/mL) com pico em 2 horas após o início da reação. Os níveis séricos normais de triptase variam de 1 a 15 ng/mL. Após anafilaxia, os níveis de triptase podem estar marginalmente elevados até níveis acima de 100 ng/mL.[1,11]

A dosagem da triptase sérica tem utilidade em duas situações: confirmar a possível anafilaxia, sobretudo em situações em que o paciente está inconsciente (fazendo diagnóstico diferencial com reações vasovagais, choque séptico, convulsões, infarto e síndrome carcinoide), e auxiliando o diagnóstico das mastocitoses. Os níveis basais de triptase devem ser obtidos sempre que possível, e comparados ao da fase aguda. Níveis basais de triptase elevados aumentam o risco de reações anafiláticas mais graves, especialmente no indivíduo alérgico a veneno de himenópteros, tanto após uma ferroada quanto durante a imunoterapia específica.[11]

A triptase deve ser dosada de 30 minutos a 4 horas após o início da reação alérgica (de modo especial na anafilaxia acompanhada de hipotensão), pois apresenta declínio rápido. A triptase pode também ser detectada em 15 a 30 minutos após provocação alergênica, com declínio em 2 horas. Pode ser detectada também no lavado broncoalveolar, fluido nasal e lágrimas, mas a dosagem nesses fluidos ainda não tem utilidade clínica.[1]

TESTE DE LIBERAÇÃO DE HISTAMINA

Assim como a triptase, a histamina é uma amina biogênica produzida e estocada em mastócitos e basófilos, sendo o único mediador pré-formado dessas células com atividade vasoativa potente e espasmogênica de músculos lisos.[11] A histamina é uma molécula muito lábil, com meia vida muito curta no sangue.[3] A liberação da histamina ocorre após o alérgeno estabelecer uma ponte entre moléculas de IgE ligadas ao seu receptor de IgE de alta afinidade na superfície celular.

A liberação de histamina dos basófilos é um valioso instrumento de pesquisa *in vitro* da alergia. Na maioria dos estudos, acrescenta-se alérgeno ou antígeno aos leucócitos do sangue periférico, com a dosagem direta da histamina no sobrena-

dante. Em indivíduos alérgicos a polens, observa-se boa correlação entre a gravidade dos sintomas e a quantidade de histamina liberada *in vitro*.

O critério para considerar uma amostra positiva varia de 1 a 20% do total de histamina liberada, porém, esses valores podem diferir para alguns alérgenos, dependendo de suas concentrações.

Pode ser utilizado também como medida da especificidade do alérgeno, sendo comparado aos testes de inibição. Essa dosagem, apesar de ter maior sensibilidade que a triptase, ainda tem tido pouca aplicação clínica devido à curta meia-vida da histamina no plasma e às dificuldades em manipular as amostras.[1,11]

DOSAGEM DE PROTEÍNA CATIÔNICA ESPECÍFICA – ECP

A ECP é um dos produtos liberados pelos grânulos dos eosinófilos. É uma proteína básica de 18,5-22 kDa que age como uma neurotoxina potente e agente citotóxico que mata os parasitas provavelmente pelo dano à membrana. Níveis elevados de ECP têm sido observados no soro, escarro e secreção nasal de indivíduos durante a fase tardia da reação alérgica (6-24 horas após a exposição alergênica), quando o influxo de eosinófilos é predominante no local da reação. Os resultados se correlacionam fortemente com o número de eosinófilos sanguíneos.

A dosagem de ECP pode ser feita incubando-se o soro do paciente com o alérgeno a ser pesquisado em uma superfície fixa contendo anticorpos monoclonais anti-ECP. Após incubação, a reação é interrompida para aferição da fluorescência. Valores acima de 15 mg/L devem ser considerados elevados. Além disso, pode ser dosada por meio de um *kit* comercia-

Alergia & Imunologia Aplicação Clínica

lizado pela Thermo Scientific – Phadia (ImmunoCAP-ECP).

A mensuração dos níveis séricos de ECP pode ser utilizada para diagnóstico e monitoramento de asma, dermatite atópica e para verificar pacientes que não estejam aderindo ao tratamento, além de outras doenças alérgicas em que os eosinófilos podem estar induzindo dano tecidual, mas com limitada utilidade clínica.

IMUNOBLOT

O *Imunoblot* combina a seletividade da eletroforese em gel com a especificidade da interação antígeno-anticorpo. Utilizada para detectar e caracterizar proteínas, podendo ser aplicada para a identificação de múltiplas proteínas presentes em substâncias alergênicas no diagnóstico de doenças e reações alérgicas. Trata-se de um instrumento para pesquisa não quantitativo.[6]

As proteínas, separadas por tamanho, são transferidas do gel para um suporte estável como papel ou nitrocelulose. Para a detecção da proteína de interesse, incuba-se a membrana contendo os antígenos com a amostra a ser estudada e, após lavagem, é adicionado um anticorpo anti-IgE humana, marcada com enzima ou radioisótopo.

Os experimentos de *imunoblot* tornam possível obter uma informação mais detalhada do que a pura detecção de anticorpos específicos. Além da confirmação da presença das bandas alergênicas específicas, pode ser utilizado nos estudos de reatividade cruzada e no monitoramento da imunoterapia.

Análises de *Imunoblot* para reatividade a IgE-específicas contra extratos de alérgenos, utilizando-se anti-IgE humanos marcados após eletroforese do alérgeno em questão, possibilitou a identificação e a discriminação de moléculas alergênicas a partir de uma única fonte, além de permitir a detecção de padrões individuais de sensibilização a moléculas alergênicas específicas em fontes diferentes com reatividade cruzada.[9]

Em muitos casos, a sensibilização geral a proteínas imunodominantes, bem como a sensibilização individual a alérgenos menores, pode ser observada utilizando-se o *imunoblot*. Além disso, o padrão de reatividade a IgE-específica pode ser diferenciado entre pacientes com alergias a um mesmo extrato total.

Os experimentos de *imunoblot* são essenciais para o desenvolvimento de testes de IgE específicos *in vivo* e *in vitro*, com alérgenos purificados. Entretanto, a detecção de IgE específico por *imunoblot* não apresenta relevância clínica, porque um único epítopo de IgE é suficiente para causar uma reatividade *in vitro*, não causando, necessariamente, uma manifestação clínica.

TESTE DE ATIVAÇÃO DE BASÓFILOS

A base de diagnóstico de alergia pela citometria de fluxo é a quantificação de alterações na expressão de marcadores na superfície dos basófilos. Essas células, quando encontram o alérgeno específico, reconhecido pela IgE, não só segregam e originam mediadores quantificáveis, mas também aumentam a expressão de diferentes marcadores de superfície (p. ex., CD63, CD69 e CD203c). Destes, os mais utilizados são o CD63 e o CD203c.[12]

Ambas as moléculas são encontradas em pequena quantidade na superfície celular dos basófilos, pois estão ligadas na membrana dos grânulos intracitoplasmáticos. Porém, após ativação, com a fusão dos grânulos com a membrana celular, essas moléculas são translocadas para a superfície. O grau de ativação de basófi-

Testes Alérgicos *in vitro*

los é avaliada por meio da expressão de CD63 e CD203c por citometria de fluxo.

O teste de ativação de basófilos é um teste *in vitro*, simples e rápido, e tem sido sugerido como procedimento útil no diagnóstico de alergia alimentar, pólen, ácaros, medicamentos, látex, e também a venenos de himenópteros. Hoje, tem valor reconhecido sobretudo no diagnóstico de reações de hipersensibilidade imediata a medicamentos com potencial indicação no monitoramento da imunoterapia para venenos e no seguimento da história natural de alergia alimentar. O soro de pacientes portadores de urticaria crônica idiopática também apresentam autoanticorpos ativadores de basófilos.[1,13]

Os ensaios baseados em células nos dá uma ideia da resposta funcional que pode refletir melhor o que ocorre *in vivo*, em que a resposta clínica individual é influenciada por diversos fatores, muitos dos quais ainda não caracterizados. Sabe-se que, para um dado nível de IgE específica, a chance do pacientes desenvolver sintomas ao desafio com alérgeno varia. A responsividade do mastócito é aumentada por citocinas como a IL-13 e influenciada por variáveis, como uso de aspirina e outras substâncias químicas.[3]

LINFOPROLIFERAÇÃO

Para o auxílio no diagnóstico das reações por hipersensibilidade tipo IV (celular), podem-se utilizar os ensaios de linfoproliferação (cultura de linfócitos), estimulando-se as células com mitógenos e/ou antígenos. A ativação das células T está associada a sua proliferação e a secreção de citocinas. Por ser um teste celular, é mais complexo que os testes séricos e vários fatores interferem com sua reprodutibilidade e sensibilidade. Proliferação linfocitária tem sido utilizada nas reações de hipersensibilidade a medicamentos, sobretudo antibióticos betalactâmicos e anti-inflamatórios não esteroidais. O valor dessa reação, como método diagnóstico, é muitas vezes prejudicada pela ausência de um antígeno completo relevante, ou seja, "haptenizado", com o qual poderíamos realizar o teste; entretanto, quando positivo, ele provavelmente reflete o que ocorre *in vivo*.[2,13,14]

REFERÊNCIAS BIBLIOGRÁFICAS

1. Bernstein IL, Li JT, Bernstein DI, Hamilton R, Spector SL, Tan R, Sicherer S, Golden DB, Khan DA, Nicklas RA, Portnoy JM, Blessing-Moore J, Cox L, Lang DM, Oppenheimer J, Randolph CC, Schuller DE, Tilles SA, Wallace DV, Levetin E, Weber R; American Academy of Allergy, Asthma and Immunology; American College of Allergy, Asthma and Immunology. Allergy diagnostic testing: an updated practice parameter. Ann Allergy Asthma Immunol. 2008; 100(3Suppl 3):S1-148.

2. Oliveira AKB, Pedreschi M, Kokron CM. Doenças Alérgicas. In: Antonio Walter Ferreira; Sandra do Lago Moraes. (Org.). Diagnóstico Laboratorial das Principais Doenças Infecciosas e Autoimunes. 3aed.Rio de Janeiro: Guanabara Koogan, 449-458, 2013.

3. Williams P, Sewell WAC, Bunn C, Pumphrey R, Read G, Jolles S. Clinical Immunology Review Series: An approach to the use of the immunology laboratory in the diagnosis of clincal allergy. Clin Exp Immunol, 153:10-18, 2008.

4. Hamilton RG. Clinical laboratory assessment of immediate-type hypersensitivity. J Allergy Clin Immunol, 125:S284-96, 2010.

5. Sampson HA. Utility of food-specific IgE concentrations in predicting symptomatic food allergy. J Allergy Clin Immunol, 107:891-6, 2001.

6. Nolte H, Kowal K, DuBuske L. Overview of in vitro allergy tests. UpToDate, www.uptodate.com, topic last updated 2012.

7. Sastre J. Molecular diagnosis in allergy. Clin Exp Allergy, 40:1442-1460, 2010.

Capítulo 28

421

8. Canonica GW, Ansotegui IJ, Pawankar R, Schmid-Grendelmeier P, va Hage M, Baena-Cagnani CE, et al. A WAO – ARIA – GA2LEN consensus document on molecular-based allergy diagnostics. World Allergy Organ J, 6:17, 2013.

9. Santos KS; Kokron CM; Palma MS: Diagnóstico in vitro. In "Alergia Alimentar". Editores: Fábio FM Castro, Cristina MA Jacob, Ana Paula B Moschione Castro e Ariana Campos Yang. Phadia e Ed Manole. Tamboré, 2010.

10. Stapel SO, Asero R, Ballmer-Weber BK, Knol EF, Strobel S, Vieths S, Kleine-Tebbe J: EAACI Task Force. Testing for IgG4 against foods is not recommended as a diagnostic tool: EAACI Task Force Report. Allergy. 63(7):793-6, 2008.

11. Schwartz LB. Laboratory tests to support the clinical diagnosis of anaphylaxis. UpToDate, www.uptodate.com, topic last updated 2012.

12. Ebo DG, Sainte-Laudy J, Bridts CH, Mertens CH, Hagendorens MM, Schuerwegh AJ, et al. Flow-assisted allergy diagnosis: current applications and future perspectives. Eur J Allergy Clin Immunol. 61(9):1028-1039, 2006.

13. Mayorga C, Sanz ML, Gamboa P, Garcia-Aviles MC, Fernandez J, Torres MJ. In vitro methods for diagnosing nonimmediate hypersensitivity reactions to drugs. J Investig Allergol Clin Immunol. 23:213-225, 2013.

14. Hamilton RG. Chapter 70: Laboratory Tests for Allergic and Immunodeficiency Diseases: Principles and Interpretations. In Middleton's Allergy: Principles and Practice. Mosby Elsevier. Editors Adkinson Jr NF, Bochner BS, Busse WW, Holgate ST, Lemanske RF, Simons FER. 2009.

PARTE 12

Tratamento Específico

CAPÍTULO 29

Imunoterapia Alérgeno-específica

Alexandra Sayuri Watanabe ■ Clóvis Eduardo Santos Galvão

INTRODUÇÃO

Os avanços que ocorreram na imunoterapia alérgeno-específica dependeram do melhor entendimento dos mecanismos IgE mediados, da caracterização de alérgenos específicos e da padronização dos extratos.[1] A eficácia da imunoterapia alérgeno-específica é demonstrada em vários estudos, nos últimos 30 anos. Numerosos estudos controlados bem desenhados demonstraram sua eficácia no tratamento da rinite alérgica, conjuntivite alérgica, asma alérgica e na hipersensibilidade a venenos de insetos *Hymenoptera*. Além disso, a imunoterapia alérgeno-específica pode evitar o desenvolvimento de asma nos pacientes com rinite alérgica.[2,3,4]

Há ainda alguma evidência da sua eficácia no tratamento de pacientes com dermatite atópica com sensibilização a aeroalérgenos.[5-9]

A imunoterapia alérgeno-específica consiste na administração de quantidades gradualmente crescentes de um extrato alergênico a um paciente alérgico, até que seja atingida uma dose efetiva capaz de promover a redução dos sintomas associados à exposição subsequente ao alérgeno causal.[10]

Os procedimentos baseados na estimulação dos indivíduos com pequenas doses dos agentes causadores de doenças, com o objetivo de torná-los resistentes aos agressores, tiveram início na antiguidade. Em 590 a.C., os chineses empregavam a "variolação", que consistia na introdução de algodão impregnado com líquido de pústulas de lesões de varíola em umas das narinas, resultando em doença relativamente benigna, que conferia imunidade. De modo semelhante, no Oriente Médio, os povos nômades faziam a inoculação do pó das crostas de lesões de varíola para estimular a imunidade nas mulheres das tribos. Na Grécia antiga, o Rei Mitridates VI, para se proteger dos inimigos, conseguiu se tornar resistente a diversos venenos, ingerindo quantidades progressivamente crescentes deles (Mitridatização). Em 1796, Jenner na Inglaterra, começou a estudar o conceito da vacinação com critérios mais científicos. Ele inoculou um garoto de oito anos de idade com material virulento de lesões de varíola de vaca. O garoto desenvolveu um quadro de lesões leves com febre baixa e, algumas semanas depois, quando propositalmente reexposto à varíola, o menino não desenvolveu a doença. A imunização preventiva apresentou grande avanço com as pesquisas de Louis Pasteur, que criou o termo vacina (do latim, *vacca*) em homenagem aos estudos de Jenner.

A imunoterapia alérgeno-específica (IAE), para tratamento das doenças alérgicas, foi introduzida, em 1911, por Noon e Freeman no tratamento da polinose. Em 1918, nos EUA, Cooke afirmava que manifestações alérgicas, como asma e febre do feno, eram similares à anafilaxia, e resultavam de anticorpos produzidos após exposições sensibilizantes. Julgou então que o tratamento com extrato de alérgenos se tratava de uma dessensibilização. Em 1922, o próprio Cooke propôs a revisão do termo "dessensibilização" para "hipossensibilização", uma vez que ocorria diminuição da sensibilização e não sua completa eliminação. Lowell, em 1965, considerou o termo "imunização" mais apropriado, pois, na primeira fase do tratamento com hipossensibilização, era produzido o anticorpo bloqueador da classe IgG, que diferia da reagina alérgica.[1]

As vacinas são utilizadas em medicina como modificadores da imunidade, e a imunoterapia alérgeno-específica (IAE) também. A OMS lançou um relatório sobre IAE, classificando-a como vacina, pois modifica a resposta imune e, portanto, faz parte dessa ampla categoria de terapia desenvolvida para tratar outras doenças imunológicas.

PADRONIZAÇÃO

A qualidade da vacina com alérgenos é muito importante, tanto para diagnóstico como para tratamento. Vacinas padronizadas de potência conhecida devem ser utilizadas sempre que possível. Os informes europeus e americanos recomendam que as vacinas alergênicas sejam padronizadas quanto à potência alergênica total, à atividade biológica e à concentração do alérgeno principal em unidades de massa. As vacinas alergênicas são biologicamente padronizadas usando testes cutâneos de puntura, e a potência *in vitro* é medida por métodos derivados de ensaios de inibição do RAST. O rápido desenvolvimento de novas tecnologias para análise de proteínas e DNA tem possibilitado melhor padronização dos extratos. Muitos dos principais alérgenos de polens, ácaros, epitélios de animais, insetos e alimentos já foram clonados e têm sido expressos como proteínas recombinantes com atividade alergênica comparável às proteínas naturais.[11]

As preparações para imunoterapia específica incluem: vacinas puras não modificadas, vacinas modificadas quimicamente (p. ex., formaldeído), vacinas modificadas pela adsorção de diferentes carreadores (*depot*). Essas modificações foram desenvolvidas para tornar a imunoterapia mais efetiva e reduzir os efeitos colaterais.[4]

Quando um paciente apresenta múltipla sensibilidade a alérgenos relacionados ou não, podem ser prescritas vacinas com misturas desses alérgenos. Porém, isso pode trazer problemas, como a diluição excessiva por vários alérgenos, o que pode resultar em dosagens insuficientes de outros, e a potência de cada alérgeno pode diminuir com mais rapidez quando diluída ou misturada com outros alérgenos, como as vacinas de polens e ácaros podem degradar as de fungos ou alérgenos de baratas.

MECANISMOS

Os mecanismos da IAE são complexos e podem diferir, dependendo do alérgeno envolvido ou da via de administração utilizada. Mudanças características nas imunoglobulinas séricas são detectadas. Observa-se, a princípio, aumento da IgE específica, que ao longo do tratamento vai diminuindo de modo lento e gradativo, até atingir níveis mínimos ao longo de meses. Isso é acompanhado por um aumento na IgG (bloqueadora) alérgeno-específica. Acredita-se que a IgG4 atue por competição com a IgE, ligando-se ao antígeno, impedindo, assim, a ativação de mastócitos e basófilos. Estudos mostram ainda que os complexos antígeno-IgG poderiam alterar o processamento e a apresentação de antígenos, impedindo a coestimulação através do CD28. Desse modo, os linfócitos T se tornariam não responsivos ao alérgeno (teoria da anergia). A imunoterapia desencadeia um desvio da resposta Th2 (caracterizada pela produção IL4, IL5 e IL13, responsáveis pela resposta alérgica inflamatória) para Th1 (com produção predominante de IFN-α e IL2). Durante e depois da imunoterapia, a resposta proliferativa de linfócitos T alérgeno-específicos está significativamente diminuída.[12,13]

De acordo com trabalhos recentes, esse efeito é devido à produção de IL10 (citocina imunossupressora). A IAE reduz recrutamento e ativação de células inflamatórias, reduzindo a liberação de mediadores.[14,15]

O PAPEL DA IAE NO CURSO NATURAL DAS DOENÇAS ALÉRGICAS

Embora as drogas sejam eficazes e na maioria das vezes sem efeitos colaterais importantes, elas representam apenas um tratamento sintomático, enquanto a IAE é o único tratamento capaz de afetar o curso natural das doenças alérgicas. A eficácia, em longo prazo, da imunoterapia após a sua interrupção tem sido demonstrada para a IAE específica por via subcutânea.

A IAE tem sido usada para o tratamento curativo das doenças alérgicas, mas há evidências de que possa haver uma eficácia preventiva. A sensibilização a alérgenos começa quase sempre muito cedo na infância e os sintomas geralmente se iniciam na primeira década de vida. Tem sido demonstrado que a IAE é menos eficaz em pacientes mais velhos do que em crianças, e que a inflamação e o remodelamento das vias aéreas na asma têm pior prognóstico para a eficácia da IAE. Outros estudos mostram ainda que a IAE em crianças monossensibilizadas a ácaros altera o curso natural da alergia, prevenindo o desenvolvimento de novas sensibilizações. Além disso, para demonstrar se o uso da IAE evita o desenvolvimento da asma em pacientes com rinite alérgica, foi realizado um estudo multicêntrico internacional – o PAT (*Preventive Allergy Treatment*). Esse estudo, realizado na Áustria, Dinamarca, Finlândia, Alemanha e Suécia em crianças com sete a 13 anos, mostrou que, após dois anos de imunoterapia, um maior número de crianças no grupo-controle desenvolveu asma quando comparado ao grupo que recebeu o tratamento. Por isso, vários autores propõem que a IAE deve ser iniciada precocemente, com o objetivo de modificar a progressão em longo prazo da inflamação e da doença alérgica.

EFICÁCIA E SEGURANÇA DA IAE

Baixas doses de imunoterapia são muitas vezes ineficazes e, por outro lado, doses altas levam a uma taxa inaceitável de reações sistêmicas. A dose de manutenção ideal para imunoterapia seria aquela que induz efeito clinicamente relevante na maioria dos pacientes, sem causar efeitos colaterais importantes. Para a maioria dos aeroalérgenos, por exemplo, a dose de manutenção ideal fica entre 5 a 20 µg do alérgeno principal.[4]

Estudos controlados mostram que a imunoterapia com alérgenos é eficaz para pacientes com alergia a venenos de insetos, rinite/conjuntivite alérgica e asma alérgica, e ainda há evidência de eficácia na dermatite atópica com sensibilização a aeroalérgenos.

O maior risco envolvido na IAE é a anafilaxia, portanto, sua administração deve ser indicada e supervisionada por um médico especialista com treinamento para reconhecer e tratar os primeiros sinais de uma reação anafilática. Além disso, deve haver equipamento mínimo necessário para atendimento de emergência no local onde a imunoterapia é realizada. Para minimizar os riscos e melhorar a eficácia da imunoterapia, há algumas recomendações: deve ser prescrita por especialistas e administradas por médicos treinados no tratamento de reações sistêmicas; pacientes com sensibilização múltipla podem não se beneficiar com IT; presença de desencadeantes não alergênicos; maior eficácia em crianças e adultos jovens; ausência de sintomas no momento da aplicação; VEF1 $\leq$ 70% do previsto.

INDICAÇÃO

A IAE está indicada naquelas situações clínicas nas quais sua eficácia já foi demonstrada: rinite e conjuntivite alérgica, asma alérgica, reações alérgicas a veneno de himenóptera.[10]

Além da imunoterapia, o tratamento deve ser constituído de orientações a respeito do controle ambiental, farmacoterapia e educação do paciente sobre sua alergia. O médico deve ter conhecimento sobre a aerobiologia local e a exposição intra e extradomiciliar do paciente antes de escolher os extratos utilizados. Segundo o informe da OMS (1998),[10] antes de indicar imunoterapia, o especialista deve considerar o seguinte: se é doença com evidência de mecanismo dependente de IgE específica a alérgenos clinicamente relevantes; se há documentação que a sensibilização está envolvida nos sintomas; se há exposição ao alérgeno sensibilizante; considerar a gravidade e a duração dos sintomas; se há disponibilidade de vacinas padronizadas; se o paciente está disposto a aderir ao tratamento e considerar o seu custo.

CONTRAINDICAÇÕES À IMUNOTERAPIA

As contraindicações[4] para o tratamento são: obstrução crônica irreversível das vias aéreas, incluindo pacientes com volume de fluxo expiratório no primeiro segundo < 70% do predito, apesar de tratamento adequado; outras doenças imunológicas (pneumonite de hipersensibilidade, doenças autoimunes, neoplasias, imunodeficiências, etc.); distúrbio psicológico grave que impeça o paciente de aderir ao tratamento; e pacientes não colaborativos. Algumas situações podem constituir contraindicações relativas, como: tratamento com agentes β-bloqueadores, asma grave não controlada, doenças cardiovasculares. A IT não deve ser iniciada durante a gravidez, mas, se a paciente engravidar durante o tratamento, a dose atual pode ser mantida até o final da gestação, e avaliar sua continuação após o parto.

REAÇÕES ADVERSAS À IMUNOTERAPIA

As reações podem ser locais e sistêmicas. As reações locais ocorrem no ponto de aplicação, ocorrendo 20 a 30 minutos após a administração e, mais raramente, após 30 minutos. Clinicamente, podem se manifestar desde um eritema, com ou sem nódulo, até edema local extenso, necessitando de tratamento sintomático. As reações locais são frequentes, sendo estimado que ocorram em 26 a 82% dos pacientes, e em 0,7 a 4% das aplicações. Os resultados de muitos estudos retrospectivos indicaram que as reações locais são preditores fracos de reação sistêmica subsequente em uma próxima aplicação.[4]

As reações sistêmicas caracterizam-se por sinais e sintomas generalizados com comprometimento de órgãos distantes do local da aplicação. Normalmente, começam poucos minutos depois da injeção, e a incidência varia entre 5 e 7%; a maior parte das reações é de intensidade leve a moderada.

A *World Allergy Organization* (WAO)[16] desenvolveu um sistema de classificação das reações sistêmicas à imunoterapia subcutânea (RSIS) para melhor caracterização e padronização dos estudos científicos, segundo a Tabela 29.1, a seguir.

Tabela 29.1 – Sistema de classificação das reações reações sistêmicas a imunoterapia subcutânea (RSIS).

Grau 1	Grau 2	Grau 3	Grau 4	Grau 5
Sintomas e sinais em um órgão, sistema: cutâneo ou trato respiratório superior (rinite, prurido em orofaringe ou tosse) conjuntivas ou outros – náuseas, sabor metálico ou cefaleia	Sintomas e sinais em mais de um órgão, sistema ou trato respiratório inferior queda < 40% do PFE ou VEF1, com resposta ao broncodilatador inalado ou gastrointestinal ou contrações uterinas	Trato respiratório inferior queda $\geq$ 40% do PFE ou VEF1 e ausência de resposta ao broncodilatador inalado ou trato respiratório superior edema de laringe, úvula ou língua, com ou sem estridor	Insuficiência respiratória ou cardiovascular	Óbito

Alguns dos principais fatores de risco que provocam o aparecimento de reações graves são: erro de dosagem, administração da injeção sem supervisão de profissional capacitado, presença de asma não controlada, grau elevado de sensibilidade, uso concomitante de β-bloqueadores (potencializam reações sistêmicas e interferem no tratamento), reações sistêmicas anteriores à imunoterapia e administração do alérgeno durante o pico sazonal, além do uso de novas vias e de novos produtos.

ESQUEMAS DE IMUNOTERAPIA

A imunoterapia é dividida em duas fases: de indução – doses crescentes do alérgeno até que se alcance a fase de manutenção – dose fixa mensal.

O tipo de esquema utilizado se difere de acordo com o tempo que se alcançará a fase de manutenção. Esquemas convencionais demoram semanas até atingir a fase de manutenção e esquemas acelerados (*cluster*, *rush* e *semi rush*) alcançam a dose ideal em dias ou horas.

DURAÇÃO DA IMUNOTERAPIA

A duração ótima da imunoterapia ainda é desconhecida. Aconselha-se três a cinco anos de tratamento para pacientes que tenham obtido boa resposta terapêutica. Contudo, a decisão de interrompê-la deve ser individualizada.[10]

OUTRAS VIAS DE ADMINISTRAÇÃO

A administração parenteral é a principal abordagem para IAE, porém, devido ao desconforto das aplicações e ainda ao risco de reações sistêmicas, vias de administração alternativas têm sido estudadas, como oral, nasal e sublingual. A eficácia da via oral foi demonstrada em alguns,

mas não na maioria dos estudos duplo-cego controlados com placebo (DBPC). De sete estudos, quatro não conseguiram demonstrar eficácia clínica; dois estudos mostraram redução do escore de sintomas e medicação, mas a melhora clínica foi observada somente depois de 12 meses de tratamento, e, na maioria dos casos, devido às doses elevadas, os pacientes apresentaram efeitos colaterais gastrointestinais leves. A via nasal se mostrou eficaz na maioria dos estudos DBPC, 13 em 14 estudos comprovaram melhora em pacientes com rinite, nos quais a eficácia parece estar relacionada à dose, porém os pacientes apresentaram alta taxa de efeitos colaterais locais. A eficácia da IAE sublingual tem sido demonstrada por estudos DBPC; entretanto, a dose cumulativa chega a ser 100 vezes maior que na via subcutânea. A eficácia com doses menores é ainda discutida, pois faltam ensaios mais adequados. Até o momento, a via sublingual aparece como a via alternativa mais promissora.[17]

ESTRATÉGIAS FUTURAS PARA IMUNOTERAPIA

Novas tecnologias e a melhora do conhecimento sobre os mecanismos básicos das doenças alérgicas podem alterar a maneira como a IAE será utilizada no futuro, resultando em métodos mais seguros e eficazes para manipular a resposta imune no ser humano. Essas novas abordagens serão utilizadas não apenas em doenças induzidas por antígenos, como a asma, mas também em doenças autoimunes, como diabetes tipo I e esclerose múltipla.

Muitos dos alérgenos responsáveis por respostas IgE mediadas têm sido clonados, seus epítopos identificados e alérgenos modificados já se encontram disponíveis para estudos. A tecnologia do DNA recombinante possibilita a produção em larga escala de alérgenos puros e definidos para fins diagnósticos e terapêuticos. Muitas vacinas que hoje estão sendo desenvolvidas e testadas são compostas de subunidades antigênicas sintéticas, recombinantes ou altamente purificadas, que conferem mais segurança e menos imunogenicidade aos extratos. Várias abordagens com adjuvantes têm sido investigadas, como: IL12 recombinante, sequência de dinucleotídeos imunoestimuladores – CpG, imunização com plasmídeo de DNA e anticorpos monoclonais Anti-IgE.[1,18]

CONSIDERAÇÕES FINAIS

A imunoterapia alérgeno-específica é um tratamento altamente eficaz que tem sido utilizado na rinite alérgica, asma alérgica e alergia a venenos de insetos, há mais de um século. Analisando os dados dos estudos, a imunoterapia subcutânea tem excelente perfil de segurança, talvez por ser, em grande parte, devido às medidas de segurança que são implementadas quando SCIT é administrada em um ambiente sob supervisão médica, com pessoal e equipamento apropriados, sabendo reconhecer imediatamente e tratar anafilaxia.

A seleção de alérgenos para a imunoterapia é baseada na história clínica, na presença de anticorpos IgE específicos e na exposição a alérgenos.

Antes de iniciar a imunoterapia, os pacientes devem entender os benefícios, os riscos e os custos do tratamento. Além disso, deve-se discutir sobre quando a imunoterapia começará a fazer efeito e sobre a duração do tratamento, assim como o risco de anafilaxia e a importância de aderir ao tratamento.

REFERÊNCIAS BIBLIOGRÁFICAS

1. Norman PS. Immunotherapy: past and present. J Allergy Clin Immunol 1998; 102(1): 1-10.
2. Malling H.J. Immunotherapy as an effective tool in allergy treatment. Allergy 1998; 53: 461-72.
3. Pajno GB, Barberio G, De Luca F, Morabito L and Parmiani S. Prevention of new sensitizations in asthmatic children monosensitized to house dust mite by specific immunotherapy: A six-year follow-up study. Clin Exp Allergy 2001; 31 (9): 1392-7.
4. Cox L, Nelson H, Lockey R, Calabria C, Chacko T, Finegold I, Nelson M, Weber R, Bernstein DI, Blessing-Moore J, Khan DA, Lang DM, Nicklas RA, Oppenheimer J, Portnoy JM, Randolph C, Schuller DE, Spector SL, Tilles S, Wallace D. Allergen immunotherapy: a practice parameter third update. J Allergy Clin Immunol 2011; 127 Vol. 1(Suppl): S1-55.
5. Bussmann C, Bockenhoff A, Henke H, Werfel T, Novak N. Does allergen-specific immunotherapy represent a therapeutic option for patients with atopic dermatitis? J Allergy Clin Immunol 2006; 118: 1292-8.
6. Bussmann C, Maintz L, Hart J, et al. Clinical improvement and immunological changes in atopic dermatitis patients undergoing subcutaneous immunotherapy with a house dust mite allergoid: a pilot study. Clin Exp Allergy 2007;37:1277-85.
7. Werfel T, Breuer K, Rueff F, et al. Usefulness of specific immunotherapy in patients with atopic dermatitis and allergic sensitization to house dust mites: a multi-centre, randomized, dose-response study. Allergy 2006; 61: 202-5.
8. Novak N. Allergen specific immunotherapy for atopic dermatitis. Curr Opin Allergy Clin Immunol 2007; 7: 542-6.
9. Pajno GB, Caminiti L, Vita D, et al. Sublingual immunotherapy in mite-sensitized children with atopic dermatitis: a randomized, double-blind, placebo-controlled study. J Allergy Clin Immunol 2007; 120: 164-70.
10. Bousquet J, Lockey R, Malling H. WHO Position Paper. Allergen Immunotherapy: therapeutic vaccines for allergic diseases. Allergy 1998; 53, suppl 54.
11. Des Roches A, Paradis L, Menardo JL, Bouges S, Daures JP, Bousquet J. Immunotherapy

with a standardized Dermatophagoides pteronyssinus extract. VI. Specific immunotherapy prevents the onset of new sensitizations in children. J Allergy Clin Immunol 1997; 99 (4), 450-3.

12. Durham SR, Walker SM, Varga EM, Jacobson MR, O'Brien F, Noble W et al. Long-term clinical efficacy of grass pollen immunotherapy. N Engl J Med 1999; 341: 468-75.

13. Durham SR, Till SJ. Immunologic changes associated with allergen immunotherapy. J Allergy Clin Immunol 1998; 102: 157-64.

14. Committee on Safety of Medicines. Desensitisation vaccines. BMJ 1986; 293: 949.

15. Till SJ, Francis JN, Nouri-Aria K and Durham SR. Mechanisms of immunotherapy. Review. J Allergy Clin Immun ol. 2004; 113 (6): 1025-34.

16. Santos N, Pereira AM, Silva R et al. Characterization of systemic reactions to subcutaneous immunotherapy with airborne allergens and classification according to WAO 2010. Allergol Immunopathologia 2014; Epub ahead of print.

17. Canonica GW and Passalacqua G. Noninjection routes for immunotherapy. Review. J Allergy Clin Immunol. 2003; 111 (3): 437-48.

18. Valenta R and Kraft D. From allergen structure to new forms of allergen-specific immunotherapy. Review. Curr Opin Immunol. 2002; 14 (6): 718-27.

CAPÍTULO 30

Terapêutica Monoclonal nas Doenças Alérgicas

Rosana Câmara Agondi ■ Pedro Giavina-Bianchi ■ Jorge Kalil

INTRODUÇÃO

As imunoglobulinas são moléculas proteicas que funcionam como unidades reconhecedoras de antígenos denominadas anticorpos. As imunoglobulinas são compostas de duas cadeias pesadas e duas cadeias leves. Ambas as cadeias possuem regiões aminoterminais variáveis (V), que participam do reconhecimento antigênico, e regiões constantes (C), carboxiterminais, que participam da função efetora (Figura 30.1).[1]

Em 1975, Kohler e Milstein descreveram o desenvolvimento de anticorpos monoclonais (mAbs).[2,3] Esses autores estudaram células híbridas formadas a partir da fusão de linfócitos B ativados (células normais) e células de mieloma (células malignas), demonstrando que essas células, que eram capazes de secretar anticorpos homogêneos, tornavam-se imortalizadas.[3] Por definição, os anticorpos monoclonais são cópias idênticas de Ig derivada de um único clone de células B e, portanto, um anticorpo monoclonal será específico para somente um epítopo de um antígeno heterólogo.[4]

Os anticorpos monoclonais têm algumas características importantes que podem ser categorizadas conforme a imunogenicidade, o isótipo e a especificidade do antígeno-alvo. A imunogenicidade de

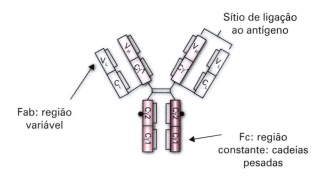

Fab: fragmento *antigen binding*; Fc: fragmento cristalizável; V$_L$: região variável de cadeia leve; C$_L$: região constante de cadeia leve; C$_P$: região constante de cadeia pesada. Modificado de *Gould HJ, Sutton BJ. Nat Rev Immunol 2008; 8:205-17*.

Figura 30.1 – Estrutura da imunoglobulina (Ig).

um anticorpo monoclonal é determinada pela espécie produtora dos anticorpos. Hoje, há quatro tipos de anticorpos monoclonais baseados na fonte: murino, quimérico, humanizado e totalmente humano.[5] A nomenclatura usada para os anticorpos monoclonais proporciona informações sobre a fonte do anticorpo e o alvo do tratamento[5] (Tabela 30.1).

A primeira geração de anticorpos monoclonais (mAbs) desenvolvidos era de origem murina e derivada de hibridomas de células B de camundongo. O sistema imunológico reconhece os mAbs murinos como material estranho, produzindo anticorpos humanos anticamundongo (HAMA), portanto, limitando seu benefício terapêutico.[6] Dessa maneira, os anticorpos derivados inteiramente de camundongos estavam associados à alta incidência de reações de HAMA devido à formação de anticorpos neutralizantes

Tabela 30.1 – Exemplos de anticorpos monoclonais.

Nome	Fonte	Alvo	Uso
Adalimumab	Humano	TNF-α	Artrite reumatoide, espondilite anquilosante
Benralizumab	Humanizado	CD125	Asma
Dupilumab	Humano	IL-4	Doenças atópicas
Infliximab	Quimérico	TNF-α	Artrite reumatoide
Lebrikizumab	Humanizado	IL-13	Asma
Mepolizumab	Humanizado	IL-5	Asma
Muromonab-CD3	Camundongo	CD3	Prevenção de rejeição de transplantes
Omalizumab	Humanizado	IgE	Asma alérgica
Rituximab	Quimérico	CD20	Linfoma, leucemia

contra a região constante do anticorpo murino. Essas reações levaram ao clareamento rápido do anticorpo murino e à diminuição na viabilidade do mAb, impedindo sua ligação ao antígeno.[5]

Posteriormente, os pesquisadores desenvolveram mAbs menos ou não imunogênicos, com alta afinidade pelo antígeno e que pudessem ativar mecanismos efetores apropriados. A estratégia foi criar mAbs "mais humanos", com sequências proteicas humanas[6] (Figura 30.2).

Os anticorpos monoclonais quiméricos eram compostos de uma região constante humana e uma região variável murina, e a porção murina correspondia a cerca de 30% do mAb.[5,7] O aprimoramento dos mAbs continuou e levou ao desenvolvimento de mAbs humanizados, que são 90% humanos, embora ainda contenham 10% de proteína murina na região variável.[5] Os mAbs totalmente humanos foram produzidos em camundongos cujos genes murinos foram inativados e substituídos por sequências humanas, portanto, não contêm proteínas murinas.[5] Com a evolução das técnicas de produção de anticorpos monoclonais, houve melhora na função efetora desses anticorpos e alterações benéficas nas suas farmacocinética e farmacodinâmica, como aumento na meia-vida e aumento na afinidade pelo antígeno.[5,7] Quanto menor a porcentagem de proteína murina, menos imunogênica a molécula de mAb e menor o desenvolvimento de anticorpos anti-mAb. Além disso, os produtos humanizados e totalmente humanos são clareados do plasma mais lentamente que os mAbs murinos ou quiméricos.[5]

Os mAbs são biomoléculas que são, na maioria das vezes, indistinguíveis dos anticorpos endógenos. Os alvos dos mAbs de uso clínico são normalmente moléculas secretadas (p. ex., citocinas), porções extracelulares de proteínas transmembranas (como receptor de fator de crescimento) e moléculas de adesão. Os mAbs terapêuticos têm diversos mecanismos de ação: agir como agonistas ou antagonistas de receptores; neutralizar alvos como toxinas, ou citocinas; e marcar células para posterior destruição destas.[7]

ANTICORPOS MONOCLONAIS NAS DOENÇAS ALÉRGICAS

Asma

Muitas citocinas liberadas por células inflamatórias e estruturais dos brônquios contribuem para as características

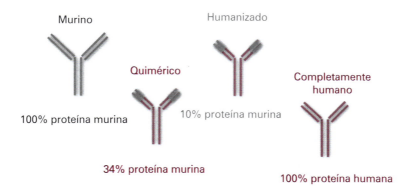

Figura 30.2 – Evolução dos anticorpos monoclonais: anticorpos de origem murina até os completamente humanos. Modificado de *Goodin S. Am J Health Syst Pharm 2008; 65:S3-7.*

de alguns diferentes fenótipos da asma. Pesquisas clínicas identificaram várias citocinas ou interleucinas (IL) que potencialmente seriam alvos adequados para a terapia antiasmática. Essas considerações destacam a potencial importância de tratamentos biológicos contra citocinas pró-inflamatórias, como os anticorpos monoclonais e os inibidores de moléculas pequenas. Em particular, os biológicos podem representar terapias adjuntas úteis, especialmente para pacientes com asma mais grave, que não respondam aos tratamentos convencionais.[8]

Vários anticorpos monoclonais (mAbs) foram testados em ensaios clínicos na asma. Os principais anticorpos monoclonais utilizados são os antagonistas de algumas citocinas de perfil de linfócito T helper 2 (TH2), citocinas anti-IL-4, anti--IL-5, anti-IL-9 e anti-IL-13 e da imunoglobulina E (anti-IgE), embora outros anticorpos, como anti-TNF e anti-CD11a, já tenham sido utilizados[8] (Figura 30.3).

Anti-IL-5

A IL-5 tem papel crucial na diferenciação, na maturação, na migração, na sobrevida e na ativação dos eosinófilos. Portanto, as estratégias terapêuticas com anti-IL-5 podem potencialmente ser eficazes no tratamento da asma com fenótipo eosinofílico. Os anticorpos monoclonais anti-IL-5 desenvolvidos são o mepolizumabe e o reslizumabe, que neutralizam a citocina e o benralizumabe, que tem como alvo o receptor de IL-5.[9]

Alguns ensaios clínicos realizados com uma população heterogênea de pacientes com asma persistente crônica, leve ou moderada, demonstraram que o mepolizumabe era seguro e poderia efetiva-

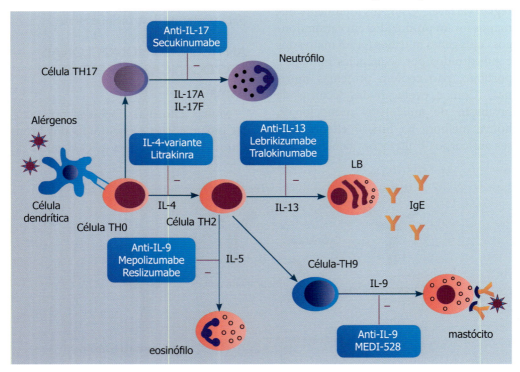

Figura 30.3 – Terapia anticitocina para asma. Modificado de *Gallelli L et al. BioMed Res Int 2013; 2013:104315.*

mente reduzir o número de eosinófilos na mucosa brônquica e no sangue periférico. Entretanto, esses efeitos não se correlacionaram com a melhora significativa nos sintomas da asma, função pulmonar e hiperresponsividade brônquica.[10,11]

Mais recentemente, o mepolizumabe foi testado num subgrupo de pacientes com asma grave, caracterizada por exacerbações frequentes e eosinofilia refratária aos corticoides sistêmico e inalado. Os estudos da utilização do mepolizumabe nesse subgrupo de pacientes demonstraram que o medicamento foi bem tolerado e diminuíram drasticamente as exacerbações da asma e o número de eosinófilos, nos brônquios e no sangue.[10,11]

Outro anti-IL-5, reslizumabe, em estudos placebos-controlados realizados nos pacientes com asma eosinofílica não controlada diminuíram significativamente o número de eosinófilos no escarro, e melhoraram a função pulmonar, além de uma tendência para melhor controle da asma. Os efeitos antiasma do reslizumabe foram mais pronunciados num subgrupo de pacientes caracterizado pelos níveis elevados de eosinófilos no sangue e no escarro.[12]

O benralizumabe, um anticorpo monoclonal IgG1 antirreceptor de IL-5, em estudos preliminares, efetivamente reduziu os eosinófilos periféricos.[13]

Anti-IL-4

A IL-4 contribui com a fisiopatologia da asma por induzir uma diferenciação e expansão das células TH2, o *switching* de isótipo das células B para síntese de IgE e, também, recrutamento de eosinófilos, desenvolvimento de mastócitos e metaplasia de mucosa, além de participação no remodelamento brônquico pela ativação da produção de colágeno e fibronectina.[8]

Mais recentemente, um anticorpo monoclonal completamente humano contra a subunidade α do receptor de IL-4 (dupilumabe) que, portanto, impede a ligação de IL-4 e IL-13 aos seus receptores, foi testado em pacientes com asma persistente moderada a grave, e foram avaliadas a taxa de exacerbação e as eosinofilias brônquica e periférica. Quando comparado com placebo, o dupilumabe induziu uma diminuição significativa na taxa de exacerbação da asma durante a retirada da associação corticoide inalado associado a agonista β2-adrenérgico, como também uma melhora importante da função respiratória e a redução dos níveis de biomarcadores associados a TH2 como eosinófilos, NO exalado e eotaxina-3.[8]

Anti-IL-13

A IL-13 é uma citocina TH2 que, juntamente com a IL-4, participa de diversos aspectos da inflamação brônquica e do remodelamento, como a produção de muco, a síntese de IgE, o recrutamento de eosinófilos e basófilos e a proliferação de fibroblastos e de músculo liso brônquico. A IL-13 apresenta função fibrogênica, ou seja, estimula fibroblastos e macrófagos a sintetizar colágeno, e os macrófagos, a TGFβ.[21] Em ensaios clínicos, o anticorpo monoclonal anti-IL-13 foi capaz de, de modo significativo, inibir a resposta asmática tardia induzida por alérgeno após sua administração.[8,14]

O anticorpo monoclonal anti-IL13, lebrikizumabe, exerce seu efeito antiasma no fenótipo de asma chamado Th2 *high*, caracterizado pela expressão aumentada de genes induzidos pela IL-13, como a periostina, uma proteína de matriz extracelular. Um estudo que avaliou a frequência geral de eventos adversos foi semelhante nos dois grupos de asmáticos submetidos ao tratamento com lebrikizumabe ou placebo, além da terapia inalada padrão. Em relação à eficácia, o lebrikizumabe induziu à melhora relevante na função pulmonar nos pacientes com asma moderada a grave que apresentavam altos níveis de periostina sérica.[14]

A detecção de biomarcadores poderia ser rotineiramente utilizada na prática clínica para identificar alguns fenótipos asmáticos específicos, como a periostina sérica que estaria relacionada com a citocina IL-13 e, assim, serviria como alvo terapêutico específico.[8]

Outro anticorpo monoclonal anti-IL13, tralokinumabe, no qual estudos clínicos não observaram alteração no escore de sintomas (ACQ), quando comparado ao placebo, reduziu, porém, a necessidade de medicamentos de resgate e melhorou significativamente a função pulmonar pela evolução em VEF_1, além de apresentar um bom perfil de segurança.[8]

Anti-IL9

A IL-9 é uma outra citocina de perfil TH2, com expressão aumentada nas vias aéreas de asmáticos, nas quais essa citocina estimula a proliferação de mastócitos e a hiperplasia de células mucosas. Estudos de fase 2 avaliaram um mAb anti-IL9, MEDI-528, e demonstraram um perfil de segurança aceitável e uma tendência para melhora do escore de sintomas e da taxa de exacerbações da asma. Um dos estudos demonstrou proteção contra broncoespasmo induzido pelo exercício.[8,15]

Anti-IL17 e anti-IL23

A IL-17A e a IL-17F, que são citocinas pró-inflamatórias liberadas por células TH17, envolvidas na inflamação neutrofílica e no remodelamento brônquico, estão significativamente aumentadas nas biópsias brônquicas obtidas de pacientes com asma grave. Em relação a isso, estudos em andamento fase 2 de ensaios clínicos, utilizando um anticorpo monoclonal totalmente humano anti-IL17A, secukinumabe, e outro antirreceptor de IL-17, brodalumabe, estão avaliando a eficácia e segurança desses medicamentos nos pacientes com asma grave não adequadamente controlada com corticoide inalado e LABA.[8]

Outra abordagem terapêutica potencial seria o uso de anticorpos anticitocinas reguladoras de IL-17, como a IL-23, cujo bloqueio resultou em inibição significativa do recrutamento dependente de antígenos dos neutrófilos, eosinófilos e linfócitos nas vias aéreas de camundongos sensibilizados. É necessário lembrar que a citocina IL-17 está envolvida na proteção imunológica contra infecções e agentes carcinogênicos e, portanto, o bloqueio dessa citocina poderia resultar no aumento do risco de infecções oportunistas e desenvolvimento de câncer.[8]

Anti-IgE

A imunoglobulina E (IgE) é o anticorpo responsável pela sensibilização alergênica dos mastócitos.[16] Posteriormente, após contatos subsequentes com esse mesmo alérgeno, a IgE participa da ativação dos mastócitos e leva à liberação de diversos mediadores pró-inflamatórios.[16]

A pele e as mucosas do trato respiratório e gastrointestinal são expostas, repetidas vezes, a quantidades mínimas de proteínas potencialmente alergênicas. Em indivíduos atópicos, os contatos iniciais com essas proteínas levam a um processo de sensibilização. Depois de repetidas exposições a baixas doses de alérgenos, os indivíduos atópicos desenvolvem anticorpos IgE específicos contra esses antígenos.[17] Uma vez produzida e liberada, a IgE se fixa a seus receptores.[17-19] Há dois receptores para molécula de IgE: de baixa afinidade (FcεRII ou CD23) presentes na células B, e de alta afinidade (FcεRI), presentes nos mastócitos e basófilos.[16] A expressão de FcεRI nos basófilos humanos se correlaciona com o nível de IgE total, e a ligação da IgE a esse receptor o estabiliza na superfície da célula.[18]

O omalizumabe é um anticorpo monoclonal IgG1 anti-IgE recombinante humanizado, com 95% da estrutura composta de IgG1 humano, tendo meia-vida mais prolongada e sendo menos imunogênico que outros monoclonais não-humanizados.[20] O omalizumabe se liga à IgE, no componente 3 da sua cadeia pesada, que é o mesmo sítio de ligação com seu receptor e, assim, previne a associação dessas moléculas com seus receptores. Dessa maneira, diminui a quantidade de IgE livre, como também a quantidade de IgE ligada aos seus receptores, interrompendo a "cascata alérgica" por prevenir a ligação do alérgeno com os mastócitos ou basófilos ativados. A diminuição da IgE livre leva também à inibição da expressão de receptores de alta afinidade de IgE nos mastócitos e basófilos.[21]

O omalizumabe é um medicamento aprovado em diversos países para asma alérgica grave. Há necessidade de comprovação da asma alérgica por meio da pesquisa de IgE específica para aeroalérgenos pelo teste cutâneo ou *in vitro*. Esse medicamento está liberado para pacientes acima de seis anos de idade; o peso deve estar entre 30 e 150 kg, e o nível de IgE total pré-tratamento entre 30 e 1.500 UI/mL.[22,23] A via de administração é subcutânea e o paciente deve permanecer 2 horas após a administração do medicamento na unidade de saúde para observação de eventuais efeitos adversos, como cefaleia, náusea, tosse e urticária/anafilaxia.[21]

Entretanto, com um bom histórico de segurança, muitos estudos clínicos confirmaram a eficácia da anti-IgE no tratamento da asma grave, sendo reforçados por estudos da "vida real". As preocupações persistentes sobre a associação do uso do omalizumabe com o aumento na prevalência de malignidade não se confirmaram em estudos recentes de longa data, como o estudo EXCELS (*Evaluating Clinical Effectiveness and Long-term Safety in Patients with Moderate-to-Severe Asthma*). Tal como acontece com outros anticorpos humanizados, ocasionalmente uma reação anafilática pode ocorrer e, por vezes, após um período tardio, porém, o mecanismo ainda não ser esclarecido. Outra característica de eficácia clínica importante do omalizumabe é a formação imunocomplexos triméricos e hexaméricos de IgG/IgE sem a ativação do complemento ou qualquer outra toxicidade.[24]

Os níveis elevados de IgE circulantes resultam em aumento na expressão de receptores de alta afinidade para IgE (FcεR1) nas células efetoras, enquanto a remoção de IgE pelo omalizumabe provoca diminuição da regulação desses receptores (FcεR1) nessas células e, sem dúvida, contribui para a eficácia desse tratamento. O bloqueio da IgE reduz a cascata inflamatória alérgica, como recrutamento de eosinófilos e basófilos. Essa inibição, provavelmente, se deve a um efeito combinado de inibição da desgranulação de basófilos e mastócitos e inibição da detecção e processamento do alérgeno pelas células dendríticas na via aérea. Isso pode sugerir que a internalização dos FcεR1 induzida pela remoção das IgE resulte na "manutenção da estabilidade" dos mastócitos aos diversos estímulos.[24]

Uma questão ainda não esclarecida seria quanto ao efeito, em longo prazo, de omalizumabe no remodelamento brônquico nos pacientes com asma crônica. Isso tem sido abordado pela avaliação da espessura das paredes brônquicas por tomografia computadorizada (TC). Um estudo avaliou a tomografia computadorizada de 30 pacientes com asma persistente grave e mostrou que o omalizumabe, durante 16 semanas, reduziu, de modo significativo, a espessura da parede brônquica, e que essa se correlacionou com a redução da eosinofilia do escarro e da melhora função pulmonar. Um outro estudo mostrou que 50% de respondedores ao omalizumabe exibiam redução no espessamento da membrana basal epitelial reticular sugerindo efeitos sobre o remodelamento.[24]

OUTRAS DOENÇAS DE VIAS AÉREAS INFERIORES

Asma não alérgica

Um dos fenótipos da asma está relacionado à presença ou não de atopia, e cerca de 50% dos pacientes com asma grave pertencem ao subgrupo de asma não alérgica. Esse tipo de asma se caracteriza pela aparente independência da exposição e da sensibilização alergênicas e por maior gravidade da doença. Contudo, há evidências convincentes de uma sobreposição em relação à imunopatogênese das variantes de asma alérgica e não alérgica. Garcia et al.[25] avaliaram, em um estudo duplo-cego e placebo-controlado, o uso do omalizumabe em pacientes com asma grave não alérgica, refratária ao tratamento convencional. Os autores observaram redução estatisticamente significativa na expressão de receptores de alta afinidade para IgE (FcεRI) nos basófilos e nas células dendríticas após 16 semanas de tratamento. Além desses dados, houve melhora na função pulmonar e uma tendência à diminuição na taxa de exacerbações no grupo do omalizumabe, quando comparado ao grupo placebo.

Aspergilose Broncopulmonar Alérgica (ABPA)

A ABPA ocorre em 7 a 9% dos pacientes com Fibrose Cística e em até 10% dos pacientes com asma grave ou de difícil controle. Alguns estudos avaliaram a resposta ao omalizumabe em pacientes com ABPA refratária ao tratamento convencional, como corticoide oral e/ou antifúngico. A maioria desses estudo demonstrou que houve melhora clínica e redução ou descontinuação do corticoide oral em um intervalo de tratamento que variou de seis semanas a 24 meses.[26]

RINITE

A rinite alérgica sazonal é a doença atópica mais comum nos EUA, afetando cerca de 10 a 30% dos adultos, e é responsável pela diminuição importante da qualidade de vida. O uso de omalizumabe (anti-IgE) parece ser clinicamente valioso no tratamento da rinite alérgica sazonal, com controle efetivo dos sintomas nasais e oculares, além da melhora na qualidade de vida. Estudos demonstram que o tratamento com omalizumabe foi bem tolerado nesses pacientes.[27]

Muitos estudos avaliando o uso de omalizumabe na rinite alérgica estão disponíveis. Tsabouri et al.,[28] em um estudo de revisão de literatura, observaram que pacientes com rinite alérgica moderada-grave não controlada com tratamento convencional apresentaram mudança estatisticamente significativa com o omalizumabe, como melhora dos sintomas, diminuição dos medicamentos de resgate e melhora na qualidade de vida. Grundmann et al.[29] avaliaram o uso de omalizumabe em um paciente com rinossinusite crônica e observaram que esse paciente apresentou resolução do edema de mucosa, redução dos pólipos e da inflamação nos seios paranasais.

DERMATITE ATÓPICA

Alguns estudos avaliaram a resposta do omalizumabe em pacientes com dermatite atópica (DA) grave e observaram que a maioria apresentou boa resposta clínica pela diminuição no SCORAD (*Scoring Atopic Dermatitis*), como melhora no índice de qualidade de vida dermatológica e diminuição do prurido. Entretanto, o efeito na redução do eczema pode levar até três meses e, portanto, o período de seguimento deve ser suficientemente longo para tornar possível a observação dessa melhora. Outra observação importante é que esses pacientes comumente apresentam níveis de IgE muito elevados, sendo a dose do omalizumabe utilizada muito abaixo da preconizada para remover as IgEs da circulação. Algumas vezes, as diferenças nos resultados clínicos podem refletir a etiologia multifatorial da DA, sendo a IgE apenas um dos vários mediadores potenciais. Embora o papel preciso da IgE na DA não esteja esclarecido, os pacientes com DA produzem os níveis mais elevados de IgE dentre as doenças alérgicas.[30]

Recentemente, outro anticorpo monoclonal, dupilumabe, foi avaliado no tratamento da dermatite atópica. O dupilumabe é um anticorpo monoclonal (mAb) completamente humano direcionado contra a subunidade alfa do receptor de IL-4, bloqueando, assim, a sinalização intracelular de IL-4 e IL-13. Em alguns ensaios clínicos, o dupilumabe monoterapia mostrou-se seguro e eficaz nos pacientes com DA moderada-grave não controlada adequadamente com medicamentos tópicos.[31] Wenzel et al.[32] demonstraram a eficácia desse medicamento nos pacientes com asma grave e níveis elevados de eosinófilos. Nesse estudo, os pacientes que utilizaram dupilumabe apresentaram menos exacerbações quando comparados com os do grupo placebo. Esse estudo levou a hipótese de que o bloqueio desse receptor (IL-4Rα) poderia beneficiar pacientes com outras doenças relacionadas com Th2. Beck et al.[31] avaliaram adultos com DA moderada a grave e observaram importante redução nos sinais, sintomas e nos níveis de biomarcadores naqueles que utilizaram dupilumabe, monoterapia ou em associação com corticosteroide tópico, por quatro ou 12 semanas. Tais estudos reforçaram a importância fisiopatológica das citocinas TH2 na dermatite atópica. Os autores demonstraram que o tratamento com dupilumabe, como monoterapia ou em associação, apresentaram melhora nas lesões de pele e também redução rápida no prurido, que era o principal contribuinte da redução da qualidade de vida referida pelos pacientes com dermatite atópica. Em relação aos efeitos colaterais, o dupilumabe estava mais associado a nasofaringite e cefaleia do que o placebo.[31]

URTICÁRIA

Os mecanismos envolvidos na urticária crônica, espontânea ou induzida, ainda não estão totalmente esclarecidos, entretanto, o mastócito e a histamina são célula e mediador, respectivamente, centrais na patogênese dessa doença.

Dentre os agentes biológicos que surgiram nos últimos anos, somente o omalizumabe foi estudado extensivamente

Para tratamento de urticária crônica espontânea, que inclui a urticária autoimune. O omalizumabe está indicado, na bula, apenas para asma alérgica grave e, a partir de 2014, pela FDA (*Food and Drug Administration*), aprovado para tratamento da urticária crônica.[33]

O omalizumabe, em um estudo prospectivo simples-cego, foi utilizado em 12 pacientes com urticária crônica autoimune, associado a sorologia de autoimunidade e/ou anticorpo antirreceptor de IgE, refratários aos anti-histamínicos. Os autores observaram que em sete pacientes houve a remissão completa dos sintomas quando o omalizumabe foi utilizado mensalmente por 16 semanas e, em outros quatro pacientes, houve melhora significativa da urticária.[34]

Outros trabalhos demonstraram a eficácia do omalizumabe no controle da urticária crônica, inclusive trabalhos baseados em vida real. A maioria observou controle dos sintomas com base em questionários de qualidade de vida dermatológica e escores de gravidade de prurido e número de urticas, como a frequência de remissão dos sintomas. A maioria dos estudos demonstrou que a dose de 300 mg por mês parece ser a adequada para o tratamento e controle da doença, sendo aparente a partir da primeira semana da utilização desta.[35-37] Entretanto, os sintomas reaparecem com a descontinuação do omalizumabe após 12 semanas.[38]

O rituximab, um mAb quimérico contra a proteína CD20 presente na superfície dos linfócitos B, é o outro agente biológico referido por ter um efeito benéfico nos casos de urticária crônica autoimune e no angioedema. Embora promissor, estudos controlados futuros são necessários devido aos muitos efeitos adversos observados com esses medicamentos.[38]

IMUNOTERAPIA

A imunoterapia alérgeno-específica (ITA) refere-se a uma classe de terapia cujo objetivo é induzir tolerância imunológica a alérgenos,[39] sendo um adjunto eficaz no tratamento da rinite a asma alérgica.[40] O passo inicial na ITA é a dessensibilização dos mastócitos e basófilos ligados a FcεRI. O mecanismo dessa dessensibilização não está completamente esclarecido. Embora a ITA induza rapidamente a tolerância de linfócitos T periféricos, não há evidência de indução de tolerância de linfócito B. A exposição natural ao alérgeno relevante está quase sempre associada à síntese de IgE. Os níveis de IgE específicas aumentam transitoriamente após a ITA e, então, gradualmente diminuem após meses ou anos de continuação do tratamento imunoterápico.[39]

As reações adversas induzidas por ITA podem ser locais ou sistêmicas. A gravidade dessas reações sistêmicas variam de leve a grave, podendo, inclusive, evoluir com anafilaxia e mesmo morte. A maioria das reações sistêmicas ocorre nos primeiros 30 minutos após a administração a ITA; entretanto, reações tardias podem ocorrer, sendo essas, normalmente, mais leves.[39]

Um ponto importante é que a aderência à ITA não é elevada, provavelmente devido ao número de aplicações e à duração do curso terapêutico. Portanto, há necessidade de estratégias mais seguras e mais efetivas de ITA, sobretudo para pacientes com asma, dermatite atópica e alergia alimentar. Algumas abordagens imunoterapêuticas novas direcionam para o aumento na imunogenicidade da ITA sem aumento da sua alergenicidade, melhorando o perfil risco/benefício. Uma outra estratégia seria adicionar omalizumabe à ITA, que aumentaria sua segurança e a tolerabilidade durante a fase de indução da ITA e, portanto, o paciente alcançaria a fase de manutenção em menor tempo, melhorando a eficácia geral da ITA.[39]

Massanari *et al.*[40] observaram pacientes asmáticos com indicação de ITA e utilizaram pré-tratamento com omalizumabe, sendo esse grupo comparado ao grupo placebo. O grupo que utilizou o mAb previamente apresentou diminuição dos sintomas da asma e redução significativa da proporção de pacientes que apresentaram reação sistêmica à ITA.

Kuehr *et al.*[41] demonstraram que a associação de ITA para pólen e omalizumabe reduziu em 48% os sintomas respiratórios durante a estação polínica. Outro estudo realizado por Kopp *et al.*[42] verificaram redução nos sintomas respiratórios naqueles pacientes com rinite e asma sazonal que utilizaram ITA associada ao omalizumabe, em comparação com a ITA isolada.

Portanto, o omalizumabe associado à ITA levaria à diminuição dos sintomas respiratórios durante a ITA, diminuição do risco de reações adversas sistêmicas e atingiria a fase de manutenção em menor tempo.[39]

Entretanto, o omalizumabe neutraliza, de modo eficaz, a IgE, mas provavelmente não afeta a sobrevida do plasmócito, nem tampouco a tendência do indivíduo alérgico em montar uma resposta de perfil Th2 em seus órgãos-alvo. Os estudos têm demonstrado que os pacientes apresentam piora clínica após a interrupção do anticorpo anti-IgE.[43]

OUTRAS DOENÇAS

Mastocitose representa um grupo de doenças caracterizado por acúmulo excessivo de mastócitos em um ou múltiplos tecidos.[44] Alguns estudos sobre o uso de omalizumabe em pacientes com mastocitose sugeriram que esse mAb poderia inibir o estímulo de sobrevida e o acúmulo dos mastócitos pela IgE e inibição dos receptores de alta afinidade (FcεRI). A mastocitose é um fator de risco para reações graves e mesmo fatais para ferroada de himenópteros e também para imunoterapia com veneno de himenópteros. Alguns estudos demonstraram que a aplicação de omalizumabe foi capaz de prevenir essas reações graves nos pacientes com mastocitose. Este efeito também foi observado nos pacientes com mastocitose com episódios de anafilaxia sem causa aparente, inclusive com diminuição nos níveis de triptase sérica.[45]

Efeitos importantes do omalizumabe também foram descritos na literatura em pacientes com anafilaxia induzida por alimentos, nos casos de anafilaxia idiopática e na anafilaxia induzida por exercício dependente ou não de alimento.[45]

REFERÊNCIAS BIBLIOGRÁFICAS

1. Carsetti R, Plebani A, Ugazio AG, Bellanti JA. B lymphocytes and immunoglobulins. In: Immunology IV Clinical Application in Health and Disease. Ed I Care Press 2012; Chap 6: 163-208.

2. Köhler G, Milstein C. Continuous cultures of fused cells secreting antibody of predefined specificity. Nature 1975; 256: 495-7.

3. Berger M, Shankar V, Vafai A. Therapeutic applications of monoclonal antibodies. Am J Med Sci 2002; 324: 14-30.

4. Kelley KW, Lewin HA. Monoclonal antibodies: pragmatic application of immunology and cell biology. J Anita Sci 1986; 63: 288-309.

5. Goodin S. Development of monoclonal antibodies for the treatment of colorectal cancer. Am J Health-Syst Pharm 2008; 65 (Suppl 4): S3-7.

6. Reichert JM. Monoclonal antibodies in the clinic. Nature Biotechnol 2001; 19: 819-22.

7. Weiner LM. Fully human therapeutic monoclonal antibodies. J Immunother 2006; 29: 1-9.

8. Gallelli L, Busceti MT, Vatrella A, Maselli R, Pelaia G. Update on Anticytokine Treatment for Asthma. BioMed Res Int 2013; 2013: 104315 (10 pages).

9. Molfino NA, Gossage D, Kolbeck R, Parker JM, Geba GP. Molecular and clinical rationale for therapeutic targeting of interleukin-5 and its receptor. Clin Exp Allergy 2012; 42: 712-37.

10. Busse WW, Ring J, Huss-Marp J, Kahn JE. A review of treatment with mepolizumab, an anti–IL-5 mAb, in hypereosinophilic syndromes and asthma. J Allergy Clin Immunol 2010; 125: 803-13.

11. Haldar P, Brightling C, Hargadon B, Gupta S, Monteiro W, Sousa A, Marshall RP, Bradding P, Green R, Wardlaw A, Pavord I. Mepolizumab and exacerbations of refractory eosinophilic asthma. N Engl J Med 2009; 360: 973-84.

12. Castro M, Marthur S, Hargreave F, Boulet LP, Xie F, Young J et al. Reslizumab for poorly controlled, eosinophilic asthma: a randomized, placebo-controlled study. Am J Respir Crit Care Med 2011; 184: 1125-32.

13. Busse WW, Katial R, Gossage D, Sari S, Wang B, Kolbeck R. Safety profile, pharmacokinetics, and biologic activity of MEDI-563, an anti-IL-5 receptor alpha antibody, in a phase I study of subjects with mild asthma. J Allergy Clin Immunol 2010; 125: 1237-44.

14. Corren J, Lemanske Jr RF, Hanania NA, Korenblat PE, Parsey MV, Arron JR et al, Lebrikizumab treatment in adults with asthma. N Engl J Med 2011; 365: 1088-98.

15. Parker JM, Oh CK, LaForce C, Miller SD, Peralman DS, Le C et al. Safety profile and clinical activity of multiple subcutaneous doses of MEDI-528, a humanized anti-interleukin-9 monoclonal antibody, in two randomized phase 2a studies in subjects with asthma. BMC Pulm Med 2011; 11: 14.

16. Abbas AK, Lichtman AH, Pillai S. Imunidade aos micro-organismos. In: Imunologia Celular e Molecular. Rio de Janeiro: Ed Elsevier 2005: p. 351-73.

17. Camelo-Nunes IC. IgE e inflamação alérgica, In: Sole D & Daher S. IgE – da síntese à prática clínica. Ed.1. Rosconi 2008. p. 36-46.

18. Prussin C, Metcalfe DD. IgE, mast cells, basophils, and eosinophils. J Allergy Clin Immunol 2006; 117: S450-6.

19. Kisselgof AB, Oettgen HC. The expression of murine B cell CD23, in vivo, is regulated by its ligand, IgE. Int Immunol 1998; 10: 1377-84.

20. Arshad SH, Holgate S. The role of IgE in allergen-induced inflammation and the potential for intervention with a humanized monoclonal anti-IgE antibody. Clin Exp Allergy 2001; 31: 1344-51.

21. Strunk RC, Bloomberg GR. Omalizumab for asthma. N Eng J Med 2006; 354: 2689-95.

22. Belliveau PP, Lahoz M. Treating allergic asthma with omalizumab. Dis Manage Health Outcomes 2007; 15: 165-79.

23. Agbetile J, Green R. New therapies and management strategies in the treatment of asthma: patient-focused developments. J Asthma Allergy 2011; 4; 1-12.

24. Broderick L, Tourangeau LM, Kavanaugh A, Wasserman SI. Biologic modulators in allergic and autoinflammatory diseases. Curr Opin Allergy Clin Immunol 2011; 11: 355-60

25. Garcia G, Magnan A, Chiron R, Contin-Bordes C, Berger P, Taillé C et al. A proof-of-concept, randomized, controlled trial of omalizumab in patients with sever, difficult-to-control, nonatopic asthma. Chest 2013; 144: 411-19.

26. Zicari AM, Celani C, de Castro G, Valerio de Biase V, Duse M. Anti IgE antibody as treatment of allergic bronchopulmonary aspergillosis in a patient with cystic fibrosis. Eur Rev Med Pharmcol Sci 2014; 18: 1839-41.

27. Casale TB. Anti-immunolglobulin E (omalizumab) therapy in seasonal allergic rhinitis. Am J Respir Crit Care Med 2001; 164: S18-S21.

28. Tsabouri S, Tseretopoulou X, Priftis K, Ntzani EE. Omalizumab for the Treatment of Inadequately Controlled Allergic Rhinitis: A Systematic Review and Meta-Analysis of Randomized Clinical Trials. J Allergy Clin Immunol: In Practice 2014; 2: 332-40.

29. Grundmann SA, Hemfort PB, Luger TA, Brehler R. Anti-IgE (omalizumab): A new therapeutic approach for chronic rhinosinusitis. J Allergy Clin Immunol 2008; 121: 257-8.

30. Kim DH, Park KY, Kim BJ, Kim MN, Mun SK. Anti-immunoglobulin E in the treatment of refractory atopic dermatites. Clin Exp Dermatol 2013; 38: 496-500.

31. Beck LA, Thaçi D, Hamilton JD, Graham NM, Bieber T, Rocklin R, et al. Dupilumab

treatment in adults with moderate-to-severe atopic dermatites. N Engl J Med 2014; 371: 130-9.

32. Wenzel S, Ford L, Pearlman D, Spector S, Sher L, Skobieanda F, et al. Dupilumab in persistente asthma with elevated eosinophil levels. N Engl J Med 2013; 368: 2455-66.

33. Genentech. www.gene.com

34. Kaplan AP, Joseph K, Maykut RJ, Geba GP, Zeldin RK. Treatment of chronic autoimmune urticaria with omalizumab. J Allergy Clin Immunol 2008; 122: 569-73.

35. Maurer M, Altrichter S, Bieber T, Biedermann T, Bräutigam M, Seyfried S, et al. Efficacy and safety of omalizumab in patients with chronic urticaria who exhibit IgE against thyroperoxidase. J Allergy Clin Immunol 2011; 128: 202-9.

36. Maurer M, Rosén K, Hsieh HJ, Saini S, Grattan C, Gimenéz-Arnau A, et al. Omalizumab for the treatment of chronic and idiopathic or spontaneous urticaria. N Engl J Med 2013; 368: 924-35.

37. Kaplan A, Ledford D, Ashby M, Canvin J, Zazzali JL, Conner E, et al. Omalizumab in patients with symptomatic and chronic idiopathic/spontaneous urticaria despite standard combination therapy. J Allergy Clin Immunol 2013; 132: 101-9.

38. Kaplan AP, Popov TA. Biologic agents and the therapy of chronic spontaneous urticaria. Curr Opin Allergy Clin Immunol 2014; 14: 347-53.

39. Burks AW, Calderon MA, Casale T, Cox L, Demoly P, Jutel M, et al. Update on allergy immunotherapy: American Academy of Allergy, Asthma and Immunology/European Academy of Allergy and Clinical Immuno-

logy/PRACTALL consensus report. J Allergy Clin Immunol 2013; 131: 1288-96.

40. Massanari M, Nelson H, Casale T, Busse W, Kianifard F, Geba GP, Zeldin RK. Effect of pretreatment with omalizumab on the tolerability of specific immunotherapy in allergic asthma. J Allergy Clin Immunol 2010; 125: 383-9.

41. Kuehr J, Brauburger J, Zielen S, Schauer U, Kamin W, Berg AV, et al, and the Omalizumab Rhinitis Study Group. Efficacy of combination treatment with anti-IgE plus specific immunotherapy in polysensitized children and adolescents with seasonal allergic rhinitis. J Allergy Clin Immunol 2002; 109: 274-80.

42. Kopp MV, Hamelmannw E, Zielenz S, Kamin W, Bergmannz K-C, Siederk C, et al, for the DUAL study group. Combination of omalizumab and specific immunotherapy is superior to immunotherapy in patients with seasonal allergic rhinoconjunctivitis and co-morbid seasonal allergic asthma. Clin Exp Allergy 2008; 39: 271–9.

43. Holgate ST, Polosa R. Treatment strategies for allergy and asthma. Nature Rev 2008; 8: 218–30.

44. Castells M, Akin C, Wood RA, Bochner BS, Feldweg AM. Clinical manifestations, pathogenesis, and classification of mastocytosis (cutaneous and systemic). UpToDate 2011. www.uptodate.com

45. Incorvaia C, Mauro M, Russello M, Formigoni C, Riario-Sforza GG, Ridolo E. Omalizumab, an anti-immunoglobulin E antibody: state of the art. Drug Des Devel Ther 2014; 8: 197-207.

Índice Remissivo

A

Abordagem do paciente alérgico, 65
  investigação laboratorial, 72
    rinite alérgica, 67
    urticária, 69
  principais manifestações clínicas
    das doenças alérgicas não
    atópicas, 69
    anafilaxia, 70
    asma alérgica, 66
    conjuntivite alérgica, 67
    dermatite, 68, 69
      atópica, 68
      de contato, 69
    hipótese da higiene, 68
    marcha atópica, 68
    reações adversas aos
      medicamentos, 71
  principais manifestações clínicas
    das doenças atópicas, 66
    alergia alimentar, 69
  Abordagem terapêutico-sintomática,
    158
Agentes, 137, 138, 278, 284
  causadores de rinite ocupacional e
    exposições características, 284
  ocupacionais envolvidos na asma
    ocupacional com período de
    latência, 278
  tópicos oftalmológicos para o
    tratamento da conjuntivite
    alérgica, 137
  tópicos oftalmológicos para o
    tratamento da conjuntivite alérgica,
    138
Alergia alimentar, 243

avaliação de tolerância: como e
  quando identificar tolerância?,
  251
dados epidemiológicos, 243
diagnóstico: anamnese, testes
  cutâneos, IgE específica, CRD,
  provas de provocação oral, dietas
  de restrição, 245
evolução natural, 245
fatores de risco, 244
fisiopatologia: mecanismo IgE
  mediado, mecanismo não IgE
  mediado e mistos (IgE e não IgE
  mediados) e suas manifestações
  clínicas, 245
novas terapias, 250
prevenção, 250
tratamento, 248
  exclusão alimentar e manejo das
    reações, 248
Alergia ao látex, 253
  diagnóstico, 257
    história clínica, 257
    testes diagnósticos, 257
    reações de hipersensibilidade do
      tipo I, 257
      dosagem de IgE sérica
        específica, 257
      teste cutâneo de punctura –
        prick test, 257
      teste de contato (TC) – *patch
        test*, 259
  manifestações clínicas, 255
  prevenção, 259, 261
    em cirurgias e procedimentos
      diagnósticos, 261
    primária, 259

secundária, 259
terciária, 259
    testes de provocação, 258
    reações de hipersensibilidade do tipo IVA, 259
Alergia ocupacional, 273, 275
  asma ocupacional, 276
    definição e epidemiologia, 276, 282, 285, 287
    etiologia, 285
    mecanismos, 276, 283
      fisiopatológicos e agentes ocupacionais, 276
      fisiopatológicos, 283
    quadro clínico e diagnóstico, 278, 283
    quadro clínico e fisiopatologia, 286
    tratamento, 282
  dermatoses ocupacionais, 285
  rinite ocupacional, 282
    tratamento, 285
Alergia, 55
Alergias cutâneas, 143
Alergias e autoimunidade, 365, 367
  desencadeamento das doenças autoimunes, 369
    aspectos clínicos e diagnósticos das doenças autoimunes, 378
  doenças autoimunes, 374
    depleção de células B, 385
      outros agentes biológicos, 386
    desregulação da resposta imune, 373
    fatores ambientais, 370
    imunomodulação, 382
    imunossupressores (citotóxicos), 382
    mecanismos imunológicos efetores nas doenças autoimunes, 378
  medicamentos anti-inflamatórios não esteroidais (AINES), 380

medicamentos antirreumáticos modificadores da doença (DMARDS), 382
  medidas gerais, 380
  outros procedimentos, 386
    plasmaférese, 386
transplante autólogo e alogeneico de células-tronco, 386
  predisposição genética, 369
    administração de citocinas, 386
    antagonistas de citocinas, 383
    imunoglobulina intravenosa, 386
    inibição da coestimulação, 385
etiologia da autoimunidade, 368
tratamento das doenças autoimunes, 380
  controle metabólico, 380
  corticoides, 381
  defeitos da apoptose, 373
Alergias respiratórias, 77
Algoritmo, 157, 196, 260, 362
  diagnóstico, 157
  para abordagem do angioedema agudo no serviço de emergência, 362
  para diagnóstico de angioedema, 196
  para o diagnóstico de alergia ao látex e/ou aditivos da borracha, 260
Algumas das causas associadas à urticária aguda, 171
Alterações, 318, 329
  da imunidade inata, 318
  das subpopulações celulares associadas a senilidade, 329
Anafilaxia, 341
  abordagem, 344
  diagnóstico diferencial, 344
  diagnóstico etiológico, 347
  diagnóstico, 343
  exames subsidiários, 343
  fatores de risco, 342
  fatores desencadeantes, 342
  mecanismos, 341

medicação de emergência, 348
prevenção de novos episódios, 347
quadro clínico, 343
seguimento pós-crítico, 347
tratamento da crise aguda, 344
Angioedema agudo, 359
abordagem do paciente com
angioedema agudo, 360
angioedema hereditário, 361
Angioedemas, 187, 191, 192, 193
epidemiologia, 188
etiologia, 188
fisiopatologia, 188
hereditário, 193
por anti-inflamatório não esteroidal
(AINES), 192
por inibidor da enzima de conversão
da angiotensina (IECA), 191
quadro clínico, 190
diagnóstico diferencial, 195
diagnóstico, 193
exames laboratoriais específicos,
197
exames laboratoriais gerais, 197
tratamento, 197
profilaxia, 199
de curta duração, 199
de longa duração, 199
tratamento do angioedema
hereditário, 197
Apresentação clínica e tratamento
da dermatite de contato alérgica e
irritativa, 205
Asma, 91
asma de difícil controle (ADC), 101
tiotrópio, 100
comorbidades e diagnósticos
diferenciais, 100
fatores ambientais, 59
hereditariedade, 58
avaliação da asma, 96
diagnósticos diferenciais, 101
medicamentos controladores, 98
medicamentos de resgate, 100

outros medicamentos, 100
tratamento, 98
comorbidades, 100
diagnóstico complementar, 94
diagnóstico, 93
epidemiologia, 92
fisiopatologia, 92
Associação entre HLA e doenças
autoimunes, 370
Atopia, 57
asma, 61
dermatite atópica, 60
fatores preditores de doenças
atópicas, 58
aleitamento materno, 59
marcha atópica reversa, 62
marcha atópica, 59
evidências clínicas da marcha
atópica, 60
prevenção, 62
alérgenos, 59
hipótese da higiene, 59
fatores dietéticos, 59
poluição ambiental, 59
tabagismo, 59
rinoconjuntivite, 61
imunoterapia específica, 62
probióticos, 62
sensibilização epicutânea e a
marcha atópica, 61
Autoanticorpos encontrados em pacientes com câncer, 380
Avaliação, 156, 298
diagnóstica dos pacientes com
prurido, 156
laboratorial básica na suspeita de
imunodeficiências, 298

C

Calendário, 45, 46, 47, 48, 49
de vacinação da criança, 46
de vacinação da criança, 47
de vacinação do adolescente, 48

de vacinação do adulto e do idoso, 49

de vacinação do prematuro, 45

Características, 10, 67, 83, 303-304

da rinite alérgica *versus* rinite não alérgica, 83

das asmas alérgica e não alérgica, 67

de algumas imunodeficiências combinadas, 303

de algumas imunodeficiências combinadas, 304

gerais das respostas imunes inata e adaptativa, 10

Categorias de asma ocupacionais e suas principais características, 277

Classificação, 82, 127, 151, 229, 319, 329, 342, 352, 381

da anafilaxia segundo o mecanismo fisiopatológico envolvido, 342

da gravidade da conjuntivite alérgica, 127

da rinite alérgica segundo iniciativa ARIA, 82

das doenças autoinflamatórias, 319-320

das reações às drogas de acordo com os mecanismos de Gell e Coombs revisados, 229

de gravidade da exacerbação da asma, 352

do prurido de acordo com o FIEP, 151

dos AINES de acordo com sua ação sobre a enzima ciclo-oxigenase (COX), 381

química dos principais AINES, 381

Comparação entre dermatite de contato alérgica e irritativa, 287

Condições, 72, 361

associadas à IgE sérica elevada, 72

clínicas que devem levar à suspeita clínica de angioedema hereditário (AEH) ou adquirido (AEA), 361

Conjuntivites, 125

classificação, 126

algoritmo para a conduta na conjuntivite alérgica, 139

anti-histamínicos orais, 136

anti-histamínicos tópicos oculares, 136

anti-inflamatórios, 136

avaliação de pacientes, 139

corticosteroides tópicos, 139

descongestionante ocular tópico, 136

estabilizadores de mastócitos, 136

estabilizadores de membrana e mastócito, e anti-histamínicos, 139

formas clínicas, 128

diagnóstico diferencial, 132

tratamento, 133

imunoterapia, 139

medidas não farmacológicas, 135

sinais e sintomas, 126

Controle da asma, 96

Crise de asma, 351

Critérios clínicos para o diagnóstico de anafilaxia, 70, 344

Critérios diagnósticos, 194, 221

de Hanifin & Rajka, 221

para AEH, 194

D

Defeitos congênitos de número e/ou função de fagócitos, 314

Deficiências, 308, 321-323

de complemento, 321, 322, 323

predominantemente de anticorpos, 308

Dermatite atópica, 217

classificação, 218

complicações, 220

diagnóstico diferencial, 220

diagnóstico, 220

etiopatogenia, 218

medidas gerais, 221

perspectivas de tratamento, 223

quadro clínico, 219

tratamento sistêmico, 222

tratamento tópico, 221
tratamento, 221
Dermatite de contato, 203
dermatite, 205
de contato por irritantes (DCI), 205
de contato alérgica (DCA), 205
diagnóstico diferencial, 212
diagnóstico, 209
exame físico, 211
exames de laboratório, 212
anti-histamínicos, 214
corticoides, 214
inibidores da calcioneurina, 214
interpretação dos testes de contato, 213
fisiopatologia, 205
fotodermatites de contato, 207
história clínica, 210
história natural da DC, 207
tratamento, 213
puva, 215
Diagnósticos diferenciais das dermatites de contato, 212
Diferenças, 194, 204
entre angioedema adquirido e hereditário, 194
entre as dermatites de contato alérgica e irritativa, 204
Distribuição das imunodeficiências primárias
na américa latina, 294
nas diferentes faixas etárias, 295
Doenças, 73, 313
associadas à eosinofilia, 73
de desregulação imunológica, 313
Doses diárias (baixa, intermediária e alta) dos corticosteroides inalados, 99

E

Efeitos adversos decorrentes da administração de imunoglobulina intravenosa, 301

Escores, 181, 233
de atividade de urticária, 181
para avaliação da necrólise epidérmica tóxica, 233
Esquema vacinal nas imunodeficiências primárias, 300
Exemplos de anticorpos monoclonais, 434

F

Fatores de risco para o não controle da asma, 97
Fluxograma de investigação da tosse crônica, 111
Fluxograma para diagnóstico de asma ocupacional, 281
Fundamentos da imunologia, 9
hipersensibilidade do tipo I, 15
hipersensibilidade tipo II, 16
hipersensibilidade tipo III, 18
hipersensibilidade tipo IV, 18
linfócitos T e APC, 12
imunidade adaptativa, 12
linfócitos B, 13
imunidade inata, 10
mecanismos de hipersensibilidade, 15

H

História natural da asma ocupacional com período de latência, 279

I

Imunizações, 39
administração simultânea de vacinas, 43
contraindicações e precauções, 44
eficácia das vacinas, 44
imunidade ativa e passiva, 42
intervalo entre a administração de vacinas e produtos contendo anticorpos, 43
perspectivas futuras, 53

programa nacional de imunizações, 40

reações adversas a vacinas, 51
antibióticos, 52
caseína, 52
gelatina, 51
látex, 52
proteína do ovo (ovalbumina), 51

recomendações de vacinas -
calendário básico e em situações especiais, 44
imunodeprimidos, 47
ocupacional, 44
viajantes, 45

situação da prevenção e controle das doenças transmissíveis no Brasil, 39

tipos de vacinas, 42
subunidades de vacinas, 43
vacinas conjugadas, 43
vacinas inativadas e atenuadas, 42

Imunobiológicos, 384

Imunodeficiência, 291

Imunodeficiências combinadas com características associadas ou sindrômicas, 305

Imunodeficiências primárias, 293
avaliação laboratorial do paciente com suspeita de IDP, 297
características clínicas comuns às imunodeficiências primárias, 295
grupo I: imunodeficiências combinadas, 302
grupo II: imunodeficiências combinadas com características associadas ou sindrômicas, 302
grupo III: deficiências predominantes de anticorpos, 306
processos infecciosos, 298
síndrome de hiper-IgM, 311
susceptibilidade mendeliana a micobacterioses, 316
grupo IV: doenças de desregulação imune, 312

grupo V: defeitos congênitos de número e/ou função de fagócitos, 312
doença granulomatosa crônica, 316
esquema vacinal, 298
imunodeficiência comum variável (ICV), 307
imunodeficiências combinadas graves, 302
grupo VI: defeitos da imunidade inata, 317
grupo VII: doenças autoinflamatórias, 317
grupo VIII: deficiências de complemento, 319
terapêutica de reposição com imunoglobulina, 300
tratamento das imunodeficiências primárias, 297
abordagem geral, 298
agamaglobulinemia ligada ao X (ALX), 307
deficiência de IgA, 310
deficiência de subclasses de IGG, 312

Imunodeficiências secundárias, 327
alterações do sistema imune próprias dos idosos, 328
anemia falciforme, 333
bactérias, 337
citomegalovírus (CMV), 336
deficiência de vitaminas A e D, 334
déficits imunológicos secundários a doenças infecciosas, 335
desnutrição, 334
diabetes melito, 335
distúrbios metabólicos, 334
doenças genéticas, 333
fibrose cística, 334
infecção pelo vírus HIV, 330
insuficiência renal crônica, 335
outras causas de imunodeficiência secundária, 337
sarampo, 336

síndrome de Down, 333
síndrome de Turner, 333
vírus da gripe (influenza), 336
vírus da mononucleose infecciosa
(vírus Epstein-Barr), 336
Imunodeficiências, 50, 311
induzidas por medicações, 311
primárias e imunizações, 50
Imunologia, 7
Imunossupressores (citotóxicos), 383
Imunoterapia alérgeno-específica,
425
contraindicações à imunoterapia, 429
duração da imunoterapia, 430
eficácia e segurança da IAE, 428
esquemas de imunoterapia, 430
estratégias futuras para
imunoterapia, 430
indicação, 428
mecanismos, 427
outras vias de administração, 430
padronização, 426
papel da IAE no curso natural das
doenças alérgicas, 427
reações adversas à imunoterapia, 429
Indicações, 237, 249, 270, 355
da imunoterapia segundo a
gravidade da reação alérgica, 270
de teste de provocação oral, 249
para intubação orotraqueal e
ventilação mecânica na asma
aguda, 355
para os testes de provocação com
medicamentos, 237

L
Leitura do teste de contato segundo
critérios do ICDRG, 400
Lista de doenças definidoras de AIDS,
332

M
Manejo da asma com base no nível de
controle, 98

Manifestações clínicas de
hipersensibilidade do tipo I relacionadas com a alergia ao látex, 256
Mecanismo, 189, 200
de ação dos medicamentos para
tratamento do AEH, 200
de desgranulação de mastócitos, 189
Medicamentos, 152, 160, 382
antirreumáticos modificadores da
doença, 382
que podem induzir ou manter
prurido sem *rash,* 152
Medidas gerais para tratamento do
prurido crônico, 160

N
Número de casos, 40-41
de coqueluche e difteria, 41
de tétano neonatal e acidental, 40

O
Opções, 161, 363
de tratamento para crise de
angioedema hereditário, 363
terapêuticas em prurido de origem
hepática ou colestática, 161
terapêuticas na doença renal, 161
Outras manifestações alérgicas, 225

P
Pacientes com pápulas e placas de
urticária, 170
Papel biológico da IgE, 21
aspectos clínicos da reação de
hipersensibilidade mediada por
IgE, 27
dois tipos de receptores celulares
para a IgE, 22
deficiência seletiva de IgE, 30
fatores relacionados com os níveis
de IgE, 28
tipos de mediadores, 23
imunoglobulina e (IgE) e
hipersensibilidade tipo 1, 22

papel da IgE nas doenças infecciosas e parasitárias, 31
  doenças alérgicas relacionadas com níveis elevados de IgE, 34
  fungos e leveduras e processos alérgicos, 32
  hipótese da higiene, 33
  IgE e doenças parasitárias: papel protetor?, 32
  IgE em adultos, 29
  IgE no cordão umbilical, 28
  infecções bacterianas e processos alérgicos, 31
  infecções virais e processos alérgicos, 31
  síntese de IgE, 25
Placa de urticária desencadeada por ácido acetilsalicílico, 231
Principais alérgenos de relevância clínica do látex e suas propriedades, 255
Principais
  antígenos, tipo de doença e tempo de leitura, 398
  causas de tosse aguda, 108
  diferenças entre as respostas imunes inata e adaptativa, 14
  fármacos utilizados no tratamento das rinossinusites e seus efeitos nos diferentes sintomas, 86
Princípios da ventilação mecânica inicial na asma aguda, 355
Proposta de abordagem do tratamento
  da crise de asma, 354
  da fase aguda da anafilaxia, 346
Protocolo para o atendimento dos pacientes com asma de difícil controle, 102
Prurido cutâneo crônico, 145
  classificação, 147
    diagnóstico etiológico conhecido, 147
  diagnóstico, 155

origem dermatológica, 148
origem neurológica, 153
origem psicogênica, 153
origem sistêmica, 149
outras situações, 154
tratamento, 158
  diagnóstico etiológico desconhecido, 147
  fototerapia UV, 164
  terapia sintomática tópica, 158
  tratamento sistêmico, 159
Pustulose exantemática generalizada aguda no tronco desencadeada por amoxicilina, 231

R

Reações adversas a fármacos, 227
  dados epidemiológicos, 228
  dessensibilização, 239
  diagnóstico/exames complementares, 233
  etiologia e fisiopatologia, 228
  profilaxia, 238
  quadro clínico, 230
  tratamento, 237
Reações alérgicas causadas por venenos de *Hymenoptera*, 263
  abelhas, 263
  contraindicações à imunoterapia, 270
  diagnóstico, 268
  epidemiologia, 265
  fatores de risco, 265
  fisiopatologia, 266
  formigas, 265
  história natural, 266
    reação local extensa, 266
    reação sistêmica cutânea, 266
    reação sistêmica grave, 266
  mortalidade, 266
  quadro clínico, 267
  reações adversas à imunoterapia, 270
    reações sistêmicas, 269

reatividade cruzada, 268
tratamento, 269
reações locais, 269
reação local extensa, 269
imunoterapia específica, 269
vespas, 265
Reações
IgE mediadas, 246
mistas (IgE e não IgE mediadas),
246
não IgE mediadas, 247
Regiões anatômicas e possíveis causas
de dermatite de contato alérgica,
210
Resposta imunológica na dermatite de
contato alérgica, 206
Resumo das principais considerações
na investigação da tosse crônica,
122
Rinossinusite, 79
anti-histamínicos, 87
anti-IgE (omalizumabe), 88
antibioticoterapia, 88
antileucotrienos, 88
controle ambiental, 85
corticosteroides, 87
descongestionantes, 87
diagnóstico, 82
epidemiologia, 80
estabilizadores de mastócitos, 88
farmacoterapia, 85
fisiopatologia, 80
imunoterapia alérgeno-específica,
89
quadro clínico, 81
tratamento cirúrgico, 89
tratamento, 85
Roteiro diagnóstico para avaliação das
rinites, 84

S

Sinais clínicos e laboratoriais de alerta
para gravidade das RHM, 234

Sistema de classificação das reações
reações sistêmicas a imunoterapia
subcutânea (RSIS), 429
Substâncias da bateria-padrão e
suas diluições, 399

T

Taxonomia da ordem *Hymenoptera*,
264
Terapêutica em dermatite atópica,
160
Terapêutica monoclonal nas doenças
alérgicas, 433
anticorpos monoclonais nas
doenças alérgicas, 435
anti-IgE, 438
dermatite atópica, 441
imunoterapia, 442
outras doenças de vias aéreas
inferiores, 440
anti-IL-13, 437
anti-IL-4, 437
anti-IL-5, 436
anti-IL17 e anti-IL23, 438
anti-IL9, 438
asma não alérgica, 440
asma, 435
aspergilose broncopulmonar
alérgica (ABPA), 440
outras doenças, 443
rinite, 440
urticária, 441
Terapia anticitocina para asma, 436
Teste de contato positivo, 213
Testes alérgicos *in vitro*, 413
diagnóstico molecular – *microarray*
de alérgenos, 417
dosagem de IgE específica, 415
dosagem de IgE total, 416
dosagem de IGG e igg4 específica,
418
dosagem de proteína catiônica
específica – ECP, 419
dosagem de triptase, 418

imunoblot, 420
linfoproliferação, 421
teste de ativação de basófilos, 420
teste de Elisa de inibição da IgE
   específica, 416
teste de liberação de histamina, 419
Testes alérgicos in vivo, 391
   aplicação do teste de contato, 400
   aspectos práticos, 407
   bateria-padrão de testes de contato,
      398
   broncoprovocação, 408
      específica (BPE), 409
   contraindicações, 404, 408, 409
   cuidados especiais, 400
   cuidados na execução dos testes de
      punctura e intradérmico, 397
   cuidados, 406, 409, 409
   dosagens e intervalo de tempo, 405
   extratos alergênicos, 392
   fatores que interferem no resultado
      do teste, 396
   foto tese de contato (*fotopatch test*),
      401
   histórico, 391
   indicações do teste, 402
   indicações dos TP, 404
   indicações, 408, 409
   interpretação do resultado e
      consequências, 407
   interpretação do teste de contato,
      400
   intervalo de tempo entre a reação e
      o TP, 406
   mecanismos, 408
   método do teste, 405
      teste de contato de leitura
         imediata (use test), 401
      via de administração, 405
   metodologia do teste, 402
   no diagnóstico da dermatite de
      contato, 401
      teste aberto e aplicação repetida
         (TAAR), 402

teste de contato atópico (*atopy
   patch test*), 402
outros testes utilizados
   preparação, 406
      considerações éticas, 406
prick to prick, 396
provocação nasal, 409
reações adversas aos testes de
   contato, 401
resultado, 407
segurança, 406
técnica padronizada do teste de
   contato, 399
técnica, 408, 410
   técnica, 395
teste de contato, 398, 403
   com medicamentos (TCM), 403
   de leitura tardia (*patch test*), 398
teste de punctura de leitura
   imediata (*prick test*), 395
   agentes testados, 405
teste intradérmico, 396
testes de provocação, 404, 408
   com alimentos, 408
   com medicamentos, 404
testes de provocação, 404
tratamento das reações, 407
Testes, 177, 389, 414
   alérgicos, 389
   de provocação para urticárias
      induzíveis, 177
   in vitro para diagnóstico de reações
      alérgicas, 414
Tipos de
   angioedema, associações, duração,
      mediadores, 191
   hipersensibilidade de Gell e Coombs,
      16
   hipersensibilidade e teste cutâneo
      recomendado, 392
   hipersensibilidade, mediadores e
      patologias relacionadas, 17

infecções associados às categorias maiores de imunodeficiências primárias, 297

Tosse, 105
arco reflexo da tosse, 106
classificação, 108
asma e síndromes relacionadas, 113
avaliação radiológica das vias aéreas superiores, 116
doença do refluxo gastroesofágico, 114
"doença de receptores", 117
tosse aguda, 108
tosse crônica, 110
agentes antitussígenos, 120, 121
de ação central, 120
de ação periférica, 121
asma e síndromes relacionadas, 119
DRGE, 119
intervenções não farmacológicas, 122
STVAS, 119
tosse crônica e tabagismo, 111
tosse crônica secundária ao uso de inibidores da enzima conversora da angiotensina (IECA), 110
tratamento inespecífico, 120
tríade – síndrome de tosse das vias aéreas superiores (STVAS), asma e síndromes relacionadas e doença do refluxo gastroesofágico (DRGE), 112
tosse subaguda, 108
coqueluche, 109
epidemiologia, 106
investigação da tosse crônica, 115
endoscopia digestiva alta, 116
impedanciometria esofágica, 116
síndrome de hipersensibilidade da tosse, 117

nasofibrolaringoscopia, 116
phmetria esofágica de 24 horas, 116
raios-x de tórax, 115
síndrome de tosse das vias aéreas superiores, 112
teste de sensibilidade da tosse com capsaicina (TSTC), 118
testes alérgicos, 116
testes de função respiratória, 115
tratamento, 118
tratamentos específicos, 119
tuberculose como causa de tosse crônica, 112
tosse idiopática ou tosse de causa desconhecida, 116

Tratamentos, 86, 198, 299, 423
da rinite alérgica, 86
das imunodeficiências: orientações gerais, 299
do angioedema, 198
específico, 423

U

Urgências em alergia, 339
Urticária, 169
aguda, 170
crônica (UC), 172
descrição das urticárias induzíveis e testes diagnósticos, 177
medicamentos utilizados para tratamento ou controle da UC, 182
urticária, 178, 179,180
aquagênica, 180
colinérgica, 179
de contato ao frio, 178
de contato, 180
fatores sugeridos como causas ou doenças de base de urticária, 174
autoimunidade anti-IgE ou anti-FCεR1, 175
autoimunidade antitireoide, 174
dermografismo sintomático, 177

diagnóstico de urticária, 175
tratamento da urticária, 180
  urticária, 175, 177, 178, 179
    de contato ao calor, 178
    de pressão tardia (UPT), 177
    ou angioedema vibratório, 179
    solar, 179

vasculite, 175
urticárias induzíveis: físicas (UF) e
  outras, 176

V

Vias do prurido da pele ao cérebro,
  146